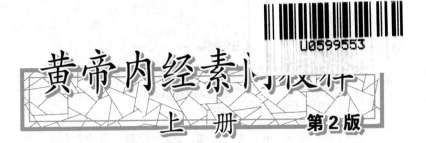

黄帝内经素问校释

上　册　　第2版

山东中医学院
河北医学院　　校释

南京中医学院
黑龙江省祖国医药研究所　　审定
福州市人民医院

人民卫生出版社

图书在版编目(CIP)数据

黄帝内经素问校释.(上册)/山东中医学院等校释.
—2版.—北京:人民卫生出版社,2009.1
ISBN 978-7-117-11078-5

Ⅰ.黄… Ⅱ.山… Ⅲ.素问-注释 Ⅳ.R221.1

中国版本图书馆 CIP 数据核字(2008)第 194803 号

人卫社官网：**www.pmph.com**	出版物查询、在线购书
人卫医学网：**www.ipmph.com**	医学考试辅导，医学数据库服务，医学教育资源，大众健康资讯

版权所有，侵权必究！

黄帝内经素问校释（上册）

第 2 版

校　　释：山东中医学院　河北医学院
出版发行：人民卫生出版社（中继线 010-59780011）
地　　址：北京市朝阳区潘家园南里 19 号
邮　　编：100021
E - mail：pmph @ pmph.com
购书热线：010-59787592　010-59787584　010-65264830
印　　刷：中农印务有限公司
经　　销：新华书店
开　　本：850×1168　1/32　印张：17.625
字　　数：442 千字
版　　次：1982 年 2 月第 1 版　2025 年 5 月第 2 版第 27 次印刷
标准书号：ISBN 978-7-117-11078-5/R·11079
定　　价：35.00 元

打击盗版举报电话：010-59787491　E-mail：WQ @ pmph.com
（凡属印装质量问题请与本社市场营销中心联系退换）

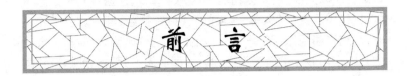

前　言

　　《素问》与《灵枢经》合称《黄帝内经》,为我国现存最早的较为系统和完整的医学典籍。《黄帝内经》集中反映了我国古代的医学成就,创立了祖国医学的理论体系,奠定了中医学发展的基础。在漫长的历史时期里,《黄帝内经》一直指导着祖国医学的发展。我国医学史上丰富多彩的各医学流派的理论观点,也大多渊源于《黄帝内经》的基本思想。直到今天,它仍然具有重要的现实意义。

　　《黄帝内经》对后世医学的影响,从现存的文献中,可以清楚地看到。例如:我国较早的医学著作《八十一难经》,就是在此基础上阐发而成,汉·张仲景著《伤寒杂病论》,亦曾参考《素问》、《九卷》(即《灵枢经》)的内容;晋·皇甫谧所著《针灸甲乙经》,则全是撰用《素问》、《针经》(即《灵枢经》)、《明堂孔穴针灸治要》三书。其他如王叔和所著《脉经》,多取材于《素问》的诊法部分;隋·巢元方等所著《诸病源候论》,则大量选取了该书的病因病机内容。自唐以降,历代医家,或以《素问》、《灵枢经》为理论根据,或对《素问》、《灵枢经》的专题加以阐发,使祖国医学的内容更加丰富多彩,如唐孙思邈的《备急千金要方》,宋徽宗赵佶敕撰的《圣济总录》,金·刘完素的《素问玄机原病式》,元·李杲的《脾胃论》,明楼英的《医学纲目》等。近代唐宗海的《医经精义》,恽铁樵的《群经见智录》,以及某些中医基本理论方面的专著等,其内容也大都来自《素问》与《灵枢经》。

　　《黄帝内经》对国外医学也有着较大的影响,特别是对日本和朝鲜的影响较深。自南北朝至隋唐时期,随着中外文化交流日益频繁，许多中医书籍也被传到日本和朝鲜，公元八世纪初，日廷曾采取唐制，制定医药职令（《大宝律令》疾医令），规定医学生必修《甲乙经》、《本草》、《素问》、《黄帝针经》等书。至平安朝时代（约当唐德宗至宋孝宗时），他们的医学也都是根据《大宝律令》，以学习我国的医学为主，其《大同类聚方》百卷，就是以我国的《素问》、《黄帝针经》、《甲乙经》、《脉经》、《本草》、《小品方》等为底本编纂而成。朝鲜的医学制度也曾仿效隋唐，设医学校，置医博士，以我国医书为教本，用《素问》、《难经》、《甲乙经》、《本草经》等教授学生。越南方面，黎有卓撰《海上医宗心领全帙》（刊于1879—1885）一书，也是将《内经》节录注释的一部大型综合性医书。由于《素问》、《灵枢经》中保存了我国医学丰富的理论知识和实践经验，已引起世界许多国家的重视，其部分内容并相继译成日、英、德、法等国文字，现在日本、法国等国亦在翻译注解《内经》。

《黄帝内经》的另一贡献，是保存了我国古代许多医籍的珍贵资料。在《素问》、《灵枢经》形成以前，我国已经有许多医学著作被医家传授和应用。如《史记》仓公传中，即有《脉书》、《上下经》、《五色诊》、《奇咳术》、《揆度》、《阴阳》、《外变》、《药论》、《石神》、《接阴阳》等。从《素问》、《灵枢经》的内容中，也可以看到其引用的许多古代医籍。如《素问》玉版论要篇云："《五色》、《脉变》、《揆度》、《奇恒》，道在于一。"又如《素问》评热病论篇云："且夫《热论》曰：汗出而脉尚躁盛者死。"王冰注："《热论》，谓上古《热论》也。"总观今本《素问》，其引用古代医籍计有《五色》、《脉变》、《揆度》、《奇恒》、《九针》、《针经》、《热论》、《上经》、《下经》、《阴阳》、《从容》、《脉经》、《脉法》、《脉要》、《形法》、《本病》、《阴阳十二官相使》、《金匮》、《太始天元册》、《大要》、《刺法》等约几十种。

此外，《黄帝内经》中同时还记述了大量古代天文、气象、物候等学科的知识，为各有关学科的研究，提供了重要史料。

　　《素问》是《黄帝内经》的重要组成部分,它的内容十分丰富。现存《素问》计分二十四卷,共有八十一篇专论。其中,第一卷与第二卷,重点论述摄生与阴阳五行学说;第三卷,重点论述脏象;第四卷,重点论述治法;第五卷与第六卷,重点论述诊法;第七卷,重点论述病机;第八卷,重点论述针道与病机;第九卷至第十三卷,重点论述疾病;第十四卷至第十八卷,重点论述腧穴和针道;第十九卷至第二十二卷,重点论述运气;第二十三卷与第二十四卷,重点论述病机、治则与医德。但由于《素问》是汇编性质的医学著作,它的内容并不是严格地依据卷篇的界限划分,而常常是交织地存在于不同篇章之中。总之,《素问》一书详尽地论述了有关人体生理、病理、诊断、治疗等医学领域中的各方面内容,突出了阴阳五行的哲学思想,强调了人与自然密切相关和人体内部高度统一的整体观念。它不但是中医基本理论的渊薮,也是我国优秀的文化遗产的重要组成部分。

　　由于历史条件的限制,《素问》中也难免掺杂了某些不合理的内容,因此,我们必须在学习和研究的过程中,取其精华,弃其糟粕,用唯物辩证的观点,准确地加以分析。

　　关于《素问》的作者,虽然书名冠以“黄帝”二字,但这只是假托,该书实与传说中的历史人物黄帝,并无牵涉。故此,编著者已难确考。

　　《黄帝内经》的书名,最早见于《汉书》艺文志,而认为该书即《素问》与《针经》(《灵枢》之古称)的,首推晋皇甫谧。他在《甲乙经》序中说:“按《七略》、艺文志,《黄帝内经》十八卷,今有《针经》九卷、《素问》九卷,二九十八卷,即《内经》也。”《素问》作为书名单独出现,最早见于东汉张机《伤寒杂病论》序中。

　　关于《素问》成书的年代,历来说法不一,大致有以下三类意见:一是认为书成于周秦之间,多数倾向于战国时代。如宋人邵雍说:“《素问》、《阴符》七国时书也。”程颢说:“《素问》书出战国之末,气象可见。”明人胡应麟说:“盖周秦之际,上士哲人之作。”

清人魏荔彤说："轩岐之书,类春秋战国人所为,而托于上古。"一是认为书成于战国至两汉之间。如明·方孝孺说："世之伪书众矣,如《内经》称黄帝,《汲冢书》称周,皆出于战国秦汉之人。"一是认为书成于西汉。如明·郎瑛说："《素问》文非上古,人得知之……宋·聂吉甫云:'既非三代以前文,又非东都以后语,断然以为淮南王之作。'予意《鸿烈解》中内篇文义,实似之矣。"

从现存《素问》的内容来看,大致可分为三个部分:第一部分,即除去运气七篇及遗篇二篇外的篇目,当是《素问》成编时的基本内容;第二部分,即运气七篇;第三部分,即遗篇二篇。各部分的成书年代,也不相同。建国后,许多学者对这一问题进行过研究和探讨,主要有以下几种看法。

第一部分。一是认为成书于战国时期。有的根据前人的分析,并结合已认定为战国时成书的《周礼》中食医与疾医等有关内容,《史记》扁鹊仓公传中有关医学理论及先秦文体等,与《素问》相比较,认为本书的学术思想与《周礼》等相一致,其中多有韵文,又与先秦诸子之书相似,因此,基本可以确定为战国时代的作品。也有的根据秦以前医学著作的发展演变情况及《汉书》艺文志阴阳家《黄帝太素》二十篇注云"韩诸公子所作"之说,认为此《黄帝太素》,即今日所见《黄帝内经太素》之始本,乃《内经》成书后不久,韩国诸公子将其改编整理所成,为《内经》早期传本之一,故《内经》一书所集,虽非一人一时的作品,但其基本成编时间,应不晚于战国时期。一是认为成书于西汉前期。理由是根据现有文献记载,除《汉书》据《七略》所作"艺文志"载有《黄帝内经》、《黄帝外经》之外,其他如《史记》及先秦诸书,皆无《内经》或《素问》等有关记载,而见于记载的书名,多为今所不见者,如扁鹊仓公传中所记诸书及近年出土的医学简书帛书等,这些书,有的与《内经》中引用的书名相似,有的则与其某些内容相近。再结合西汉前期崇尚黄老,依托黄老撰书与政府几令收书献书的历史背景来分析,认为《内经》一书,有可能是西汉前期的医家或学者，将汉以前比较重要和成熟的医学著作汇编成集，托为黄帝所作，后为刘歆收载于《七略》中，故其基本内容的成编时间，似当在西汉前期。一是认为《素问》与《针经》即《内经》之说，始于晋·皇甫谧，对此说，古已有人持怀疑态度。根据历代有关文献分析，认为《黄帝内经》，汉季已亡，不是《素问》、《灵枢》，而《内经》学说，可以是《素问》、《灵枢》的祖述蓝本。《素问》、《灵枢》不是《内经》的异名，而是《内经》的后继著作。也有的根据《内经》中的某些学术思想体系形成的情况，与秦、汉时期的有关著作进行分析比较，认为《内经》中脏腑——五行学说的建立，应在西汉末至东汉末之间。因此，提出成书于东汉的看法。

从以上诸说来看，对其最初成编的时间，说法不一，根据现有文史资料，似难定论，我们认为，成编于西汉前期的可能性较大，究系何时，尚有待于进一步考证。

第二部分是运气七篇。即天元纪大论、五运行大论、六微旨大论、气交变大论、五常政大论、六元正纪大论、至真要大论。这部分内容是唐代王冰补入的。因《素问》至隋唐时期已缺第七卷，王冰自称得其先师秘藏，在整理《素问》时将其补入。故后世有人怀疑为王氏所作。宋·林亿等则以为王冰采自《阴阳大论》之文。如新校正云："详《素问》第七卷，亡已久矣。按皇甫士安，晋人也，序《甲乙经》云：'亦有亡失。'《隋书》经籍志载梁《七录》亦云：'止存八卷。'全元起，隋人，所注本乃无第七。王冰，唐宝应中人，上至晋皇甫谧甘露中，已六百余年，而冰自谓得旧藏之卷，今窃疑之。仍观天元纪大论……至真要大论七篇，居今《素问》四卷，篇卷浩大，不与《素问》前后篇卷等，又且所载之事，与《素问》余篇略不相通。窃疑此七篇乃《阴阳大论》之文，王氏取以补所亡之卷。犹周官亡冬官，以《考工记》补之之类也。又按张仲景《伤寒论》序云：'撰用《素问》、《九卷》、《八十一难经》、《阴阳大论》。'是《素问》与《阴阳大论》两书甚明，乃王氏并《阴阳大论》与《素问》中也。要之，《阴阳大论》亦古医经，终非《素问》第七矣。"然而,运气学说究起于何时呢?清人缪希雍以为起于汉魏之后,日人丹波元胤则以为起于隋以后。从现有文献分析,林亿等以为王冰所补运气七篇,并非《内经》原作,当系阴阳大论之文的说法,是有一定道理的,如《伤寒论》中伤寒例引阴阳大论之文,文句虽有不同,但均属于气象方面的内容,亦可见其一斑。至于六节藏象论言运气一段七百余字,据新校正云,全元起本及《太素》俱不载,且与下文难合,亦非《素问》原文,显系后人所加,或王冰补入,以为后文运气诸篇之伏笔。根据运气七篇的具体内容分析,如干支纪年,四分历法,天体演化理论,气象物候等变化情况,与东汉时期之天文、历法、《易纬》及郑康成注等有关文献相对照,诸多相似之处。因此,可以认为,有关运气学说的产生,虽有可能早于此时,但其学术体系的形成和运气七篇的成编,当不能早于东汉时期。

第三部分是《素问》遗篇。即刺法论和本病论。这两篇内容,王冰注《素问》时尚缺,仅目录中保存了两篇篇名,并注明"亡"。至宋代林亿等校正《素问》时发现有流传本,但林氏等对这两篇内容持否定态度。如新校正云:"详此二篇,亡在王注之前,按病能论篇王冰注云:世本既阙第七二篇,谓此二篇也。而今世有《素问》亡篇及昭明隐旨论,以为此三篇,仍托名王冰为注,辞理鄙陋,无足取者。"其后四十余年,刘温舒著《素问入式运气论奥》,又将这两篇附列书后,故有人疑为刘氏所作,其误可知。周学海说:"二篇义浅笔稚,世皆斥为伪矣,揣其时,当出于王启玄之后,刘温舒之前,决非温舒所自作也。"这种分析是有道理的。

关于《素问》一书的命名意义,前人有不同说法。林亿等新校正说:"所以命名《素问》之义,全元起有说云:'素者,本也。问者,黄帝问岐伯也。方陈性情之源,五行之本,故曰《素问》。'元起虽有此解,义未甚明。按《乾凿度》云:'夫有形者生于无形,故有太易,有太初,有太始,有太素。太易者,未见气也。太初者,气之始也。太始者,形之始也。太素者,质之始也。气形质具,而疴瘵由是萌生。故黄帝问此太素质之始也。'《素问》之名,义或由此。"后世马莳、吴昆、张介宾等皆合元起之说。姚际恒及日人丹波元胤氏,皆宗林亿之义。据《汉书》艺文志阴阳家中有《黄帝太素》二十篇,经方中又有《泰始黄帝扁鹊俞附方》二十三卷,而隋杨上善注《内经》,亦取名《黄帝内经太素》,则林亿等关于《素问》之名的解释,似较合乎道理。其含义乃是说对人体形质形成后所发生的有关问题,通过问答进行阐明。至于不名"问素"而名《素问》者,正如丹波元胤所谓"犹屈原有"天问",是倒置而下字尔。"

《素问》一书,自汉以来,历代多有传抄与翻刻。据皇甫谧《甲乙经》序云,晋时有九卷本,《隋书》经籍志著录有《黄帝素问》九卷,注云:"梁八卷。"另有全元越(《南史》王僧孺传作金元起。《新唐书》作全元起,后皆用此名)注八卷本,《新唐书》与《旧唐书》记载,唐代有八卷本,全元起注九卷本,另外有王冰次注二十四卷本。《宋史》艺文志载有王冰二十四卷本,全元起八卷本。据林亿等《素问》新校正云,王氏本与全氏本并不一致,全本除有缺卷外,所存篇目、内容及篇次,多与王本不一。如王本第一卷上古天真论篇,全本在第九卷。王本卷十四刺要论篇,全本在第六卷刺齐论篇中等。自宋以后,原本及全注本皆佚,惟余王冰次注本。今存《素问》版本尚有:宋刻十二卷本,金刻二十四卷本(已残),元至元胡氏古林书堂刻十二卷本。明代有:正统道藏五十卷本,鳌峰熊宗立氏种德书堂仿元本重刻十二卷本,嘉靖间赵简王朱厚煜居敬堂刻十二卷本,嘉靖二十九年庚戌(1550)武陵顾从德翻宋刻本二十四卷本,嘉靖后影宋二十四卷本,万历十二年甲申(1584)绣谷书林周曰校刊二十四卷本,周对峰刻本,书林詹林所重刻熊氏种德堂十二卷本,万历二十九年辛丑(1601)新安吴勉学校勘医统正脉二十四卷本等。清代有:四库全书二十四卷本,道光二十九年己酉(1849)据蒋宝素家藏宋刻本重刊二十四卷本，咸丰二年壬子（1852）金山钱熙祚氏守山阁校刊二十四卷本，光绪十年甲申（1884）京口文成堂仿宋刻本二十四卷本等。民国期间有《四部丛刊》二十四卷本，《四部备要》二十四卷本等。建国后有：1955年商务印书馆据《四部丛刊》校勘改正铅印二十四卷本，1956年人民卫生出版社据明顾从德翻宋刻本影印二十四卷本，1963年人民卫生出版社据明顾从德本校勘铅印二十四卷本。此外，尚有日本刻本：田中清左卫门刊十二卷本，安政三年（1856）度会常珍翻刻顾从德二十四卷本，安政四年（1857）山城屋任兵卫刊二十四卷本等。朝鲜刻本有：1615年内医院刻本等。以上版本，对《素问》的校勘，颇有参考价值。

　　唐以前的古代书籍，多为简书或帛书，由于年代久远，很容易错落佚失或损坏，致使文讹义失，且由于时代的发展，文字语言不断演变，所以对古书进行校勘整理，一直为历代学者所重视。据现有文献记载，对《素问》的校勘整理，始于隋唐时期。唐·王冰鉴于《素问》"世本纰缪，篇目重叠，前后不伦，文义悬隔"，于是将其内容讹误处，经过分合增删，校勘整理，分成二十四卷。现存《素问》版本，都是据王冰次注本传刻而成。经过王氏整理，确实纠正了一些错讹，但也难免有臆断之处。至宋代，仁宗景祐二年（1035），丁度等曾校正《素问》（见《玉海》），高若讷也曾著有《素问误文阙义》（见《宋史》艺文志），惜皆失传。至仁宗嘉祐二年（1057），国家设立校正医书局，曾校正多种医书，经高保衡、林亿等校正的《素问》，为现存最早的校勘本，其中多引用《难经》、《脉经》、《甲乙经》、《太素》及《素问》别本与全元起注本之文互为对勘，颇有益于后学。至清代，许多学者和医家，从版本学和训诂学的角度，对《素问》一书又进行了大量校勘工作，如胡澍《素问校义》，俞樾《内经辨言》，孙诒让《札迻》卷十一，顾观光《素问校勘记》，张琦《素问释义》，沈祖绵《读素问臆断》（稿本），冯承熙《校余偶识》，江有诰《先秦韵读》中《素问》之部等。其中俞樾、孙诒让等，对经学训诂甚有研究，江有诰颇通音韵学，顾观光既是世医，又颇知天文历法，所以，他们在训校方面的见解，确有许多值得参考之处。建国后，许多学者也对《素问》作过不少校勘方面的工作，如人民卫生出版社出版的校勘本等，对学习与研究《素问》，都有一定帮助。

对《素问》的注释，则当首推梁人全元起，他曾对本书进行全面的注释，著有《素问训解》，至宋代尚存，后亡失。此后，隋唐时期杨上善，将《内经》撰为《太素》三十卷，分类名篇，加以注释，亦颇可参，惜今已不全。唐人王冰，除对《素问》进行整理外，还全面作了注释，其注文虽有个别不当之处，但对经义颇多阐发，为后学所宗，是现存最早的全释本。明代马莳著《素问注证发微》，对经文也有一定发挥。吴昆著《吴注素问》，对某些经文有比较深入的理解，惜有主观臆断擅改原文之处。张介宾谓《素问》与《灵枢》两书，互有启发，相为表里，乃将其"合两为一"，分类编纂而成《类经》，共三十二卷，张注在王、马、吴等注解的基础上进一步发挥，详而不乱，颇为后人称道。张氏还将同类词语要言辑为会通，亦颇便于检阅。李念莪《内经知要》，乃是选取《素问》、《灵枢》的重点内容，分为八类，辑成上、下两卷，其注释虽无重要发挥，对于初学者亦较方便。清人张志聪与其门人集体对《素问》进行注释，名曰《素问集注》，由于该书集中多人智慧，故其注文亦有可参之处。其后志聪门人高世栻，以为志聪集注，喻义艰深，晦而不明，另外注解，名曰《素问直解》，虽无过多发挥，文义却较明畅。此外，姚止庵的《素问经注节解》、薛雪的《医经原旨》、汪昂的《素灵类纂约注》、黄元御的《素问悬解》等，亦颇可参。新中国成立后，在党的中医政策的感召下，加强了对祖国医学文献的继承发掘工作，对《素问》一书，除编写了一些节选注释本外，全面进行注释的有：山东中医学院的《黄帝内经素问白话解》，南京中医学院的《黄帝内经素问译释》，二书参考诸家之言，对经文加以注释，并用语体文翻译，对学习和研究《素问》也有很大帮助。

为了继承发扬祖国医学遗产,我们承担了《素问校释》的编写工作。在编写过程中,承蒙各协编单位大力协助,特表谢忱。北京中医学院任应秋教授,亦曾给予大力支持,并致谢意。由于我们水平有限,缺点和错误在所难免,望读者批评指正。

山东中医学院
河北医学院
1980 年 10 月 1 日

校释说明

本书体例，是根据《七本中医古书校释执行计划》的要求拟定的，计有："提要"、"原文"、"校勘"、"注释"、"语译"、"按语"等项。兹将各项内容简述如下：

（一）提要：将全篇主要内容，言简意赅地加以说明，列于篇首。

（二）原文：在底本原文基础上，经校勘整理而成。

（三）校勘：按对校、本校、它校、理校四种方法进行。凡原文中有脱漏、倒置、衍文、讹字、疑义等，按以下方法处理：

1. 底本原文中有明显错、别字者，予以直接改动，不加校记。

2. 底本原文与校本或据校各书不一，而显系底本错讹或脱漏者，则直接予以改动，并在校勘记中注明据改、据补、据删的版本或据校之书名、卷次、篇次或篇名。

3. 底本原文与校本或据校各书不一，而难以论定是非者，一律不予改动，只在校勘记中注明其互异之处。

4. 底本原文与校本或据校各书不一，而显系它本它书错漏者，则校勘记中不一一琐列，以省繁文。

（四）注释：凡遇含义不清，各说互异者；典故偏僻，资料难寻者；医理难明，意义费解者；字词古奥，音义难明者，均加以注释。

1. 凡难字，一般分音注与义注两种。音注时用汉语拼音加汉字兼注。有些词字之注释，并提出训诂的根据。

2. 词、句、段落注释时，有的用直解，有的则选用前人较为精辟的注文。凡意见不一，难以肯定者，则采用二说或数说并存,以资参考。

3. 引注时,凡按原篇次注释者,则用人名,如王冰注、马莳注等;凡篇次变动者,则用书名、卷次、篇次或篇名,如《太素》卷五阴阳合注,《类经》二卷第一注等。

(五)语译:以直译为主。将原文之古汉语译成简明通俗的语体文。少数文义难明者,尽量于注释中注明,以使译文简要。若注释后尚难以用直译表述者,则采用意译的方法。译文段落,一般与原文一致。

(六)按语:凡原文有必要作进一步阐述者;需引导读者对某些内容进行深入思考者;历来争议较多需进一步加以交待或提出一定见解者;内容繁多需加以概括归纳者,均加按语说明。按语本着有则按之,无则不按的原则处理。

(七)其他:篇目下原新校正校语,仍依其旧,以示王注本与全注本之别。"提要"前言简意赅地说明篇名大义。底本中王冰序言,只作了校勘与注释,未加语译。遗篇仍从底本,附于最后。

本书校勘之底本与对校本:

1. 底本:人民卫生出版社 1963 年铅印本。

2. 对校本:

金刻本(残本)

元至元己卯(1339)胡氏古林书堂刊本(简称元刻本)

上海涵芬楼影印明正统道藏本(简称道藏本)

人民卫生出版社影印明嘉靖庚戌(1550)武陵顾从德翻刻宋刻本(简称顾刻本)

明嘉靖后影宋本(简称影宋本)

明万历甲申(1584)周对峰刻本(简称周对峰本)

明万历甲申(1584)绣谷书林周曰校本(简称周曰校本)

明万历辛丑(1601)新安吴勉学校刊医统正脉单行本(简称医统本)

明万历乙卯(1615)朝鲜内医院刻本(简称朝鲜刻本)

明书林詹林所重刻熊氏种德堂本(简称詹林所本)

明马莳《素问注证发微》清嘉庆十年乙丑(1805)古歙鲍氏慎余堂刻本

明吴昆《吴注黄帝内经素问》(简称《吴注素问》)明万历三十七年己酉(1609)刊本

清四库全书本(简称四库本)

清张志聪等《素问集注》清康熙十一年壬子(1672)刻本

清莫友芝刻本(简称莫友芝本)

本书初稿完成后,于1980年5月,由南京中医学院、山东中医学院、河北医学院主持召开了审稿定稿会议,广泛听取了与会代表的意见,并认真汲取了少数未到会代表的书面意见,进行了最后修订。

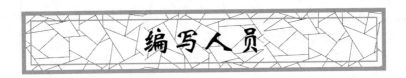

编写人员

主编:张灿玾、徐国仟、宗全和。

编写:张灿玾、徐国仟、宗全和、李恩复、张善忱、田代华。

审定人员:(按单位笔画顺序)

山东中医学院:马世德。

河北医学院:王琦、程鸿儒、王石成。

南京中医学院:周景顺、吴考槃、孟景春、丁光迪、李锄、孙桐。

黑龙江省祖国医药研究所:高式国、张英超。

福州市人民医院:郑孙谋、吴味雪、林增祥、陈兴珠、孙坦村。

特邀审定人员:(按单位笔画顺序)

山东中医学院:周凤梧、张珍玉、陆永昌。

山东省泰安地区中医学会:王裕民。

上海中医学院:凌耀星。

中医研究院:马继兴。

北京中医学院:王玉川、程士德。

北京市:刘衡如。

湖北中医学院:李今庸。

湖南省中医研究所:李聪甫。

黑龙江中医学院:柯利民。

山东中医学院

河北医学院

1980 年 10 月 1 日

重广补注黄帝内经素问序

　　臣闻安不忘危，存不忘亡者，往圣之先务；求民之瘼，恤民之隐者，上主之深仁。在昔黄帝之御极也，以理身绪余治天下，坐于明堂之上，临观八极，考建五常。以谓人之生也，负阴而抱阳，食味而被色，外有寒暑之相荡，内有喜怒之交侵，夭昏札瘥，国家代有。将欲敛时五福，以敷锡厥庶民，乃与岐伯上穷天纪，下极地理，远取诸物，近取诸身，更相问难，垂法以福万世。于是雷公之伦，授业传之，而《内经》作矣。历代宝之，未有失坠。苍周之兴，秦和述六气之论，具明于左史。厥后越人得其一二，演而述《难经》。西汉仓公传其旧学，东汉仲景撰其遗论，晋皇甫谧刺而为《甲乙》，及隋杨上善纂而为《太素》。时则有全元起者，始为之训解，阙第七一通。迄唐宝应中，太仆王冰笃好之，得先师所藏之卷，大为次注，犹是三皇遗文，烂然可观。惜乎唐令列之医学，付之执技之流，而荐绅先生罕言之，去圣已远，其术暗昧，是以文注纷错，义理混淆。殊不知三坟之余，帝王之高致，圣贤之能事，唐尧之授四时，虞舜之齐七政，神禹修六府以兴帝功，文王推六子以叙卦气，伊尹调五味以致君，箕子陈五行以佐世，其致一也。奈何以至精至微之道，传之以至下至浅之人，其不废绝，为已幸矣。

　　顷在嘉祐中，仁宗念圣祖之遗事，将坠于地，乃诏通知其学者，俾之是正。臣等承乏典校，伏念旬岁。遂乃搜访中外，裒集众本，寝寻其义，正其讹舛，十得其三四，余不能具。窃谓未足以称明诏,副圣意,而又采汉唐书录古医经之存于世者,得数十家,叙而考正焉。贯穿错综,磅礴会通,或端本以寻支,或泝流而讨源,定其可知,次以旧目,正缪误者六千余字,增注义者二千余条,一言去取,必有稽考,舛文疑义,于是详明,以之治身,可以消患于未兆,施于有政,可以广生于无穷。恭惟皇帝抚大同之运,拥无疆之休,述先志以奉成,兴微学而永正,则和气可召,灾害不生,陶一世之民,同跻于寿域矣。

国子博士臣高保衡
光禄卿直秘阁臣林亿等谨上

重广补注黄帝内经素问序
启玄子王冰撰

[原文] 夫释缚脱艰[1],全真导气[2],拯[3]黎元[4]于仁寿[5],济赢劣[6]以获安者,非三圣[7]道则不能致[8]之矣。孔安国[9]序《尚书》[10]曰:伏羲[11]、神农[12]、黄帝[13]之书,谓之三坟[14],言大道也[15]。班固[16]《汉书》艺文志[17]曰:《黄帝内经》十八卷。《素问》即其经之九卷也,兼《灵枢》九卷,乃其数焉。

[注释]

[1] 释缚脱艰:解脱束缚和艰难。释,《说文》:"解也。"

[2] 全真导气:保全真精,导引元气。

[3] 拯:拯救。

[4] 黎元:与黎民义同。黎,即黎民。《书》尧典:"黎民于变时雍。"孔颖达疏:"黎,众也。"蔡传:"黎,黑也,黎民,黑发之人。"元,即元元。《国策》秦策:"子元元,臣诸侯。"注:"元,善也。民之善类,故称元。"

[5] 仁寿:指天然的寿命。《论语》雍也:"仁者寿。"疏:"言仁者少思寡欲,性常安静,故多寿考也。"

[6] 赢劣:指瘦弱的病者。

[7] 三圣:本处当是下文所指伏羲、神农、黄帝三者。

[8] 致:达到。《左传》宣二年:"致果为毅。"疏:"致谓达之于敌。"

[9] 孔安国:前汉曲阜人,武帝时官谏议大夫,对《尚书》有研究,奉命作《书传》。

[10]《尚书》:即《书经》。以其为上古之书,故称《尚书》。唐人孔颖达云:"尚者,上也。言此上代以来之书,故曰《尚书》。"

[11] 伏羲:传说为古代帝王。

[12] 神农:传说为古代帝王。

[13] 黄帝:传说为古代帝王。《史记》五帝本纪第一:"黄帝者,少典之子,姓公孙,名曰轩辕。"

[14] 三坟:古书名。《左传》昭十二年:"是能读三坟五典八索九丘。"杜预注:"皆古书名。"孔安国《尚书》序云:"伏羲、神农、黄帝之书,谓之三坟,言大道也。"

[15] 言大道也:论述重大的道理。

[16] 班固:后汉安陵人,班彪之子,字孟坚,明帝时为郎,典校秘书,续父业,著成《汉书》。

[17]《汉书》艺文志:为《汉书》十志之一,汇录当时所存典籍之目录,乃班固依刘歆《七略》而作。

[原文] 虽复[1]年移代革[2],而授学[3]犹存,惧非其人,而时有所隐,故第七一卷[4],师氏[5]藏之,今之奉行,惟八卷尔。然而其文简,其意博,其理奥,其趣深,天地之象分[6],阴阳之候列[7],变化之由表[8],死生之兆彰,不谋而遐迩自同[9],勿约而幽明斯契[10],稽其言有征[11],验之事不忒[12],诚可谓至道之宗[13],奉①生[14]之始[15]矣。

[校勘]

① 奉:道藏本作"养"。

[注释]

[1] 复:在此有多次的意思。

[2] 年移代革:岁月的推移,朝代的变革。

[3] 授学:传授学习。

[4] 第七一卷:《素问》原来共九卷,其中第七卷早佚。此即指佚失的那一卷。

[5] 师氏:《周礼》地官的属官,负责对官属子弟的教育工作。在此当指掌管教育的官吏。

[6] 天地之象分:天地之征象得以分别之。天地之象,当指

天之星宿,地之物象而言。

[7] 阴阳之候列:阴阳之应候得以分列。如四时寒暑,水火日月等,皆阴阳之候列。列,《说文》:"分解也。"在此有分的意思。

[8] 变化之由表:事物变化的原因得以表明。

[9] 不谋而遐迩(xiá ěr 霞尔)自同:未经预先商量,不分远近,所见皆同。遐,远。迩,近。

[10] 勿约而幽明斯契:不曾预先约定,而隐者现者,亦皆相合。幽,隐而不显。明,显而易见。契,合。

[11] 稽其言有征:察其所言,皆有一定论据。稽,考察。征,证据。

[12] 忒(tè 特):差错。

[13] 至道之宗:最深远的道理之所本。宗,本也。

[14] 奉生:养生。奉,养也。

[15] 始:开端或基础的意思。

[原文] 假若天机[1]迅发,妙识玄通[2],蒇谋虽属乎生知[3],标格亦资于诂训[4],未尝有行不由径[5],出不由户者也。然刻意研精[6],探微索隐[7],或识契真要[8],则目牛无全[9]。故动则有成,犹鬼神幽赞[10],而命世奇杰[11],时时间出焉。则周有秦公①[12],汉有淳于公[13],魏有张公[14]、华公[15],皆得斯妙道者也。咸[16]日新其用,大济蒸人[17],华叶递荣[18],声实相副[19],盖教之著矣,亦天之假[20]。

[校勘]

① 秦公:新校正云:"按别本一作和缓。"

[注释]

[1] 天机:此指人之聪明才智而言。如《庄子》大宗师:"其嗜欲深者,其天机浅。"注:"情欲深重,机神浅钝。"

[2] 妙识玄通:能认识和通晓奥妙深远的道理。

[3] 蒇(chǎn 产)谋虽属乎生知:全面的认识,虽属于本性之所知。蒇,完备。谋,《广雅》释诂:"议也。"在此可引申为认识。

生,性也。如《书经》君陈:"惟民生厚。"传:"言人自然之性敦厚。"

[4] 标格亦资于诂训:对高深学识的理解,必须借助于注释。标格,风度、风范。此当指高深的学识。资,贷借也。诂训,用今言以释古言的意思。

[5] 行不由迳:不经过道路而行走。迳,《玉篇》:"路径也。"

[6] 刻意研精:用尽心思地研究其精髓。

[7] 探微索隐:探索微妙深奥的道理。如《易经》系辞:"探赜索隐。"

[8] 识契真要:认识合于至真的要领。

[9] 目牛无全:与"目无全牛"义同。语本《庄子》养生主。形容技术极纯熟。

[10] 犹鬼神幽赞:好似有鬼神在暗中帮助。犹,若也。赞,助也。

[11] 命世奇杰:闻名于世的特别杰出的人才。命世,犹"名世"。

[12] 秦公:秦越人。战国时名医,精通内、外、妇、儿等科,具有丰富的实践经验。

[13] 淳于公:西汉时名医(约前250~?),齐临菑(今山东临淄)人。曾任太仓长,故又称仓公或太仓公。治病很有经验。《史记》载其诊籍(病案)二十五例,是我国现存最早的病案材料。

[14] 张公:即张机,东汉时名医(约150~219),字仲景,南阳郡涅阳(今河南省南阳县)人。著有《伤寒杂病论》十六卷,曾有所散佚,世传《伤寒论》、《金匮要略》,即该书内容。

[15] 华公:即华佗,东汉时名医(? ~208)。一名旉,字元化,沛国谯(今安徽亳县)人。通晓各科,尤长于外科。据史籍载,曾用全身麻醉法做妇、外科手术。著述早佚,今传《中藏经》,为后人托名之作。

[16] 咸:都,皆。

[17] 蒸人:众人。蒸,众也。

[18] 华叶递荣:花叶相继繁荣。华,同花。递,顺次、相继的意思。

[19] 声实相副:声名符合实际。副,符合。

[20] 天之假也:凭借自然趋势的发展。假,凭借。

[原文] 冰弱龄[1]慕道,夙好养生,幸遇真经,式为龟镜[2]。而世本纰缪[3],篇目重叠,前后不伦[4],文义悬隔;施行不易,披会[5]亦难。岁月既淹[6],袭以成弊[7],或一篇重出,而别立二名[8],或两论并吞,而都为一目[9];或问答未已,别树篇题[10];或脱简不书,而云世阙[11]。重经合①而冠针服[12],并方宜而为咳篇[13],隔虚实而为逆从[14],合经络而为论要[15],节皮部为经络[16],退至教②以先针[17]。诸如此流,不可胜数。且将升岱岳[18],非径奚[19]为?欲诣扶桑[20],无舟莫适。乃精勤博访,而并有其人。历十二年,方臻理要[21],询谋得失[22],深遂夙心。时于先生郭子斋堂[23],受得先师张公秘本[24],文字昭晰[25],义理环周[26],一以参详,群疑冰释[27]。恐散于末学[28],绝彼师资[29],因而撰注[30],用[31]传不朽,兼旧藏之卷[32],合八十一篇,二十四卷,勒[33]成一部。冀乎究尾明首[34],寻注会经[35],开发童蒙[36],宣扬至理而已。

[校勘]

① 经合:原作"合经",据离合真邪论篇新校正及守山阁本改。

② 至教:元刻本、道藏本均作"至道"。

[注释]

[1] 弱龄:《礼记》曲礼:"二十日弱。"疏:"体犹未壮,故曰弱也。"此指青少年时期。

[2] 式为龟镜:借鉴为医学的范本。式,范式。龟,古人以龟甲卜吉凶。镜,用以照人。龟镜,借鉴的意思。

[3] 世本纰缪(pí miù 皮谬):世代流传的版本多有错误。纰缪,错误。

[4] 伦:类也。

[5] 披会：披读领会。披，翻阅。

[6] 岁月既淹：年代久远。淹，《尔雅》释诂："留久也。"

[7] 袭以成弊：相互沿袭，造成流弊。

[8] 或一篇重出，而别立二名：一篇的内容重复出现，而别立两个篇名。如离合真邪论篇新校正云：按全元起本在第一卷，名经合，第二卷重出，名真邪论。

[9] 或两论并吞，而都为一目：两论合并一起成为一个题目。如宝命全形论篇新校正云："按全元起本在第六卷名刺禁。"刺要论篇新校正云："按全元起本在第六卷刺齐论篇中。"即宝命全形论与刺禁论并在一起，名刺禁论；刺要论与刺齐论并在一起，名刺齐论。

[10] 或问答未已，别树篇题：刘衡如云："如著至教论：'雷公曰：阴阳不别……'新校正云：'按自此至篇末，全元起本别为一篇，名方盛衰也。'又阴阳类论：'雷公复问。黄帝曰：在经论中。'新校正云：'按全元起本，自雷公以下，别为一篇，名四时病论。'此皆问答未已而别树篇题。"

[11] 或脱简不书，而云世阙：因简书脱落，而说成流传本残缺。如六节脏象论篇自"岐伯对曰，昭乎哉问也"至"其于万物，孰多孰少，可得闻乎"一段七百余字，新校正云："详从前岐伯曰：昭乎哉问也至此，全元起注本及《太素》并无，疑王氏之补也。"

[12] 重经合而冠针服：刘衡如云："离合真邪论新校正云：'按全元起本在第一卷，名经合；第二卷重出，名真邪论。'冠，覆也（见《文选》东京赋：'冠南山'善注）。八正神明论篇首：黄帝问曰：'用针之服，必有法则焉。'在全元起本第二卷。王冰认为全元起本不应将经合篇重出而改名真邪论之一篇，覆盖在第二卷言针服之八正神明论之上（即一前一后），故云重经合而冠针服。"

[13] 并方宜而为咳篇：方宜一篇合并于咳论篇中。今本《素问》有异法方宜论一篇，据新校正云，全元起本俱在第九卷中，但并非一篇，或另有所指，待考。又，刘衡如云："按《说文通

训定声》鼎部并字注:'合一为并,对峙为併。'据新校正,咳论与异法方宜论同在第九卷中,互相对峙。"

[14]隔虚实而为逆从:刘衡如云:"四时刺逆从论新校正云'按厥阴有余至筋急目痛,全元起本在第六卷。春气在经脉至篇末,全元起本在第一卷。'三阴三阳有余为实,不足为虚。王冰认为全元起本不应将'三阴三阳之虚实'远隔在第六卷,而将四时刺逆从论列入第一卷中。"

[15]合经络而为论要:刘衡如云:"络当作终,论当作诊,形近而误。玉版论(论当作诊)要篇末'论要毕矣',《太素》卷十五色脉诊作'诊要毕矣'。次篇(本与上篇相连)诊要经终论篇首'黄帝问曰:诊要何如?'据此,既可证明'玉版论要篇'为'玉版诊要篇'之误;而且'合经终而为诊要'一语,可不烦注释而自明。惟此条王冰虽不以为然,但终仍旧未改。"

[16]节皮部为经络:合并于皮部论中的有经络论。经络论篇新校正云:"按全元起本在皮部论末,王氏分。"节,和也,《吕氏春秋》重己:"节乎性者也。"在此可引申为合并之义。为,有也,《孟子》滕文公:"夫滕壤地褊小,将为君子焉。"

[17]退至教以先针:《黄帝内经素问译释》云:"把著至教退向后,而将针解篇排在先。"刘衡如云:"上古天真论云'夫上古圣人之教下也,皆谓之……'新校正云'按全元起注本云:上古圣人之教也,下皆为之。《太素》、《千金》同。'上古圣人之教,即是至教。王冰认为全元起本不应将至教之上古天真论、四气调神大论及阴阳应象大论等篇退至最末之第九卷,而将言针之经合论(今离合真邪论)、调经论及四时刺逆从论等篇优先列在第一卷。"二说并存,以作参考。

[18]岱岳:泰山。泰山,古称岱山,我国五岳之一。

[19]奚:疑问辞,何也。

[20]扶桑:神话中指日出的地方为扶桑,乃仙人居所。

[21]方臻理要:才能领会其中要领。臻,至也。理,理会,

领会。

[22] 询谋得失：考虑其疑难之所得与所失。在此指所考虑的问题正确与否。询，《说文》："谋也。"谋，《说文》："虑难曰谋。"

[23] 郭子斋堂：郭公的书房。子，尊称。斋堂，书房。

[24] 受得先师张公秘本：接受了前辈张公的秘本。张公，或指张文仲，文仲于唐代武则天初年任侍御医，曾编《随时备急方》三卷行于世。

[25] 昭晰(xī 悉)：明显清楚。

[26] 环周：完备周详。环，《尔雅》释器："肉好若一谓之环。"指钱璧边孔完好如一。肉，边。好，孔。可引申为完备无缺的意思。

[27] 群疑冰释：许多疑问有如冰块被溶化一样地消失了。

[28] 末学：无本之学。《文选》东京赋："末学肤受。"注："末学，谓不经根本。"

[29] 绝彼师资：断绝了能够传授知识的人。师资，《穀梁传》僖公三十二年范宁注："师资辩说日用之常义，"杨士勋疏："师者教人以不及，故谓师为师资也。"

[30] 撰注：著述注解。

[31] 用：以的意思。

[32] 兼旧藏之卷：新校正云："详《素问》第七卷，亡已久矣。按皇甫士安，晋人也，序《甲乙经》云：亦有亡失。《隋书》经籍志载梁《七录》亦云：止存八卷。全元起，隋人，所注本乃无第七，王冰，唐宝应中人，上至晋皇甫谧甘露中，已六百余年，而冰自谓得旧藏之卷，今窃疑之。仍观天元纪大论，五运行论，六微旨论，气交变论，五常政论，六元正纪论，至真要论七篇，居今《素问》四卷，篇卷浩大，不与《素问》前后篇卷等。又且所载之事，与《素问》余篇略不相通。窃疑此七篇乃《阴阳大论》之文，王氏取以补所亡之卷，犹《周官》亡《冬官》，以《考功记》补之之类也。又按汉张仲景《伤寒论》序云：撰用《素问》、《九卷》、《八十一难》、《阴阳大论》。

是《素问》与《阴阳大论》两书甚明,乃王氏并《阴阳大论》于《素问》中也。要之,《阴阳大论》亦古医经,终非《素问》第七矣。"

[33] 勒:刻版。

[34] 冀乎究尾明首:希望能达到对前后的文义都能彻底明了。尾,后。首,前。

[35] 寻注会经:寻求注释,以领会经文。

[36] 童蒙:童,儿童。蒙,蒙昧。儿童对事理未明时,多有蒙昧,故称童蒙。此指初次学医尚未明理之人。

[原文] 其中简脱文断,义不相接者,搜其经论所有,迁移以补其处。篇目坠缺,指事不明者,量其意趣[1],加字以昭其义。篇论吞并[2],义不相涉,阙漏名目者,区分事类,别目以冠篇首[3]。君臣请问,礼仪乖失者,考校尊卑,增益以光其意[4]。错简碎文[5],前后重叠者,详其指趣[6],削去繁杂,以存其要。辞理秘密,难粗论述[7]者,别撰《玄珠》[8],以陈其道。凡所加字,皆朱书[9]其文,使今古必分,字不杂糅[10]。庶厥昭彰圣旨[11],敷畅玄言[12],有如列宿[13]高悬,奎张不乱[14],深泉净滢[15],鳞介咸分[16],君臣无夭枉之期[17],夷夏[18]有延龄之望。俾工徒[19]勿误,学者惟明,至道流行,徽音累属[20],千载之后,方知大圣之慈惠无穷。

时大唐宝应元年[21]岁次壬寅[22]序。

将仕郎守殿中丞孙兆重改误

朝奉郎守国子博士同校正医书上骑都尉赐绯鱼袋高保衡

朝奉郎守尚书屯田郎中同校正医书骑都尉赐绯鱼袋孙奇

朝散大夫守光禄卿直秘阁判登闻检院上护军林亿

[注释]

[1] 量其意趣:揣量其文意之所指。趣,《广雅》:"趣向。"

[2] 篇论吞并:篇与论混合一起。

[3] 别目以冠篇首:另外加题目于本篇之前。

[4] 君臣请问……增益以光其意:凡君臣问答,有不合礼仪

处，则根据尊卑关系，增加文字，使其意义更加明显。

[5] 错简碎文：错落散乱之文。

[6] 详其指趣：审其文之宗旨、大意。详，《说文》："审议也。"指趣，与旨趣意同。如《周书》李远传："涉猎书传，略知指趣而已。"

[7] 难粗论述：无法粗略地加以论述。

[8] 《玄珠》：新校正云："详王氏《玄珠》，世无传者，今有《玄珠》十卷，《昭明隐旨》三卷，盖后人附托之文也。虽非王氏之书，亦于《素问》第十九卷至二十四卷颇有发明。其《隐旨》三卷，与今世所谓《天元玉册》者正相表里，而与王冰之义多不同。"

[9] 朱书：用朱砂写成红色的字。

[10] 杂糅(róu 柔)：混杂。

[11] 庶厥昭彰圣旨：希望能把古圣人的旨意显示出来。庶，表希望之词。

[12] 敷畅玄言：敷陈畅发深奥的学说。

[13] 列宿：各个星宿。列，犹各。

[14] 奎张不乱：奎宿与张宿，各居其位而不错乱。奎、张，皆二十八宿中星名。

[15] 滢(yíng 迎)：清澈。

[16] 鳞介咸分：水族中鳞类和介壳类都能分别清楚。在此以喻各类事物都能区分。

[17] 无夭枉之期：没有夭折之时。夭枉，犹夭折，短命而亡。如《唐书》："少死则曰夭枉。"期，《玉篇》："时也。"

[18] 夷夏：犹言各族人民。夷，我国古代对东方少数民族的泛称。夏，古代中国称夏。《说文》："夏，中国之人也。"

[19] 工徒：此指医者而言。

[20] 徽音累属：美好的学说连续不断。徽音：懿美之德音；累属，接连不断。

[21] 宝应元年：公元762年。宝应，唐代宗李豫年号。

[22] 岁次壬寅：岁值壬寅年。

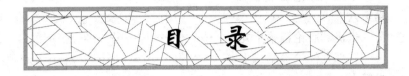

目　录

上　册

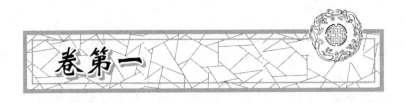

卷第一

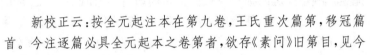

上古天真论篇第一

新校正云：按全元起注本在第九卷，王氏重次篇第，移冠篇首。今注逐篇必具全元起本之卷第者，欲存《素问》旧第目，见今之篇次皆王氏之所移也。

本篇因以上古之人的养生，特别注意保养先天真气为立论的基础，故篇名上古天真论。

[提要]　本篇主要内容有：

一、论述养生对于预防疾病和益寿延年的重要意义，并指出了养生的具体方法和要求。

二、论述人体生长衰老及生育能力的发生与消失等生理过程，强调了人体肾气的重要作用。

三、列举"真人"、"至人"、"圣人"、"贤人"在养生方面的成就，同时指出养生的实践意义。

[原文]　昔在黄帝[1]，生而神灵[2]，弱[3]而能言，幼而徇齐[4]，长而敦敏[5]，成而登天①[6]。乃问于天师[7]曰：余闻上古之人，春秋皆度百岁，而动作不衰；今时之人，年半百而动作皆衰者，时世异耶，将人失之耶②？岐伯[8]对曰：上古之人，其知道者[9]，法于阴阳，和于术数[10]，食饮有节，起居有常，不妄作劳③[11]，故能形与神俱[12]，而尽终其天年[13]，度百岁乃去；今时之人不然也，以酒为浆[14]，以妄④为常，醉以入房，以欲竭其精，以好⑤散其真[15]，不知持满[16]，不时⑥御神[17]，务快其心，逆于

生乐,起居无节,故半百而衰也。

[校勘]

① 昔在黄帝……成而登天:《素问绍识》:"以上六句,疑王氏所补,非古经之文。何以言之?此篇全氏训解在第九卷,倘使其本有此六句,则是帝始末退在末卷,万无此理。盖王氏移天真论置之于八十篇之上,并添改其起语也。其文取之于《史记》、《大戴礼》及《孔子家语》,改'聪明'作'登天',冠以'昔在'二字,盖模仿尧典序,而承以'乃问于天师曰'一句。组织之痕,自不可掩矣。顾全氏之旧犹是,不过'黄帝问曰'四字而已。林亿等专奉王氏,如此七句,既信为古经之真,故置而不校也。小岛春沂曰:《千金方》作'黄帝问于岐伯曰'七字,《遐年要抄》引《太素经》亦同,此足以为确征矣。"按:丹波元坚以上所论,甚为有理,王冰次注《素问》时,曾重新编排原文,并有增补。于此可见一斑。

② 将人失之耶:原作"人将失之耶",据《千金》卷二十七第一改,与后文"将天数然也"句式相同。"将",选择连词,有"抑或"之意,详文义,置于主语之前为胜,故据改。

③ 食饮有节,起居有常,不妄作劳:新校正云:"按全元起注本云:饮食有常节,起居有常度,不妄不作。《太素》同。《内经辩言》云:"本作食饮有节,起居有度,度与数为韵,今作有常,则失其韵矣。"

④ 妄:《甲乙》卷十一第七作"安"。

⑤ 好:原作"耗",新校正云:按《甲乙经》"耗"作"好。"是林亿等所见之《甲乙》作"好",与今本《甲乙》作"耗"者不同。"好",与上文"欲"字相对,义胜,据改。

⑥ 时:新校正云:"按别本时作解"。

[注释]

[1] 黄帝:历史传说中的古代帝王。相传为有熊国君少典之子,姓公孙,因生于轩辕之丘,故又称轩辕黄帝。

[2] 神灵:神思灵敏,聪明之至。《类经》一卷第一注:"聪明

之至也。"

〔3〕弱:指幼小的时候。

〔4〕徇齐:疾速。此指思维敏达,领会事物快捷。徇,同侚,疾也;齐,作速解。《史记》五帝纪:"幼而徇齐。"集解引裴骃曰:"徇,疾;齐,速也。"

〔5〕敦敏:敦厚、勤勉。敏,在此作勉解,即勤奋努力。《礼》中庸:"人道敏政。"朱熹曰:"犹勉也。"

〔6〕登天:登天子之位。又,王冰注:"有熊国君少典之子……后铸鼎于鼎湖山,鼎成而白日升天,群臣葬衣冠于桥山,墓今犹在。"此传说中事。

〔7〕天师:对臣子岐伯的尊称。

〔8〕岐伯:历史传说中黄帝之臣,曾与黄帝论医药之事。

〔9〕知道者:懂得养生之道的人。

〔10〕法于阴阳,和于术数:取法于天地自然的规律,调和各种养生的方法。法,取法,效法。阴阳,此指天地自然变化的规律。和,调和。术数,此指养生的正确方法。王冰注:"夫阴阳者,天地之常道,术数者,保生之大论,故修养者必谨先之……四气调神大论曰:阴阳四时者,万物之终始,死生之本,逆之则灾害生,从之则苛疾不起,是谓得道,此之谓也。"又,周长有《内经翼注》云:"术数者,筹气候之法,即调于四时也,如虚邪贼风避之有时之类,皆术数也。"可参。

〔11〕劳:此指过度的劳累和房事。

〔12〕形与神俱:形体与精神和谐,整个生命力得以旺盛。俱,偕同之意。

〔13〕天年:人的自然寿命。

〔14〕浆:在此指米汤。《太素》卷十六虚实脉诊杨注谓浆为谷液,即米汤之意。

〔15〕真:指先天的真气,即受之于先天的生命原动力。

〔16〕持满:保持精气的充满。

[17] 不时御神:不善于驾驭和使用精神,即妄耗神气。时,善也。《素问校义》云:"不时御神,谓不善御神也。小雅頍弁篇:'尔淆既时'。毛传曰:时,善也。《广雅》同。"

[语译] 从前的黄帝,生来十分聪明,很小的时候就善于言谈,幼年时对周围事物领会得很快,长大之后,既敦厚又勤勉,及至成年之时,登上了天子之位。他向岐伯问道:我听说上古时候的人,年龄都能超过百岁,动作不显衰老;现在的人,年龄刚至半百,而动作就都衰弱无力了,这是由于时代不同所造成的呢,还是因为今天的人们失于养生所造成的呢?岐伯回答说:上古时代的人,那些懂得养生之道的,能够取法于天地阴阳自然变化之理而加以适应,调和养生的方法,使之达到正确的标准。饮食有所节制,作息有一定规律,既不妄事操劳,又避免过度的房事,所以能够形神俱旺,协调统一,活到天赋的自然年龄,超过百岁才离开人世;现在的人就不是这样了,把酒当水浆,滥饮无度,使反常的生活成为习惯,醉酒行房,因恣情纵欲而使阴精竭绝,因满足嗜好而使真气耗散,不知谨慎地保持精气的充满,不善于统驭精神,而专求心志的一时之快,违逆人生乐趣,起居作息,毫无规律,所以到半百之年就衰老了。

[按语] 本节通过"上古之人"与"今时之人"对养生的不同态度和不同后果的对比,强调了养生的意义,告诫人们欲得到身体健康和益寿延年,必须保持生活的正常规律,养精保神以全真,否则必至早衰。

[原文] 夫上古圣人[1]之教下也,皆谓之①虚邪贼风[2],避之有时,恬惔虚无[3],真气从之,精神内守,病安从来。是以志闲而少欲,心安而不惧[4],形劳而不倦,气从以顺,各从其欲,皆得所愿。故美②其食,任③其服[5],乐其俗,高下不相慕,其民故曰④朴[6]。是以嗜欲不能劳其目,淫邪不能惑其心,愚智贤不肖不惧于物[7],故合于道⑤。所以能年皆度百岁而动作不衰者,以其德全不危⑥[8]也。

[校勘]

① 上古圣人之教下也,皆谓之:新校正云:"按全元起注本云:上古圣人之教也,下皆为之。《太素》、《千金》同。"今本《千金》卷二十七第一同新校正所引全元起注本。

② 美:新校正云:"按别本美一作甘。"《千金》卷二十七第一正作"甘"。

③ 任:《千金》卷二十七作"美"。

④ 曰:新校正云:"按别本曰作日。"《千金》卷二十七作"日"。

⑤ 合于道:新校正云:"按全元起注本云:合于道数。"《甲乙》卷十一第七、《千金》卷二十七亦作"合于道数"。

⑥ 危:此后疏五过论王冰注引本文有"故"字。

[注释]

[1] 圣人:对精通世事,智慧超常的人的敬称,此当指深懂养生之道的人。

[2] 虚邪贼风:此指一切反常的气候及外在的致病因素。高士宗注:"四时不正之气,皆谓之虚邪贼风。"因邪气常乘人体之虚而入侵,故称"虚邪";六淫之害,亦常于不知不觉中偷袭人体,故称"贼风"。所以王冰说:"邪乘虚入,是为虚邪;窃害中和,谓之贼风。"

[3] 恬(tián 田)惔(dàn 旦)虚无:心情清静安闲而没有杂念。恬,静。惔,安。虚无,无杂念和妄想。

[4] 惧:焦虑。《荀子》解蔽:"故有知非以虑是,则谓之惧。"

[5] 任其服:衣着随便。任,随意。《晋书》张翰传:"纵任不拘"。

[6] 朴:朴实无华。

[7] 不惧于物:不因外物而动心思虑,患得患失。即前"心安而不惧"之义。

[8] 德全不危:心中领会了养性修身之道并加以实行,从而

不受内外病因的危害。德，修养而有得于心。全，具备。危，危害。

[语译]　古代深懂养生之道的人在教导普通人的时候，总要讲到对虚邪贼风等致病因素，应及时避开，心情要清静安闲，排除杂念妄想，以使真气顺畅，精神守持于内，这样，疾病就无从发生。因此，人们就可以心志安闲，少有欲望，情绪安定而没有焦虑，形体劳作而不使疲倦，真气因而调顺，各人都能随其所欲而满足自己的愿望。人们无论吃什么食物都觉得甘美，随便穿什么衣服也都感到满意，大家喜爱自己的风俗习尚，愉快地生活，社会地位无论高低，都不相倾慕，所以这些人称得上朴实无华。因而任何不正当的嗜欲都不会引起他们注目，任何淫乱邪僻的事物也都不能惑乱他们的心志。无论愚笨的，聪明的，能力大的还是能力小的，都不因外界事物的变化而动心焦虑，所以符合养生之道。他们之所以能够年龄超过百岁而动作不显得衰老，正是由于领会和掌握了修身养性的方法而身体不被内外邪气干扰危害所致。

[按语]　本节提出养生的法则，一是"虚邪贼风，避之有时"，避免外界致病因素的侵扰；一是"恬惔虚无"、"精神内守"，避免内部情志的刺激，保养精气神，藉以保持正气的充盛。从人体内、外两方面考虑养生防病，益寿延年，体现了朴素辩证的观点，与祖国医学的发病观是一脉相承的。这里提出的"恬惔虚无"的养生方法，吸收了道家的学说，由此也可看出祖国医学的某些理论和实践，与道家思想有着一定的关系。

[原文]　帝曰：人年老而无子者，材力[1]尽邪[2]？将天数[3]然也？岐伯曰：女子七岁，肾气盛，齿更发长[4]。二七而天癸①[5]至，任脉[6]通，太冲②脉[7]盛，月事以时下，故有子。三七，肾气平均，故真牙[8]生而长极。四七，筋骨坚，发长极，身体盛壮。五七，阳明脉衰，面始焦[9]，发始堕。六七，三阳脉衰于上，面皆焦，发始白。七七，任脉虚，太冲脉衰少，天癸竭，地道不

通[10]，故形坏而无子也。丈夫八岁，肾气实，发长齿更。二八，肾气盛，天癸至，精气溢泻，阴阳和[11]，故能有子。三八，肾气平均，筋骨劲强，故真牙生而长极。四八，筋骨隆盛，肌肉满壮。五八，肾气衰，发堕齿槁。六八，阳气衰竭③于上，面焦，发鬓颁白[12]。七八，肝气衰，筋不能动。八八，天癸竭，精少，肾脏衰，形体皆极④，则齿发去。肾者主水，受五脏六腑之精而藏之，故五脏盛乃能泻。今五脏皆衰，筋骨解堕[13]，天癸尽矣，故发鬓白，身体重，行步不正，而无子耳。帝曰：有其年已老而有子者何也？岐伯曰：此其天寿过度，气脉常通，而肾气有余也。此虽有子，男不过尽八八，女不过尽七七，而天地之精气皆竭矣。帝曰：夫道者，年皆百数，能有子乎？岐伯曰：夫道者，能却老而全形，身年虽寿，能生子也。

[校勘]

① 癸：《甲乙》卷六第十二作"水"。

② 太冲：新校正云："按全元起注本及《太素》、《甲乙经》俱作伏冲，下太冲同。"今本《甲乙》卷六第十二作"太冲"，原注作"伏冲"。《内经辩言》："按汉人书太字或作伏……后人不识伏字，加点作伏，遂成异字。"据此，则伏冲即是太冲。

③ 竭：《甲乙》卷六第十二无，义长。

④ 天癸竭，精少，肾脏衰，形体皆极：此十二字，原在"七八，肝气衰，筋不能动"句下，《素问绍识》曰："推上下文，天癸竭云云四句，似宜移于八八下，恐是错出。"详文义，若"七八"已"形体皆极"，则"八八"之年仅"齿发去"，甚为无理。"四八"文下王冰注云："丈夫天癸，八八而终。"此论甚当。今据丹波元坚之说并参以王注，将该十二字移此，使丈夫"七八"、"八八"文例，与女子"六七"、"七七"相类。

[注释]

[1] 材力：指精力，即生殖能力。《类经》三卷第十三注："材力，精力也。"

[2] 邪：同耶，表示疑问的语气词。

[3] 天数：自然的定数。此指生理的自然规律。

[4] 发长(zhǎng 掌)：头发开始茂盛。长，茂盛之意，四气调神大论王冰注："长，外茂也。"

[5] 天癸：促进生殖机能的物质，称为天癸。它的产生，是肾气作用的结果，并以阴精为其物质基础。因此，它既不同于肾气，又不同于阴精，但与二者关系至为密切。

[6] 任脉：奇经八脉之一，其脉起于中极之下，循行于腹部、胸部、咽喉，向上到下颌部，环绕口唇，沿面颊，到达目下。本脉的病候，主要表现为男子疝气，女子月经不调，崩漏，带下等证。有关记述详见骨空论。

[7] 太冲脉：王冰注："太冲者，肾脉与冲脉合而盛大，故曰太冲。"冲脉，奇经八脉之一，其脉起于气冲穴部位，与足少阴肾经相并，挟脐旁上行，到胸中后分散。本脉的病候主要表现为气上冲心，月经不调，崩漏，不孕等证。《内经》中有关冲脉循行的记述有多种，王注取义于骨空论。此外，《灵枢》逆顺肥瘦篇、五音五味篇、海论，及本书痿论等篇都有相应的论述，其说不尽相同，可互参。

[8] 真牙：即智齿。指生长最迟的第三白齿，俗称尽头牙，古又称龈(diān 颠)。

[9] 焦(qiáo 乔)：同憔，憔悴。

[10] 地道不通：月经停止来潮，进入绝经期。王冰注："经水绝止，是为地道不通。"

[11] 阴阳和：男女两性交合。又，日人喜多村直宽《素问劄记》云："阴阳和，盖谓男子二八而阴阳气血调和耳，王注为男女构精之义，恐非也。"按：阴阳和，释为男女两性交合，本王冰注，历代注家多仍之。然详本篇凡云"有子"、"无子"、"生子"，皆指有无生育能力而言，以此论之，似乎喜多村直宽所解义胜。但"阴阳气血调和"之解，亦未尽善，因"阴阳气血调和"，仅表示生

理机能的正常,各种年龄均可有此状况,非但二八而天癸至之后方可致之,且"阴阳气血调和"者,未必皆可生子也。姑二义并存,暂从前注。

[12] 发鬓颁白:发鬓黑白相杂。鬓,颊侧耳际的毛发。颁,同斑。颁白,即白黑相杂,俗曰花白。

[13] 解(xiè谢)堕:同懈堕,指怠惰无力。

[语译] 黄帝说:人年纪老的时候,不能生育子女,是由于精力衰竭了呢,还是受自然规律的限定呢?岐伯说:女子到了七岁,肾气盛旺起来,乳齿更换,头发开始茂盛。十四岁时,天癸产生,任脉通畅,太冲脉旺盛,月经按时来潮,具备了生育子女的能力。二十一岁时,肾气充满,真牙生出,牙齿就长全了。二十八岁时,筋骨强健有力,头发的生长达到最茂盛的阶段,此时身体最为强壮。三十五岁时,阳明经脉气血逐渐衰弱,面部开始憔悴,头发也开始脱落。四十二岁时,三阳经脉气血衰弱,面部憔悴无华,头发开始变白。四十九岁时,任脉气血虚弱,太冲脉的气血也衰少了,天癸枯竭,月经断绝,所以形体衰老,失去了生育能力。男子到了八岁,肾气充实起来,头发开始茂盛,乳齿也更换了。十六岁时,肾气旺盛,天癸产生,精气满溢而能外泻,两性交合,就能生育子女。二十四岁时,肾气充满,筋骨强健有力,真牙生出,牙齿长全。三十二岁时,筋骨丰隆盛实,肌肉亦丰满健壮。四十岁时,肾气衰退,头发开始脱落,牙齿开始枯槁。四十八岁时,上部阳气逐渐衰竭,面部憔悴无华,头发和两鬓花白。五十六岁时,肝气衰弱,筋的活动不能灵活自如。六十四岁时,天癸枯竭,精气少,肾脏衰,牙齿头发脱落,形体衰疲。肾主水,接受其他各脏腑的精气而加以贮藏,所以五脏功能旺盛,肾脏才能外泻精气。现在年老,五脏功能都已衰退,筋骨懈惰无力,天癸已竭。所以发鬓都变白,身体沉重,步伐不稳,也不能生育子女了。黄帝说:有的人年纪已老,仍能生育,是什么道理呢?岐伯说:这是他天赋的精力超过常人,气血经脉保持畅通,肾气有

余的缘故。这种人虽有生育能力,但男子一般不超过六十四岁,女子一般不超过四十九岁,精气便枯竭了。黄帝说:掌握养生之道的人,年龄都可以达到一百岁左右,还能生育吗?岐伯说:掌握养生之道的人,能防止衰老而保全形体,虽然年高,也能生育子女。

[按语] 本节分别叙述男女从幼至老的生理变化规律,并指出如注意养生,可以在一定限度内推迟衰老,延长生命机能,从而进一步强调养生的意义。文中特别指出肾气对人体生长发育和生殖的重要作用及其对整个生命机能盛衰的决定性影响,不仅揭示了脏象学说主要内容的一个方面,而且阐明了中医养生学说的生理基础,提示了保养肾脏精气的重要性。

[原文] 黄帝曰:余闻上古有真人[1]者,提挈天地,把握阴阳[2],呼吸精气[3],独立守神[4],肌肉若一①[5],故能寿敝天地,无有终时[6],此其道生。中古之时,有至人[7]者,淳德全道,和于阴阳,调于四时,去世离俗,积精全神,游行天地之间,视听八达②之外[8],此盖益其寿命而强者也,亦归于真人。其次有圣人者,处天地之和,从八风之理[9],适嗜欲于世俗之间,无恚嗔之心,行不欲离于世,被服章③,举不欲观于俗[10],外不劳形于事,内无思想之患,以恬愉为务,以自得为功,形体不敝,精神不散,亦可以百数。其次有贤人[11]者,法则天地,象似日月,辩列星辰,逆从阴阳,分别四时,将从上古合同于道,亦可使益寿而有极时。

[校勘]

① 肌肉若一:新校正云:"按全元起注本云:身肌宗一。《太素》同。"

② 达:元刻本、道藏本作"远",《素问注证发微》同。

③ 被服章:新校正云:"详被服章三字疑衍,此三字上下文不属。"

[注释]

[1] 真人:修真得道之人。此指掌握了天地阴阳变化规律,

使精神形体完全适应自然的要求而达到养生最高标准的人。《文子》:"得天地之道,故谓之真人。"

[2] 提挈天地,把握阴阳:掌握天地阴阳变化规律。提挈,提举的意思,与下"把握"为互词,引申为掌握。

[3] 呼吸精气:指呼吸最清新的空气。此处强调真人善于选择环境,吸收最精纯的清气,调节呼吸运动,以达到养生之目的,这种活动,当属于气功中"调息"的范围。精气,指清气而言,《春秋繁露》通国身:"气之清者为精。"

[4] 独立守神:独立,超然独处,脱离世俗干扰的意思。守神,自我控制精神,注意力集中于体内,而不外驰,这种活动,当属于气功中"调神"的范围。

[5] 肌肉若一:通过锻炼,使全身筋骨肌肉达到高度的协调统一。这种活动,当属于气功中"调身"的范围。

[6] 寿敝天地,无有终时:长生不老的意思。这是对"真人"养生效果的夸张之语。王冰:"体同于道,寿与道同,故能无有终时,而寿尽天地也。敝,尽也。"

[7] 至人:指修养高深,思想行为与"真人"相似的人。《庄子》天下:"不离于真,谓之至人。"

[8] 游行天地之间,视听八达之外:也是自我控制精神的练功方法,但与上文"独立守神"的具体作法不同,这里的作法是使神志开放,驰骋于广阔的自然界,而将视觉、听觉的注意力集中于邈远的八方之外。达,通达。八达,达于四面八方。

[9] 从八风之理:八风,指东、西、南、北、东南、西南、东北、西北八方之风。《灵枢》九宫八风篇记有八方之风伤人所致不同病变,并指出"圣人避风,如避矢石焉。"此所谓"从八风之理",即指圣人通晓八风伤人之理而知所避让,以免受到伤害。

[10] 举不欲观于俗:举动不欲炫耀于世俗。观,炫耀的意思。《国语》:"先王耀德不观兵。"

[11] 贤人:德才兼备的人。

[语译]　我听说上古时代有称为真人的人,掌握了天地阴阳变化的规律,能够调节呼吸,吸收精纯的清气,超然独处,令精神守持于内,锻炼身体,使筋骨肌肉与整个身体达到高度的协调,所以他的寿命同于天地而没有终了的时候,这是他修道养生的结果。中古的时候,有称为至人的人,具有淳厚的道德,能全面地掌握养生之道,和调于阴阳四时的变化,离开世俗社会生活的干扰,积蓄精气,集中精神,使其远驰于广阔的天地自然之中,让视觉和听觉的注意力守持于八方之外,这是他延长寿命和强健身体的方法,这种人也可以归属真人的行列。其次有称为圣人的人,能够安处于天地自然的正常环境之中,顺从八风的活动规律,使自己的嗜欲同世俗社会相应,没有恼怒怨恨之情,行为不离开世俗的一般准则,穿着装饰普通纹彩的衣服,举动也没有炫耀于世俗的地方,在外,他不使形体因为事物而劳累,在内,没有任何思想负担,以安静、愉快为目的,以悠然自得为满足,所以他的形体不易衰惫,精神不易耗散,寿命也可达到百岁左右。其次有称为贤人的人,能够依据天地的变化,日月的升降,星辰的位置,以顺从阴阳的消长和适应四时的变迁,追随上古真人,使生活符合养生之道,这样的人也能增益寿命,但有终结的时候。

四气调神大论篇第二

新校正云:按全元起注本在第九卷。

本篇主要论述人体应顺从四时气候的变化来调摄精神活动,使之适应自然界生长收藏的规律,从而达到养生防病的目的。故篇名四气调神大论。

[提要]　本篇内容有:

一、春温、夏热、秋凉、冬寒四时气候变化的特点及自然界相应的征象,指出人与四时阴阳消长相适应而采取的养生方法。

二、列举了违反四时之变所造成的危害,突出了防胜于治的预防思想。

[原文] 春三月,此谓发陈[1],天地俱生,万物以荣,夜卧早起,广步于庭,被发缓形[2],以使志生[3],生而勿杀,予而勿夺,赏而勿罚,此春气之应,养生之道[4]也。逆之则伤肝,夏为寒变,奉长者少[5]。

[注释]

[1] 发陈:推陈出新的意思。《类经》一卷第四注:"发,启也。陈,故也。春阳上升,发育庶物,启故从新,故曰发陈。"

[2] 被发缓形:披散开头发,解开衣带,舒缓形体。古人平时头发束起,衣服也用带子系紧,为了适应春生之气,而披开束发,舒松衣带。被,与"披"同。

[3] 以使志生:指通过调摄精神,保持情志舒发、愉快以适应春生之气。

[4] 养生之道:这是总结上文的调神方法,强调这些方法是保养春生之气的规范。

[5] 逆之则伤肝,夏为寒变,奉长者少:《素问经注节解》注:"奉者,自下而上,从此达彼之辞。天地之气,生发于春,长养于夏,收敛于秋,归藏于冬,缺一不可,倒置不可。冬之藏,秋所奉也;秋之收,夏所奉也;夏之长,春所奉也;春之生,冬所奉也。苟不能应春,而反逆其生发之气,至夏自违其融和之气,是所奉者少也。"按:此谓春生以冬藏为条件,冬藏以秋收为条件,秋收以夏长为条件,夏长以春生为条件。若春天逆于养生之道,则肝气受损,提供给夏长的条件不良,至夏季则长养之气不足,而易发生寒性病变。

[语译] 春季的三个月,谓之发陈,是推陈出新,生命萌发的时令,天地自然,都富有生气,万物显得欣欣向荣。此时,人们应该入夜即睡眠,早些起身,披散开头发,解开衣带,使形体舒缓,放宽步子,在庭院中漫步,使精神愉快,胸怀开畅,保持万物的生机,不要滥行杀伐,多施与,少敛夺,多奖励,少惩罚,这是适

应春季的时令,保养生发之气的方法,如果违逆了春生之气,便会损伤肝脏,提供给夏长之气的条件不足,到夏季就会发生寒性病变。

[原文] 夏三月,此谓蕃秀[1],天地气交,万物华①实,夜②卧早起,无厌于日[2],使志无怒,使华③英成秀[3],使气得泄,若所爱在外[4],此夏气之应。养长之道[5]也。逆之则伤心,秋为痎疟[6],奉收者少,冬至重病④[7]。

[校勘]

① 华:《太素》卷二顺养作"英"。

② 夜:《太素》卷二顺养作"晚"。

③ 华:《太素》卷二顺养无。

④ 冬至重病:《素问识》:"据前后文例,四字恐剩文。"

[注释]

[1] 蕃秀:繁茂秀美。王冰注:"蕃,茂也,盛也。秀,华也,美也。"

[2] 无厌于日:不要讨厌天长。《类经》一卷第四注:"无厌于长日。气不宜惰也。"

[3] 使华英成秀:王冰注:"缓阳气则物化……物化则华英成秀。"《太素》卷二顺养注:"使物华皆得秀长。"《类经》二卷第四注:"使志无怒则华英成秀。华英,言神气也。"三义并存,后说义似长,今从之。

[4] 若所爱在外:形容精神外向,意气舒展,对周围事物兴趣浓厚。与下冬三月"若有私意,若已有得"义正相对。

[5] 养长之道:夏季,自然万物处于长势旺盛的阶段,人类亦如此,根据这个季节及生物发展阶段的特征,来调摄精神的方法,即为"养长之道"。

[6] 痎(jiē 阶)疟:泛指疟疾而言。按:痎疟之义,有多种解释,除通指疟疾病外,尚有专指间日疟、老疟久疟而言者,又有指传尸病而言者。详本文文义,未详言其病状、病因,乃泛言多发

于秋季之疟疾。

[7] 冬至重病:有两种解释:一种"重"读平声,音虫。王冰注:"冬水胜火,故重病于冬至之时也。"马莳注:"不特秋时为病也,肺金不能生肾水,则冬为重病者有矣。"一种"重"读去声,音众。《太素》卷二顺养注:"奉秋收之道不足,得冬之气成热中,病重也。"张志聪注:"至冬时寒水当令,无阳热温配,故冬时为病,甚危险也。"两义皆通,前说义似长。

[语译] 夏季的三个月,谓之蕃秀,是自然界万物繁茂秀美的时令,此时,天气下降,地气上腾,天地之气相交,植物开花结实,长势旺盛,人们应该在夜晚睡眠,早早起身,不要厌恶长日,情志应保持愉快,切勿发怒,要使精神之英华适应夏气以成其秀美,使气机宣畅,通泄自如,精神外向,对外界事物有浓厚的兴趣。这是适应夏季的气候,保护长养之气的方法。如果违逆了夏长之气,就会损伤心脏,提供给秋收之气的条件不足,到秋天容易发生疟疾,冬天再次发生疾病。

[原文] 秋三月,此谓容平[1],天气以急,地气以明[2],早卧早起,与鸡俱兴[3],使志安宁,以缓秋刑[4],收敛神气,使秋气平,无外其志,使肺气清①,此秋气之应,养收之道[5]也。逆之则伤肺,冬为飧泄[6],奉藏者少。

[校勘]

① 清:《太素》卷二顺养作"精"。精通清,义同。

[注释]

[1] 容平:指自然界万物的形态平定下来,而不再繁盛地生长。王冰注:"万物夏长,华实已成,容状至秋平而定也。"又,王玉川曰:"容,受盛之意。平,丰收之意。收获物装满容器,是谓容平。此处容平者,即丰收季节的别称。《说文》:'容,盛也。'今装物之具亦称为容器。《汉书》食货志:'进业曰登,再登曰平,三登曰泰平。'可见,平有丰收之义。秋天是万物成熟收获的季节,所以秋三月称为容平。"可参。

[2]天气以急,地气以明:天空的风气劲急,地面的景象清肃。《类经》一卷第四注:"风气劲疾曰急,物色清肃曰明。"

[3]与鸡俱兴:比喻人的起卧,和鸡的活动时间相同,家鸡在黄昏时即入舍归宿,天亮时就开始活动,人若随之,即为早卧早起。张志聪注:"鸡鸣早而出坍晏,与鸡俱兴,与春夏之早起少迟,所以养秋收之气也。"

[4]使志安宁,以缓秋刑:《类经》一卷第四注:"阳和日退,阴寒日生,故欲神志安宁,以避肃杀之气。"秋刑,即指秋令收敛、肃杀之气。

[5]养收之道:秋气收敛,人与之相应,气机逐渐肃收,调摄精神起居,以随顺秋令的特点,保养机体的适应能力,即为"养收之道"。

[6]飧(sūn 孙)泄:完谷未化的泄泻,多属寒症。

[语译] 秋季的三个月,谓之容平,自然景象因万物成熟而平定收敛,此时,天高风急,地气清肃,人应早睡早起,和鸡的活动时间相仿,以保持神志的安宁,减缓秋季肃杀之气对人体的影响;收敛神气,以适应秋季容平的特征,不使神思外驰,以保持肺气的清肃功能,这就是适应秋令的特点而保养人体收敛之气的方法。若违逆了秋收之气,就会伤及肺脏,提供给冬藏之气的条件不足,冬天就要发生飧泄病。

[原文] 冬三月,此谓闭藏[1],水冰地坼[2],无扰乎阳,早卧晚起,必待日光,使志若伏若匿①,若有私意,若已②有得,去寒就温,无泄皮肤,使气亟夺[3],此冬气之应,养藏之道[4]也。逆之则伤肾,春为痿厥[5],奉生者少。

[校勘]
① 匿:元刻本、道藏本、周对峰本、朝鲜刻本均作"匪"。
② 已:道藏本作"己"。

[注释]
[1]闭藏:生机潜伏,阳气内藏。

[2] 坼(chè 彻)：裂开。

[3] 使气亟(qì 器)夺：使阳气频频夺失。亟，频数。夺，失。

[4] 养藏之道：冬令闭藏，人与之相适应而使气机内伏，调摄精神起居，以保养人体闭藏机能的方法，即为"养藏之道"。

[5] 痿厥：手足软弱无力称为痿，逆冷称为厥。吴昆注："痿者，肝木主筋，筋失其养而手足软弱也。厥，无阳逆冷也。"或以"痿厥"为痿症，"厥"字作气逆解，为其病机。

[语译]　冬天的三个月，谓之闭藏，是生机潜伏，万物蛰藏的时令，当此时节，水寒成冰，大地龟裂，人应该早睡晚起，待到日光照耀时起床才好，不要轻易地扰动阳气，妄事操劳，要使神志深藏于内，安静自若，好像有个人的隐秘，严守而不外泄，又像得到了渴望得到的东西，把它密藏起来一样，要躲避寒冷，求取温暖，不要使皮肤开泄而令阳气不断地损失，这是适应冬季的气候而保养人体闭藏机能的方法。违逆了冬令的闭藏之气，就要损伤肾脏，提供给春生之气的条件不足，春天就会发生痿厥之疾。

[按语]　以上四节所论述的养生、养长、养收、养藏的方法，是前篇上古天真论"法于阴阳"这一摄生原则的具体化，这种适应四时之变的养生方法，对保护健康和预防疾病，有一定的指导作用，体现了祖国医学的整体观念。

[原文]　天气，清净①光明者也，藏德不止②[1]，故不下也。天明③则日月不明，邪害空窍[2]，阳气者闭塞，地气者冒明[3]，云雾不精[4]，则上应白露④[5]不下，交通不表[6]，万物命故不施[7]，不施则名木[8]多死，恶气发⑤[9]，风雨不节，白露不下，则菀稾⑥[10]不荣。贼风数[11]至，暴雨数[11]起，天地四时不相保[12]，与道相失，则未央[13]绝灭。唯圣人从之，故身无奇病⑦，万物不失⑧，生气不竭。

[校勘]

① 净：元刻本、道藏本、朝鲜刻本、马注本及《太素》卷二顺

17

养均作"静"。静,亦训清、洁,与净义同。

②止:新校正云:"按别本止一作上。"《太素》卷二顺养作"上"。

③天明:《太素》卷二顺养作"上下"。

④白露:《太素》卷二顺养作"甘露",下同。杨上善注云:"言白露者,恐后代字误也。"

⑤恶气发:原作"恶气不发",据《太素》卷二顺养删"不"字。按:"不"通"丕",《说文》:"丕,大也。"恶气不发,可解为恶气大发,于义亦通,但前后文连用数个"不"字,惟此处解为"大",恐不合,故从《太素》。

⑥"槁":原作"槁",据《太素》卷二顺养改。

⑦奇病:《素问校义》云:"奇当作苛,字形相近而误。"

⑧失:四库本作"依"。

[注释]

[1] 藏德不止:《类经》一卷第五注:"天德不露,故曰藏德。健运不息,故曰不止。"德,在此指推动宇宙自然万物运动变化生生不息的力量,包括着使万物依四时之序而生长收藏的力量。如《礼》月令:"春曰盛德在木,夏曰盛德在火,秋曰盛德在金,冬曰盛德在水。"天藏蓄着这样的力量,运行不息,故称藏德不止。

[2] 空窍:空,同孔。空窍,同义复词,孔窍之意,此指自然界的山川。《礼》礼运:"地秉窍于山川。"疏:"谓地秉持于阴气,为孔于山川,以出纳其气。"

[3] 地气者冒明:地所秉持的阴气遮蔽阳光。冒,蒙蔽覆盖之意。

[4] 云雾不精:指云雾弥漫,日光不清明。精,在此作清明解。《前汉》京房传:"阴雾不精。"注:"精,谓日光清明也。"

[5] 白露:泛指雨露。

[6] 交通不表:天地之气不显现上下交通之状,亦即天地不交之意。表,表现,显露。王冰注:"表,谓表陈其状也。"

[7] 万物命故不施(yì异):万物的生命不能延续。施,延也。《诗》大雅·皇矣:"施于孙子。"注:"延及子孙也。"

[8] 名木:高大的树木。胡澍:"名,大也。名木,木之大者。"

[9] 恶气发:有害于生物的气候发作。

[10] 菀(yuán园)稾:茂盛的禾苗。菀,茂盛。稾,禾秆,这里泛指禾苗。

[11] 数(shuò朔):屡次。

[12] 天地四时不相保:指四时阴阳紊乱,不能循守着一定的规律。保,循守之意。

[13] 未央:未到一半。

[语译] 天气,是清净光明的,天德隐藏不露,运行不止,由于天不暴露自己的光明德泽,所以永远保持它内蕴的力量而不会下泄。如果天德暴露,就会出现日月昏暗,阴霾邪气侵害山川,阳气闭塞不通,大地昏蒙不明,云雾弥漫,日色无光,相应的雨露不能下降。天地之气不交,万物的生命就不能绵延,生命不能绵延,自然界高大的树木也会死亡。恶劣的气候发作,风雨无时,雨露当降而不降,草木不得滋润,生机郁塞,茂盛的禾苗也会枯槁不荣。贼风频频而至,暴雨不时而作,天地四时的变化失去了秩序,违背了正常的规律,致使万物的生命未及一半就夭折了。只有圣人能适应自然变化,注重养生之道,所以身无大病,因不背离自然万物的发展规律,而生机不会竭绝。

[按语] 本节以天不藏德,导致四时失序,阴阳乖乱,喻示人们,不注意养生之道,就会未央绝灭,生气衰竭,从而进一步强调了养生的重要意义。

又,本节文字,丹波元简认为与上下文不属,疑属他篇错简。可参。

[原文] 逆春气,则少阳[1]不生,肝气内变。逆夏气,则太阳[1]不长,心气内洞[2]。逆秋气,则太阴[1]不收,肺气焦满①[3]。逆冬气,则少阴[1]不藏,肾气独沉②[4]。

[校勘]

① 焦满:新校正云:"按焦满,全元起本作进满。"《太素》卷二顺养作"焦漏"。

② 独沉:新校正云:"详独沉《太素》作沉浊。"今本《甲乙》卷一第二、《太素》卷二顺养均作"浊沉"。《素问校义》:"澍按:独与浊,古字通。"

[注释]

[1] 少阳、太阳、太阴、少阴:古人认为春夏属阳,秋冬属阴,一年四季阴阳消长随时令而变异,并用少阳代表春令的阳气,太阳代表夏令的阳气,太阴代表秋令的阴气,少阴代表冬令的阴气,用以说明四时阴阳消长的变化。也有人把四时阴阳,分别同脏腑经络对应地联系起来,将少阳、太阳、太阴、少阴,直接解释为相应的经络脏腑,如《太素》卷二顺养注:"少阳,足少阳胆府脉……太阳,手太阳小肠府脉……太阴,手太阴肺之脉也……少阴,足少阴肾之脉也。"

[2] 心气内洞:即心气内虚之意。洞,中空。

[3] 肺气焦满:焦,同憔,此指肺热叶焦,形容肺气被火邪所灼伤;满,指胸中胀满,肺气壅塞,失于肃降所致。

[4] 肾气独沉:即肾气乃沉。独,在此作"乃"字解。如《国策》赵策:"公之客独有三罪。"沉,沉下也。《类经》一卷第六注:"沉者,沉于下。肾气不蓄,则注泄沉寒等病生矣。"

[语译] 违逆了春生之气,少阳就不生发,以致肝气内郁而发生病变。违逆了夏长之气,太阳就不能盛长,以致心气内虚。违逆了秋收之气,太阴就不能收敛,以致肺热叶焦而胀满。违逆了冬藏之气,少阴就不能潜藏,以致肾气不蓄,出现注泄等疾病。

[原文] 夫四时阴阳[1]者,万物之根本也①,所以圣人春夏养阳,秋冬养阴[2],以从其根,故与万物沉浮于生长之门[3]。逆其根,则伐其本,坏其真矣。故阴阳四时者,万物之终始也,死生之本也。逆之则灾害生,从之则苛②疾[4]不起,是谓得道。道

者,圣人行之,愚者佩^[5]之。

[校勘]

① 夫四时阴阳者,万物之根本也:《太素》卷二顺养作"失四时阴阳者,失万物之根也"。

② 苛:《太素》卷二顺养作"奇"。

[注释]

[1] 四时阴阳:四时,即春、夏、秋、冬四季,因春夏属阳,秋冬属阴,阴阳之气随四季变化而消长,故称四时阴阳。

[2] 春夏养阳,秋冬养阴:当春夏之时,蓄养阳气,秋冬之时,蓄养阴气。这是因为春夏外界阳盛,自然万物处于生发盛长阶段,逆春气则少阳不生,逆夏气则太阳不长,人体必养阳气方能与万物生长之势相应;秋冬外界阴盛,自然万物处于敛藏阶段,逆秋气则太阴不收,逆冬气则少阴不藏,人体必养阴气方能与万物敛藏之势相应,所以说春夏养阳,秋冬养阴。养阳即前文所论之养生、养长之道;养阴即前文所论之养收、养藏之道。

[3] 沉浮于生长之门:沉浮,指随着生长收藏的规律而运动。生长之门,即生命活动的生长收藏的途径。

[4] 苛疾:重病。王冰注:"苛者,重也。"

[5] 佩:通倍,违逆之意。《荀子》大略篇:"兰茝槁本,渐于蜜醴,一佩易之。"王先谦注:"佩,或为倍。"《说文》:"倍,反也。"

[语译] 四时阴阳的变化,是万物生命的根本,所以圣人在春夏季节保养阳气以适应生长的需要,在秋冬季节保养阴气以适应收藏的需要,顺从了生命发展的根本规律,就能与万物一样,在生、长、收、藏的生命过程中运动发展。如果违逆了这个规律,就会戕伐生命力,破坏真元之气。因此,阴阳四时是万物的终始,是盛衰存亡的根本,违逆了它,就会产生灾害,顺从了它,就不会发生重病,这样便可谓懂得了养生之道。对于养生之道,圣人能够加以实行,愚人则时常有所违背。

[按语] 本节所论圣人春夏养阳,秋冬养阴的道理,与前文

养生、养长、养收、养藏是一致的,这是从"法于阴阳"的角度,提出摄生的原则,而与天元纪大论在疾病治疗过程中"用寒远寒"、"用热远热"(即春夏少用热药,秋冬少用寒药)的治疗原则,不能混为一谈,后者指治疗方法的因时制宜,是从四时阴阳变化对疾病影响的前提出发,指出寒热药物的权宜用法;本节则从生长收藏的生命发展需要出发,强调春夏季节蓄养阳气,秋冬季节蓄养阴气的重要性,一以论病治之变,一以论生理之常,二者判然有别。后人释此,多有混淆而失于经意者,学者宜识之。

[原文] 从①阴阳则生,逆之则死,从①之则治,逆之则乱,反顺为逆,是谓内格[1]。是故圣人不治已病治未病,不治已乱治未乱,此之谓也。夫病已成②而后药之,乱已成而后治之,譬犹渴而穿井,斗而铸锥③[2],不亦晚乎!

[校勘]

① 从:《太素》卷二顺养作"顺"。

② 成:此后《太素》卷二顺养有"形"字。

③ 锥:朝鲜刻本、道藏本、《太素》卷二顺养均作"兵"。

[注释]

[1] 内格:指体内的生理性能与四时阴阳格拒,不能相适应。王冰注:"格,拒也,谓内性格拒于天道也。"

[2] 锥:这里泛指兵器。

[语译] 顺从阴阳的消长,就能生存,违逆了就会死亡,顺从了它,就会正常,违逆了它,就会乖乱,相反,如背道而行,就会使机体与自然环境相格拒。所以圣人不等病已经发生再去治疗,而是治疗在疾病发生之前,不等到乱事已经发生再去治理,而是治理在它发生之前。如果疾病已发生,然后再去治疗,乱子已经形成,然后再去治理,那就如同临渴而掘井,战乱发生了再去制造兵器,那不是太晚了吗?

[按语] 本文明确指出防胜于治的医学思想,为后世祖国医学预防思想的发展,如无病先防,早期治疗和既病防变等,打

下了基础。

 生气通天论篇第三

新校正云:按全元起注本在第四卷。

本篇论述人的生命活动与自然界息息相通的道理,所以篇名生气通天论。

[提要] 本篇内容有:

一、阳气在生命活动中的重要作用及与阳气有关的种种病变。

二、从天人相应的观点出发,探讨了外界致病因素侵扰机体引起的病理变化。

三、指出四时气候变化与五味摄取不当均可导致五脏受损而发病。

四、强调阴阳平衡是维持正常生理的必要条件,阴阳失调则出现病理状态,阴阳离决则生命终止。

[原文] 黄帝曰:夫自古通天者,生之本,本于阴阳,天地之间,六合之内[1],其气九州[2]、九窍①[3]、五脏、十二节[4],皆通乎天气。其生五[5],其气三[6],数犯此者,则邪气伤人,此寿命之本也。

[校勘]

① 九州九窍:"九窍"二字,疑为后人沾注。《内经辩言》:"今按'九窍'二字实为衍文,九州即九窍也。《尔雅》释兽篇:'白州驦。'郭注曰:'州,窍。'北山经:'伦山有兽如麋,其川在尾上。'郭注曰:'川,窍也。川即州字之误。'是古谓窍为州。此云九州,不必更言九窍,九窍二字,疑即古注之误入正文者……六节藏象论与同误。"

[注释]

[1] 六合之内:指天地之间。六合,东西南北四方及上下,合称六合。

[2] 九州：有二义，一指九窍而言；一指古代之行政区划，如古有冀、兖、青、徐、扬、荆、豫、梁、雍九州。今从后者。

[3] 九窍：七阳窍（眼二、耳二、鼻孔二、口一）与二阴窍（前阴一，后阴一）合为九窍。

[4] 十二节：指四肢十二个大关节，即两腕、两肘、两肩、两髀、两膝、两踝。

[5] 其生五：天气衍生金、木、水、火、土五行，即后人所谓"天布五行"之意。

[6] 其气三：指阴阳之气各分为三，即太阴、少阴、厥阴与太阳、少阳、阳明。《类经》十三卷第五注："阴阳盛衰，少太有三，其气三也。"又，王冰注："三，谓天气、地气、运气也。"今从《类经》注。

[语译] 黄帝说：自古以来，都以通于天气为生命的根本，而这个根本不外天之阴阳。天地之间，六合之内，大如九州之域，小如人的九窍、五脏、十二节，都与天气相通。天气衍生五行，阴阳之气又依盛衰消长而各分为三。如果经常违背阴阳五行的变化规律，那么邪气就会伤害人体，因此，适应这个规律是寿命得以延续的根本。

[原文] 苍天之气[1]清净①，则志意治[2]，顺之则阳气固，虽有贼邪[3]弗能害也，此因时之序。故圣人抟②[4]精神，服[5]天气，而通神明[6]。失③之则内闭九窍，外壅肌肉，卫气散解，此谓自伤，气之削[7]也。

[校勘]

① 净：道藏本、《太素》卷三调阴阳并作"静"。

② 抟：原作"传"，《素问校义》云："'传'字义不可通，王注谓精神可传，惟圣人得道者乃能尔，亦不解。所谓'传'，当为'抟'字之误也。"据改。《医学读书记》："按'传'当作'专'。"《太素》卷三调阴阳作"抟"，偏旁犹尚未误，可见"抟"字误传之迹。

③ 失：此前《太素》卷三调阴阳有"气"字。

[注释]

[1] 苍天之气:指天气而言。《类经》十三卷第五注:"天色深玄,故曰苍天。"

[2] 治:调畅平和。治与乱义对,井井有条之意,故可引申为调畅。

[3] 贼邪:贼风邪气,在此泛指外界致病因素。

[4] 抟(zhuān 专):"专"的古字,在此作专一解。《史记》秦始皇本纪:"抟心揖志。"索隐曰:"抟,古专字。"《吕氏春秋》适音:"耳不收则不抟。"高诱注:"不抟,入不专一也。"

[5] 服:服从,顺应。

[6] 神明:这里指阴阳不测之机。阴阳应象大论:"阴阳者……神明之府也。"

[7] 削:削弱。

[语译] 苍天之气清净,人的精神就相应地调畅平和,顺应天气的变化,就会阳气固密,虽有贼风邪气,也不能加害于人,这是适应时序阴阳变化的结果。所以圣人能够专心致志,顺应天气,而通达阴阳变化之理。如果违逆了适应天气的原则,就会内使九窍不通,外使肌肉壅塞,卫气涣散不固,这是由于人们不能适应自然变化所致,称为自伤,阳气会因此而受到削弱。

[原文] 阳气者,若天与日,失其所,则折寿而不彰①[1]。故天运[2]当以日光明,是故阳因而上,卫外者也。

[校勘]

① 失其所,则折寿而不彰:《太素》卷三调阴阳作"失其所,独寿不彰"。

[注释]

[1] 失其所,则折寿而不彰:阳气失去了应有的位次,就会折损寿命,生命的机能也会微弱。所,指位次而言。不彰,指生命机能不能彰著明显,即生命力微弱。

[2] 天运:天体的运行。

[语译]　人身的阳气,如像天上的太阳一样重要,假若阳气失却了正常的位次而不能发挥其重要作用,人就会减损寿命或夭折,生命机能亦暗弱不足。所以天体的正常运行,是因太阳的光明普照而显现出来,而人的阳气也应在上在外,并起到保护身体,抵御外邪的作用。

[按语]　本节以太阳在天运中的地位作比拟,强调阳气在体内的作用,反映了古人对阳气的重视。明代张介宾对本文之理解有独到之处,他说:"天之阳气,惟日为本,天无此日,则昼夜无分,四时失序,万物不彰矣。其在于人,则自表自里,自上自下,亦惟此阳气而已。人而无阳,犹天之无日,欲保天年,其可得乎?《内经》一百六十二篇,天人大义,此其最要者也,不可不详察之。"并且以此为根据写出"大宝论"等,进一步阐述人身阳气在生理上的重要性,提出"阳非有余"的观点,与主张"阳常有余"的朱震亨等相对立,而自成一家之言,并以此指导医疗实践,丰富了后世医学的内容。

[原文]　因于寒①,欲如运枢②,起居如惊,神气乃浮③[1]。因于暑,汗,烦则喘喝,静则多言,体若燔炭[2],汗出而散。因于湿,首如裹[3],湿热不攘[4],大筋緛短,小筋弛长[5],緛短为拘[6],弛长为痿。因于气[7],为肿。四维相代,阳气乃竭[8]。

[校勘]

①　因于寒:《素问释义》云:"'因于寒'句误次,当在'体若燔炭'之上。"

②　运枢:新校正云:"按全元起本作连枢。"《太素》卷三调阴阳同全元起本。

③　欲如运枢,起居如惊,神气乃浮:《吴注素问》将此十二字,移至上节"卫外者也"之后,并将下文"体若燔炭,汗出而散"前提至此,与"因于寒"连属。又,朱震亨《格致余论》生气通天论病因章句辩将此十二字删除,并将下文"体若燔炭,汗出而散"前提至此,与"因于寒"连属。

[注释]

[1] 欲如运枢,起居如惊,神气乃浮:欲,应该。运枢,指阳气在内运动而不外泄,像门轴在门臼内转动一样。起居如惊,指起居匆急,而不能谨慎地避让寒气。浮,浮越于外。这段经文总的意思是,阳气应像门轴在门臼内运转一样不向外泄,如果起居匆急,则阳气扰动外泄,而使神气浮越。王冰注:"欲如运枢,谓内动也。起居如惊,谓暴卒也。言因天之寒,当深居周密,如枢纽之内动;不当烦扰筋骨,使阳气发泄于皮肤,而伤于寒毒也。若起居暴卒,驰骋荒佚,则神气浮越,无所绥宁矣。脉要精微论曰:'冬日在骨,蛰虫周密,君子居室。'四气调神大论曰:'冬三月,此谓闭藏,水冰地坼,无扰乎阳。'又曰:'使志若伏若匿,若有私意,若已有得,去寒就温,无泄皮肤,使气亟夺。'此之谓也。"

[2] 体若燔炭:形容病人发高热,像炭火烧灼一样。燔,烧灼。

[3] 首如裹:头部沉重不爽,如有物蒙裹,是湿邪困遏清阳的表现之一。

[4] 攘:排除。

[5] 大筋緛(ruǎn 软)短,小筋弛(chí 池)长:此指大小诸筋短缩或弛长。緛,收缩。弛,同弛,松弛。

[6] 拘:踡缩不伸而拘挛。

[7] 气:此处指风邪而言。高士宗注:"气,犹风也。阴阳应象大论云:'阳之气,以天地之疾风名之',故不言风而言气。"

[8] 四维相代,阳气乃竭:四种邪气(寒、暑、湿、风)维系不离,相互更代伤人,就会使阳气倾竭。四,指上文的四种邪气。维,维系不离,即连续之意。代,更代、更迭之意。又,《太素》卷三调阴阳注:"四时之气各自维守,今四气相代,则卫之阳气竭。"《类经》十三卷第五注:"四维,四支也。相代,更迭而病也。因气为肿,气道不行也。四支为诸阳之本,胃气所在,病甚而至于四维相代,即上文内闭九窍、外壅肌肉、卫气解散之谓,其为阳气之

竭也可知。"此义亦可参。

[语译] 因于寒,阳气应如门轴在门臼中运转一样活动于体内。若起居猝急,扰动阳气,则易使神气外越。因于暑,则汗多烦躁,喝喝而喘,安静时多言多语,若身体发高热,则像炭火烧灼一样,一经出汗,热邪就能散去。因于湿,头部像有物蒙裹一样沉重,若湿热相兼而不得排除,则伤害大小诸筋,而出现短缩或弛纵,短缩的造成拘挛,弛纵的造成痿弱。因于风,可致浮肿。以上四种邪气维系缠绵不离,相互更代伤人,就会使阳气倾竭。

[按语] 王玉川谓:"新校正引全元起云:'阳气定如连枢者,动系也。'据此,'欲如运枢'全本当作'定如连枢',意思是说,阳气被束缚不能照常运动,有如户枢被绳索捆缚住,开关不得,所以全元起注云:'动系也。'动,指阳气之运动,系,即束缚栓住之意。'起居如惊',亦是形容受寒邪之后,出现全身不适,坐卧不宁之状。神气,指血气,所谓'血气者人之神'。'神气乃浮',谓血气于是浮出肌表。总之,此三句原文,说的是感寒发热的病机病理。若如王注所说,支离破碎甚矣。又按下文'因于暑'、'因于湿'之后的叙述,都是关于病状或病理的描写,则'因于寒'之后的描写,亦不当例外。可见王注并非经文原意。"此说亦可参。

[原文] 阳气者,烦劳则张[①][1],精绝,辟积[2]于夏,使人煎厥[②][3]。目盲不可以视,耳闭不可以听,溃溃乎若坏都,汩汩[③]乎不可止[4]。

[校勘]

① 张:《内经辩言》:"'张'字之上夺'筋'字,筋张精绝两义相对,今夺'筋'字,则义不明。"王冰注曰:"频扰阳和,劳疲筋骨……则筋脉膜胀。"其释文似亦以"筋张"入说。

② 煎厥:《太素》卷三调阴阳作"前厥"。

③ 汩汩:《太素》卷三调阴阳作"滑滑"。

[注释]

[1] 张：亢盛而外张。

[2] 辟(bì 必)积：辟通襞，襞积，衣裙之褶。司马相如传上："襞积褰绉。"颜师古注："襞积，即今之裙褶。"这里形容多次重复累积。

[3] 煎厥：病名。为阳盛消烁煎熬阴液而致昏厥的病症。多因平素阳盛阴亏复感暑热而得，症见耳聋、目盲，甚则昏厥不省人事。

[4] 溃溃乎若坏都，汩汩(gǔ gǔ 古古)乎不可止：形容煎厥发病时，神志昏乱，就像都城崩毁，国家大乱，其病势急骤难以控制之状。《太素》卷三调阴阳注："阳气烦劳则精神血气乱，若国都亡坏不可止也。"《类经》十三第五注曰："阴以阳亏，精因气竭，精神日消，渐至衰败，真溃溃乎若都邑之坏，汩汩乎其去不可绾也。"溃溃，乱的意思。《诗》大雅·召旻："溃溃回遹。"传："溃溃，乱也。"都，《释名》释州国："国城曰都，都者国君所居。"汩汩，急流不止之状，枚乘《七发》："混汩汩兮。"济注："疾流貌。"按：此处用以形容病势发展急骤难以控制。汩汩，可引申为急乱，如杜甫："汩汩避群盗，悠悠经十年。"又，马莳注："溃溃乎都之坏也，真汩汩乎不可止者。都，所以防水。溃溃，坏貌。汩汩，流貌。盖言疾势不可遏也。"刘衡如云："按《初学记》卷七引《风俗通》云：'湖，都也，流渎四面所隈都也。'《御览》六十六引文略同。今本《风俗通》山泽第十脱前'都也'二字及后一'都'字。《广雅》释地：'都，池也。'《水经注》卷六文水注：'水泽所聚谓之都，亦曰潴。'此间作水泽所聚之湖池解，与上下文义相合。"此说可参。

[语译]　在人体烦劳过度时，阳气就会亢盛而外张，使阴精逐渐耗竭，如此多次重复，阳愈盛而阴愈亏，到夏季暑热之时，便易使人发生煎厥病，发作的时候眼睛昏蒙看不见东西，耳朵闭塞听不到声音，昏乱之势就像都城崩毁，急流奔泻一样不可收拾。

[原文]　阳气者，大怒则形气绝[1]，而血菀[2]于上，使人薄

厥[3]。有伤于筋,纵,其若不容[4]。汗出偏沮①[5],使人偏枯[6],汗出见湿,乃生痤疿[7]。高梁[8]之变,足②生大丁[9],受如持虚[10]。劳汗当风,寒薄为皶[11],郁乃痤。

[校勘]

① 沮:新校正云:"按沮,《千金》作祖,全元起本作恒。"《太素》卷三调阴阳作"阻"。

② 足:《素问校义》:"'足'当作'是',字之误也。《荀子》礼论篇:'不法礼,不是礼,谓之无方之民,法礼,是礼,谓之有方之士'。今本'是'并讹作'足'。'是',犹'则'也……言膏粱之变,则生大丁也。"其说可参。

[注释]

[1] 形气绝:此指气逆血瘀于上而与身体的其它部位隔绝。

[2] 菀(yū 郁):郁积的意思。

[3] 薄(bó 博)厥:病名。因大怒等情志刺激而迫致气血逆乱,甚者昏厥不省人事。《类经》十三卷第五注:"若大怒伤肝,则气血皆逆,甚至形气俱绝,则经脉不通,故血逆妄行,菀积于上焦也。相迫曰薄,气逆曰厥,气血俱乱,故为薄厥。"

[4] 其若不容:指诸筋弛缓而不用,即不能随意运动。若,在此有"乃"义,如《国语》周语:"必有忍也,若能有济也。"容,用的意思,《释名》释姿容:"容,用也。"

[5] 汗出偏沮(jǔ 举):半身出汗,半身无汗。沮,止的意思。偏沮,即半身汗不得出。

[6] 偏枯:半身不遂。

[7] 痤疿(cuò fèi 矬废):《类经》十三卷第五注:"痤,小节也。疿,暑疹也。"

[8] 高梁:通膏粱。《太素》卷三调阴阳正作"膏粱"。膏是脂膏,粱为细粮,膏粱泛指肥甘厚味之品。

[9] 足生大丁:足以导致疔疮的生长。丁,同疔。《类经》十三卷第五注:"厚味太过,蓄为内热,其变多生大疔。"

[10] 受如持虚：形容很容易受病。《类经》十三卷第五注：
"热侵阳分,感发最易,如持空虚之器以受物,故曰受如持虚。"

[11] 皶(zhā 渣)：粉刺。

[语译] 人的阳气,在大怒时就会上逆,血随气升而瘀积于上,与身体其它部位阻隔不通,使人发生薄厥。若伤及诸筋,使筋弛纵不收,而不能随意运动。经常半身出汗,可以演变为半身不遂。出汗的时候,遇到湿邪阻遏就容易发生小的疮疖和痱子。经常以肥甘厚味为食,足以导致发生疔疮,患病很容易,就像以空的容器接受东西一样。在劳动汗出时遇到风寒之邪,迫聚于皮腠,形成粉刺,郁积化热而成疮疖。

[原文] 阳气者,精则养神,柔则养筋[1]。开阖[2]不得,寒气从之,乃生大偻[3]。陷脉为瘘,留连肉腠[4]。俞气化薄[5],传为善畏,及为惊骇。营气不从,逆于肉理,乃生痈肿。魄汗[6]未尽,形弱而气烁[7],穴俞以闭,发为风疟[8]。

[注释]

[1] 精则养神,柔则养筋：倒装句,其意为养神则精,养筋则柔,指阳气的生理功能,养神而使其爽慧,养筋而使其柔韧,精,在此作神爽解。《灵枢》营卫生会篇所谓"昼精",亦同此义。《文选》文赋："精鹜八极。"李善注："精,神爽也。"又,王冰注："此又明阳气之运养也。然阳气者,内化精微,养于神气;外为柔软,以固于筋,动静失宜,则生诸疾。"

[2] 开阖：指汗孔的开张与闭合。王冰注："开谓皮腠发泄,阖谓玄府闭封。"玄府即指汗孔。

[3] 大偻(lǚ 吕)：身体俯曲,不能直立。偻,背脊弯曲。

[4] 陷脉为瘘(lòu 漏),留连肉腠：指寒气深入脉中及肌肉腠理之间,积久发为溃疡,形成管道,脓水由此而出,久不收口。王冰注："陷脉,谓寒气陷缺其脉也。积寒留舍,经血稽凝,久瘀内攻,结于肉理,故发为疮瘘,肉腠相连。"瘘,指瘘管。

[5] 俞气化薄：由腧穴侵入的寒气,内传而迫及五脏。俞,

腧穴,经脉输注气血的孔道。化,传化。薄,迫的意思。

[6] 魄汗:即身汗。魄,在此指身体。《礼记》祭义疏:"魄,体也。"又,《素问识》:"魄、白古通。《礼记》内则,白膜作魄膜。《淮南》修务训云:'奉一爵酒,不加于色,挈一石之尊,则白汗交流。'《战国策》鲍彪注:'白汗,不缘暑而汗也。'(楚策。)阴阳别论:'魄汗未藏。'王注:'流汗未止。'"此说亦可参,如经脉别论篇有"发为白汗"之说。

[7] 气烁(shuò 朔):气消。烁,消也。

[8] 穴俞以闭,发为风疟:《类经》十三卷第五注:"汗出未止,卫气未固,其时形气正在消弱,而风寒薄之,俞穴随闭,邪气留止,郁而为疟,以所病在风,故名风疟,金匮真言论曰:'夏暑汗不出者,秋成风疟。'亦言俞穴之闭也,其义即此。"

[语译] 人的阳气,既能养神,而使精神慧爽,又能养筋,而使诸筋柔韧,汗孔的开闭调节失常,寒气就会随之侵入,损伤阳气,以致筋失所养,造成身体俯曲不伸。寒气深陷脉中,留连肉腠之间,气血不通而郁积,久而成为疮瘘。从腧穴侵入的寒气内传而迫及五脏,损伤神志,就会出现恐惧和惊骇的症象。由于寒气的稽留,营气不能顺利地运行,阻逆于肌肉之间,就会发生痈肿。汗出未止的时候,形体与阳气都受到一定的消弱,若风寒内侵,腧穴闭阻,就会发生风疟。

[原文] 故风者,百病之始也,清静[1]则肉腠闭拒[2],虽有大风苛毒[3],弗之能害①,此因时之序也。

[校勘]
① 害:《太素》卷三调阴阳作"客"。

[注释]

[1] 清静:指精神活动安静守常,劳逸适度。王冰注:"夫嗜欲不能劳其目,淫邪不能惑其心,不妄作劳,是谓清静。"

[2] 肉腠闭拒:当外邪侵犯人体时,肌肉腠理密闭而抗拒外邪。

[3] 大风苛毒:泛指剧烈的致病因素。

[语译] 风是引起各种疾病的起始原因,而只要人体保持精神的安定和劳逸适度等养生的原则,那么,肌肉腠理就会密闭而有抗拒外邪的能力,虽有大风苛毒的侵袭,也不能伤害,这正是循着时序的变化规律保养生气的结果。

[原文] 故病久则传化[1],上下不并[2],良医弗为。故阳畜[3]积病死,而阳气当隔,隔者当泻,不亟[4]正治,粗[5]乃败之①。故阳气者,一日而主外,平旦[6]人②气生,日中而阳气隆,日西而阳气已虚,气门[7]乃闭③。是故暮而收拒,无扰筋骨,无见雾露,反此三时,形乃困薄。

[校勘]
① 粗乃败之:《太素》卷三调阴阳作"旦乃败亡"。
② 人:《素问注证发微》云:"一说'人'为'阳'字之误。"
③ 闭:《太素》卷三调阴阳作"开"。

[注释]
[1] 病久则传化:患病时间久了,病邪就要沿某种途径内传深入,病机也会发生一定的转化。张志聪注:"病久者,邪留而不去也。传者,始伤皮毛,留而不去,则入于经脉冲俞,留而不去,则入于募原脏腑。化者,或化而为寒,或化而为热,或化而为燥结,或化而为湿泻。盖天有六淫之邪,而吾身有六气之化也。"

[2] 上下不并:指上下不通,阴阳之气阻隔。王冰注:"并,谓交通也,然病之深久,变化相传,上下不通,阴阳否隔,虽良医妙法,亦何以为之!"

[3] 畜:同"蓄"。

[4] 亟(jí 急):急速。

[5] 粗:指技术粗浅。

[6] 平旦:清晨太阳刚刚冒出地平线的时候。

[7] 气门:汗孔。

[语译] 病久不愈,邪留体内,则会内传并进一步演变,到

了上下不通阴阳阻隔的时候,虽有良医,也无能为力了。所以阳气蓄积,郁阻不通时,也会致死,对于这种阳气蓄积,阻隔不通者,应采用通泻的方法治疗,如不迅速正确施治,而被粗疏的医生所误,生命就会败亡。人身的阳气,白天主司体表,清晨的时候,阳气开始活跃,并趋向于外,中午时,阳气达到最旺盛的阶段,太阳偏西时,体表的阳气逐渐虚少,汗孔也开始闭合。所以到了晚上,阳气收敛,拒守于内,这时不要扰动筋骨,也不要接近雾露。如果违反了一天之内这三个时间的阳气活动规律,形体被邪气侵扰则困乏而衰薄。

[按语]　本节提出阳盛而郁的病机和治疗原则,为后世采用开泄法治疗热病,奠定了理论基础。

[原文]　岐伯曰:阴者,藏精而起亟①[1]也;阳者,卫外而为固也。阴不胜其阳,则脉流薄疾[2],并[3]乃狂。阳不胜其阴,则五脏气争,九窍不通。是以圣人陈阴阳[4],筋脉和同,骨髓坚固,气血皆从。如是则内外调和,邪不能害②,耳目聪明,气立如故[5]。

[校勘]

① 起亟:《太素》卷三调阴阳作"极起"。

② 害:《太素》卷三调阴阳作"客"。

[注释]

[1] 起亟(qì气):不断地扶持和支援。起,在此有扶持、支援的意思。《国语》晋语:"世相起也。"韦注:"起,扶持也。"亟,《广韵》、《集韵》均释为"频数也",屡次之意。《汉书》刑法志集注:"亟,屡也。"王冰曰:"亟,数也。"

[2] 脉流薄疾:脉中气血流动迫促。

[3] 并:合并、加重的意思。

[4] 陈阴阳:使阴阳相等,各无偏胜,也即令阴阳平衡之意。"陈",可训为"列",《吕氏春秋》贵直:"无使齐之大吕陈之廷。"高诱注:"陈,列也。"列,训为等比,即相等。《礼记》服问篇:"上附

下附列也。"郑玄注:"列,等比也。"可证。是"陈"字即等比之意,经文上言"阳不胜其阴"与"阴不胜其阳"俱可致病,今言"圣人陈阴阳",无使各有偏胜,正所以保持正常的生理,文义前后呼应。

[5] 气立如故:即气行如常。立,在此作行解。《吕氏春秋》贵因:"如秦者立而至有车也。"高诱注:"立,犹行也。"

[语译] 岐伯说:阴是藏精于内不断地扶持阳气的;阳是卫护于外使体表固密的。如果阴不胜阳,阳气亢盛,就使血脉流动迫促,若再受热邪,阳气更盛就会发为狂症,如果阳不胜阴,阴气亢盛,就会使五脏之气不调,以致九窍不通。所以圣人使阴阳平衡,无所偏胜,从而达到筋脉调和,骨髓坚固,血气畅顺。这样,则会内外调和,邪气不能侵害,耳目聪明,气机正常运行。

[按语] 本节论述人体阴阳在生理上相互为用的辩证关系,指出阴阳偏胜的危害,说明维持阴阳平衡是保证身体健康的前提。

[原文] 风客[1]淫[2]气,精乃亡[3],邪伤肝[4]也。因而饱食,筋脉横解[5],肠澼[6]为痔。因而大饮,则气逆[7]。因而强力[8],肾气乃伤,高骨乃坏[9]。

[注释]

[1] 客:外邪侵犯于身体。

[2] 淫:浸淫,发展。指邪气渐渐内侵。

[3] 精乃亡:风邪逐步侵害阳气,则阳气日损,而阴阳互根,阳损则阴耗,如不扭转这种趋势,则阴精必将耗竭。

[4] 邪伤肝:因风气与肝相通,风邪可损伤肝脏。阴阳应象大论:"风气通于肝。"

[5] 筋脉横解:筋脉纵缓的意思。横,放纵,如《列子》黄帝:"横心之所念。"解,同懈,弛缓不收。因过于饱食,中焦壅满,升降受阻,气血流通滞缓,而造成筋脉弛纵,收持无力。

[6] 肠澼(pì 闢):病名,痢疾的古称。《武威汉代医简》中有治久泄肠辟(通澼)方,用黄连、黄芩等药,澼,指垢腻黏滑似

涕似脓的液体,因自肠排出澼澼有声,故名。又《古今医鉴》:"夫肠澼者,大便下血也。"因痢疾亦常见便血症状,此二义可合参。

[7] 大饮,则气逆:王冰注:"饮多则肺布叶举,故气逆而上奔也。"

[8] 强力:勉强用力,如强力撑举过重之物,强力入房等。

[9] 高骨乃坏:高骨,指腰间脊骨。王冰注:"高骨,谓腰高之骨也。"肾主骨,故肾伤可致骨损。

[语译] 风邪侵犯人体,伤及阳气,并逐步侵入内脏,阴精也就日渐消亡,这是由于邪气伤肝所致。若饮食过饱,阻碍升降之机,会发生筋脉弛纵,肠澼及痔疮等病症。若饮酒过量,会造成气机上逆。若过度用力,会损伤肾气,腰部脊骨也会受到损伤。

[按语] 本节进一步强调阴精阳气的互根关系。同时指出饮食起居不节所造成的危害。

[原文] 凡阴阳之要,阳密乃固[①][1],两者不和[2],若春无秋,若冬无夏,因而和之,是谓圣度[3]。故阳强不能密,阴气乃绝[4],阴平阳秘[5],精神乃治,阴阳离决,精气乃绝。

[校勘]

① 阳密乃固:《太素》卷三调阴阳作"阴密阳固"。

[注释]

[1] 阳密乃固:阳气致密,才能保护阴精,使阴精固守于内。张志聪注:"此总结上文之义,而归重于阳焉。盖阳密则邪不外淫,而精不内亡矣;无烦劳,则阳不外张,而精不内绝矣。"按:前文言"阳气者,烦劳则张,精绝",又言"风客淫气,精乃亡"都是阳不密护,阴精内绝的表现。

[2] 两者不和:阴阳不协调。王冰注:"两谓阴阳,和谓和合,则交会也。"

[3] 圣度:维持正常生理机能的最高标准。

[4] 阳强不能密,阴气乃绝:阳气亢盛则外张,耗竭阴精;阳

气不能致密,则外邪客入,亦损阴精。

[5] 阴平阳秘:阴气和平,阳气固密。秘,固密,不宣泄。

[语译] 大凡阴阳的关键,以阳气的致密最为重要,阳气致密,阴气就能固守于内。阴阳二者不协调,就像一年之中,只有春天而没有秋天,只有冬天而没有夏天一样。因此,阴阳的协调配合,相互为用,是维持正常生理状态的最高标准。所以阳气亢盛,不能固密,阴气就会竭绝。阴气和平,阳气固密,人的精神才会正常。如果阴阳分离决绝,人的精气就会随之而竭绝。

[按语] 本节进一步强调阳气在阴阳关系中的主导地位,同时指出阴阳的协调平衡是维持生理机能的必要条件,二者失于协调或离决,将会发生疾病或死亡。这是阴阳学说在医学方面的具体运用,也是中医生理病理理论的基本观点。

[原文] 因于露风[1],乃生寒热。是以春伤于风,邪气留连,乃为洞泄[2]。夏伤于暑,秋为痎疟。秋伤于湿,上①逆而咳,发为痿厥[3]。冬伤于寒,春必温病②。四时之气,更伤五脏。

[校勘]

① 上:《类说》卷三十七引作"冬"。依上下文例,作"冬"义长。阴阳应象大论:"秋伤于湿,冬生咳嗽"与此义同。

② 春必温病:《素问校义》云:"春必温病,下文不顺,写者误倒也,当从阴阳应象大论作春必病温。"

[注释]

[1] 露风:雾露风寒等外界致病因素。

[2] 洞泄:急泻如注。

[3] 痿厥:病名,即因气机不顺而致肢体痿弱不用的痿症。厥,逆的意思,王冰注:"厥,谓逆气也。"

[语译] 由于雾露风寒之邪的侵犯,就会发生寒热。春天伤于风邪,留而不去,会发生急骤的泄泻。夏天伤于暑邪,到秋天会发生疟疾病。秋天伤于湿邪,邪气上逆,会发生咳嗽,并且可能发展为痿厥病。冬天伤于寒气,到来年的春天,就要发生温

病。四时的邪气,交替伤害人的五脏。

[按语] 本节进一步讨论四时邪气与疾病发生的关系,指出外邪伤人,有当即发病与邪气滞留一段时间之后再发病的区别,文中所论隔时发病的观点,给后世"伏气"病因学说的形成,作了理论上的启蒙。

此外,关于"秋伤于湿"的问题,因早秋湿气未尽,若以五季而论,尚在长夏湿土当令的季节。张志聪解释说:"长夏湿土主气,是以四之气大暑,立秋,处暑,白露,乃太阴所主。"若以四季而论,则立秋之后的一段时间已属秋季。

[原文] 阴[1]之所生,本在五味[2],阴之五宫[3],伤在五味。是故味过于酸,肝气以津,脾气乃绝[4]。味过于咸,大骨气劳,短肌,心气抑[5]。味过于甘①,心气喘满,色黑,肾气不衡②[6]。味过于苦③,脾气不④濡,胃气乃厚[7]。味过于辛,筋脉沮弛,精神乃央[8]。是故谨和五味,骨正筋柔,气血以流,腠⑤理[9]以密,如是则骨气⑥以精[10],谨道如法[11],长有天命。

[校勘]
① 甘:《太素》卷三调阴阳作"苦"。
② 衡:《太素》卷三调阴阳作"卫"。
③ 苦:《太素》卷三调阴阳作"甘"。
④ 不:《太素》卷三调阴阳无。
⑤ 腠:原作"湊",据《太素》卷三调阴阳改。
⑥ 骨气:元刻本、朝鲜刻本、道藏本及《太素》卷三调阴阳均作"气骨"。

[注释]
[1] 阴:指阴精。
[2] 五味:酸、苦、甘、辛、咸五种味道的饮食物或药物。有时亦单指这五种味觉。
[3] 阴之五宫:即五脏。宫,居室,因阴精贮藏于五脏之内,所以称五脏为"阴之五宫"。

[4] 味过于酸,肝气以津,脾气乃绝:因酸味入肝,适量的酸味可以养肝,太过则肝气淫溢过盛。肝在五行属木,木盛则克土,脾属土,所以肝强则脾弱,日久而脾气绝。《类经》十三卷第五注:"津,溢也。酸入肝,过于酸则肝气溢。酸从木化,木实则克土,故脾气乃绝。"

[5] 味过于咸,大骨气劳,短肌,心气抑:大骨气劳,指骨骼伤损。大骨,在此泛指全身骨骼而言。短肌,即肌肉短缩。心气抑,指心气抑郁衰弱。张志聪注:"过食咸则伤肾,故骨气劳伤。水邪盛则侮土,故肌肉短缩。水上凌心,故心气抑郁也。"又,《类经》十三卷第五注:"咸入肾,肾主骨,过于咸则伤肾,故大骨气劳。劳,困剧也。咸走血,血伤故肌肉短缩。咸从水化,水胜则克火,故心气抑。"以上二家从不同角度解释,俱可参,姑从前注。

[6] 味过于甘,心气喘满,色黑,肾气不衡:《类经》十三卷第五注:"甘入脾,过于甘则滞缓上焦,故心气喘满。甘从土化,土胜则水病,故黑色见于外而肾气不衡于内。衡,平也。"

[7] 味过于苦,脾气不濡,胃气乃厚:苦味属火,适量则因火生土而助脾,过之,则令脾气受损,燥而不润,脾虽喜燥,但过则损伤其机能,不能正常地运化胃中津液,致使胃气呆滞而呈胀满。濡,湿润。厚,在此作壅滞解。《类经》十三卷第五注:"脾气不濡,则胃气留滞,故曰乃厚,厚者胀满之谓。"又,高士宗注:"脾为湿土,胃为燥土,两土相济。今脾气不濡,则胃气过燥,故胃气乃厚。厚,燥实也。"可参。

[8] 味过于辛,筋脉沮弛,精神乃央:《类经》十三卷第五注:"沮,坏也。弛,纵也,央,殃同。辛入肺,过于辛则肺气乘肝,肝主筋,故筋脉沮弛。辛散气,则精神耗伤,故曰乃央"。

[9] 腠理:泛指皮肤、肌肉、脏腑的纹理及皮肤、肌肉交接处,通常多指后者而言,此乃渗泄汗液,流通气血和病邪出入的门户,有抗御外邪入侵的作用。

[10] 骨气以精:骨气精壮,骨骼有力。

[11] 谨道如法:重视养生之道,按照正确的方法加以实行。

[**语译**] 阴精的产生,来源于饮食五味,储藏阴精的五脏,也会因五味而受伤,过食酸味,会使肝气淫溢而亢盛,从而导致脾气的衰竭;过食咸味,会使骨骼损伤,肌肉短缩,心气抑郁;过食甜味,会使心气满闷,气逆作喘,颜面发黑,肾气失于平衡;过食苦味,会使脾气过燥而不濡润,从而使胃气壅滞;过食辛味,会使筋脉败坏,发生弛纵,精神受损因此谨慎地调和五味,会使骨骼强健,筋脉柔和,气血通畅,腠理致密,这样,骨气就精强有力,所以重视养生之道,并且依照正确的方法加以实行,就会长期保有天赋的生命力。

[**按语**] 本节阐述人体对饮食五味的依赖和太过的危害,反映了古人"过犹不及"的朴素辩证思想,无论从养生或医疗的角度看,这种观点都有重要意义。此外,在指出过食五味损害相应内脏的同时,还联系到对其它内脏的影响,从而反映了五脏相关的整体观念。

金匮真言论篇第四

新校正云:按全元起注本在第四卷。

作者以本篇所论至关重要,而喻之为可藏于金匮流传万世的真言,故名金匮真言论。

[**提要**] 本篇主要内容有:

一、论述四时气候与五脏的关系,同时指出季节性的多发病。

二、讨论了一天的四个阶段及脏腑、体表部位等组织的阴阳划分,例示阴阳学说的灵活运用。

三、列举了自然事物和人体组织的五行归类。

[**原文**] 黄帝问曰:天有八风,经有五风[1],何谓? 岐伯对曰:八风发邪①,以为经风②,触五脏,邪气发病[2]。所谓得四时

之胜③[3]者,春胜长夏[4],长夏胜冬,冬胜夏,夏胜秋,秋胜春,所谓四时之胜也。

[校勘]

① 邪:此后《太素》卷三阴阳杂说有"气"字。

② 以为经风:《太素》卷三阴阳杂说无"以为"二字,"经风"连下句读。

③ 胜:《太素》卷三阴阳杂说作"脉"。

[注释]

[1] 经有五风:经,指经脉。五风,指外风伤于经脉,侵犯五脏后,分别称为肝风、脾风、心风、肺风、肾风。马莳注:"夫天之有八风,则人之所伤,在此八风也,而复有五风之谓,岂八风之外,复有五风乎?殊不知五风者,即八风之所伤也,特所伤脏异,而名亦殊耳。"

[2] 八风发邪……邪气发病:马莳注:"八风发其邪气,以入于五脏之经,风触五脏,邪气发病。"

[3] 得四时之胜:四时,指一年中春、夏、长夏、秋、冬五个季节而言。胜,克制。五季与五行的配属关系是:春属木,夏属火,长夏属土,秋属金,冬属水,因五行的相克关系,而有季节之间的相胜关系,如下文所言的春胜长夏(木克土),长夏胜冬(土克水),冬胜夏(水克火),夏胜秋(火克金),秋胜春(金克木)。"得四时之胜",即某一季节,见到克制它的季节气候,如长夏见到春季的气候,冬季见到长夏的气候,夏季见到冬季的气候,秋季见到夏季的气候,春季见到秋季的气候。由于某一季节又与人的五脏分别有相应的关系,如春与肝相通,夏与心相通,长夏与脾相通,秋与肺相通,冬与肾相通,所以某一季节若得相胜季节的气候,则与那个季节相应的内脏就会发病,如长夏得春气(春胜长夏),则与长夏相应的脾容易发病,余此类推。

[4] 长夏:指夏秋两季之间,亦称季夏,即农历六月。六节脏象论篇王冰注:"所谓长夏者,六月也,土生于火,长在夏中,既

长而王,故云长夏也。"

[语译] 黄帝问道:自然界有八风,人的经脉病变又有五风的说法,这是怎么回事呢?岐伯答说:自然界的八风是外部的致病邪气,它侵犯经脉,产生经脉的风病,风邪还会继续循经脉而侵害五脏,使五脏发生病变。一年的五个季节,有相克的关系,如春胜长夏,长夏胜冬,冬胜夏,夏胜秋,秋胜春,某个季节出现了克制它的季节气候,这就是所谓四时相胜。

[原文] 东风生于春,病在肝,俞在颈项[1]。南风生于夏,病在心,俞在胸胁[2]。西风生于秋,病在肺,俞在肩背[3]。北风生于冬,病在肾,俞在腰股[4]。中央为土,病在脾,俞在脊[5]。故春气者,病在头。夏气者,病在脏[6]。秋气者,病在肩背。冬气者,病在四支[7]。故春善病鼽衄[8],仲夏[9]善病胸胁,长夏善病洞泄寒中[10],秋善病风疟[11],冬善病痹厥[12]。故冬不按跷[13],春不鼽衄,春①不病颈项,仲夏不病胸胁,长夏不病洞泄寒中,秋不病风疟,冬不病痹厥,飧泄,而汗出也②。夫精者,身之本也。故藏于精者,春不病温。夏暑汗不出者,秋成风疟。此平人脉法也③。

[校勘]

① 春:《吴注素问》将此字删除。于义为长。

② 飧泄,而汗出也:新校正云:"详'飧泄而汗出也'六字,据上文疑剩。"

③ 此平人脉法也:新校正以为此文"与上文不相接。"疑衍。

[注释]

[1] 东风生于春,病在肝,俞在颈项:东方的风生于春季,内伤于肝,故病在肝。春季万物发荣,其气向上,故其俞在颈项。《类经》十五卷第二十七注:"东风生于春,木气也,故病在肝,春气发荣于上,故俞应于颈项。"

[2] 南风生于夏,病在心,俞在胸胁:《类经》十五卷第二十七注:"火气应于心,心脉循胸出胁,故俞在胸胁。"

[3] 西风生于秋,病在肺,俞在肩背:《类经》十五卷第二十七注:"金之气也,故病在肺。肺居上焦,附近肩背,故俞应焉。"

[4] 北风生于冬,病在肾,俞在腰股:《类经》十五卷第二十七注:"水之气也,故病在肾。腰为肾之府,与股接近,故俞应焉。"

[5] 中央为土,病在脾,俞在脊:中央,既指方位,又指长夏季节。俞在脊,《类经》十五卷第二十七注:"脊居体中,故应脊也。"

[6] 脏:这里指内脏中的心而言。《类经》十五卷第二十七注:"在脏言心,心通夏气,为诸脏之主也。"

[7] 支:同肢。

[8] 鼽(qiǔ 求)衄:鼻塞称为鼽,鼻中出血谓之衄。又,李今庸谓:"鼽字虽可解为鼻塞,但此处与衄字连用而称鼽衄,此字样在《内经》中颇多,而鼻塞与鼻出血又无必然联系,故甚费解,杨上善释鼽为'鼻形',则鼽衄当为鼻出血之谓。"可参。

[9] 仲夏:农历五月,夏季之中,称为仲夏,此泛指整个夏季。

[10] 寒中:寒气在中,即里寒之意。

[11] 风疟:疾病的一种。

[12] 痹厥:手足麻木逆冷。

[13] 按跷:按摩导引,使阳气外发于四肢。这里泛指扰动阳气的各种运动。张志聪注:"按跷者,按摩导引,引阳气之通畅于四支也。"

[语译] 东风生于春季,病多发生在肝,肝的经气输注于颈项。南风生于夏季,病多发生于心,心的经气输注于胸胁。西风生于秋季,病多发生在肺,肺的经气输注于肩背。北风生于冬季,病多发生在肾,肾的经气输注于腰股。长夏季节和中央的方位属于土,病多发生在脾,脾的经气输注于脊。所以春季邪气伤人,多病在头部;夏季邪气伤人,多病在心;秋季邪气伤人,多病

在肩背;冬季邪气伤人,多病在四肢。春天多发生鼽衄,夏天多发生在胸胁方面的疾患,长夏季多发生洞泄等里寒证,秋天多发生风疟,冬天多发生痹厥。若冬天不进行按跷等扰动阳气的活动,来年春天就不会发生鼽衄和颈项部位的疾病,夏天就不会发生胸胁的疾患,长夏季节就不会发生洞泄一类的里寒病,秋天就不会发生风疟病,冬天也不会发生痹厥、飧泄、汗出过多等病证。精,是人体的根本,所以阴精内藏而不妄泄,春天就不会得温热病,夏暑阳盛,如果不能排汗散热,到秋天就会酿成风疟病。这是诊察普通人四时发病的一般规律。

[原文] 故曰:阴中有阴,阳中有阳。平旦至日中[1],天之阳,阳中之阳也。日中至黄昏[2],天之阳,阳中之阴也。合夜至鸡鸣[3],天之阴,阴中之阴也。鸡鸣至平旦[4],天之阴,阴中之阳也。故人亦应之。夫言人之阴阳,则外为阳,内为阴。言人身之阴阳,则背为阳,腹为阴。言人身之脏腑中阴阳,则脏者为阴,腑者为阳,肝、心、脾、肺、肾五脏皆为阴,胆、胃、大肠、小肠、膀胱、三焦六腑皆为阳。所以欲知阴中之阴、阳中之阳者,何也?为冬病在阴,夏病在阳,春病在阴,秋病在阳[5],皆视其所在,为施针石[6]也。故背为阳,阳中之阳,心也。背为阳,阳中之阴,肺也[7]。腹为阴,阴中之阴,肾也。腹为阴,阴中之阳,肝也。腹为阴,阴中之至阴,脾也[8]。此皆阴阳、表里、内外、雌雄相输应也[9],故以应天之阴阳也。

[注释]

[1] 平旦至日中:清晨至中午。

[2] 日中至黄昏:中午至日落。

[3] 合夜至鸡鸣:日落至半夜。合夜,日落之后,黑夜到临之时。李今庸曰:"合字乃台字形近致误,台读为始,合夜即始夜。"可参。

[4] 鸡鸣至平旦:半夜至清晨。

[5] 冬病在阴,夏病在阳,春病在阴,秋病在阳:张志聪注:

"冬病在肾,肾为阴中之阴,故冬病在阴;夏病在心,心为阳中之阳,故夏病在阳;春病在肝,肝为阴中之阳,故春病在阴;秋病在肺,肺为阳中之阴,故秋病在阳。"

[6] 石:指砭石。古代因无金属针具,以尖石刺治疾病,称为砭石,有了金属针具之后,亦常针石并称。

[7] 背为阳,阳中之阳,心也。背为阳,阳中之阴,肺也:《类经》二卷第五注:"盖心肺居于膈上,连近于背,故为背之二阳脏。"

[8] 腹为阴……阴中之至阴脾也:王冰注"肾为阴脏,位处下焦,以阴居阴,故为阴中之阴也。《灵枢经》曰:'肾为牝脏'。牝,阴也。肝为阳脏,位处中焦,以阳居阴,故为阴中之阳也。《灵枢经》曰:'肝为牡脏'。牡,阳也。脾为阴脏,位处中焦,以太阴居阴,故谓阴中之至阴也。《灵枢经》曰:'脾为牝脏'。牝,阴也。"

[9] 此皆阴阳表里内外雌雄相输应也:表里、内外、雌雄,均指属性相对的事物。它们又可以用阴阳来加以概括,所以这句经文作为以上叙述人体阴阳划分情况的结语,概括地指出阴阳既相对立而又相联系。输应,在此指联系和对应。

[语译] 所以说:阴阳之中,还各有阴阳。白昼属阳,平旦到中午,为阳中之阳。中午到黄昏,则属阳中之阴。黑夜属阴,合夜到鸡鸣,为阴中之阴。鸡鸣到平旦,则属阴中之阳。人的情况也与此相应。就人体阴阳而论,外部属阳,内部属阴。就身体的部位来分阴阳,则背为阳,腹为阴。从脏腑的阴阳划分来说,则脏属阴,腑属阳,肝、心、脾、肺、肾五脏都属阴;胆、胃、大肠、小肠、膀胱、三焦六腑都属阳。了解阴阳之中复有阴阳的道理是什么呢?这是要分析四时疾病的在阴在阳,以作为治疗的依据,如冬病在阴,夏病在阳,春病在阴,秋病在阳,都要根据疾病的部位来施用针刺和砭石的疗法。此外,背为阳,阳中之阳为心,阳中之阴为肺。腹为阴,阴中之阴为肾,阴中之阳为肝,阴中的至阴

为脾。以上这些都是人体阴阳、表里、内外、雌雄相互联系又相互对应的例证，所以人与自然界的阴阳是相应的。

[原文] 帝曰：五脏应四时，各有收①受[1]乎？岐伯曰：有。东方青色，入通于肝，开窍于目，藏精[2]于肝，其病发惊骇②，其味酸，其类草木，其畜鸡③，其谷麦④，其应四时，上为岁星[3]，是以春气在头也⑤，其音角[4]，其数八[5]，是以知病之在筋也⑥，其臭臊。南方赤色，入通于心，开窍于耳[6]，藏精[2]于心，故病在五脏，其味苦，其类火，其畜羊⑦，其谷黍⑧，其应四时，上为荧惑星[3]，是以知病之在脉也，其音徵[4]，其数七[5]，其臭焦。中央黄色，入通于脾，开窍于口，藏精[2]于脾，故病在舌本[7]，其味甘，其类土，其畜牛，其谷稷⑧，其应四时，上为镇星[3]，是以知病之在肉也，其音宫[4]，其数五[5]，其臭香。西方白色，入通于肺，开窍于鼻，藏精[2]于肺，故病在背，其味辛，其类金，其畜马⑨，其谷稻，其应四时，上为太白星[3]，是以知病之在皮毛也，其音商[4]，其数九[5]，其臭腥。北方黑色，入通于肾，开窍于二阴，藏精[2]于肾，故病在溪[9]，其味咸，其类水，其畜彘[10]，其谷豆，其应四时，上为辰星[3]，是以知病之在骨也，其音羽[4]，其数六[5]，其臭腐。故善为脉者，谨察五脏六腑，一逆一从，阴阳、表里、雌雄之纪，藏之心意，合心⑩于精，非其人勿教，非其真勿授，是谓得道。

[校勘]

① 收：朝鲜刻本作"攸"。攸，训"所"。

② 其病发惊骇：新校正云："详东方云病发惊骇，余方各阙者，按五常政大论：委和之纪，'其发惊骇'，疑此文为衍"。按：据以下各方文例，此后似应补"故病在头"四字。

③ 鸡：五常政大论作"犬"。

④ 麦：五常政大论作"麻"。

⑤ 是以春气在头也：据以下文例，疑衍。

⑥ 是以知病之在筋也：据以下文例，似当在上文"其音角"之前。

⑦ 羊：五常政大论作"马"。

⑧ 黍：五常政大论作"麦"。

⑨ 马：五常政大论作"鸡"。

⑩ 心：《太素》卷三阴阳杂说作"之"。

[注释]

[1] 收受：《类经》三卷第四注："收受者，言同气相求，各有所归也。"收，有集义。受，纳的意思。以类相集而分别归纳，叫做收受。又，收受，双声叠音词，收训受，义亦通。

[2] 精：关于本文及下文"藏精于心"、"藏精于脾"、"藏精于肺"、"藏精于肾"中的"精"字，均指五脏之精气而言，五脏别论云："所谓五脏者，藏精气而不泻也。"

[3] 岁星、荧惑星、镇星、太白星、辰星：岁星，即木星；荧惑星，即火星；镇星，即土星；太白星，即金星；辰星，即水星。

[4] 角、徵、宫、商、羽：为我国古代五声音阶的名称。古人认为五音对人体的气血和五脏的功能活动有一定影响，五音与五脏有对应的关系，如《史记》太史公曰："故音乐者，所以动荡血脉，通流精神而和正心也。"并指出"宫动脾"，"商动肺"，"角动肝"，"徵动心"，"羽动肾"。五音所以能动于脏，是由于五音之特性与五脏相应。

[5] 八、七、五、九、六：八，木的成数；七，火的成数；五，土的生数；九，金的成数；六，水的成数。古人用数字表示水火木金土五行的生成，其生数为水一，火二，木三，金四，土五。五行非土不成，这些生数只是孤阴或孤阳，必须加上土的生数五，才能起生化作用。河图数，天一生水，地六成之；地二生火，天七成之；天三生木，地八成之；地四生金，天九成之；天五生土，地十成之。就是这个意思。

[6] 开窍于耳：王冰注："舌为心之官，当言于舌，舌用非窍，故云耳也。缪刺论曰：手少阴之络，会于耳中。义取此也。"《甲乙》卷一第四："心气通于舌，舌非窍也，其通于窍者，寄在于耳。"

[7] 舌本：即舌根。

[8] 稷(jì 即)：高粱。

[9] 溪：气穴论云："肉之小会为溪。"

[10] 彘(zhì 志)：猪。

[语译] 黄帝说：五脏除与四时相应外，它们各自还有相类的事物可以归纳起来吗？岐伯说：有。比如东方青色，与肝相通，肝开窍于目，精气内藏于肝，发病常表现为惊骇，在五味为酸，与草木同类，在五畜为鸡，在五谷为麦，与四时中的春季相应，在天体为岁星，春天阳气上升，所以其气在头，在五音为角，其成数为八，因肝主筋，所以它的疾病多发生在筋，此外，在嗅味为臊。南方赤色，与心相通，心开窍于耳，精气内藏于心，在五味为苦，与火同类，在五畜为羊，在五谷为黍，与四时中的夏季相应，在天体为荧惑星，它的疾病多发生在脉和五脏，在五音为徵，其成数为七。此外，在嗅味为焦。中央黄色，与脾相通，脾开窍于口，精气内藏于脾，在五味为甘，与土同类，在五畜为牛，在五谷为稷，与四时中的长夏相应，在天体为镇星，它的疾病多发生在舌根和肌肉，在五音为宫，其生数为五。此外，在嗅味为香。西方白色，与肺相通，肺开窍于鼻，精气内藏于肺，在五味为辛，与金同类，在五畜为马，在五谷为稻，与四时中的秋季相应，在天体为太白星，它的疾病多发生在背部和皮毛，在五音为商，其成数为九。此外，在嗅味为腥。北方黑色，与肾相同，肾开窍于前后二阴，精气内藏于肾，在五味为咸，与水同类，在五畜为彘，在五谷为豆，与四时中的冬季相应，在天体为辰星，它的疾病多发生在溪和骨，在五音为羽，其成数为六。此外，其嗅味为腐。所以善于诊脉的医生，能够谨慎细心地审察五脏六腑的变化，了解其顺逆的情况，把阴阳、表里、雌雄的对应和联系，纲目分明地加以归纳，并把这些精深的道理，深深地记在心中，这些理论，至为宝贵，对于那些不是真心实意地学习而又不具备一定条件的人，切勿轻意传授，这才是爱护和珍视这门学问的正确态度。

[按语]　本节按自然事物的五行归类,分别叙述它们与五脏的关系以及疾病的发生变化,是五行学说具体应用于医学的一个重要方面。

本篇心开窍于耳的说法,与阴阳应象大论等篇所论心在窍为舌,肾在窍为耳的说法不同,后世多遵后者。

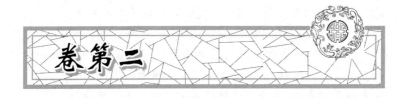

卷第二

 阴阳应象大论篇第五

新校正云:按全元起本在第九卷。

本篇将阴阳学说的理论,体现于自然界具体事物及其发展变化的现象之中,加以阐述,故篇名阴阳应象大论。

[提要] 本篇主要内容有:

一、指出阴阳是自然界的根本规律。

二、论述阴阳的对立、互根、转化和各自属性的特点。

三、用阴阳的观点作指导,阐发了人体的生理、病理、诊法、治则等问题。

[原文] 黄帝曰:阴阳者,天地之道[1]也,万物之纲纪[2],变化之父母[3],生杀之本始[4],神明之府[5]也,治病必求于本。

[注释]

[1] 天地之道:自然界的规律。天地,泛指自然界。道,规律,道理。

[2] 纲纪:此指用以归纳事物的纲领。纲,网的大绳,古人常以网络比喻纷繁的事物,以纲比喻事物的要领。纪,指网目。徐灏《说文解字注笺》:"经传多纲纪并言,总持为纲,分系为纪,如网罟,大绳其纲也,网目其纪也。"

[3] 父母:此喻指万物变化产生的根源。

[4] 生杀之本始:事物产生及消灭的原由。生,产生。杀,消灭。本始,即本原和起点。

[5] 神明之府:神明,此指能使事物发生运动变化的内在力量。《淮南子》泰族训:"其生物也,莫见其所养而物长;其杀物也,莫见其所丧而物亡,此之谓神明。"府,藏聚之所。

[语译] 黄帝说:阴阳,是自然界的根本规律,是分析和归纳万事万物的纲领,是事物发展变化的根源,是事物产生与消亡的本原和起点,也是千变万化的各种运动现象之原动力。因此,在治疗疾病时,必须推求它的阴阳变化的根本。

[按语] 本节概括地说明了阴阳学说的基本观点,指出阴阳的对立统一是自然界的根本规律,宇宙万物的发生、发展、运动、变化、消亡,其根源皆在阴阳。这一观点反映了朴素的唯物辩证思想,为祖国医学理论体系的确立和发展,奠定了基础。文末谈到"治病必求于本",一直是指导医疗实践的根本原则。

[原文] 故积阳为天,积阴为地。阴静阳躁[1],阳生阴长,阳杀阴藏[2]。阳化气,阴成形[3]。寒极生热,热极生寒[4]。寒气生浊,热气生清[5];清气在下,则生飧泄,浊气在上,则生䐜胀[6],此阴阳反作[7],病之逆从[8]也。

[注释]

[1] 阴静阳躁:阴性柔,所以主静;阳性刚,所以主动。躁,动的意思。

[2] 阳生阴长,阳杀阴藏:本文是对前文"生杀之本始"的进一步说明。义即阴阳既为生杀之本,亦为养藏之本。阳既能生万物,亦能杀万物。阴既能长万物,亦能藏万物。

[3] 阳化气,阴成形:《类经》二卷第一注:"阳动而散,故化气;阴静而凝,故成形。"

[4] 寒极生热,热极生寒:此以寒热的互变喻示阴阳在极限条件下的互相转化。《类经》二卷第一注:"寒极生热,阴变为阳也;热极生寒,阳变为阴也。"

[5] 寒气生浊,热气生清:《类经》二卷第一注:"寒气凝滞,故生浊阴;热气升散,故生清阳。"

[6] 䐜(chēn 嗔)胀:胀满。䐜,胀起的意思。

[7] 阴阳反作:指阴阳的运动发生反常。阳应升而不升,反而在下,阴应降而不降,反而在上,阴阳升降发生逆转。作,有为义,此指升降运动而言。

[8] 逆从:偏义复词,逆的意思。吴昆注:"逆从,不顺也。"

[语译] 清阳上升,积聚而成为天,浊阴下降,积聚而成为地。阴主安静而阳主躁动,阴阳之气,既能生、长万物,又能杀、藏万物。阳的运动,可以化生清气和能量,阴的凝聚,可以构成有形的物质。寒到极点可以转化为热,热到极点可以转化为寒。寒气的凝固,可以产生浊阴,热气的升腾,可以产生清阳;清阳之气应升不升而在下,就会发生飧泄;浊阴之气应降不降而在上,就会发生胀满。这是由于阴阳升降运动反常,消化机能逆乱所致。

[按语] 文中"阳生阴长,阳杀阴藏",历代注家从不同方面作了发挥性的解释,都有一定参考价值,主要有以下几个方面:①以天地阴阳生杀不同立论。如王冰云:"明前天地杀生之殊用也。神农曰:天以阳生阴长,地以阳杀阴藏。"吴昆亦同此说。②以岁时阴阳立论。如新校正云:"坤者,阴也,位西南隅,时在六月七月之交,万物之所盛长也,安谓阴无长之理。乾者,阳也,位戌亥之分,时在九月十月之交,万物之所收杀也,孰谓阳无杀之理。"张志聪云:"春夏者,天之阴阳也,故主阳生阴长;秋冬者,地之阴阳也,故主阳杀阴藏。"③以阴阳中复有阴阳立论。如马莳云:"天虽主阳,而阳中有阴,故其于万物之生长也,阳生之而阴长之;地虽主阴,而阴中有阳,故其于万物之杀藏也,阳杀之而阴藏之。"张介宾云:"阳生阴长,言阳中之阴阳也;阳杀阴藏,言阴中之阴阳也。"④以阴阳治乱立论。如李念莪云:"阳之和者为发育,阴之和者为成实,故曰阳生阴长,此阴阳之治也。阳之亢者为焦枯,阴之凝者为封闭,故曰阳杀阴藏,此阴阳之乱也。"⑤以阴阳升降立论。如李念莪又云:"天元纪大论曰:'天以阳生

阴长,地以阳杀阴藏。'夫天为阳,阳主乎升,升则向生,故曰'天以阳生阴长',阳中有阴也。地为阴,阴主于降,降则向死,故曰'地以阳杀阴藏',阴中有阳也。"黄元御亦同此说。⑥以阴阳为生杀之本始立论。如高士宗云:"阴阳者,生杀之本始,故阳生而阴长,阳杀而阴藏。"

以上各说,都有一定道理,可互参。总之,本文所谓"阳生阴长,阳杀阴藏",是对阴阳的生杀规律的概括,不能局限于一种事物或事物的一个方面。

[原文] 故清阳为天,浊阴为地。地气上为云,天气下为雨,雨出地气,云出天气[1]。故清阳出上窍,浊阴出下窍[2];清阳发腠理,浊阴走五脏[3];清阳实四支,浊阴归六腑[4]。

[注释]

[1] 地气上为云,天气下为雨,雨出地气,云出天气:地面的水气,因天空阳气的蒸发而上腾为云,故称云出天气。云在天气的作用下成为雨,但它还是地面水气上升之后进一步演变而来,所以说雨出地气。

[2] 清阳出上窍,浊阴出下窍:清阳,此指发声、视觉、嗅觉、味觉、听觉等功能赖以发挥作用的精微物质。上窍,指耳、目、口、鼻。浊阴,这里指食物的糟粕和废浊的水液。下窍,指前后二阴。

[3] 清阳发腠理,浊阴走五脏:清阳,此指布达于体表而温煦皮肤肌肉的阳气。浊阴,是指五脏所藏的阴精。

[4] 清阳实四支,浊阴归六腑:此处清阳是指充实四肢的阳气而言。浊阴,指饮食物。支同肢。

[语译] 清阳之气上升而为天,浊阴之气凝聚而为地。地气上升成为云,天气作用于云,下降而为雨,雨来源于地面的水气,云成于天气的蒸化。清阳之气出于人体的上窍,而有发声、视觉、听觉、嗅觉、味觉等功能,糟粕和废水由前后二阴排出;清阳之气发布于腠理,而能温煦体表肌肉,浊厚的阴精则分别贮藏于五脏;清阳之气充实于四肢,饮食物则归入六腑。

[按语] 本节所论阴阳清浊升降出入的理论,为后世治疗学的多种方法提供了依据,如治疗耳目不聪的益气升阳法,治疗表热症的发散法,治疗手足厥逆的温阳法,治疗肠胃积滞的攻下法,治疗水肿病的利水法和逐水法等,都是在这个理论的启发下,在医疗实践中发展而成的。

[原文] 水为阴,火为阳[1],阳为气,阴为味[2]。味归形,形归气[3],气归精,精归化[4]。精食气,形食味[5],化生精,气生形[6]。味伤形,气伤精[7],精化为气[8],气伤于味[9]。阴味出下窍,阳气出上窍。味厚者为阴,薄为阴之阳;气厚者为阳,薄为阳之阴[10]。味厚则泄,薄则通,气薄则发泄[11],厚则发热。壮火之气衰,少火之气壮[12],壮火食气,气食少火[13],壮火散气,少火生气。气味辛甘发散为阳,酸苦涌泄[14]为阴。

[注释]

[1] 水为阴,火为阳:张志聪注:"水性润下,故为阴,火性炎上,故为阳。"

[2] 阳为气,阴为味:《类经》二卷第一注:"气无形而升,故为阳,味有质而降,故为阴。"

[3] 味归形,形归气:饮食五味转化而滋生人的形体,形体得到滋养而能产生元气。味,指饮食五味。归,有转化、滋生的意思。形,指形体。气,在此指元气。

[4] 气归精,精归化:饮食中的气可以温养人的阴精,阴精又能转化为元气。

[5] 精食气,形食味:与前文"气归精","味归形"义近。《类经》二卷第一注:"食,如子食母乳之义。气归精,故精食气,味归形,故形食味。"

[6] 化生精,气生形:元气的气化功能促进了阴精的生成,同时也充养了形体。

[7] 味伤形,气伤精:气、味太过,反伤精、形。

[8] 精化为气:阴精可以转化为元气。

[9] 气伤于味：即五味不节，可以伤气。《类经》二卷第一注："如云味过于酸，肝气以津，脾气乃绝之类，是皆味伤气也。"

[10] 味厚者为阴，薄为阴之阳；气厚者为阳，薄为阳之阴：《类经》二卷第一注："此言气味之阴阳，而阴阳之中，复各有阴阳也。味为阴矣，而厚者为纯阴，薄者为阴中之阳；气为阳矣，而厚者为纯阳，薄者为阳中之阴。"

[11] 发泄：指发汗散表的作用。

[12] 壮火之气衰，少火之气壮：《类经》二卷第一注："火，天地之阳气也。天非此火，不能生物；人非此火，不能有生。故万物之生，皆由阳气。但阳和之火则生物，亢烈之火反害物，故火太过则气反衰，火和平则气乃壮。"按：壮火，此指亢烈的阳气。气，指元气。少火，指平和的阳气。这两句经文意在说明阳气的过亢有损于人，阳气的平和有益于人，体现了"过犹不及"的道理。

[13] 壮火食气，气食少火：壮火能够消蚀元气，而元气却需少火的温煦。前一食字，有消蚀的含义，后一食字，乃取食之意。

[14] 涌泄：涌，指呕吐。泄，指通泄。又，李今庸谓："涌泄仅指呕的症状，泄字在此无实际意义。"可参。

[语译] 以水火的性质来区分，水属于阴，火属于阳；以饮食药物的气味来区分，气属于阳，味属于阴。饮食五味，可以滋养形体，形体进一步产生元气，饮食中的气，可以温煦阴精，阴精可以通过气化而转变为元气。也就是说，阴精吸收着饮食中的气，形体取养于饮食中的味；元气的气化功能将食物的精华转变为阴精，进而滋长了形体。另一方面，如果饮食不节，味即伤形，气即伤精，阴精可以转化为元气，元气亦可因饮食五味的失调而受损。味属于阴，饮食的糟粕由下窍排出，气属于阳，轻清的阳气升发于上窍。味厚的为阴中之阴，味薄的为阴中之阳；气厚的为阳中之阳，气薄的为阳中之阴。味厚的有泄下作用，味薄的仅能通利；气薄的有发散功能，气厚的则可助阳生热。阳火亢盛，能使元气衰弱，阳火平和，能使元气旺盛，因为阳火过亢会消蚀

元气,而元气则须依赖平和的阳火的温煦,也就是说,亢盛的阳火可以耗散元气,平和的阳火可以充养元气。就气味而言,辛甘而具发散作用的,属于阳;酸苦而具涌泄功能的,属于阴。

　　[按语]　本节通过对味、形、气、精的相互转化的反复论述,概括地说明人体阴阳即物质与功能之间的辩证关系,并深刻地阐述了阴阳互根的道理。

　　文中所论有关气味之阴阳厚薄及其作用规律,为后世药物学的理论和实践,奠定了基础。

　　[原文]　阴胜[1]则阳病,阳胜则阴病,阳胜则热,阴胜则寒。重[2]寒则热,重热则寒。寒伤形,热伤气,气伤痛,形伤肿。故先痛而后肿者,气伤形也;先肿而后痛者,形伤气也。

　　[注释]

　　[1]胜:偏亢的意思。

　　[2]重:积累的意思,引申为逐渐发展,以达极点。

　　[语译]　阴阳失去平衡时,如果阴气偏亢,阳气就要受病;阳气偏亢,阴气就要受病。阳胜于阴,会出现热症;阴胜于阳,会出现寒症。寒到极点,会转化为热;热到极点,会转化为寒。寒邪伤害人的形体,热邪伤害人的气分,气分受伤就产生疼痛,形体受伤,就发为肿胀。所以先痛而后肿的,是气分先伤而后影响到形体;先肿而后痛的,是形体先伤而后影响到气分。

　　[按语]　本节指出疾病的性质可在一定条件下向反面转化,提示了在变化之中推求病机的重要性。

　　文中谈到"寒伤形,热伤气,气伤痛,形伤肿"的问题,概括地指出不同的病因可以引起疾病的不同变化,而以上的具体论述,并不是一成不变的规律,比如上文谈到"热伤气"、"气伤痛",而本书举痛论、痹论皆认为有寒故痛。上文说"寒伤形"、"形伤肿",而本书至真要大论以为肿痛皆属于火热。本篇下文亦有"热胜则肿"、"喜怒伤气,寒暑伤形"之说,都可以说明这个问题。

　　[原文]　风胜则动[1],热胜则肿[①][2],燥胜则干[3],寒胜则

浮[4]，湿胜则濡泻②[5]。天有四时五行，以生长收藏，以生寒暑燥湿风，人有五脏化五气[6]，以生喜怒悲③忧恐。故喜怒伤气，寒暑伤形[7]。暴怒伤阴，暴喜伤阳[8]。厥气上行，满脉去形④[9]。喜怒不节，寒暑过度，生乃不固。故重阴必阳，重阳必阴[10]。故曰：冬伤于寒，春必温病⑤，春伤于风，夏生飧泄⑥，夏伤于暑，秋必痎疟，秋伤于湿，冬生咳嗽⑦。

[校勘]

① 风胜则动，热胜则肿：《太素》卷三首篇作"风胜则肿"。

② 泻：《太素》卷三首篇无。

③ 悲：新校正云："按天元纪大论'悲'作'思'，又本篇下文'肝在志为怒，心在志为喜，脾在志为思，肺在志为忧，肾在志为恐。'玉机真脏论作'悲'，诸论不同。皇甫士安《甲乙经》精神五脏篇具有其说。盖言悲者，以悲能生怒，取五志迭相胜而为言也。举思者，以思为脾之志也。各举一，则义俱不足，两见之，则互相成义也。"

④ 厥气上行，满脉去形：《太素》卷三首篇无。

⑤ 温病：元刻本、朝鲜刻本、道藏本、《太素》卷三首篇均作"病温"。

⑥ 夏生飧泄：生气通天论作"邪气留连，乃为洞泄"。

⑦ 冬生咳嗽：生气通天论作"上逆而咳，发为痿厥"。

[注释]

[1] 风胜则动：动，指肢体动摇震颤。《类经》二卷第一注："风胜者，为振掉摇动之病。"

[2] 热胜则肿：阳气壅盛易致痈疡肿痛等病症。《类经》二卷第一注："热胜者，为丹毒痈肿之病。"

[3] 燥胜则干：《类经》二卷第一注："燥胜者，为津液枯涸，内外干涩之病。"

[4] 寒胜则浮：浮，指虚胀。《类经》二卷第一注："寒胜者，阳气不行，为胀满浮虚之病。"又，张志聪注："寒气伤阳，故神气

乃浮也。"按：此据生气通天论"因于寒……神气乃浮"之句为言，以"浮"字作神气外浮解，可备一说。今从《类经》注。

[5] 湿胜则濡泻：濡泻，又称湿泻，湿气伤脾所致，大便清稀如水。

[6] 五气：《类经》二卷第一注："五气者，五脏之气也。"

[7] 喜怒伤气，寒暑伤形：张志聪注："喜怒由内发，故伤阴阳之气。外淫之邪，由皮毛而入于肌络脏腑，故寒暑伤形。马氏曰：举喜怒而凡忧思恐可知矣，举寒暑而凡燥湿风可知矣。"《素问集注》王子方曰："四时之气，总属寒暑之往来，五志内伤，亦归重阴阳之二气，故下文曰：暴怒伤阴，暴喜伤阳。"

[8] 暴怒伤阴，暴喜伤阳：张志聪注："多阳者多喜，多阴者多怒，喜属阳而怒属阴也，是以卒暴而怒，则有伤于阴矣，卒暴之喜，则有伤于阳矣。"

[9] 厥气上行，满脉去形：厥逆之气上行而经脉盛满，形气相失而阴阳不守。王冰注："厥，气逆也，逆气上行，满于经络，则神气浮越，去离形骸矣。"

[10] 重阴必阳，重阳必阴：阴极而生阳，阳极而生阴，阴阳在一定条件下可以互相转化。

[语译]　风气太过，则肢体发生振掉动摇，热气太过，则易生痈肿，燥气太过，则津液干涸，寒气太过，则出现虚胀，湿气太过，则出现濡泻。自然界有四时五行的变化，促成了生物的生长收藏的过程，并产生了寒暑燥湿风的气候。人体有五脏，化生各自的脏气，而产生了喜怒悲忧恐五种情志。喜怒等情志变化，可以伤气，寒暑等邪气外侵，可以伤形，突然大怒，可以损伤阴气，突然大喜，可以损伤阳气。若气机逆乱而上行，充满经脉，可导致形气相失而阴阳不守。喜怒不节，寒暑过度，则生命不能强固。阳极可以转化为阴，阴极可以转化为阳。所以说：冬天被寒邪所伤，到来年春天就容易发生温热病，春天被风邪所伤，夏天就容易发生飧泄，夏天被暑邪所伤，秋天就容易发生疟疾，秋天

被湿邪所伤,冬天就容易发生咳嗽。

[按语] 本节"风胜则动……湿胜则濡泻"一段文字,不但强调了病因辨证的要点,而且丰富了"六气化病"的病机学说,如后世将动摇振颤的症状,视为内风之象;将津液干涸的表现,归为内燥所生等,皆为本文的发展。刘完素补充《素问》病机十九条,而提出"诸涩枯涸,干劲皴揭,皆属于燥"的理论,就是对本文"燥胜则干"的论述。

[原文] 帝曰:余闻上古圣人,论理人形,列别脏腑,端络经脉[1],会通六合[2],各从其经,气穴[3]所发,各有处名,溪谷属骨[4],皆有所起,分部逆从[5],各有条理,四时阴阳,尽有经纪[6],外内之应,皆有表里,其信然乎?岐伯对曰:东方生风,风生木,木生酸,酸生肝,肝生筋,筋生心,肝主目。其在天为玄[7],在人为道[8],在地为化[9]。化生五味,道生智,玄生神[10],神①在天为风,在地为木,在体为筋,在脏为肝,在色为苍[11],在音为角,在声为呼[12],在变动为握[13],在窍为目,在味为酸,在志为怒。怒伤肝,悲胜怒;风伤筋,燥胜风;酸伤筋,辛胜酸。

[校勘]

① 在天为玄……玄生神,神:此二十三字疑衍,其文又见于天元纪大论。《素问识》:"据下文例,'在天'以下二十三字,系于衍文,且与肝脏不相干,宜删之。"

[注释]

[1] 列别脏腑,端络经脉:就是区分脏腑的性质,加以归类,综合经脉的内容,找出头绪。列别与端络,俱用为动词。列别,罗列区分的意思。端络,从包罗纷繁的事物中理出头绪,端,头绪,《庄子》大宗师:"反复终始,不知端倪。"成玄英疏:"端,绪也。"络,在此作包罗解,司马贞《补史记序》:"网络古今。"

[2] 会通六合:将六合的理论融汇贯通。六合,在此指十二经脉中表里经的六对组合,即手太阴经与手阳明经;手少阴经与手太阳经;手厥阴经与手少阳经;足太阴经与足阳明经;足少阴

经与足太阳经;足厥阴经与足少阳经。

[3] 气穴:经气所输注之孔穴,也称经穴。

[4] 溪谷属骨:气穴论:"肉之大会为谷,肉之小会为溪。"属骨,与骨相连接的组织。或称骨属。

[5] 分部逆从:张志聪注:"分部者,皮之分部也,皮部中之浮络,分三阴三阳,有顺有逆,各有条理也。"

[6] 经纪:这里作条理解。

[7] 在天为玄:《类经》三卷第五注:"玄,深微也,天道无穷,东为阳生之方,春为发生之始,故曰玄。"

[8] 在人为道:道,指道理而言。《类经》三卷第五注:"道者,天地之生意也,人以道为生,而知其所生之本,则可与言道矣。"

[9] 在地为化:化,指生化。《类经》三卷第五注:"有生化而后有万物,有万物而后有终始,凡自无而有,自有而无,总称曰化。"

[10] 神:指阴阳的变化。天元纪大论:"阴阳不测谓之神。"

[11] 苍:王冰注:"苍谓薄青色,象木色也。"

[12] 呼:王冰注:"呼谓叫呼,亦谓之啸。"

[13] 握:王冰注:"握所以牵就也。"

[语译] 黄帝说:我听说古代圣人很注重研究人体的形态,区别脏腑的性质而加以归类,综合经脉的内容,并理出头绪,融汇十二经脉表里关系的六合理论,使各条经脉依一定的次序沟通联系起来,脉气所发的气穴,各有一定的部位和名称,肌肉的汇聚及其与骨骼的联属,都有一定的起止点,皮部浮络的分属和气血循行的逆顺,都有一定的条理,自然界的四时阴阳,都有一定的纲纪,人体内外的联系,都有一定的表里层次,这些说法是正确的吗?岐伯回答说:东方是风气生发的地方,风气产生木气,木气产生酸味,酸味滋养肝气,肝气养筋,而筋生心,肝又主目。这些都是阴阳变化的作用,这种作用,在天是深远微渺的,它含蓄着主宰万物变化的无穷力量;在人表现为通晓自然事物变化的道理和规律,在地表现为万物的生化。生化的作用产生

了五味,通晓了自然变化的道理,就产生智慧,天的深微含蓄的力量,产生了各种莫测的变化。这些变化,在天表现为风,在地为木,在体为筋,在脏为肝,在色为苍,在音为角,在声为呼,在变动为握,在窍为目,在味为酸,在情志为怒。怒可以伤肝,但悲可以抑制怒;风可以伤筋,燥可以抑制风;酸味可以伤筋,辛味又可以抑制酸味。

[按语] 关于本节黄帝问语中提出的问题,本篇下文岐伯之答语仅谈到四时五行等个别方面,似有脱文。张介宾对此作了如下的解释:"气穴溪谷,分部逆从等义,如经脉篇及气穴、气府、皮部、骨空等论,各有详载,而此篇所答,则惟四时五行脏象气味之化,其他则散见各篇也。"

[原文] 南方生热,热生火,火生苦,苦生心,心生血,血①生脾,心主舌。其在天为热,在地为火,在体为脉,在脏为心,在色为赤,在音为徵,在声为笑,在变动为忧②[1],在窍为舌,在味为苦,在志为喜。喜伤心,恐胜喜;热伤气,寒胜热;苦伤气③,咸胜苦。

[校勘]

① 血:新校正云:"按《太素》血作脉。"

② 忧:忧,繁体作"憂"。于鬯《香草续校书》云:"此忧字,盖当读为嚘。心之变动为嚘,与下文言肺之志忧者不同。忧既为肺之志,自不应复为心之变动也……《玉篇》口部引《老子》曰:终日号而不嚘。嚘,气上逆也。"又云:"嚘训气逆,则与脾之变动为哕,肺之变化为欬,义正相类。是知此忧字必嚘字之借,与志科之忧,文同而实异也。"此说可参。

③ 苦伤气:新校正云:"详此篇论所伤之旨,其例有三:东方云风伤筋,酸伤筋;中央云湿伤肉,甘伤肉,是自伤者也。南方云热伤气,苦伤气;北方云寒伤血,咸伤血,是伤己所胜。西方云热伤皮毛是被胜伤己,辛伤皮毛,是自伤者也。凡此五方所伤,有此三例不同,《太素》则俱云自伤。"

[注释]

[1] 在变动为忧:《类经》三卷第五注:"心藏神,神有余则笑,不足故忧。"

[语译] 南方产生热气,热能生火,火产生苦味,苦味养心,心生血,而血生脾,心又主舌。阴阳莫测的变化,在天为热,在地为火,在体为脉,在脏为心,在色为赤,在音为徵,在声为笑,在变动为忧,在窍为舌,在味为苦,在情志为喜。喜可以伤心,恐惧可以抑制喜乐;热能伤气,寒可以抑制热;苦味伤气,咸味又可抑制苦味。

[原文] 中央生湿,湿生土,土生甘,甘生脾,脾生肉,肉生肺[1],脾主口。其在天为湿,在地为土,在体为肉,在脏为脾,在色为黄,在音为宫,在声为歌,在变动为哕[2],在窍为口,在味为甘,在志为思。思伤脾,怒胜思;湿伤肉,风胜湿;甘伤肉①,酸胜甘。

[校勘]

① 肉:五运行大论作"脾"。

[注释]

[1] 肉生肺:肉属土,肺属金,土生金,所以肉生肺。

[2] 哕:《类经》卷三第五注:"哕,呃逆也。"

[语译] 中央产生湿气,湿能生土,土产生甘味,甘味养脾,脾生肉,肉能生肺,脾又主口。阴阳莫测的变化,在天为湿,在地为土,在体为肉,在脏为脾,在色为黄,在音为宫,在声为歌,在变动为哕,在窍为口,在味为甘,在情志为思。思虑可以伤脾,怒可以抑制思;湿气能够伤肉,风气可以抑制湿气;甘味可以伤肉,酸味又能抑制甘味。

[原文] 西方生燥,燥生金,金生辛,辛生肺,肺生皮毛,皮毛生肾,肺主鼻。其在天为燥,在地为金,在体为皮毛,在脏为肺,在色为白,在音为商,在声为哭,在变动为咳,在窍为鼻,在味为辛,在志为忧。忧伤肺,喜胜忧;热伤皮毛,寒胜热①;辛伤皮毛,苦胜辛。

[校勘]

① 热伤皮毛,寒胜热:新校正云:"按《太素》作燥伤皮毛,热胜燥。"

[语译] 西方产生燥气,燥气生金,金产生辛味,辛味滋养肺气,肺生皮毛,皮毛又能生肾,肺又主鼻。阴阳莫测的变化,在天为燥,在地为金,在体为皮毛,在脏为肺,在色为白,在音为商,在声为哭,在变动为咳,在窍为鼻,在味为辛,在情志为忧。忧能伤肺,喜可以抑制忧;热能伤皮毛,寒可以胜热;辛味能伤皮毛,苦味又可以抑制辛味。

[原文] 北方生寒,寒生水,水生咸,咸生肾,肾生骨髓,髓生肝,肾主耳。其在天为寒,在地为水,在体为骨,在脏为肾,在色为黑,在音为羽,在声为呻[1],在变动为栗[2],在窍为耳,在味为咸,在志为恐。恐伤肾,思胜恐;寒伤血①,燥②胜寒;咸伤血③,甘胜咸。

[校勘]

① 血:新校正云:"按《太素》血作骨。"

② 燥:新校正云:"按《太素》燥作湿。"

③ 血:新校正云:"按《太素》血作骨。"

[注释]

[1] 呻:呻吟。王冰注:"呻,吟声也。"

[2] 栗:战栗。王冰注:"栗谓战栗,甚寒大恐而悉有之。"

[语译] 北方产生寒气,寒能生水,水能产生咸味,咸味滋养肾气,肾生骨髓,髓又能生肝,肾又主耳。阴阳莫测的变化,在天为寒,在地为水,在体为骨,在脏为肾,在色为黑,在音为羽,在声为呻,在变动为栗,在窍为耳,在味为咸,在情志为恐。恐能伤肾,思可以抑制恐;寒能伤血,燥能胜寒;咸味能伤血,甘味又能抑制咸味。

[按语] 以上五节,是古人对于自然界四时万物以及人体生理、病理各种过程相互联系和制约的认识,是五行学说在医学

上的具体运用。文中连续使用了许多"生"字和"在"字,读之令人感到它好像一幅自然界各种联系和制约过程的总图解。

本文所述,与前篇金匮真言论的内容可以互相参照,兹将两篇中有关内容归纳如下表:

自然事物五行归类表

事物 \\ 五行		木	火	土	金	水
天	方位	东	南	中	西	北
	季节	春	夏	长夏	秋	冬
	气候	风	热	湿	燥	寒
	星宿	岁星	荧惑星	镇星	太白星	辰星
	生成数	八	七	五	九	六
地	品类	草木	火	土	金	水
	畜	鸡	羊	牛	马	彘
	谷	麦	黍	稷	稻	豆
	音	角	徵	宫	商	羽
	色	苍	赤	黄	白	黑
	味	酸	苦	甘	辛	咸
	嗅	臊	焦	香	腥	腐
人	脏	肝	心	脾	肺	肾
	窍*	目	耳	口	鼻	二阴
		目	舌	口	鼻	耳
	体	筋	脉	肉	皮毛	骨
	声	呼	笑	歌	哭	呻
	志	怒	喜	思	忧	恐
	变动	握	忧	哕	咳	栗
	病位	颈项	胸胁	脊	肩背	腰股

　*五脏配窍,本书中金匮真言论与阴阳应象大论不同,表中"窍"栏内,上行为金匮真言论的配法,下行为阴阳应象大论的配法。

[原文] 故曰:天地者,万物之上下也[1];阴阳者,血气之男女也①[2];左右者,阴阳之道路也[3];水火者,阴阳之征兆也[4];阴阳者,万物之能始[5]也。故曰:阴在内,阳之守也;阳在外,阴之使也[6]。

[校勘]

① 阴阳者,血气之男女也:《札迻》云:"疑当作'血气者,阴阳之男女也。'"

[注释]

[1] 天地者,万物之上下也:《类经》二卷第一注:"天覆物,故在上;地载物,故在下。"又,五运行大论曰:"所谓上下者,岁上下见阴阳之所在也。"这是以运气学说中客气的司天、在泉,来解释,这种解释关联到运气学说中许多基本概念,详见五运行大论的有关注释。

[2] 阴阳者,血气之男女也:男女,此指阴阳的属性,男,代表阳的属性,女,代表阴的属性。以阴阳来区分气血的属性,则血为阴,气为阳。

[3] 左右者,阴阳之道路也:《类经》二卷第一注:"阳左而升,阴右而降。"这是视左右为阳升阴降的道路。又,五运行大论曰:"左右者,诸上见厥阴,左少阴,右太阳……所谓面北而命其位。"这是以运气学说中司天、在泉、左右间气来解释"左右",以客气的逐步推移,来解释阴阳升降的道路,详见五运行大论有关注释。

[4] 水火者,阴阳之征兆也:此言水火是阴阳的存在及其属性的具体表现。《类经》二卷第一注:"征,证也。兆,见也。阴阳不可见,水火即其证而可见者也。"

[5] 能始:能,为"胎"之借字,能始即胎始,本始之意。

[6] 阴在内,阳之守也;阳在外,阴之使也:阴守持于内,以支援阳;阳运行于外,而保护阴。《类经》二卷第一注:"阴性静,故为阳之守;阳性动,故为阴之使。守者守于中,使者运于

外，……故朱子曰：阳以阴为基，阴以阳为偶。"

[语译]　所以说：天和地，分别居于万物的上下；阴和阳，是人体气血的相对属性；左和右，是阴阳升降的道路；水和火是阴阳的象征；阴阳的运动，是万物产生的本始。所以说：阴气居于内，为阳气之守持，阳气居于外，为阴气之役使，阴阳二者相互为用。

[原文]　帝曰：法[1]阴阳奈何？岐伯曰：阳胜则身热，腠理闭，喘粗为之俯仰①[2]，汗不出而热，齿干以烦冤[3]，腹满死，能[4]冬不能[4]夏。阴胜则身寒，汗出，身常清[5]，数栗而寒[6]，寒则厥[7]，厥则腹满死，能[4]夏不能[4]冬。此阴阳更胜[8]之变，病之形能[9]也。

[校勘]

① 俯仰：《甲乙》卷六第七作"后闷"。

[注释]

[1] 法：取法，依照。

[2] 喘粗为之俯仰：喘急气粗，不得平卧，形容呼吸困难之状。

[3] 烦冤：烦乱郁闷。《类经》二卷第二注："冤，郁而乱也。"

[4] 能（nài 耐）：通耐，耐受的意思。

[5] 清：通凊，凉的意思。

[6] 数栗而寒：频频战栗而身寒。

[7] 厥：指四肢厥逆。张志聪注："表里俱寒则四肢厥冷。"

[8] 阴阳更胜：《类经》二卷第二注："更胜，迭为胜负也，即阴胜阳病，阳胜阴病之义。"

[9] 形能（tài 态）：能，通态，形能即形态。

[语译]　黄帝说：怎样运用阴阳的规律去分析疾病的变化呢？岐伯答道：阳胜则身体发热，腠理闭，喘急气粗而前俯后仰，汗不出而身热不解，牙齿干燥，烦乱郁闷，腹部胀满，为死证，这种病冬天尚能支持，夏天就不易耐受了。阴胜则身体发冷，汗

出，身常寒凉并频频战栗而恶寒，寒盛则四肢厥逆，厥则腹部胀满，为死症，这种病夏天尚能支持，冬天就不易耐受了。这就是人体发生阴阳偏胜的病理变化时，分别出现的病态。

[原文]　帝曰：调此二者[1]奈何？岐伯曰：能知七损八益[2]，则二者可调，不知用此，则早衰之节[3]也。年四十，而阴气自半[4]也，起居衰矣。年五十，体重，耳目不聪明矣。年六十，阴痿[5]，气大衰，九窍不利，下虚上实，涕泣俱出矣。故曰：知之则强，不知则老，故同出而名异[6]耳。智者察同，愚者察异[7]，愚者不足，智者有余，有余则耳目聪明，身体轻强，老者复壮，壮者益治。是以圣人为无为之事，乐恬憺之能[8]，从欲快志于虚无之守①，故寿命无穷，与天地终，此圣人之治身也。

[校勘]

① 守：疑为"宇"字之误。《素问校义》："守字义不相属，当为宇。《广雅》：'宇，尻也'，经典通作居……'从欲快志于虚无之宇'，与《淮南》俶真篇'而徙倚乎汗漫之宇'句意相似，高诱注亦曰：'宇，居也。'宇与守形相似，因误而为守。"

[注释]

[1] 二者：指阴阳。

[2] 七损八益：诸家说法不一：杨上善据上文，以为阳胜八证属实，为八益；阴胜七证属虚，为七损。王冰则据前上古天真论肾气盛、衰与天癸至、竭的生理过程，提出"阴七可损……阳八宜益"的说法。有的以女七男八之生育功能变化周期立论，进行解释。如吴昆以为女子阴血常亏故曰七损，男子阳常有余，故曰八益。张志聪同此。张介宾则从阴阳学说立论，以为"七为少阳之数，八为少阴之数，七损者言阳消之渐，八益者，言阴长之由也"。日人丹波元简氏也是据上古天真论有关经文，以为女子从七岁至四七，为盛长阶段，有四段；男子从八岁到四八，为盛长阶段，有四段，合为八益。女子从五七到七七，为衰退阶段，有三段；男子从五八到八八，为衰退阶段，有四段，合为七损。另《医

心方》房内引《玉房秘诀》有"七损八益"之法,纯系房中术,即:八益,一益曰固精,二益曰安气,三益曰利脏,四益曰强骨,五益曰调脉,六益曰畜血,七益曰益液,八益曰道体;七损,一损曰绝气,二损曰溢精,三损曰夺脉,四损曰气泄,五损曰机关厥伤,六损曰百闭,七损曰血竭。马王堆汉墓简书《天下至道谈》亦载有七损八益之说,即:八益,一曰致气,二曰致沫,三曰知时,四曰畜气,五曰和沫,六曰窃气,七曰待赢,八曰定倾;七损,一曰闭,二曰泄,三曰竭,四曰勿,五曰烦,六曰绝,七曰费。上述诸说,何者为是,根据现有资料,实难定论,《医心方》与马王堆汉墓简书之说,与本文名虽相符,但综观《内经》养生诸论及本段上下文义,似亦难合,或系房中术家,沿用古代"七损八益"之说演成其义。今并录之,以供参考。这里暂从丹波元简之说。

〔3〕早衰之节:早衰的征信。节训信,《左传》文十二年:"以为瑞节。"注:"节,信也。"

〔4〕阴气自半:《类经》二卷第二注:"阴,真阴也。四十之后,精气日衰,阴减其半矣。"

〔5〕阴痿:张志聪注:"阴事痿矣。"

〔6〕同出而名异:诸说不一,王冰注:"同谓同于好欲,异谓异其老壮之名。"马莳注:"故阴阳之要,人所同然,而或强或老,其名则异。"吴昆注:"同得天地之气以成形,谓之同出;有长生、不寿之殊,谓之名异。"《素问悬解》注:"知七损八益之法则强,不知则老。人同此理,而老壮绝异。"似当以马注与吴注为是,义指人皆同得天地阴阳之气,以成此形而生,故谓"同出"。其结果则有"强"与"老"的不同,故谓"名异"。出,犹生也,如《易经》说卦:"万物出于震。"名,功也,如《国语》周语:"勤百姓以为己名。"注:"名,功也。"在此可引申为功果之义。

〔7〕智者察同,愚者察异:明智的人,观察的是人与天地阴阳之气相关的共同性,加以适应之,故身常有余。愚蠢的人,观察的是不同的效果,不知适应天地阴阳之道,故身常不足。

[8] 能(tài态):情态。

[语译] 黄帝说道:如何保持阴阳二者的协调呢?岐伯说:能够了解七损八益的养生道理,则阴阳之气便能协调,若不懂得运用这个道理,就一定会发生早衰。一般人到了四十岁时,阴气已经减半,动作开始衰弱。到了五十岁,身体显得笨重,耳目也不聪明了。到六十岁时,出现了阴痿,正气大衰,九窍不能通利,下虚上实,涕泪常常流出。所以说知道养生道理的,身体就会强健,不知养生道理的,就容易衰老。所以人体同得天地阴阳之气以生,而其结果则有强壮与衰老的差别。智者能够察觉其共同性,而愚者则仅能察觉其不同处。所以愚者真气不足而智者则有余,真气有余则耳聪目明,身轻体健,即使年纪已老,仍健壮如故,若正在壮年,则身体会更为强健。所以圣人做的是无为之事,乐于保持恬憺的情态,而居守于快乐自如的虚无境界,因此其寿命绵长,可以享尽天年,这就是圣人的养生之道。

[按语] 本节所谓"调阴阳",是指保持阴阳的协调,维持生理功能的正常而言,文中发挥了上古天真论等篇的养生理论,意在使阴阳平衡的生理观,与摄生学说联系起来,以进一步深化摄生的理论基础。

[原文] 天不足西北,故西北①方阴也[1],而人右耳目不如左明也。地不满东南,故东南②方阳也[1],而人左手足不如右强也。帝曰:何以然? 岐伯曰:东方阳也,阳者其精并[2]于上,并于上则上明而下虚,故使耳目聪明而手足不便[3]也。西方阴也,阴者其精并于下,并于下则下盛而上虚,故其耳目不聪明而手足便也。故俱感于邪,其在上则右甚,在下则左甚,此天地阴阳所不能全也,故邪居之。

[校勘]
① 北:《太素》卷三首篇无。
② 南:《太素》卷三首篇无。

[注释]

[1] 天不足西北,故西北方阴也,地不满东南,故东南方阳也:《类经》二卷第三注:"天为阳,西北阴方,故天不足西北;地为阴,东南阳方,故地不满东南。"

[2] 并:聚合。下同。

[3] 便:灵活便利。

[语译] 天的西北方不足,西北方属阴,而人右边的耳目不如左边的聪明。地的东南方不足,东南方属阳,而人左边的手足不如右边的强壮。黄帝说:为什么会这样呢？岐伯说:东方属阳,左亦属阳,阳主升,人体的精气也是聚合于上部,这样就形成上盛下虚,所以左边的耳目聪明而手足不灵便。西方属阴,阴主降,人体的精气也是聚合于下部,这样就形成下盛上虚,所以右边的耳目不聪明而手足灵便。因此,同受邪气的侵犯,在上部则右侧较重,在下部则左侧较重,这是由于天地之气阴阳升降有所不全,人也相应地有左右的不足,所以邪气侵入人体,必乘其所虚而居之。

[原文] 故天有精[1],地有形,天有八纪[2],地有五理①[3],故能为万物之父母。清阳上天,浊阴归地,是故天地之动静,神明为之纲纪,故能以生长收藏,终而复始。惟贤人上配天以养头,下象地以养足,中傍人事以养五脏。天气通于肺,地气通于嗌[4],风气通②于肝,雷气通③于心[5],谷④气[6]通⑤于脾,雨气通⑥于肾。六经[7]为川,肠胃为海,九窍为水注之气[8]。以天地为之阴阳,阳之汗,以天地之雨名之;阳之气,以天地之疾风名之。暴气⑦[9]象雷,逆气象阳。故治不法天之纪,不用地之理,则灾害至矣。

[校勘]

① 理:原作"里",据《太素》卷三阴阳改,与下文"地之理"合。

② 通:《千金》卷十一第四作"应"。

③通:《千金》卷十一第四作"动"。

④谷:《太素》卷三阴阳、《千金》卷十一第四作"榖"。

⑤通:《千金》卷十一第四作"感"。

⑥通:《千金》卷十一第四作"润"。

⑦气:元刻本、朝鲜刻本、道藏本、熊氏本均作"风"。

[注释]

[1] 精:指清轻之气。《春秋繁露》通国身:"气之清者为精。"

[2] 八纪:《太素》卷三阴阳注:"天有八风之纪,纪生万物。"王冰注:"八纪,谓八节之纪。"八节即:立春、立夏、立秋、立冬、春分、秋分、冬至、夏至八个主要节气。八风指八方之风,而八风与八节是相互对应的,二注义同。

[3] 五理:指五行之理。《太素》卷三阴阳注:"地有五行之理,理成万物。"

[4] 嗌:食道上口,又称咽。

[5] 雷气通于心:《类经》二卷第四注:"雷为火气,心为火脏,故相通。"

[6] 谷气:两山之间所夹水道称为谷。谷气,张志聪注:"山谷之通气也。"又,《太素》卷三阴阳"谷"作"榖",杨注:"五榖滋味入脾,故榖气通脾也。"姑从张注。

[7] 六经:指太阳、阳明、少阳、少阴、太阴、厥阴经脉,因六经各有手足之分,故亦称十二经脉。《类经》二卷第四注:"六经者,三阴三阳也,周流气血,故为人之川。"

[8] 水注之气:《类经》二卷第四注:"水注之气,言水气之注也,如目之泪,鼻之涕,口之津,二阴之尿秽皆是也。虽耳若无水,而耳中津气湿而成垢,是即水气所致。气至水必至,水至气必至,故言水注之气。"

[9] 暴气:刚暴忿怒之气。《类经》二卷第四注:"天有雷霆,火郁之发也;人有刚暴,怒气之逆也。故语曰雷霆之怒。"

[语译]　所以天有精气,地有形体,天有八风的纲纪,地有五行之道理,因而天地是万物的根源。清阳上升于天,浊阴下归于地,所以天地的动静,以变幻莫测的阴阳变化为纲纪,因此有生长收藏的变化,终而复始,循环不休。古代的贤人法象天地自然,在上部,配合天气以养头;在下部,取象地气以养足;在中部,傍合人事以养五脏。天气与肺相通,地气与嗌相通,风气与肝相通,雷气与心相通,谷气与脾相通,雨气与肾相通,人体的六经好比河川,肠胃犹如大海,九窍为水气灌注之处。以天地自然比类人体的阴阳,则阳气发泄所形成的汗,就像天地间的雨;阳气的运行就像天地间的疾风。刚躁暴怒的发作,就像雷霆,人的上逆之气,就像自然界阳火的升腾。所以调养身体,如果不取法天的八风之纪和地的五行之理,那么,疾病灾害就要发生了。

[原文]　故邪风[1]之至,疾如风雨,故善治者治皮毛,其次治肌肤,其次治筋脉,其次治六腑,其次治五脏。治五脏者,半死半生[2]也。故天之邪气,感则害人五脏;水谷之寒热,感则害于六腑;地之湿气,感则害皮肉筋脉。

[注释]

[1]　邪风:泛指外界致病因素。马莳注:"即上古天真论之虚邪贼风。"

[2]　半死半生:指病势沉重、生命垂危的阶段。

[语译]　邪气的到来,急疾如暴风骤雨,所以善于治病的医生,能够抓住时机,当邪在皮毛时,就给予治疗,差些的,邪气到了肌肤才治疗,再差些的,邪气到了筋脉才治疗,更差些的,邪气发展到了六腑才治疗,最差的等到邪入五脏才治疗,到了治五脏的时候,已经病势沉重、生命垂危了。所以感受了天的邪气,人的五脏就要受到伤害;感受了饮食寒热之邪,六腑就要受到伤害;感受了地的湿气,皮肉筋脉就要受到伤害。

[按语]　本节指出,外邪伤人的过程,一般情况下,由浅入深,临床上必须抓住时机早期治疗,这种观点反映了祖国医学预

防思想的一个重要方面。

[原文] 故善用针者,从阴引阳,从阳引阴,以右治左,以左治右[1],以我知彼,以表知里[2],以观过与不及[3]之理,见微得①过[4],用之不殆[5]。

[校勘]

① 得:元刻本、朝鲜刻本、道藏本及《甲乙》卷六第七均作"则"。

[注释]

[1] 从阴引阳,从阳引阴,以右治左,以左治右:张志聪注:"夫阴阳气血,内外左右,交相贯通,故善用针者,从阴而引阳分之邪,从阳而引阴分之气,病在左者取之右,病在右者取之左。"

[2] 以我知彼,以表知里:以医者的正常状况,测度病者的异常变化,以外部变化,诊察内部的疾病。

[3] 过与不及:俱属病态。过,指实证,即邪气盛;不及,指虚证,即正气虚。

[4] 见微得过:张志聪注:"见病之微萌,而得其过之所在。"微,即微小的征象。过,指疾病。

[5] 殆(dài 待):危险。

[语译] 所以善于用针的医生,能够通过针刺阴分,诱导在阳分的邪气,针刺阳分,诱导在阴分的邪气,针刺左侧以治右侧疾病,针刺右侧以治左侧疾病,以自己的正常状态,通过比较,来察知病者的异常状态,从外部变化可诊知内在的疾病,用这样的方法作为判断虚实的依据,见到微小的征象,就知道疾病的症结所在,依此施治,就不会发展到危险地步了。

[按语] 本节所论之针法,属缪刺法的范围,是刺法中重要的一种,后世针灸家一直沿用。具体刺法,见缪刺论。

[原文] 善诊者,察色按脉,先别阴阳,审清浊,而知部分,视喘息[1],听声音,而知所苦[2],观权衡规①矩,而知病所主[3],按尺寸[4],观浮沉滑涩[5],而知病所生。以治则②无过,以诊则

不失矣。

[校勘]

① 规:此前《甲乙》卷六第七有"视"字。

② 则:原无,据《甲乙》卷六第七补。

[注释]

[1] 视喘息:喘息,指呼吸的气息和动态。《素问经注节解》注:"乃喘息亦音声也,何以言视? 盖气喘则身必动,轻者呼多吸少而已,重则瞪目掀鼻,竦胁抬肩,故不但听其呼吸之声,而必详视其呼吸之状,盖望闻之要道也。"

[2] 听声音,而知所苦:通过听病人发出的声音来了解病痛之所在。如《金匮要略》:"病人语声寂然,喜惊呼者,骨节间病;语声喑喑然不彻者,心膈间病;语声啾啾然细而长者,头中病(一作痛)。"

[3] 观权衡规矩,而知病所主:诊察四时脉象是否正常,以推知疾病发生在何脏何经。权、衡、规、矩,这里借指四时正常的脉象。权,秤锤。衡,秤杆。规,圆规。矩,曲尺。此以权、衡、规、矩比喻说明四时阴阳的变化特征,人的脉象随四时阴阳的变化而相应地发生变化,并各具一定的特征,所以可用权、衡、规、矩分别代表四时正常脉象。马莳注:"观权衡规矩而知病时之所主者何经。如脉要精微论云:春应中规,言阳气柔软如规之圆也。夏应中矩,言阳气强盛如矩之方也。秋应中衡,言阴升阳降,高下必平。冬应中权,言阳气居下,如权之重也。"

[4] 尺寸:尺,指尺肤而言;寸,指寸口而言。

[5] 浮沉滑涩:王冰注:"皆脉象也。浮脉者,浮于手下也。沉脉者,按之乃得也。滑脉者,往来易。涩脉者,往来难。"

[语译] 所以善于诊病的医生,视察色泽,按切脉象,首先判别疾病的阴阳属性,审察颜色的清浊,可以知道疾病的部位,观察患者呼吸气息的动静、长短,听他的声音,便可了解他的痛苦所在,诊察四时脉象的常变,可以知道病在何脏何经,切按尺

肤和寸口,了解脉象的浮沉滑涩,可以推知疾病从何而生,用这样的方法诊断疾病,不会有什么差错,治疗也就不会有所偏失了。

[按语]　本节强调诊断疾病,首先要区别病证的阴阳属性,这是中医诊法中的关键。此外,文中列举望、闻、切诸种诊法的配合应用,也为中医诊断学的发展,打下了基础。

[原文]　故曰:病之始起也,可刺而已;其盛,可待衰而已[1]。故因其轻而扬之[2],因其重而减之[3],因其衰而彰之[4]。形不足者,温之以气;精不足者,补之以味[5]。其高者,因而越之[6];其下者,引而竭之[7];中满者,泻之于内[8]。其有邪者,渍形以为汗[9]。其在皮者,汗而发之。其慓悍者,按而收①之[10]。其实者,散而泻之[11]。审其阴阳,以别柔刚[12],阳病治阴,阴病治阳[13],定其血气,各守其乡[14]。血实宜决之[15],气虚宜掣引之②[16]。

[校勘]

① 收:《太素》卷三首篇作"投"。

② 气虚宜掣引之:掣,原作"犎",据《太素》卷三首篇改。《甲乙》卷六第七作"气实宜掣之引之"。

[注释]

[1] 其盛,可待衰而已:王冰注:"病盛取之,毁伤真气,故其盛者,必可待衰。"

[2] 因其轻而扬之:病之初起,势轻而在表,用疏散法治疗,取效宜速。《类经》十二卷第八注:"轻者浮于表,故宜扬之,扬者,散也。"

[3] 因其重而减之:病深重的,应逐步减轻,取效宜缓。

[4] 因其衰而彰之:《类经》十二卷第八注:"衰者气血虚,故宜彰之。彰者,补之益之而使气血复彰也。"

[5] 形不足者,温之以气;精不足者,补之以味:《内经知要》卷下治则注:"此彰之之法也,阳气衰微,则形不足,温之以气,则

形渐复也。阴髓枯竭,则精不足,补之以味,则精神旺也。"

〔6〕其高者,因而越之:从上部发越邪气,统称"越",包括涌吐法及其它(如针刺)方法。《灵枢》五邪云:"邪在肺,则皮肤痛,寒热,上气喘,汗出,咳动肩背……取缺盆中以越之。"按:是则以针刺疗法发越在肺之邪气。《内经知要》卷下治则注:"高者病在上焦。越者,吐也,越于高者之上也。"按:是则以越为吐法。两义应合参。

〔7〕其下者,引而竭之:《内经知要》卷下治则注:"下者,病在下焦。竭者,下也,引其气液就下也,通利二便是也。"

〔8〕中满者,泻之于内:中满,指中焦壅满。泻,指消导法。吴昆注:"消其坚满是也。"

〔9〕渍形以为汗:渍形,指用汤液浸渍皮肤,或以汤液的蒸气熏渍皮肤以取汗。张志聪注:"渍,浸也。古者用汤液浸渍取汗,以去其邪,此言有邪之在表也。"按:马王堆汉墓出土《五十二病方》有坐于汤上穿厚衣以熏蒸取汗之法,此显系古法,张氏之言甚确。

〔10〕其慓悍者,按而收之:慓悍,指病势急猛。按而收之,是察清病情加以控制的意思。《类经》十二卷第八注:"慓,急也。悍,猛利也。按,察也。此兼表里而言,凡邪气之急利者,按得其状,则可收而制之矣。"又,杨上善指为针刺之法,《太素》卷三首篇注:"其气急不散,以手按取,然后投针也。"马莳、张志聪等释"按"字为按摩的治疗方法,如张志聪注:"气之悍利者,宜按摩而收引。"再有,王玉川曰:"慓悍,乃不受约束之意。上文言腠理闭,汗不得出者,此言腠理不固,汗出不止者。汗出不止,乃阳气浮越,不受约束,不循正道所致,所以称为慓悍者。按,抚也。收,收敛也。按抚阳气,收敛肌表,以达止汗之目的,故曰按而收之。《灵枢》营卫生会云:'此外伤于风,内开腠理,毛蒸理泄,卫气走之,固不得循其道。此气慓悍滑疾,见开而出,故不得循其道,故命曰漏泄。'又,至真要大论云:'散者收之',言虽异而其义

则同。"此说亦可参,兹暂从《类经》注。

　　[11] 其实者,散而泻之:实,指实证而言。实证有表里之分,表实宜散,里实宜泻。

　　[12] 柔刚:为阴阳的互词,阴性柔,阳性刚,故此处用以借指阴阳的性质。《类经》十二卷第八注:"形证有柔刚,脉色有柔刚,气味尤有柔刚。柔者属阴,刚者属阳。知柔刚之化者,知阴阳之妙用矣,故必审而别之。"

　　[13] 阳病治阴,阴病治阳:这是灵活通变的治疗方法,包括前文所言"从阴引阳,从阳引阴",以及补阴以配阳,补阳以配阴等方法。

　　[14] 定其血气,各守其乡:谓谨守病所,明察疾病的部位在气分还是在血分,而正确施治。乡,在此指疾病的部位。

　　[15] 血实宜决之:血实,指血瘀壅滞。决,冲决开破,这里指包括针刺放血在内的破瘀法。

　　[16] 气虚宜掣(chè 彻)引之:气虚则下陷,故宜提而升之。掣引,提掣之意。《内经知要》卷下治则注:"提其上升,如手掣物也。"

　　[语译]　所以说:病初起时,可通过针刺而获愈;当病势正盛时,要待其稍衰之后刺治,方能取效。病轻浅的,宜宣散,病深重的,使之逐步减轻。衰弱的病,用补益法而使其强壮。形体衰弱的,要用益气的药物加以温补;阴精不足的,要用厚味之品加以滋补。邪在上的,要因势利导,使其从上发越;邪在下的,要用通泄的方法引其邪气排除于下窍;邪在中而有胀满症状的,可用消导的方法,使其化解于内。邪在表的,可用汤液浸渍熏蒸皮肤,使其发汗。病在皮肤的,还可以用发汗法发散其邪气。病势急猛的,要察清病情,迅速加以控制。对于实证,要区别表里。表实的宜散,里实的宜泻。要审察清楚疾病属阴还是属阳,辨别其性质的柔刚。阳病可以治阴,阴病也可以治阳,要确定疾病的在气在血,明察疾病的部位而施治。对瘀血为患的,宜活血通

瘀,气虚下陷的,则宜用升提之法加以掣引。

[按语] 本节提出治疗学的某些原则和方法,综其大要,不外在论治之前应审清疾病的阴阳属性。治疗之中,应辨明部位的在上、在中、在下、在表、在里、在气、在血,以及病情的轻重、虚实、缓急等不同情况,正确施治。文中并提出一些具体的方法,如解表、涌吐、消导、疏泄、补益等。对治疗原则的运用,既有"从阳引阴,从阴引阳"的灵活的诱导方法,又有"定其血气,各守其乡"的直取病所的方法;既有"因其重而减之"的逐步解决以缓取效的安排,又有"其慓悍者,按而收之"的紧急措施。而疗法的种类,除针刺、药物之外,又有熏渍、导引等。这些问题的提出,对后世医学尤其是治疗学的发展,给予很大的启发。

阴阳离合论篇第六

新校正云:按全元起本在第三卷。

本篇论述了阴阳对立统一的法则,以及千变万化的灵活运用。并将经脉析为三阴三阳,分而论之则为离,其作用又应相互协调,并而论之则为合,故篇名阴阳离合论。

[提要] 本篇主要内容有:

一、指出阴阳的运用可以推至千万,但其要领却只有一个,即阴阳的对立和统一。

二、三阴三阳经脉的离合,以及各经的起止点。

三、三阴三阳经脉的作用。

[原文] 黄帝问曰:余闻天为阳,地为阴,日为阳,月为阴,大小月三百六十日成一岁,人亦应之。今三阴三阳,不应阴阳,其故何也? 岐伯对曰:阴阳者,数之可十,推之可百,数之可千,推之可万,万之大,不可胜数,然其要一也[2]。天覆地载,万物方生[3],未出地者,命曰阴处[4],名曰阴中之阴;则出地者,命曰阴中之阳。阳予之正,阴为之主[5],故生因春,长因夏,收因

秋,藏因冬,失常则天地四塞[6]。阴阳之变,其在人者,亦数之可数。

[校勘]

① 推:《太素》卷五阴阳合作"离"。

② 数:《太素》卷五阴阳合作"散"。

[注释]

[1] 推:推广演绎的意思。

[2] 其要一也:把阴阳的道理加以推广演绎,用以说明具体的事物,可以有十、百、千、万以致更多,但归结起来,它的要领只有一点,那就是阴阳对立统一的普遍规律。《类经》九卷第二十九注:"谓阴阳之道,合之则一,散之则十百千万,亦无非阴阳之变化,故于显微大小,象体无穷,无不有理存焉。然变化虽多,其要则一,一即理而已。"吴昆注:"言阴阳之道始于一,推之则十百千万不可胜数,然其要则本于一阴一阳也。"吴注义更简明。

[3] 天覆地载,万物方生:张志聪注:"言有天地然后万物生焉,然天地之化育万物,由四时之阴阳出入,而能生长收藏,为万物之终始。"

[4] 阴处:万物处于地表以下,因地为阴,故曰阴处。马莳注:"方其未出地者,地之下为阴,处于阴之中,命曰阴处。"

[5] 阳予之正,阴为之主:指阴阳各司其责。万物的生长成形,要靠阴阳二气的作用,阳气主发生,阴气主成形。正,主的意思,与下主字为互词。《吕氏春秋》居守:"可以为天下正。"高诱注:"正,主。"

[6] 天地四塞:天地间生长收藏的变化停止。塞,止的意思。

[语译] 黄帝问道:我听说天属阳,地属阴,日属阳,月属阴,大月和小月合起来三百六十天而为一年,人也与此相应。如今所说人体的三阴三阳,和天地阴阳之数不符,这是什么道理呢?岐伯回答说:阴阳在具体运用时,经过进一步推演,可以由

一及十,由十及百,由百及千,由千及万,甚至数也数不尽,但是概括起来,它的规律却只有一个。天地之间,万物初生,未长出地面时叫做阴处,又称为阴中之阴;若已长出地面,就成为阴中之阳。在万物的生长中,阳和阴各有其职责,阳主发生,阴主成形,所以万物的生发,因于春气的温暖,盛长因于夏气的炎热,收成因于秋气的清凉,闭藏因于冬气的寒冷。如果阴阳的消长失于正常,则天地间生长收藏的变化就要止息。这种阴阳的消长变化,在人说来,也有一定的规律,并且是可以推知的。

[原文] 帝曰:愿闻三阴三阳之离合[1]也。岐伯曰:圣人南面而立,前曰广明[2],后曰太冲[3],太冲之地,名曰少阴,少阴之上,名曰太阳。太阳根起于至阴[4],结于命门[5],名曰阴中之阳;中身而上,名曰广明,广明之下,名曰太阴,太阴之前,名曰阳明,阳明根起于厉兑①[6],名曰阴中之阳;厥阴之表,名曰少阳,少阳根起于窍阴②[7],名曰阴中之少阳。是故三阳之离合也,太阳为开③,阳明为阖,少阳为枢[8]。三经者,不得相失也,搏而勿浮,命曰一阳[9]。

[校勘]

① 厉兑:此后《灵枢》根结篇、《太素》卷五阴阳合均有"结于颡大"四字,依前太阳之文例,有此四字义长,《甲乙》卷二第五此四字作"结于颃颡"。

② 窍阴:此后《灵枢》根结篇、《太素》卷五阴阳合及《甲乙》卷二第五均有"结于窗笼"四字,义长。

③ 开:《太素》卷五阴阳合作"关"。新校正云:"按《九墟》太阳为关……《甲乙经》同。"按:今本《灵枢》根结篇、《甲乙》卷二第五俱作"开",与本书同。

[注释]

[1] 三阴三阳之离合:人体有三阴经、三阳经,分开可为六经,合之即为表里,这就是三阴三阳离合的含义。离,分离,离开。合,合并,结合。

[2] 广明:阳气盛大之意。自然界的方位,以南为阳,以北为阴,人应之,面南而立则前为阳,故称广明;上为阳,下为阴,以人论之,身半以上为阳,故称广明。

[3] 太冲:属阴的部位。张志聪:"背北为阴,故曰太冲。"

[4] 根起于至阴:根,指经脉的下端。至阴,穴名,在足小趾外侧端爪甲角处,为足太阳经最下端的穴位。

[5] 结于命门:结,指经脉在上的一端。命门指目而言。《灵枢》根结篇:"命门者,目也。"

[6] 厉兑:穴名。在足大趾侧次趾之端,为阳明经最下端的穴位。

[7] 窍阴:穴名。在足第四趾外侧端,为足少阳经最下端的穴位。

[8] 太阳为开,阳明为阖,少阳为枢:《类经》卷九第二十九注:"太阳为开,谓阳气发于外,为三阳之表也。阳明为阖,谓阳气蓄于内,为三阳之里也。少阳为枢,谓阳气在表里之间,可出可入,如枢机也。"另,张志聪注:"阴阳之气,分而为三阴三阳,故有开阖枢也。太阳者,巨阳也,为盛阳之气,故主开。阳明合于二阳之间,故主阖。少阳乃初出之气,故主枢。"张志聪注另备一义,可资参考。姑从《类经》注。

[9] 搏而勿浮,命曰一阳:三阳经之脉象虽各有不同,但阳脉多浮,而浮之太过则为病脉,若虽搏手有力而不至过浮,是三阳协调,合而为一的征兆,所以称为一阳。《类经》九卷第二十九注:"其为脉也,虽三阳各有其体,然阳脉多浮,若纯于浮,则为病矣。故但欲搏手有力,得其阳和之象,而勿至过浮,是为三阳合一之道,故命曰一阳。"

[语译] 黄帝说:我想再听听三阴三阳的离合情况。岐伯说:圣人面向南方站立着,前方名叫广明,后方名叫太冲,在太冲部位的经脉,叫做少阴,在少阴经上面的经脉,名叫太阳,太阳经下端起于至阴穴,上端结于目,称为阴中之阳;身半以上属阳,名

叫广明,广明之下的经脉,称为太阴,太阴前面的经脉,名叫阳明,阳明经下端起于厉兑穴,称为阴中之阳;厥阴经脉之表,叫做少阳,少阳经下端起于窍阴穴,称为阴中之少阳。所以三阳经的离合,分开来看,太阳主表为开,阳明主里为阖,少阳主表里之间为枢。这三经相互为用,而不能背离,其脉象如果表现为搏指有力而不过浮,说明三阳经气统一协调,这样,合起来称为一阳。

[原文] 帝曰:愿闻三阴。岐伯曰:外者为阳,内者为阴,然则中为阴,其冲在下[1],名曰太阴,太阴根起于隐白①[2],名曰阴中之阴;太阴之后,名曰少阴,少阴根起于涌泉②[3],名曰阴中之少阴;少阴之前,名曰厥阴,厥阴根起于大敦③[4],阴之绝阳,名曰阴之绝阴,是故三阴之离合也,太阴为开④,厥阴为阖,少阴为枢[5]。三经者,不得相失也,搏而勿沉,名曰一阴[6]。阴阳𩅠𩅠⑤[7],积⑥传为一周[8],气里形表而为相成也[9]。

[校勘]

① 隐白:此后《灵枢》根结篇、《甲乙》卷二第五及《太素》卷五阴阳合均有"结于太仓"四字。

② 涌泉:此后《灵枢》根结篇、《甲乙》卷二第五及《太素》卷五阴阳合均有"结于廉泉"四字。

③ 大敦:此后《灵枢》根结篇、《甲乙》卷二第五及《太素》阴阳合均有"结于玉英"四字。

④ 开:《太素》卷五阴阳合作"关"。新校正云:"按《九墟》云:关折则仓廪无所输隔洞,隔洞者取之太阴。合折则气弛而善悲,悲者取之厥阴。枢折则脉有所结而不通,不通者取之少阴。《甲乙经》同。"据此可知,林亿等所见之《九墟》、《甲乙》并作"关",然今本《灵枢》、《甲乙》俱作"开",与本书合。

⑤ 𩅠𩅠:新校正云:"按别本𩅠𩅠作冲冲。"元刻本、朝鲜刻本、道藏本均作"冲𩅠"。《太素》卷五阴阳合作"钟钟"。

⑥ 积:《太素》卷五阴阳合无。

[注释]

[1] 其冲在下:王冰注:"冲脉在脾之下,故言其冲在下也。"

[2] 隐白:穴名,在足大趾内侧端爪甲角,为足太阴经最下端的穴位。

[3] 涌泉:穴名,在足心下,蜷趾宛宛中,为足少阴经最下端的穴位。

[4] 大敦:穴名,在足大趾外侧端爪甲角部位,为足厥阴经最下端的穴位。

[5] 太阴为开,厥阴为阖,少阴为枢:《类经》九卷第二十九注:"此总三阴为言,也有内外之分也。太阴为开,居阴分之表也。厥阴为阖,居阴分之里也,少阴为枢,居阴分之中也。开者主出,阖者主入,枢者主出入之间,亦与三阳之义同。"

[6] 搏而勿沉,名曰一阴:《类经》九卷第二十九注:"三经皆阴,阴脉皆沉,不得相失也。若过于沉,则为病矣。故但宜沉搏有神,各得其阴脉中和之体,是为三阴合一之道,故名曰一阴,此三阴脉之离合也。"

[7] 鐘鐘(zhōng zhōng 钟钟):形容阴阳之气运行不息。王冰注:"言气之往来也。"

[8] 积传为一周:各经气血传注,连续累计而周于一身,一昼夜可行五十周次。王冰注:"积,谓积脉之动也。传,谓阴阳之气流传也。夫脉气往来,动而不止,积其所动,气血循环,水下二刻而一周于身,故曰积传为一周也。"

[9] 气里形表,而为相成也:《类经》九卷第二十九注:"形以气而成,气以形而聚,故气运于里,形立于表,交相为用,此则阴阳表里,离合相成之道也。"

[语译] 黄帝说:我想再了解一下三阴的情况。岐伯说:在外的为阳,在内的为阴,所以在里的经脉称为阴经。冲脉在下,而它上部的经脉叫做太阴,太阴的下端起于隐白穴,称为阴中之阴;太阴后面的经脉,叫做少阴,少阴的下端起于涌泉穴,称为阴

中之少阴;少阴前面的经脉,称为厥阴,厥阴的下端起于大敦穴,此经有阴而无阳,且已至阴的尽端,故称阴之绝阴。因而三阴经的离合,分开来看,太阴主表为开,厥阴主里为阖,少阴主表里之间为枢。这三经相互为用,而不能背离,其脉象如果表现为沉搏有神而不是过沉,说明三阴经气统一协调,如果合起来讲称为一阴。阴阳之气,运行不息,递相传注于全身,这样,气运于里而形立于表,形气二者是相辅相成的。

[按语] 关于本篇"太阳为开,阳明为阖,少阳为枢"及"太阴为开,厥阴为阖,少阴为枢"两处经文的"开"字,《太素》俱作"关",杨上善注:"三阳离合为关阖枢以营于身也。夫为门者具有三义:一者门关,主禁者也。膀胱足太阳脉主禁津液及于毛孔,故为关也。二者门阖,谓为门扉,主关闭也。胃足阳明脉令真气止息,复无留滞,故名为阖也。三者门枢,主转动者也。胆足少阳脉主筋,纲维诸骨,令其转动,故为枢也。三阳为外门,三阴为内门。内门亦有三者:一者门关,主禁者也,脾脏足太阴脉,主禁水谷之气输纳于中不失,故为关也;二者门阖,主开闭者也,肝脏足厥阴脉主守神气出入通塞悲乐,故为阖也;三者门枢,主动转也,肾脏足少阴脉,主行津液,通诸经脉,故为枢者也。"萧延平按:"太阳为关,关字《甲乙经》、《素问》、《灵枢》均作开。日本抄本均作闱,乃关字省文。玩杨注门有三义,一者门关,主禁者也。主禁之义,关字为长,若开字则说不去矣。再考《灵枢》根结篇及《甲乙经》经脉根结篇于'太阳为开'之上均有'不知根结,五脏六腑折关败枢开阖而走'之文,本书卷十经脉根结与《灵枢》、《甲乙》同,则是前以关枢阖三者并举,后复以为阖为枢分析言之,足证明后之'为关'关字即前之'折关'关字无疑矣。下'太阴为关'与此同义,不再举。再按嘉祐本《素问》新校正云:'《九墟》太阳为关。'作关。"此外,《灵枢经》(校勘本)刘衡如校语谓:"开:应据《太素》卷十经脉根结及《素问》阴阳离合论新校正引《九墟》文改为'关',与上'折关败枢'合。今本《素问》王注'夫开者所以

司动静之基'，详其文义，'开'字想系后人所改。"据此，则本文"开"字作"关"似是。今虽暂从底本原文作解，然上说之义似胜。

 阴阳别论篇第七

新校正云：按全元起本在第四卷。

本篇所论阴阳，重在分析脉象的属性和经脉发病的病候与病理，因其有别于其它讨论阴阳的篇章，故篇名阴阳别论。

［提要］　本篇主要内容有：

一、脉象与四时的相应关系以及某些脉象的主病和预后。

二、某些经脉的病理表现及其传变与预后。

［原文］　黄帝问曰：人有四经，十二从，何谓？岐伯对曰：四①经应四时[1]，十二从应十二月[2]，十二月应十二脉[3]。

［校勘］

① 四：元刻本、朝鲜刻本、道藏本均无。

［注释］

[1] 四经应四时：指肝、心、肺、肾分别应于春、夏、秋、冬四时。《类经》六卷第二十六注："四经应四时，肝木应春，心火应夏，肺金应秋，肾水应冬；不言脾者，脾主四经而土王四季也。"

[2] 十二从应十二月：这里十二从即指十二辰，即子、丑、寅、卯、辰、巳、午、未、申、酉、戌、亥十二地支。王冰注："从，谓天气顺行十二辰之分，故应十二月也。十二月谓春建寅、卯、辰，夏建巳、午、未，秋建申、酉、戌，冬建亥、子、丑之月也。"也就是正月应于寅，二月应于卯，三月应于辰，四月应于巳，五月应于午，六月应于未，七月应于申，八月应于酉，九月应于戌，十月应于亥，十一月应于子，十二月应于丑。

[3] 十二月应十二脉：张志聪注："手太阴应正月寅，手阳明应二月卯，足阳明应三月辰，足太阴应四月巳，手少阴应五月午，手太阳应六月未，足太阳应七月申，足少阴应八月酉，手厥阴应

九月戌,手少阳应十月亥,足少阳应十一月子,足厥阴应十二月丑。"

[语译] 黄帝问道:人有四经、十二从,是什么意思呢?岐伯回答说,四经与四时分别相应,十二从与十二月相应,十二月与十二经脉相应。

[按语] 关于上文"十二从"的解释,诸家不一,主要有以下三说:杨上善指为卦体之六阳爻六阴爻,王冰指为十二辰,马莳指为十二经脉。丹波元简氏对诸注均作否定,认为"宜置于阙如之例"。本释姑从王注解之。

又,"从",亦可训"位",如《左传》昭五年:"竖牛祸叔孙氏,使乱大从。"王念孙认为,"从"当训"位"。故在此或可引申为部位之义。人之体表可分为十二皮部,如皮部论云:"皮有分部,脉有经纪……欲知皮部,以经脉为纪者,诸经皆然。"王冰注云:"循经脉行止所主,则皮部可知。诸经,谓十二经脉也。十二经脉皆同。"据此推知,体表十二皮部,是按十二经循行区域划分的,十二皮部与十二经脉的部位是一致的。十二脉在时间上与十二月相应,即本文所说及《灵枢》五乱篇所谓"经脉十二者,以应十二月"之义。从而对本文似可这样理解,体表十二分部,应于十二月,十二月应于十二经脉。

[原文] 脉有阴阳,知阳者知阴,知阴者知阳,凡阳有五[1],五五二十五阳[2]。所谓阴者,真脏也[3],见则为败,败必死也。所谓阳者,胃脘之阳[4]也。别于阳者,知病处也;别于阴者,知死生之期[5]。三阳在头,三阴在手,所谓一也[6]。别于阳者,知病忌①时[7];别于阴者,知死生之期②。谨熟阴阳,无与众谋。所谓阴阳者,去者为阴,至者为阳[8];静者为阴,动者为阳;迟者为阴,数者为阳[9]。

[校勘]

① 忌:《内经辩言》曰:"按'忌'当作'起',字误也。上文云'别于阳者,知病处也,别于阴者,知死生之期',玉机真脏论作

'别于阳者,知病从来,别于阴者,知死生之期','来'字与'期'字为韵,则'处也'二字似误。此云'知病起时',犹彼云'知病从来也',盖别于阳则能知所原起,别于阴则能知所终极,故云尔。'忌'、'起'隶体相似,因而致误。"

② 别于阳者,知病忌时;别于阴者,知死生之期:《读素问钞》:"二句申前说,或直为衍文亦可。"

[注释]

[1] 凡阳有五:有胃气的脉象,因五脏的区别而计有五种。阳,指阳脉,此指有胃气之脉。

[2] 五五二十五阳:指五时各有五脏的脉象,即上文所言"凡阳有五"的五脏常脉,再配以五时的相应特点而成二十五种。高士宗注:"肝脉应春,心脉应夏,脾脉应长夏,肺脉应秋,肾脉应冬。春时,而肝、心、脾、肺、肾之脉,皆有微弦之胃脉;夏时,皆有微钩之胃脉;长夏,皆有微缓之胃脉;秋时,皆有微毛之胃脉;冬时,皆有微石之胃脉。是五五二十五阳。"按:关于微弦、微钩、微毛、微石等脉象,详见平人气象论注释。

[3] 所谓阴者,真脏也:五脏属阴,五脏之脉,若无胃气,称为真脏脉,说明五脏败坏,真气将绝。王冰注:"五脏为阴,故曰阴者真脏也。然见者,谓肝脉至,中外急,如循刀刃责责然,如按琴瑟弦;心脉至,坚而搏,如循薏苡子累累然;肺脉至,大而虚,如以毛羽中人肤;肾脉至,搏而绝,如以指弹石辟辟然;脾脉至,弱而乍数乍疏,夫如是脉见者,皆为脏败神去,故必死也。"按:以上王冰所举各脏之真脏脉的脉象,俱见于玉机真脏论,详见该篇注释。

[4] 胃脘之阳:《类经》六卷第二十六注:"胃脘之阳,言胃中阳和之气,即胃气也,五脏赖之以为根本者也。故人无胃气曰逆,逆者死。脉无胃气亦死,即此之谓。"

[5] 别于阳者,知病处也;别于阴者,知死生之期:《类经》六卷第二十六注:"能别阳和之胃气,则一有不和,便可知疾病之

所。能别纯阴之真脏,则凡遇生克,便可知死生之期也。"

[6] 三阳在头,三阴在手,所谓一也:头,指人迎,诊人迎脉可测知三阳经的虚实;手,指寸口,诊寸口脉可测知三阴经的虚实。所以说三阳在头,三阴在手。诊脉的部位,虽有不同,但作为诊察人体疾病的环节,二者是相互补充的,它们的作用也是统一的。《类经》六卷第二十六注:"三阳在头,指人迎也。三阴在手,指寸口也。"又,张志聪对此有不同解释,其注云:"此复论十二经脉之阴阳也。手足三阳之脉,手走头而头走足,故曰三阳在头。手足三阴之脉,足走腹而腹走手,故曰三阴在手也。十二经脉虽有手足阴阳之分,然皆一以贯通,手太阴肺脉交于手阳明大肠,大肠交足阳明胃,胃交足太阴脾,脾交手少阴心,心交手太阳小肠,小肠交足太阳膀胱,膀胱交足少阴肾,肾交手厥阴心包络,包络交手少阳三焦,三焦交足少阳胆,胆交足厥阴肝,肝复交于手太阴肺,故所谓一也。"姑从前注。

[7] 忌时:疾病的发展,受时间的影响,这是因为某脏之气,在一定的时间里有衰旺之别。《类经》六卷第二十六注:"忌时,言气有衰王,病有时忌也。"

[8] 去者为阴,至者为阳:此以脉搏之起落分阴阳。脉落为去,脉起为至。

[9] 迟者为阴,数者为阳:此以脉搏之快慢分阴阳,平人一呼一吸脉搏跳动四至五次。三次为迟,六次为数。

[语译] 脉有阴阳之分,了解了什么是阳脉,就知道了什么是阴脉,了解了什么是阴脉,也就知道了什么是阳脉。阳脉有五种,分别表现五脏的特征,五时之中各有五种阳脉,五五共二十五种。所谓阴,就是没有胃气的真脏脉。见到此脉,即为五脏败坏之象,五脏败坏必致死亡。所谓阳,是指脉有胃气。能辨别脉中胃气的情况,就可以知道病变的所在;能辨别真脏脉的情况,就可以推算出死亡的日期。三阳经脉的虚实,要诊察头颈部人迎脉,三阴经脉的虚实,要诊察手腕部的寸口脉,二者相互补充,

作用是统一的。辨别阳脉,可以知道疾病的衰旺之时,辨别阴脉,就能测知疾病的生死之期。谨慎熟练地辨别阴脉阳脉,是诊脉的关键,临证时便可胸有成竹而不必同别人多商量了。所谓阴阳,在脉诊方面还有另外的意义,脉去的为阴,脉来的为阳;脉静的为阴,脉动的为阳;脉迟的为阴,脉数的为阳。

[原文] 凡①持真脏之脉者②,肝至悬绝③[1],十八日④[2]死。心至悬绝,九日[2]死。肺至悬绝,十二日⑤[2]死。肾至悬绝,七日⑥[2]死。脾至悬绝,四日[2]死。

[校勘]

① 凡:四库本无。

② 真脏之脉者:原作"真脉之脏脉者",文义不安,据《太素》卷三阴阳杂说改。

③ 绝:此后原有"急"字,准以下句心、肺、肾、脾之例,"急"字为衍,据《太素》卷三阴阳杂说删。

④ 十八日:《太素》卷三阴阳杂说作"九日",注曰:"有本为十八日。"

⑤ 十二日:《太素》卷三阴阳杂说作"十日"。

⑥ 七日:《太素》卷三阴阳杂说作"五日"。

[注释]

[1] 悬绝:指脉来孤悬将绝,胃气衰败之象。张志聪注:"悬绝者,真脏孤悬而绝,无胃气之阳和也。"

[2] 十八日、九日、十二日、七日、四日:王冰注:"十八日者,金木成数之余也;九日者,水火生成数之余也;十二日者,金火生成数之余也;七日者,水土生成数之余也;四日者,木生数之余也。"

[语译] 凡诊得真脏脉,如肝脉孤悬将绝,十八日当死。心脉孤悬将绝,九日当死。肺脉孤悬将绝,十二日当死。肾脉孤悬将绝,七日当死。脾脉孤悬将绝,四日当死。

[按语] 诊得各脏真脏脉而预断死期,可能是古人经验之谈,以今日临床所见,难称尽合。王冰依河图五行生成之数作

解，或言生数，或言成数，五脏互异，理不归一，因而亦感难解，故其注文，仅可作为参考；其中或有至理，需待进一步的研究。

[原文] 曰：二阳之病发心脾①[1]，有不得隐曲[2]，女子不月[3]，其传为风消[4]，其传为息贲[5]者②，死不治。曰：三阳[6]为病，发寒热，下为痈肿，及为痿厥腨痛③[7]，其传为索泽[8]，其传为㿉疝[9]。曰：一阳[10]发病，少气、善咳、善泄，其传为心掣④[11]，其传为隔[12]。二阳一阴[13]发病，主惊骇、背痛、善噫[14]、善欠[15]，名曰风厥[16]。二阴[17]一阳发病，善胀、心满、善气[18]。三阳三阴[19]发病，为偏枯痿易[20]，四肢不举。

[校勘]

① 脾：《太素》卷三阴阳杂说作"痹"。

② 者：此前《太素》卷三阴阳杂说有"三日"二字。

③ 腨痛：《太素》卷三阴阳杂说作"喘悁"。

④ 掣：《太素》卷三阴阳杂说作"瘛"。

[注释]

[1] 二阳之病发心脾：即胃病多发于心、脾的意思。二阳，指阳明，这里偏重于足阳明胃。《类经》十三卷第六注："二阳，阳明也，为胃与大肠二经。然大肠小肠，皆属于胃，故此节所言，则独重在胃耳。盖胃与心，母子也，人之情欲本以伤心，母伤则害及其子。胃与脾，表里也，人之劳倦，本以伤脾，脏伤则病连于腑，故凡内而伤精，外而伤形，皆能病及于胃，此二阳之病，所以发于心脾也。"另，王冰注："夫肠胃发病，心脾受之。"《医经溯洄集》二阳病论亦云："二阳，阳明也，胃与大肠之脉也，肠胃有病，心脾受之，发心脾，犹言延及于心脾也。虽然脾胃为合，胃病而及脾，理固宜矣，大肠与心，本非合也，今大肠而及心，何哉？盖胃为受纳之腑，大肠为传化之腑，食入于胃，浊气归心，饮入于胃，输精于脾者，以胃之能纳，大肠之能化耳。肠胃既病，则不能受，不能化，心脾何所资乎？心脾既无所资，则无所运化而生精血矣，故肠胃有病，心脾受之，则男为少精，女为不月矣。"按：以

上两种说法,对二阳的解释略同,但前者认为"发"字为"发于"的意思,即二阳病源于心脾,心脾病而波及于二阳;后者认为"发"字即"延及"的意思,是指二阳病可波及心脾,二论之因果相悖,但各从一个方面论述了脏腑经络在病理上的互相影响,义皆可取。后人发挥经文之意,于病理运用之中,强调精神活动对肠胃消化饮食及月经病的影响,多采前说,故此处暂从《类经》注。

[2] 不得隐曲:有二说。一指二便不通利。如《太素》卷三阴阳杂说注:"隐曲,大小便。"一指阳道病,王冰注:"隐曲,隐蔽委曲之事也,夫肠胃发病,心脾受之,心受之则血不流,脾受之则味不化,血不流故女子不月,味不化则男子少精,是以隐蔽委曲之事,不能为也。"按:王注以隐曲为性的机能,张介宾解释亦同,如《类经》十三卷第六注:"不得隐曲,阳道病也,夫胃为水谷气血之海,主化营卫而润宗筋。如厥论曰:前阴者,宗筋之所聚,太阴阳明之所合也。痿论曰:阴阳总宗筋之会,会于气冲,而阳明为之长。然则精血下行,生化之本,惟阳明为最,今化原既病,则阳道外衰,故不得隐曲。"按:惟对不得隐曲(即性机能障碍)起因的解释,王注以为直接由乎心脾病,张注以为直接源于阳明胃病,因而有所不同。以上二说不一。《唐书》安禄山传:"隐曲常疮。"指其前阴私处生疮,据此,抑或王注近是。今并存之。

[3] 女子不月:指月经闭止。

[4] 风消:病名。风消,即气消形瘦之谓,风可训气,《广雅》释言:"风,气也。"《论衡》感虚篇:"夫风者,气也。"此因二阳为病,以致化源日竭,则气少形消,在所必然。又,马莳注:"血枯气郁而热生,热极则生风,而肌肉自尔消烁矣,故为之风消。"可参。

[5] 息贲(bēn 奔):病名。指气息喘急奔迫。二阳既病,土不生金,日久则肺病,失于肃降而气息贲急。《类经》十三卷第六注:"胃病则肺失所养,故气息奔急,气竭于上,由精亏于下,败及五脏,故死不治。"马莳注:"贲,奔同,喘息上奔,痰嗽无宁,此非肺积之息贲,乃喘息而贲。"

[6] 三阳:指太阳,包括足太阳膀胱和手太阳小肠。

[7] 腨痟(chuǎi yuān 揣渊):指小腿肚痠痛。腨,小腿肚,亦称腓。痟,王冰注:"痠疼也。"

[8] 索泽:楼英注:"索泽,即仲景所谓皮肤甲错也。"《类经》十三卷第六注:"阳邪在表为热,则皮肤润泽之气必皆消散,是为索泽也。"两注义合,相为补充。

[9] 㿗疝:即癫疝,阴囊肿痛为其主症。《类经》十三卷第六注:"小肠病者,小腹痛。腰脊控睾而痛,是太阳之传为㿗疝也。"

[10] 一阳:指少阳,包括足少阳胆与手少阳三焦二经。

[11] 心掣:张志聪注:"心虚而掣痛。"又,《素问识》引冯兆张《锦囊秘录》云:"古无怔忡之名,名曰心掣者,是也。"暂从前注。

[12] 隔:上下阻隔。这里偏指饮食不下,痞隔难通。《类经》十三卷第六注:"以木乘土,脾胃受伤,乃为隔证。"

[13] 二阳一阴:二阳指阳明,包括足阳明胃与手阳明大肠二经;一阴,指厥阴,包括足厥阴肝与手厥阴心包二经。

[14] 噫:嗳气。

[15] 欠:呵欠。

[16] 风厥:病名。这里作为惊骇、背痛、善噫、善欠诸症的综合与概括。《类经》十三卷第三十注:"风厥之义不一,如本篇者,言太阳少阴病也。其在阴阳别论者,云二阳一阴发病名曰风厥,言胃与肝也……在五变篇者,曰人之善病风厥漉汗者,肉不坚腠理疏也。"按:注文中所谓"本篇",系指本书评热病论。

[17] 二阴:指少阴,包括足少阴肾与手少阴心二经。

[18] 善气:常作太息,即在深呼吸的呼气之中,发为叹息。张志聪注:"善气者,太息也,心系急则气道约,故太息以伸出之,此三焦气也。"

[19] 三阳三阴:三阳,指太阳,包括足太阳膀胱与手太阳小肠二经;三阴,指太阴,包括足太阴脾与手太阴肺二经。

[20] 痿易(shǐ 史)：即痿弱，弛缓。易，通弛。《札迻》注："盖痿跛之病，皆由筋骨解弛，故云痿易，跛易，易即弛也，……《毛诗》何人斯篇：'我心易也。'《释文》：'易，《韩诗》作施。'《尔雅》释诂：'弛，易也。'《释文》：'施，本作弛。'是易，施，弛古通之证。"

[语译]　又说：阳明病变，多由于心脾病变引起，有不得隐曲、女子经闭等症发生，如病久传变，成为血枯形瘦的风消病，或气息奔迫的息贲病，就不易治疗而预后多死。又说：太阳发病，发冷发烧，下部出现痛肿，以及两足痿弱无力，小腿肚的部位痠痛闷胀，病久可传变为皮肤甲错不润的索泽病，及阴囊肿痛的癫疝病。又说：少阳发病，可出现气息不足，常常咳嗽和泄泻。久病可传变为心虚掣痛的心掣病及饮食不下、痞隔难通的隔病。阳明与厥阴发病，可出现惊骇、背痛，时常嗳气和呵欠，称为风厥病。少阴和少阳发病，常常发胀，心下满闷，时作叹息。太阳与太阴发病，出现半身不遂，筋肉痿弱弛缓，或四肢不能举动。

[原文]　鼓一阳①曰钩②，鼓一阴曰毛，鼓阳胜急曰弦③，鼓阳至而绝曰石，阴阳相过曰溜④[1]。

[校勘]

①　鼓一阳：《素问识》云："鼓一阳以下二十九字，与上下文不相顺接，是它篇错简在此尔。"可参。

②　钩：张志聪注："钩当作弦。"

③　鼓阳胜急曰弦：《太素》卷三阴阳杂说作"鼓阳胜隐曰弦"，萧延平按："别本隐上有阴字。"张志聪注："弦当作钩。"

④　溜：《太素》卷三阴阳杂说作"弹"。

[注释]

[1] 鼓一阳曰钩……阴阳相过曰溜：《类经》十三卷第六注："此举五脉之体，以微盛分阴阳，非若上文言经次之阴阳也。鼓，有力也。一阳一阴，言阴阳之微也。脉于微阳而见鼓者为钩，其气来盛去衰，应心脉也。脉于微阴而见鼓者曰毛，其气来轻虚以

浮,应肺脉也。鼓动阳脉胜而急者曰弦,其气来端直以长而不至甚急,应肝脉也。鼓阳至而绝者,阳之伏也,脉名曰石,其气来沉以搏,应肾脉也。阴阳相过,谓流通平顺也,脉名曰溜,其气来柔缓而和,应脾脉也。

[语译] 脉的搏动,微显有力叫做钩脉,微显无力叫做毛脉,搏动时急劲有力的称为弦脉,搏动时虽有力但轻取不得的,称为石脉,力量平缓,来去自如的,称为溜脉。

[原文] 阴争于内,阳扰于外,魄汗未藏,四逆而起[1],起则熏①肺,使人喘鸣[2]。阴之所生,和本曰和②[3]。是故刚与刚,阳气破散[4],阴气乃消亡;淖[5]则刚柔不和,经气乃绝。

[校勘]
① 熏:《太素》卷三阴阳杂说作"动",熏,动之假借字。
② 和:《太素》卷三阴阳杂说作"味"。

[注释]
[1] 魄汗未藏,四逆而起:此应上文"阳扰于外",出汗过多,失于闭固,阳气外泄,以致四肢逆冷。魄汗,即身体汗出。四逆,四肢逆冷。

[2] 起则熏肺,使人喘鸣:此应上文"阴争于内"而言,阴气内争,则气血不从,扰动肺气,故令人喘鸣。熏,动之假字,即动也。俞正燮曰:"《史记》酷吏列传云:舞文巧诋下户之猾,以焄大豪。索隐云:以焄逐大豪也。案《汉书》作以动大豪。注师古云:讽动也。动与熏形近矣。"

[3] 和本曰和:阴阳平衡才能达到机体的正常。前一"和"字,作调和解。本,即指阴阳。后一"和"字,为肌体平和无恙的意思。

[4] 刚与刚,阳气破散:《类经》十三卷第六注:"此言偏阳之为害也。刚与刚,阳之极也。以火济火,盛极必衰,故阳气反为之破散。"

[5] 淖(nào 闹):原意为湿濡,这里借指阴盛。吴昆注:"此

言偏阴之害。淖,谓阴气太过潦淖也。"

[语译]　阴阳失去正常,就会出现阴气内争,阳气外扰的病理变化,阳气外扰,则汗出而体表不固,阳气外泄,以致四肢逆冷,阴气内争而气血不从,扰动肺气而发生喘鸣。阴气的生化,要靠阴阳的调和,这样才能刚柔相济,保持正常。因而阳气过亢,盛极而衰以致破散,阴气也就随之消亡;阴气过盛,同样会导致刚柔不和,经气也就会为之败绝。

[原文]　死阴[1]之属,不过三日而死,生阳[1]之属,不过四日而已①。所谓生阳、死阴者,肝之心,谓之生阳;心之肺,谓之死阴;肺之肾,谓之重阴[2];肾之脾,谓之辟阴[3],死不治。

[校勘]

① 四日而已:原作"四日而死",新校正云:"按别本作'四日而生',全元起注本作'四日而已',俱通。详上下文义,作'死'者非。"又,《太素》卷三阴阳杂说作"四日而已",今据新校正引全元起本及《太素》改。

[注释]

[1] 死阴、生阳:病邪在五脏的传变,以五行相克次序而传的,称为死阴,以五行相生次序而传的,称为生阳。张志聪注:"五脏相克而传谓之死阴,相生而传谓之生阳。"

[2] 肺之肾,谓之重阴:肺传于肾,为金水相传,因金生水,本属生阳,但二脏皆为牝脏,在五脏中皆属阴,所以这里称为重阴。马莳注:"以肺乘肾,乃母来乘子,阴以乘阴,谓之重阴,病日深矣。"张志聪注:"肺之肾,亦生阳之属,因肺肾为牝藏,以阴传阴,故名重阴。"

[3] 肾之脾,谓之辟(pì 闢)阴:辟,通闢,开拓、扩散的意思。《类经》十三卷第六注:"辟,放辟也。土本制水,而水反侮脾,水无所畏,是为辟阴,故死不治。"

[语译]　属于死阴的病,不过三天就会死亡,属于生阳的病,不过四天就能痊愈。所谓生阳、死阴,是指疾病的传变,肝病

传心等依相生次序而传,谓之生阳;心病传肺等依相克次序而传,谓之死阴;肺病传肾,阴以传阴,谓之重阴;肾病传脾,水盛侮土,阴水扩放,谓之辟阴,为不治的死症。

[原文] 结阳者,肿四肢[1];结阴者,便血一升,再结二升,三结三升[2];阴阳结斜①[3],多阴少阳曰石水[4],少腹肿;二阳②结谓之消[5];三阳③结谓之隔[6];三阴结谓之水;一阴一阳结谓之喉痹[7]。

[校勘]

① 阴阳结斜:《太素》卷三阴阳杂说作"阴阳结者针"。

② 二阳:《太素》卷三阴阳杂说作"三阳"。

③ 三阳:《太素》卷三阴阳杂说作"二阳"。

[注释]

[1] 结阳者,肿四肢:结,郁结的意思。《圣济总录》:"夫热盛则肿,而四肢为诸阳之本,阳结于外,不得行于阴,则邪热菀于四肢,故其证为肿,况邪在六腑,则阳脉不和,阳脉不和则气留之,以其气留,故为肿也。"

[2] 结阴者,便血一升……三结三升:《圣济总录》:"夫邪在五脏,则阴脉不和,阴脉不和则血留之。结阴之病,以阴气内结,不得外行,血无所禀,渗入肠间,故便血也。"又,马莳注:"营气属阴,营气化血,以奉生身,惟阴经既结,则血必瘀稽,而初结则一升,再结则二升,三结则三升,结以渐而加,则血以渐而多矣。"按:以上二注,皆以阴结而血瘀于内为释,俱得经旨,义互发明,并可参。

[3] 阴阳结斜:即邪气结于阴阳两部分。斜,同邪。

[4] 石水:水肿病的一种。《金匮要略》:"石水,其脉自沉,外证腹满不喘。"

[5] 消:此指消渴病。《类经》十三卷第六注:"阳邪留结肠胃,则消渴善饥,其病曰消。"

[6] 隔:上下不通,此偏指便闭。

[7]喉痹:病名,喉肿而闭阻气道,故称喉痹。《类经》十三卷第六注:"痹者,闭也。"

[语译] 阳气外结,则四肢肿;阴气内结,会出现便血,郁结轻的,便血一升,稍重的便血二升,更重的,便血三升;邪气郁结于阴经阳经,偏重于阴的,发生石水病,少腹肿胀;邪气郁结于二阳,肠胃受病,可发生消渴病;邪气郁结于三阳,膀胱小肠受病,会发生便闭的膈病;邪气郁结于三阴,脾肺受病,水道不利可发生水肿病;邪气郁结于一阴一阳,厥阴与少阳受病,可发生喉痹。

[原文] 阴搏阳别[1],谓之有子;阴阳虚肠澼①死;阳加于阴谓之汗[2];阴虚阳搏谓之崩[3]。三阴俱搏,二②十日夜半死;二阴俱搏,十三③日夕时死;一阴俱搏,十日平旦④死;三阳俱搏且鼓,三日死;三阴三阳俱搏,心腹满,发尽[4],不得隐曲,五日死;二阳俱搏,其病温⑤,死不治,不过十日死⑥。

[校勘]

① 澼:原作"辟",据新校正引全元起本改。又,元刻本、朝鲜本、道藏本新校正引全元起本作"避"。

② 二:《太素》卷三阴阳杂说作"三"。

③ 三:《太素》卷三阴阳杂说作"五"。

④ 平旦:原无。据元刻本、朝鲜刻本、道藏本及《太素》卷三阴阳杂说补,以与上"三阴"、"二阳"文例相合。

⑤ 病温:元刻本作"病溢"。朝鲜刻本、道藏本均作"气溢"。

⑥ 死:此后疑有脱文。新校正云:"详此阙一阳搏。"

[注释]

[1]阴搏阳别:王冰注:"阴,谓尺中也;搏,谓搏触于手也。尺脉搏击与寸口殊别,阳气挺然,则为有妊之兆。"又,《类经》六卷第二十三注:"阴……手少阴也,或兼足少阴而言亦可,盖心主血,肾主子宫,皆胎孕之所主也。搏,搏击于手也。阳别者,言阴脉搏手,似乎阳邪,然其鼓动滑利,本非邪脉,盖以阴中见阳而别有和调之象,是谓阴搏阳别也。"

[2] 阳加于阴：谓之汗：《类经》六卷第二十九注："阳言脉体，阴言脉位，汗液属阴，而阳加于阴，阴气泄矣，故阴脉多阳者多汗。"

[3] 阴虚阳搏谓之崩：崩，指出血多而急，势如山崩。《类经》六卷第二十九注："阴虚者，沉取不足。阳搏者，浮取有余。阳实阴虚，故为内崩失血之症。"

[4] 发尽：指腹胀发作到极点。吴昆注："尽，极也。发尽，胀满之极也。"

[语译]　尺中之脉搏击，阳气勃发之象与寸口脉迥然有异，这是妊娠脉；阴脉与阳脉俱虚，而有大便血沫的肠澼病，是为死症；阳脉出现于阴位，主汗出；脉象沉取不足而浮取有余，为内崩失血之症。属三阴的足太阴脾与手太阴肺之脉，俱搏击于指下，十二天的夜半时死亡；属二阴足少阴肾与手少阴心之脉，俱搏击于指下，十三天的傍晚时死亡；属一阴的足厥阴肝和手厥阴心包络之脉，俱搏击于指下，过十天的清晨时死亡；属三阳的足太阳膀胱和手太阳小肠之脉，俱搏击于指下，而且鼓动明显的，三天就要死亡；三阴三阳之脉，俱搏击于指下，心腹胀满已极，不得隐曲，五天就要死亡；属二阳的足阳明胃和手阳明大肠之脉，俱搏击于指下，患温热病的，为不治的死症，不过十天就要死亡。

[按语]　对于"阴搏阳别"一语的解释，王冰以脉言，后世注家大多因之，以为孕脉。惟高士宗谓："言阴气过盛，搏击于内，不与阳和，似乎别出。"以阴阳之气为释。《素问》中言孕脉者，尚有平人气象论"妇人手少阴脉动甚者，妊子也"一条，张介宾直认手少阴脉当诊于左寸，并以此解释本文中"阴搏阳别"之"阴"字，是以脉释此文的注家之中，别具见解者，亦可备察。

此外，丹波元简谓："王注以阴阳为尺寸，诸家皆从之……脉分尺寸，昉乎《难经》，而《灵》、《素》所无，故以阴阳为尺寸者，其无稽尤甚。"关于脉分寸关尺的说法，究竟起于《内经》或《难经》，目前医界尚有争论，兹录丹波氏的观点备考。

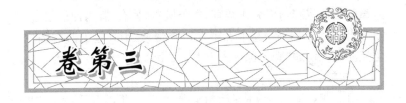

卷第三

灵兰秘典论篇第八

新校正云：按全元起本名十二脏相使，在第三卷。

灵台兰室相传为黄帝藏书之所，以本篇所述至关重要，作者意欲强调其为值得秘藏的典籍，故篇名灵兰秘典论。

[提要]　本篇重点论述六脏六腑的功能，并以旧时统治机构的各自职能作比喻，形象地指出这十二官的生理分工，特别强调了心对其他脏腑的主导作用和十二官之间相互协调的重要性。

[原文]　黄帝问曰：愿闻十二脏之相使[1]，贵贱[2]何如？岐伯对曰：悉乎哉问也！请遂言之。心者，君主之官①也，神明[3]出焉。肺者，相傅之官，治节出焉[4]。肝者，将军之官[5]，谋虑出焉。胆者，中正之官，决断出焉[6]。膻中[7]者，臣使之官，喜乐出焉[8]。脾胃者，仓廪[9]之官，五味出焉②。大肠者，传道[10]之官，变化[11]出焉。小肠者，受盛[12]之官，化物出焉[13]。肾者，作强之官，伎巧出焉[14]。三焦者，决渎之官[15]，水道出焉。膀胱者，州都[16]之官，津液藏焉，气化则能出矣[17]。凡此十二官者，不得相失也。故主明则下安，以此养生则寿，殁世不殆[18]，以为天下则大昌。主不明则十二官危，使道[19]闭塞而不通，形乃大伤，以此养生则殃，以为天下者，其宗[20]大危，戒之戒之。

[校勘]

① 君主之官：《五行大义》引作"主守之官"。

②脾胃者,仓廪之官,五味出焉:《五行大义》引无"胃"字。遗篇刺法论将脾与胃分作两官,本条属胃,另有"脾为谏议之官,知周出焉",与《千金》卷十五第一、《外台》三十九卷五脏六腑变化流注出入傍通"脾为谏议大夫"之义相合。

[注释]

[1] 相(xiàng 向)使:泛指官职而言。相,《吕氏春秋》举难:"相也者,百使之长也。"使,臣使之谓,言奉使命者。

[2] 贵贱:指职位的高低。

[3] 神明:指精神意识,思维活动。

[4] 肺者,相傅之官,治节出焉:相傅,同义复词,傅亦相也。治节,治理与节制。《类经》三卷第一注:"肺与心皆居膈上,位高近君,犹之宰辅,故称相傅之官。肺主气,气调则营卫脏腑无所不治,故曰治节出焉。"

[5] 肝者,将军之官:王冰注:"勇而能断,故曰将军。潜发未萌,故谋虑出焉。"吴昆注:"肝气急而志怒,故为将军之官。"两义可互参。

[6] 中正之官,决断出焉:王冰注:"刚正果决,故官为中正;直而不疑,故决断出焉。"

[7] 膻中:此指心包。《类经》三十卷第一注:"按十二经表里,有心包络而无膻中,心包之位,正居膈上,为心之护卫。胀论云:膻中者,心主之宫城也。"

[8] 喜乐出焉:吴昆注:"膻中气化则阳气舒,而令人喜乐,气不化则阳气不舒,而令人悲愁,是为喜乐之所从出也。"

[9] 仓廪:即粮食仓库。《荀子》富国篇杨倞注:"谷藏曰仓,米藏曰廪。"

[10] 传道:即传导。道,同导。

[11] 变化:指大肠将食物残渣变化为粪便。王冰注:"变化,谓变化物之形。"

[12] 受盛(chéng 成):接受和容纳。《类经》三卷第一注:

"小肠居胃之下,受盛胃中水谷而分清浊。"

[13] 化物出焉:高士宗注:"腐化食物,先化后变,故化物由之出焉。"

[14] 肾者,作强之官,伎巧出焉:作强,即运用强力的意思。伎巧,言人的智巧能力,既包括先天本能,又包括后天之技艺,这里,尤指生殖功能。高士宗注:"肾藏精,男女媾精,鼓气鼓力,故肾者犹作强之官,造化生人,伎巧由之出焉。"吴昆注:"作强,作用强力也。伎,多能也。巧,精巧也。"按:二注合参,其义则较全面。

[15] 三焦者,决渎之官:《类经》三卷第一注:"决,通也;渎,水道也。上焦不治则水泛高原;中焦不治,则水留中脘;下焦不治,则水乱二便。三焦气治,则脉络通而水道利,故曰决渎之官。"

[16] 州都:水液积聚的意思。州,有聚义。《礼记》王制:"二百一十国以为州,州有伯。"郑玄注:"州,犹聚也。"都,同潴,聚水之处。《水经注》卷六文水注:"水泽所聚谓之都,亦曰潴。"

[17] 气化则能出矣:水液聚于膀胱,不能自出,必得下焦气化作用之助,方能排出,所以说"气化则能出矣"。

[18] 殁(mò 墨)世不殆:指终生没有危险。

[19] 使道:指各器官发挥作用的正常途径。

[20] 宗:指宗庙,为古代政权的象征。

[语译] 黄帝问道:我想听你谈一下人体六脏六腑这十二个器官的职责分工,高低贵贱是怎样的呢? 岐伯回答说:你问得真详细呀! 请让我谈谈这个问题。心,主宰全身,是君主之官,人的精神意识思维活动都由此而出。肺,是相傅之官,犹如相傅辅佐着君主,因主一身之气而调节全身的活动。肝,主怒,像将军一样的勇武,称为将军之官,谋略由此而出。胆的性格刚毅果敢,正直不阿,是中正之官,对事物的判断和行动的决心,都是从胆发出的。膻中,围护着心而接受其命令,是臣使之官,心志的喜乐,靠它传布出来。脾和胃司饮食的受纳和布化,是仓廪之官,五味的营养靠它们的作用

而得以消化、吸收和运输。大肠是传导之官,它能传送食物的糟粕,使其变化为粪便排出体外。小肠是受盛之官,它承受胃中下行的食物而进一步分化清浊。肾,是作强之官,它能够使人发挥强力而产生各种伎巧。三焦,是决渎之官,它能够通行水道。膀胱是州都之官,蓄藏津液,通过气化作用,方能排出尿液。以上这十二官,虽有分工,但其作用应该协调而不能相互脱节。所以君主如果明智顺达,则下属也会安定正常,用这样的道理来养生,就可以使人长寿,终生不会发生危殆,用来治理天下,就会使国家昌盛繁荣。君主如果不能明智顺达,那么,包括其本身在内的十二官就都要发生危险,各器官发挥正常作用的途径闭塞不通,形体就要受到严重伤害,在这种情况下,谈养生续命是不可能的,只会招致灾殃,缩短寿命,同样,以君主之昏聩不明来治理天下,那政权就危险难保了,千万要警惕再警惕呀!

[按语] 本节以古代统治机构职能的分工,来比喻并说明各脏腑器官的职能和作用,指出了脏象学说的物质基础,这些论述是中医生理学的重要内容。

[原文] 至道在微,变化无穷,孰知其原!窘[1]乎哉!肖①者瞿瞿②[2],孰知其要!闵闵之当[3],孰者为良!恍惚之数[4],生于毫氂[5],毫氂之数,起于度量,千之万之,可以益大,推之大之,其形乃制[6]。黄帝曰:善哉!余闻精光[7]之道,大圣之业,而宣明大道,非斋戒[8]择吉日,不敢受也。黄帝乃择吉日良兆[9],而藏灵兰之室,以传保焉。

[校勘]
① 肖:原作"消",据新校正引《太素》及气交变大论改。
② 瞿瞿:新校正引《太素》作"濯濯"。

[注释]
[1] 窘(jiǒng 迥):困难。
[2] 肖者瞿瞿(qū 区):有学问的人勤谨地探论研究。肖,

善的意思。肖者,即优良的人,此指研究学问的人。《老子》:"若肖久矣。"注:"肖,善也。"瞿瞿,勤谨的样子。《诗》唐风·蟋蟀:"良士瞿瞿。"

[3] 闵闵之当:此言理论的深玄,昏暗难明,如有物之遮蔽,与前文"窈乎哉"相应。闵,昏暗的意思。《史记》范睢蔡泽传:"窃闵然不敏。"索隐:"闵,犹昏暗也。"当,在此作"蔽"解。《左传》昭二十年:"寘戈于车薪以当门。"

[4] 恍惚之数:指难于确切说明的似有若无的数量。

[5] 毫氂(lí 厘):氂,同釐。《礼》经解:"差若毫氂。"释文:"氂本作釐。"毫氂,言极其微小。

[6] 其形乃制:指万物成形。形,万物之体貌。《礼》乐记:"在天成象,在地成形。"

[7] 精光:精纯而又明彻。

[8] 斋戒:静心修省,排除杂念,即专心至诚的意思。《易》系辞:"圣人以此齐戒,以神明其德夫。"王弼注:"洗心曰齐,防患曰戒。"按:"斋"字古籍中通作"齐"。

[9] 吉日良兆:指有良好预兆的吉祥日子。吉日,吉祥的日子。

[语译] 至深的道理是微妙难测的,其变化也没有穷尽,谁能清楚地知道它的本源!实在是困难得很呀!有学问的人勤勤恳恳地探讨研究,可是谁能知道它的要妙之处!那些道理暗昧难明,就像被遮蔽着,怎能了解到它的精华是什么!那似有若无的数量,是产生于毫氂的微小数目,而毫氂也是起于更小的度量,只不过把它们千万倍地积累扩大,推衍增益,才演变成了形形色色的世界。黄帝说:好啊!我听到了精纯明彻的道理,这真是大圣人建立事业的基础,对于这宣畅明白的宏大理论,如果不专心修省而选择吉祥的日子,实在不敢接受它。于是,黄帝就选择有良好预兆的吉日,把这些著作珍藏在灵台兰室,很好地保存起来,以便流传后世。

六节脏象论篇第九

新校正云：按全元起注本在第三卷。

本篇首先讨论六六之节与九九制会，以明天之度、气之数，次后讨论脏象学说，故篇名六节脏象论。

[提要]　本篇主要内容有：

一、论述日月运行以成岁的一般规律，及人与这种规律的联系。

二、指出运气失常是致病的重要原因。

三、脏腑功能及其外在表现，以及与时令的关系。

四、人迎、寸口脉亢盛程度与各经脉病变的一般联系。

[原文]　黄帝问曰：余闻天以六六之节[1]，以成一岁，人以九九制会①[2]，计人亦有三百六十五节[3]，以为天地久矣，不知其所谓也？岐伯对曰：昭乎哉问也！请遂言之。夫六六之节，九九制会者，所以正天之度[4]，气之数也。天度者，所以制日月之行也。气数者，所以纪[5]化生之用也。天为阳，地为阴，日为阳，月为阴，行有分纪[6]，周有道理[7]，日行一度，月行十三度而有奇[8]焉，故大小月三百六十五日而成岁，积气余而盈闰[9]矣。立端于始[10]，表正于中[11]，推余于终，而天度毕矣。

[校勘]

① 人以九九制会：新校正云："详下文云：地以九九制会。"

[注释]

[1] 六六之节：古人以天干配地支计日，十天干与十二地支相配完毕，共六十日，称为一甲子，六个甲子，就是六个六十日，故称为六六之节。

[2] 九九制会：九九之数用来概括万物变化的多样性。制会，配合天道的准度。古人以九为数目之极。如本书三部九候论："天地之至数，始于一而终于九焉。"《管子》轻重："虑戏作造

六迳以迎阴阳,作九九之数以合天道。"《素问识》:"《家语》执辔篇:天一地二人三,三三如九,九九八十一。盖九九八十一,数之极,故曰人以九九制会。"

[3] 节:指腧穴,或言骨节,暂从前义。

[4] 天之度:古人将周天定为三百六十五度,每度为周天的三百六十五分之一,每昼夜日行一度,也就是太阳视运动每昼夜运行周天的三百六十五分之一,每年(以三百六十五日计)行过整个周天。

[5] 纪:记,标志。

[6] 分纪:指天体运行的部位和秩序。

[7] 道理:指天体运行的道路。

[8] 日行一度,月行十三度而奇(jī 基):此言在一昼夜的时间里,日行周天的三百六十五分之一,而月行周天的三百六十五分之十三而有余。奇,余数。按:以朔望月计,阴历每月约合29.5天,此即月行整个周天的时间,计每昼夜月行周天的二十九点五分之一,周天的三百六十五分之一为一度,以此计之,约为十二点四度,也就是说,如以朔望月计,日行一度,月行则十二度有余,此数与经文不符。但以恒星月(即以恒星背景测定月球绕地球运动的周期)计,每月约为二十七点三二日,即每昼夜月行周天之二十七点三二分之一,周天的三百六十五分之一为一度,以此计之,则为十三点三,也就是说,如以恒星月计,日行一度,月行十三度有余,与经文所列之数相合。因此,原文不作改动,上列数字仅供参考。

[9] 积气余而盈闰:农历以月球的运行来计算月份,而以太阳的运行来计算节气,每运行十五度为一节气,计十五日左右,每月相当两个节气,但月份稍有不足,节气则稍有盈余,两个节气约余一日弱,积三年约余一个月强,所以三年内必有一闰月,约十九年有七个闰月,在不断调整中保持节气与月份的一致。

[10] 立端于始:确定岁首之始。端,岁首,即冬至节。吴昆

注:"立端于始,谓造端为历元,所谓冬至日子之半也。"

[11]表正于中:根据圭表日影以正其中气之度。表,即圭表,为古代测量日影所用的工具。可根据日影在表上的位置推算时令节气及考定闰月的时间。中气,指处于下半月的节气。《宋史》律历志:"定时考闰,莫近于圭表。"所谓"中",有的指为"中气",有的指为"地中",都有一定的道理,详见按语,这里暂释为中气。圭表,参见六微旨大论注。

[语译] 黄帝问道:我听说天体的运行是以六个甲子构成一年,人则以九九极数的变化来配合天道的准度,而人又有三百六十五穴,与天地相应,这些说法,已听到很久了,但不知是什么道理?岐伯答道:你提的问题很高明啊!请让我就此问题谈谈看法。六六之节和九九制会,是用来确定天度和气数的。天度,是计算日月行程的。气数,是标志万物化生之用的。天属阳,地属阴,日属阳,月属阴。它们的运行有一定的部位和秩序,其环周也有一定的道路。每一昼夜,日行一度,月行十三度有余,所以大月、小月合起来三百六十五天成为一年,由于月份的不足,节气有盈余,于是产生了闰月。确定了岁首冬至节并以此为开始,用圭表的日影以推正中气的时间,随着日月的运行而推算节气的盈余,直到岁尾,整个天度的变化就可完全计算出来了。

[按语] 本节"立端于始,表正于中,推余于终"一语,乃记述天文与历法方面之事。原出《左传》。《左传》文公元年:"先王之正时也,履端于始,举正于中,归余于终。履端于始,序则不愆;举正于中,民则不惑;归余于终,时则不悖。"杜预注曰:"步履之始,以为术之端首,期之日三百六十有六日,日月之行又有迟速,而必分为十二月,举中气以正月,有余日则归之于终,积而为闰,故言归余于终。"《史记》历书有文与《左传》同,唯"余"作"邪"。韦昭注曰:"谓正历必先正端始也,若十一月朔、旦,冬至也。气在望中,则时日昏明皆正也。邪(音余),余分也。终,闰月也。中气在晦,则后月闰,在望,是其正中也。"杜、韦二注,主

要说明,我国古代推历之术,是以冬至日为一岁之开端,根据圭表之日影,以正其中气之度,二十四节气在月首者为节,在下半月者为中气,太阳视运动一周三百六十五又四分之一天,而月亮绕地运动十二周仅三百五十四天稍多,故推其余数于岁终,积成闰月。关于圭表在天文历法方面的运用,早在《周礼》中即有记载。《周礼》地官·司徒云:"土圭之法测土深,正日影以求地中。"郑文光解曰:"看郑玄注'测土深谓南北东西之深也。'这说明,《周礼》地官·司徒和《周髀算经》一样,也是认为地面是一个球面,中央高,四周下垂,因此才有'南北东西之深'即南北东西下垂的尺度。因此,所谓'测土深',实际上是测表的影长。'正影以求地中'呢? 就是测量正午时太阳的影子来求得'地中'。据陈寿的《益都耆旧传》,说落下闳于'地中转浑天,改颛顼历作太初历'。这两句话里,'地中'是指洛阳,即汉的都城。但是在先秦著作的《周礼》中,'地中'应是别的解释。我以为,地中,即'天中'之下正对的一点,也就是'极下',今谓地球北极。古代尚没有地球这个概念,求地中实际是求各地的地理纬度。"郑氏此说,很有道理,根据郑氏对此文的分析,或"举正于中"亦有此义。张介宾正是引用《周礼》求地中之说以释本文。《类经》二十三卷第一注云:"表,识记也。正者,正其子午。中者,中其四方。盖天道玄远,窥测不易,虽立端以察其始,尚不足以探其微,故又立表以正其中也。如周公营洛,置五表,颖川阳城置中表,其度影处,古迹犹存。中表南千里置一表,北千里置一表,东西亦然。此正日影以求地中也。"上说都有一定道理,今并存之,以资参考。

祖国医学的特点之一,就是人与天地相应的整体观,认为自然界四时气候的变化,对人体的功能活动有一定的影响,人们要达到养生的目的,必须随时注意气候应时与非时的变化,以便采取相适应的措施。所以本论及其他有关篇论中,多有涉及天文历法及气象物候方面的内容,提示人们要了解气候变化的规律,掌握观察的方法,根据脏腑生理特点,制定有效的措施,达到防病的目的。

[原文] 帝曰:余已闻天度矣,愿闻气数何以合之? 岐伯曰:天以六六为节,地以九九制会,天有十日[1],日六竟而周甲[2],甲六复而终岁[3],三百六十日法也。夫自古通天者,生之本,本于阴阳。其气九州九窍,皆通乎天气,故其生五,其气三①。三而成天,三而成地,三而成人,三而三之,合则为九,九分为九野,九野为九脏,故形脏四,神脏五[4],合为九脏以应之也②。

[校勘]

① 夫自古通天者……其气三:此三十一字,又见于生气通天论。此与上下文义不相贯,疑古文错简。

② 三而成天……合为九脏以应之也:此四十五字,又见于三部九候论,疑该篇错简至此。

[注释]

[1] 十日:古人以十天干(甲、乙、丙、丁、戊、己、庚、辛、壬、癸)计日,所以称为十日。

[2] 日六竟而周甲:十天干经过六次完整的循环而成为甲子的一周,计六十天。古人在使用十天干计日时,天干下配以地支(子、丑、寅、卯、辰、巳、午、未、申、酉、戌、亥),因地支数为十二,循环相配,必至六十日始能全部无重复的配完,称为一甲子,故六十日为甲子的一周,此即文中"周甲"的含义。

[3] 甲六复而终岁:六个甲子重复累积而为一年。

[4] 形脏四,神脏五:张志聪注:"形脏者,藏有形之物也。神脏者,藏五脏之神也。藏有形之物者,胃与大肠、小肠、膀胱也。藏五脏之神者,心藏神、肝藏魂、脾藏意、肺脏魄、肾藏志也。"

[语译] 黄帝说:我已经明白了天度,还想知道气数是怎样与天度配合的? 岐伯说:天以六六为节制,地以九九之数,配合

天道的准度,天有十干,代表十日,十干循环六次而成一个周甲,周甲重复六次而一年终了,这是三百六十日的计算方法。自古以来,都以通于天气而为生命的根本,而这个根本不外天之阴阳。地的九州,人的九窍,都与天气相通,天衍生五行,而阴阳又依盛衰消长而各分为三。三气合而成天,三气合而成地,三气合而成人,三三而合成九气,在地分为九野,在人体分为九脏,形脏四,神脏五,合成九脏,以应天气。

[原文] 帝曰:余已闻六六九九之会也,夫子言积气盈闰,愿闻何为气?请夫子发蒙解惑[1]焉!岐伯曰:此上帝[2]所秘,先师[2]传之也。帝曰:请遂闻之。岐伯曰:五日谓之候,三候谓之气,六气谓之时,四时谓之岁,而各从其主治[3]焉。五运相袭[4],而皆治之,终朞[5]之日,周而复始,时立气布[6],如环无端,候亦同法。故曰:不知年之所加[7],气之盛衰,虚实之所起,不可以为工矣。

[注释]

[1] 发蒙解惑:启发蒙昧,解释疑惑。

[2] 上帝、先师:王冰注:“上帝,谓上古帝君也。先师,岐伯祖之师僦贷季,上古之理色脉者也。”

[3] 主治:当旺的意思,如木旺于春,火旺于夏等。

[4] 五运相袭:指木、火、土、金、水五行之气随着时间的推移而循序相承。五运是运气学说中的概念,它是依据五行的运转与时间的配合来说明某年或某一季节的气候特征的,古人把它的推移变化看成自然界的固有规律,并在此基础上加以发挥和补充而发展为运气学说,其详细内容见后文五运行大论等专论运气的篇章。

[5] 朞(jī 基):周年。

[6] 时立气布:指一年之中分立四时,四时之中分布节气。

[7] 年之所加:指一年中客气加临的情况。客气,也是运气学说中的概念,它是在代表每年不同时序气候特征的主气之外,

另一种直接影响气候变化的因素,它的出现,也与时间有着固定的关系,因而是可以依据一定时序的干支加以推算的。其详细内容见后文天元纪大论等专论运气的篇章。

[语译] 黄帝说:我已经明白了六六九九配合的道理,先生说气的盈余积累成为闰月,我想听您讲一下什么是气?请您来启发我的蒙昧,解释我的疑惑!岐伯说:这是上帝秘而不宣的理论,先师传授给我的。黄帝说:就请全部讲给我听。岐伯说:五日称为候,三候称为气,六气称为时,四时称为岁,一年四时,各随其五行的配合而分别当旺。木、火、土、金、水五运随时间的推移而递相承袭,各有当旺之时,到一年终结时,再从头开始循环,一年分立四时,四时分布节气,逐步推移,如环无端,节气中再分候,也是这样的推移下去。所以说,不知当年客气加临、气的盛衰、虚实的起因等情况,就不能做个好的医生。

[原文] 帝曰:五运之始,如环无端,其太过、不及[1]何如?岐伯曰:五气更立[2],各有所胜,盛虚之变,此其常也。帝曰:平气[1]何如?岐伯曰:无过[3]者也。帝曰:太过不及奈何?岐伯曰:在经有也[4]。

[注释]

[1] 太过、不及、平气:五运值年时,其气有余者为太过;其气不足者为不及;其气无太过不及者为平气。详见五常政大论。

[2] 五气更立:指木、火、土、金、水五运之气更迭主时。

[3] 过:《类经》二十三卷第二注:"过,过失之谓,凡太过不及皆为过也。"

[4] 在经有也:王冰注:"言玉机真脏论篇,已具言五气平和太过不及之旨也。"新校正云:"详王冰注言玉机真脏论已具,按本篇言脉之太过不及,即不论运气之太过不及与平气,当云气交变大论、五常政大论已具言也。"按:新校正所论为是。经,系指包括了气交变大论、五常政大论等内容的古代经书。

[语译] 黄帝说:五运的推移,周而复始,如环无端,它的太

过与不及是怎样的呢？岐伯说：五运之气更迭主时，互有胜克，从而有盛衰的变化，这是正常的现象。黄帝说：平气是怎样的呢？岐伯说：就是没有太过和不及。黄帝说：太过和不及的情况怎样呢？岐伯说：这些情况在经书中已有记载。

[原文] 帝曰：何谓所胜？岐伯曰：春胜长夏，长夏胜冬，冬胜夏，夏胜秋，秋胜春，所谓得五行时之胜，各以气命其脏。帝曰：何以知其胜？岐伯曰：求其至[1]也，皆归始春[2]，未至而至[3]，此谓太过，则薄[4]所不胜[5]，而乘[6]所胜[5]也，命曰气淫①[7]；至而不至，此谓不及，则所胜妄行，而所生受病，所不胜薄之也，命曰气迫[8]。所谓求其至者，气至之时也，谨候其时，气可与期[9]，失时反候，五治不分，邪僻内生，工不能禁也。

[校勘]

① 淫：此后原有"不分邪僻内生工不能禁"十字，涉下衍。王冰注亦谓此十字"文义不伦，应古人错简，次后'五治'下，乃其义也。"据删。

[注释]

[1] 至：《类经》二十三卷第二注："至，气至也，如春则暖气至，夏则热气至者是也。"

[2] 始春：《类经》二十三卷第二注："始春者，谓立春之日……一曰：在春前十五日，当大寒节，为初气之始，亦是。"按：以节气计，则春始于立春节；以月计，则始于正月初一；以运气计，则始于大寒节。

[3] 未至而至：时令未到，却出现了与该时令相应的气候。

[4] 薄：义同迫，伤害的意思。

[5] 所不胜、所胜：五行之气既有相生的关系，又有相克的关系，就某行之气而言，克我者为所不胜，我克者为所胜。以木为例，金克木，故金为其所不胜，木克土，故土为其所胜。

[6] 乘：欺凌。

[7] 气淫：指其气太过。淫，太过之意。

[8] 气迫：指其气窘迫。

[9] 气可与期：气候的特征可以预期。

[语译] 黄帝说：什么叫做所胜？岐伯说：春胜长夏，长夏胜冬，冬胜夏，夏胜秋，秋胜春，这就是时令根据五行规律而互相胜负的情况，同时，时令又依其五行之气的属性来分别影响各脏。黄帝说：怎样知道它们之间的相胜情况呢？岐伯说：首先要推求气候到来的时间，一般从立春开始向下推算。如果时令未到而气候先期来到，称为太过，某气太过就会侵侮其所不胜之气，欺凌其所胜之气，这就叫做气淫；时令已到而气候未到，称为不及，某气不及，则其所胜之气因缺乏制约而妄行，其所生之气因缺乏资助而困弱，其所不胜则更会加以侵迫，这就叫做气迫。所谓求其至，就是要根据时令推求气候到来的早晚，要谨慎地等候时令的变化，气候的到来是可以预期的。如果搞错了时令或违反了时令与气候相合的关系，以至于分不出五行之气当旺的时间，那么，当邪气内扰，病及于人的时候，好的医生也不能控制了。

[原文] 帝曰：有不袭乎？岐伯曰：苍天之气，不得无常也。气之不袭，是谓非常，非常则变矣。帝曰：非常而变奈何？岐伯曰：变至则病，所胜则微，所不胜则甚[1]，因而重感于邪，则死矣。故非其时则微，当其时则甚[2]也。

[注释]

[1] 变至则病，所胜则微，所不胜则甚：张志聪注："变常之气至，则为民病矣。如春木主时，其变为骤注，是主气为风木，变气为湿土，变气为主气之所胜，而民病则微，如变为肃杀，是主气为风木，变气为燥金，变气为主气之所不胜，而民病则甚。"

[2] 非其时则微，当其时则甚：张志聪注："变易之气至，非其克我之时，为病则微，当其克我之时，为病则甚。"

[语译] 黄帝说：五运之气有不相承袭的吗？岐伯说：天的五行之气，在四时中的分布不能没有常规。如果五行之气不按

规律依次相承,就是反常的现象,反常就会使人发生病变,如在某一时令出现的反常气候,为当旺之气之所胜者,则其病轻微,若为当旺之气之所不胜者,则其病深重,因而若同时感受其他邪气,就会造成死亡。所以反常气候的出现,不在其所克制的某气当旺之时令,病就轻微,若恰在其所克制的某气当旺之时令发病,则病深重。

[原文] 帝曰:善。余闻气合而有形,因变以正名,天地之运,阴阳之化,其于万物,孰少孰多,可得闻乎①? 岐伯曰:悉乎②哉问也! 天至广不可度,地至大不可量,大神灵问[1],请陈其方[2]。草生五色,五色之变,不可胜视,草生五味,五味之美,不可胜极,嗜欲不同,各有所通。天食人以五气[3],地食人以五味。五气入鼻,藏于心肺,上使五色修明,音声能彰。五味入口,藏于肠胃,味有所藏,以养五气[4],气和而生,津液相成,神乃自生。

[校勘]

① 乎:新校正云:"详从前'岐伯曰昭乎哉问也'至此,全元起注本及《太素》并无,疑王氏之所补也。"

② 乎:原无,据元刻本、朝鲜刻本、道藏本补。

[注释]

[1] 大神灵问:王冰注:"大神灵问,赞圣深明。"大神灵,对黄帝的至尊至敬之称。或谓大神灵问,为黄帝所提出的问题深邃广博,则大神灵者,深广也,作"问"字的定语,可参。今从前义。

[2] 请陈其方:王冰注:"举大说凡,粗言纲纪,故曰请陈其方。"方,道的意思,即道理。《论语》雍也:"可谓仁之方也矣。"注:"道也。"

[3] 天食(sì 似)人以五气:天供给人们生命所必需的气。食,作饲养、供给解,五气,指天之气而言,因其随时令的变化而表现为风、暑、湿、燥、寒等,所以称为五气。按:王冰以下,诸家

多以臊、焦、香、腥、腐释五气,详上下文义,其说似未为允当,惟吴昆注云:"盖谓风气入肝,暑气入心,湿气入脾,燥气入肺,寒气入肾,当其不亢不害,则能养人。"其说虽近是,但泥于五气分入五脏之说,致与下文"五气入鼻,藏于心肺"相抵,则吴注之失,亦甚了然。

[4]五气:此指五脏之气而言。

[语译] 黄帝说:好。我听说由于天地之气的和合而有万物的形体,又由于其变化多端以至万物形态差异而定有不同的名称,天地的气运,阴阳的变化,它们对于万物的生成,就其作用而言,哪个多,哪个少,可以听你讲一讲吗?岐伯说:问得实在详细呀!天极其广阔,不可测度,地极其博大,也很难计量,像您这样伟大神灵的圣主既然发问,就请让我陈述一下其中的道理吧。草木显现五色,而五色的变化,是看也看不尽的,草木产生五味,而五味的醇美,是尝也尝不完的。人们对色味的嗜欲不同,而各色味是分别与五脏相通的。天供给人们以五气,地供给人们以五味。五气由鼻吸入,贮藏于心肺,其气上升,使面部五色明润,声音洪亮。五味入于口中,贮藏于肠胃,经消化吸收,五味精微内注五脏以养五脏之气,脏气和谐而保有生化机能,津液随之生成,神气也就在此基础上自然产生了。

[原文] 帝曰:脏象[1]何如?岐伯曰:心者,生之本[2],神之处①[3]也,其华在面,其充[4]在血脉,为阳中之太阳,通于夏气。肺者,气之本,魄之处也,其华在毛,其充在皮,为阳中之太阴②,通于秋气。肾者,主蛰[5],封藏之本[6],精之处也,其华在发,其充在骨,为阴中之少阴③,通于冬气。肝者,罢极④之本[7],魂之居也,其华在爪,其充在筋,以生血气,其味酸,其色苍⑤,此为阳中之少阳⑥,通于春气。脾、胃、大肠、小肠、三焦、膀胱者,仓廪之本,营之居[8]也,名曰器[9],能化糟粕,转味而入出者也,其华在唇四白[10],其充在肌,其味甘,其色黄⑦,此至阴之类,通于土气⑧[11]。凡十一脏,取决于胆[12]也。

116

[校勘]

① 神之处：原作"神之变"。新校正云："详，'神之变'，全元起本并《太素》作'神之处'。"《五行大义》卷三第四引《素问》本文，亦作"神之所处"。律以下文，作"神之处"义长，故据改。

② 太阴；新校正云："按'太阴'《甲乙经》并《太素》作少阴，当作'少阴'，肺在十二经虽为太阴，然在阳分之中，当为少阴也。"《灵枢》阴阳系日月云："肺为阳中之少阴。"《五行大义》卷三第四引本文亦作"少阴"。按：作"少阴"义长。

③ 少阴：新校正云："按全元起本并《甲乙经》、《太素》'少阴'作'太阴'，当作'太阴'，肾在十二经虽为少阴，然在阴分之中，当为太阴。"《灵枢》阴阳系日月云："肾为阴中之太阴。"《五行大义》卷三第四引本文亦作"太阴"。按：作"太阴"义长。

④ 罢极：《素问绍识》："或曰'罢极'当作'四极'，见汤液醪醴论，即言四支。肝，其充在筋，故云四极之本也。"又，李今庸谓："本节'罢极'的'罢'字当为'能'字，而读为'耐'，其'极'字则训为'疲困'。所谓'能极'，就是'耐受疲劳'。人之运动在于筋力，肝主筋，而司人体运动，故肝为'能极之本'。后人不识'能'读为'耐'和'能极'之义，徒见古有'罢极'之词，遂于'能'上妄加'四'头，而成'罢'（罢），今应改正。"可参。

⑤ 其味酸，其色苍：新校正云："详此六字当去。按《太素》：'心，其味苦，其色赤；肺，其味辛，其色白；肾，其味咸，其色黑。'今惟肝脾二脏载其味其色。据阴阳应象大论已著色味详矣，此不当出之。今更不添心肺肾三脏之色味，只去肝脾二脏之色味可矣。"可参。

⑥ 阳中之少阳：新校正云："按全元起注本并《甲乙经》、《太素》作'阴中之少阳'，当作'阴中之少阳'。"《灵枢》阴阳系日月云："肝为阴中之少阳。"按：作"阴中之少阳"义长。

⑦ 其味甘，其色黄：新校正云："详此六字当去……已解在前条。"按：可参前校勘第⑤新校正语。

⑧脾、胃、大肠、小肠、三焦、膀胱者……通于土气:此五十八字,《读素问钞》以为有错简,并将其改为"脾者,仓廪之本,营之居也,其华在唇四白,其充在肌,此至阴之类,通于土气。胃、大肠、小肠、三焦、膀胱,名曰器,能化糟粕,转味而出入者也。"《素问释义》从《读素问钞》。《五行大义》卷三第四引本文作:"脾者,仓廪之本,名曰兴化,能化糟粕,转味出入,至阴之类。"

[注释]

[1]脏象:内脏功能表现于外的现象。王冰注:"象,谓所见于外,可阅者也。"

[2]生之本:生命之根本。高士宗注:"心为身之主,故为生之本。"

[3]处:所居的处所。

[4]充:指各脏充养的组织。

[5]蛰(zhé 折):虫类伏藏于土中,称为蛰。此有闭藏的意思。

[6]封藏之本:肾精宜固藏,忌妄泄,肾气实则封藏坚固,虚则遗泄,所以说肾为封藏之本。

[7]罢(pí 疲)极之本:肝主筋,人的运动由乎筋力的盛衰,所以疲劳乏力,责之于肝。罢极,疲累劳困。马莳注:"肝主筋,故劳倦罢极,以肝为本。"《素问经注节解》注:"罢与疲通,肝主筋,过劳则运用乏竭而困倦矣,故云罢极。"

[8]营之居:脾胃为化生营气的脏腑,所以称营之居。

[9]器:器皿。脾、胃、大肠、小肠、三焦、膀胱诸脏器,盛贮食物、水液及待排泄的食物糟粕、尿液等,所以把它们比喻为器皿。

[10]唇四白:口唇四旁的白肉。

[11]通于土气:太阴阳明论:"脾者,土也,治中央,常以四时长四脏,各十八日寄治,不得独主于时。"而脏气法时论又云:"脾主长夏。"因脾之主时有此不同的两方面意义,所以这里不言

时,而用"通于土气"加以概括。

[12] 凡十一脏,取决于胆:《类经》三卷第二注:"五脏者,藏精气而不泻,故五脏皆内实;六腑者,主化物而不藏,故六腑皆中虚。惟胆以中虚,故属于腑,然藏而不泻,又类乎脏。故居少阳为半表半里之经,亦曰中正之官,又曰奇恒之腑,所以能通达阴阳,而十一脏皆取乎此也。然东垣曰:胆者少阳春升之气,春气升则万化安,故胆气春升,则余脏从之,所以十一脏皆取决于胆。其说亦通。"

[语译] 黄帝说:脏象是怎样的呢? 岐伯说:心,是生命的根本,为神所居之处,其荣华表现于面部,其充养的组织在血脉,为阳中之太阳,与夏气相通。肺,是气的根本,为魄所居之处,其荣华表现在毫毛,其充养的组织在皮肤,是阳中之太阴,与秋气相通。肾主蛰伏,是封藏精气的根本,为精所居之处,其荣华表现在头发,其充养的组织在骨,为阴中之少阴,与冬气相通。肝,是罢极之本,为魂所居之处,其荣华表现在爪甲,其充养的组织在筋,可以生养血气,其味酸,其色苍青,为阳中之少阳,与春气相通。脾、胃、大肠、小肠、三焦、膀胱,是仓廪之本,为营气所居之处,因其功能象是盛贮食物的器皿,故称为器,它们能吸收水谷精微,化生为糟粕,管理饮食五味的转化、吸收和排泄,其荣华在口唇四旁的白肉,其充养的组织在肌肉,其味甘,其色黄,属于至阴之类,与土气相通,以上十一脏功能的发挥,都取决于胆气的升发。

[按语] 本节纲领性地论述了脏象学说的内容。脏象学说是中医生理学的重要组成部分,它集中地体现了祖国医学的学术特点。古人对脏腑功能的研究,是通过对表现于外的各种生理现象的长期观察,并经医疗实践的反复验证而逐步积累的,它虽然也受到初步的解剖学知识的启发,但却突破了解剖学概念的局限,从整体的高度,把从外部观察到的生理现象,加以归纳,使之与各脏腑功能活动密切地联系起来,把脏腑以外的各组织

与脏腑分别联系起来,把自然环境的各种因素与脏腑活动联系起来,从而形成以脏腑为核心的一个比较完整的生理、病理理论体系,用以指导医疗实践。熟悉本节的内容,对于建立脏象学说的基本概念,是十分重要的。

[原文] 故人迎[1]一盛[2],病在少阳;二盛[2]病在太阳;三盛[2]病在阳明;四盛[2]已[3]上为格阳[4]。寸口[1]一盛,病在厥阴;二盛病在少阴;三盛病在太阴;四盛已上为关阴[5]。人迎与寸口俱盛四倍已上为关格[6],关格之脉嬴①[7],不能极于天地之精气,则死矣。

[校勘]

① 嬴:原作"嬴",新校正云:"详'嬴'当作'嬴',脉盛四倍以上,非嬴也,乃盛极也,古文'嬴'与'盈'通用。"据改。

[注释]

[1] 人迎、寸口:人迎,颈部结喉两侧足阳明经所过脉动之处。寸口,腕部手太阴经所过脉动处。二者俱为切脉的部位。

[2] 一盛、二盛、三盛、四盛:分别指脉搏较常时大一倍、大两倍、大三倍、大四倍。盛,脉搏盛大。下寸口脉同。

[3] 已:通以。

[4] 格阳:《类经》六卷第二十二注:"四盛已上者,以阳脉盛极而阴无以通,故曰格阳。"格,阻隔之意。

[5] 关阴:《类经》六卷第二十二注:"四盛已上者,以阴脉盛极而阳无以交,故曰关阴。"关,闭塞之意。

[6] 关格:《类经》六卷第二十二注:"阴气太盛,则阳气不能荣也,故曰关。阳气太盛,则阴气弗能荣也,故曰格。阴阳俱盛,不得相荣,故曰关格。"

[7] 嬴:通盈,盈余过盛之谓。

[语译] 人迎脉大于平时一倍,病在少阳;大两倍,病在太阳;大三倍,病在阳明;大四倍以上,为阳气太过,阴无以通,是为格阳。寸口脉大于平时一倍,病在厥阴;大两倍,病在少阴;大三

倍，病在太阴；大四倍以上，为阴气太过，阳无以交，是为关阴。若人迎脉与寸口脉俱大于常时四倍以上，为阴阳气俱盛，不得相荣，是为关格，关格之脉盈盛太过，标志着阴阳极亢，不再能够达于天地阴阳精气平调的生理状态，会很快死去。

五脏生成篇第十

新校正云：详全元起本在第九卷。按此篇云五脏生成篇而不云论者，盖此篇直记五脏生成之事，而无问答论议之辞，故不云论。后不言论者，义皆仿此。

本篇论述五脏与外环境及体内各组织的联系，体现了"人以天地之气生，四时之法成"的道理，故名五脏生成篇。

[提要] 本篇主要内容有：

一、五脏与身体各组织和部位的相应关系。

二、进一步论述五脏与五色、五味的相应关系，并指出偏食五味所引起的病理变化。

三、指出脉、髓、筋、血、气的所属关系及血的一般功能和发生病变的情况。

四、指出卫气留止处所大谷十二分，小溪三百五十四名等，为邪气容易侵犯部位，并论述针刺该部位的意义。

五、强调脉诊的重要性，例示脉诊、色诊及色脉合参在诊断上的应用。

[原文] 心之合[1]脉也，其荣[2]色[3]也，其主[4]肾也。肺之合皮也，其荣毛也，其主心也。肝之合筋也，其荣爪也，其主肺也。脾之合肉也，其荣唇也，其主肝也。肾之合骨也，其荣发也，其主脾也。

[注释]

[1] 合：内外的配合。此指与五脏有特殊配合关系的组织。

[2] 荣：表现于外的荣华。此指集中表现五脏精气的外在

组织。

[3] 色:指颜面的色泽。

[4] 主:这里可理解为制约的一方。也即"克我者"的意思。

[语译] 心的外合是脉,它的外荣是颜面的色泽,它的制约者是肾。肺的外合是皮,它的外荣是毛,它的制约者是心。肝的外合是筋,它的外荣是爪,它的制约者是肺。脾的外合是肉,它的外荣是唇,它的制约者是肝。肾的外合是骨,它的外荣是发,它的制约者是脾。

[原文] 是故多食咸,则脉凝泣①[1]而变色。多食苦,则皮槁而毛拔[2]。多食辛,则筋急而爪枯。多食酸,则肉胝胎而唇揭[3]。多食甘,则骨痛而发落,此五味之所伤也。故心欲[4]苦,肺欲辛,肝欲酸,脾欲甘,肾欲咸,此五味之合五脏之气也②。

[校勘]

① 泣:《内经辩言》曰:"'凝于脉者为泣',王注曰'泣'为血行不利。樾谨按:字书'泣'字并无此义,'泣',疑'沍'字之误,《玉篇》水部:'沍……闭塞也,'沍'字右旁之'互'误而为'立',因改为'立'而成'泣'字矣。上文云'是故多食咸则脉凝泣而变色','泣'亦'沍'字之误,故以血行不利说之,正'沍'字之义也。"按:此文系俞樾为后文"凝于脉者为泣"所设之校语,因言及本文"泣"字,义互相关,故首引于此。俞氏之见,足资参考。

② 此五味之合五脏之气也:原作"此五味之所合也,五脏之气",文义未安,新校正云:"按全元起本云:'此五味之合五脏之气也',连上文。《太素》同。"全本等文义俱胜,故从改。

[注释]

[1] 凝泣(sè 色):即凝涩不通的意思。马莳注:"泣,涩同。"

[2] 毛拔:毫毛脱落。

[3] 肉胝胎(zhī chú 知除)而唇揭:指皮肉粗厚皱缩,口唇掀起。胝,皮肉粗厚。胎,皱缩。揭,掀起。

［4］欲：喜而求之。

[语译]　所以过食咸味,则使血脉凝涩不畅,而颜面色泽发生变化。过食苦味,则使皮肤枯槁而毫毛脱落。过食辛味,则使筋脉劲急而爪甲枯干。过食酸味,则使肌肉粗厚皱缩而口唇掀揭。过食甘味,则使骨骼疼痛而头发脱落。这是偏食五味所造成的损害。所以心欲得苦味,肺欲得辛味,肝欲得酸味,脾欲得甘味,肾欲得咸味,这是五味分别与五脏之气相合的对应关系。

[按语]　本节承上节而言,强调过食五味则使相应的脏气增强,而损及其所克制之脏的外合与外荣,而发生种种病变,这是在五脏与五味分别相应的基础上,从五行克制的观点解释病因病理的一例。关于过食五味所造成的损伤,前生气通天论已有论述,可互参。

[原文]　故色见青如草兹[1]者死,黄如枳实[2]者死,黑如炲[3]者死,赤如衃血[4]者死,白如枯骨者死,此五色之见死也。青如翠[5]羽者生,赤如鸡冠者生,黄如蟹腹[6]者生,白如豕膏[7]者生,黑如乌羽[8]者生,此五色之见生也。生于心,如以缟[9]裹朱[10];生于肺,如以缟裹红[11];生于肝,如以缟裹绀[12];生于脾,如以缟裹栝楼实[13];生于肾,如以缟裹紫[14]。此五脏所生之外荣也。

[注释]

［1］草兹：指死草的颜色,其色青而枯暗。张志聪注："草兹者,死草之色。"《尔雅》释器："兹,蓐草也。"

［2］枳实：常绿灌木枳的果实,可入药,其色黑黄不泽。

［3］炲(tái 台)：煤烟的尘灰。

［4］衃(pī 丕)血：凝血。王冰注："败恶凝聚之血,色赤黑也。"

［5］翠：鸟名,即翡翠鸟。其羽毛青色者,俗称翠鸟,羽色青而明润。

［6］蟹腹：指蟹黄,即雌蟹腹内的卵块,其色鲜黄嫩泽。

　〔7〕豕膏:猪的脂肪,俗称板油,其色白而明润。

　　〔8〕乌羽:乌鸦的羽毛,其色黑而光润。

　　〔9〕缟(gǎo 槁):白色的生绢,其质白纤薄。

　　〔10〕朱:即朱砂。

　　〔11〕红:粉红颜色的丝织物。《说文》:"红,帛赤白色。"按此所谓帛,即今之绸。

　　〔12〕绀:青中泛赤颜色的丝织物。《说文》:"绀,帛深青扬赤色。"

　　〔13〕栝楼实:即栝蒌实。为多年生葫芦科植物枯蒌的果实,色正黄,可入药。

　　〔14〕紫:这里指紫色的丝织物,《说文》:"紫,帛青赤色。"按:此虽谓紫为青赤色之帛,其颜色与上述绀之色近,但较绀为深,实为赤黑间色。

　　[语译]　面色出现青如死草,枯暗无华的,为死症;出现黄如枳实的,为死症;出现黑如烟灰的,为死症;出现红如凝血的,为死症;出现白如枯骨的,为死症;这是五色中表现为死症的情况。面色青如翠鸟的羽毛,主生;红如鸡冠的,主生;黄如蟹腹的,主生;白如猪脂的,主生;黑如乌鸦毛的,主生;这是五色中表现有生机而预后良好的情况。心有生机,其面色就像细白的薄绢裹着朱砂;肺有生机,面色就像细白的薄绢裹着粉红色的丝绸;肝有生机,面色就像细白的薄绢裹着天青色的丝绸;脾有生机,面色就像细白的薄绢裹着栝蒌实;肾有生机,面色就像细白的薄绢裹着紫色的丝绸。这些都是五脏的生机显露于外的荣华。

　　[按语]　本节为面部望诊的重要内容。综其所述,五色之见于面,必兼光润明泽为可生,若兼枯暗无华,则为危象。然明润鲜泽而含蓄,方为五脏生机旺盛之象,如文中所言"以缟裹朱"等是;若明亮暴露而漂浮无根,则又非可取,这种现象属脏气败绝,生机无续的危症,临症时必须仔细辨别。

　　[原文]　色味当五脏[1]:白当肺、辛,赤当心、苦,青当肝、

酸,黄当脾、甘,黑当肾、咸。故白当皮,赤当脉,青当筋,黄当肉,黑当骨。

[注释]

[1] 色味当五脏:即色味与五脏相应。当,训应。《吕氏春秋》贵信:"寒暑四时当矣。"高诱注:"当,犹应也。"

[语译] 色、味与五脏相应:白色和辛味应于肺,赤色和苦味应于心,青色和酸味应于肝,黄色和甘味应于脾,黑色和咸味应于肾。因五脏外合五体,所以白色应于皮,赤色应于脉,青色应于筋,黄色应于肉,黑色应于骨。

[按语] 本节以五色、五味、五体分别与五脏联系起来,这种联系便于以五行理论分析诊断资料和解释疾病机理。

[原文] 诸脉者皆属于目[1],诸髓者皆属于脑[2],诸筋者皆属于节[3],诸血者皆属于心,诸气者皆属于肺[4],此四支八溪[5]之朝夕[6]也。故人卧血归于肝,肝①受血而能视,足受血而能步,掌受血而能握,指受血而能摄。卧出而风吹之,血凝于肤者为痹,凝于脉者为泣②,凝于足者为厥,此三者,血行而不得反其空[7],故为痹厥也。人有大谷十二分[8],小溪[9]三百五十四名③,少十二俞④[10],此皆卫气之所留止,邪气之所客也,针石缘而去之。

[校勘]

① 肝:《脾胃论》引作"目"。义长。

② 凝于脉者为泣:《内经辩言》以"泣"字为"沍"字之误,其论述见前文"脉凝泣而变色"中"泣"字校语。

③ 小溪三百五十四名:王冰曰:"小络所会,谓之小溪也,然以三百六十五小络言之者,除十二俞外,则当三百五十三名,经言三百五十四者,传写行书误以'三'为'四'也。"

④ 俞:新校正云:"按别本及全元起本、《太素》俞作关。"

[注释]

[1] 诸脉者皆属于目:目为宗脉聚会之处,故有此说《灵枢》

口问:"目者宗脉之所聚也。"属,统属,连属。

[2] 诸髓者皆属于脑:《类经》八卷第二十一注:"脑为髓海,故诸髓皆属之。"

[3] 诸筋者皆属于节:节,指骨节言。筋连于骨节肌肉之间,故属于节。

[4] 诸气者皆属于肺:因肺主一身之气,故诸气属肺。

[5] 八溪:《类经》八卷第二十一注:"八溪者,手有肘与腋,足有胯与腘也,此四肢之关节,故称为溪。"

[6] 朝夕:《类经》八卷第二十一注:"朝夕者,言人之诸脉、髓、筋、血、气无不由此出入,而朝夕运行不离也。邪客篇曰:'人有八虚,皆机关之室,真气之所过,血络之所游',即此之谓。一曰:朝夕即潮汐之义,言人身气血往来,如海潮之消长,早曰潮,晚曰汐者,亦通。"今从前义。

[7] 空:同"孔",指血气循行之道路,即下文大谷小溪之属。

[8] 大谷十二分:《类经》八卷第二十一注:"大谷者,言关节之最大者也。节之大者无如四肢,在手者,肩、肘、腕;在足者,髀、膝、腕各有三节,是为十二分。分,处也。《素问》气穴论云:'肉之大会为谷,肉之小会为溪,肉分之间,溪谷之会,以行荣卫,以会大气。'是溪谷虽以小大言,而为气血之会则一,故可以互言也,上文单言之,故止云八溪;此节与下文小溪三百五十四名相对为言,故云大谷也。"

[9] 小溪:指肉之小会,也就是俞穴。

[10] 十二俞:指十二脏腑在背部的俞穴,即心俞、肝俞、脾俞、肺俞、肾俞等十二穴。

[语译] 各条脉络,都属于目,而诸髓都属于脑,诸筋都属于骨节,诸血都属于心,诸气都属于肺,同时,气血的运行则朝夕来往,不离于四肢八溪的部位。所以当人睡眠时,血归藏于肝,肝得血而濡养于目,则能视物;足得血之濡养,就能行走;手掌得血之濡养,就能握物;手指得血之濡养,就能拿取。如果刚刚睡

醒就外出受到风吹,血液的循行就要凝滞,凝于肌肤的,发生痹证;凝于经脉的,发生气血运行的滞涩;凝于足部的,该部发生厥冷。这三种情况,都是由于气血的运行不能返回组织间隙的孔穴之处,所以造成痹厥等症。全身有大谷十二处,小溪三百五十四处,这里面减除了十二脏腑各自的俞穴数目。这些都是卫气留止的地方,也是邪气客居之所,治病时,可循着这些部位施以针石,以祛除邪气。

[原文] 诊病之始[1],五决为纪[2],欲知其始,先建其母[3],所谓五决者,五脉也。是以头痛巅[4]疾,下虚上实,过[5]在足少阴、巨阳,甚则入肾。徇蒙招尤①[6],目冥[7]耳聋,下实上虚,过在足少阳,厥阴,甚则入肝。腹满膜胀,支鬲②胠胁[8],下厥上冒[9],过在足太阴、阳明③。咳嗽上气,厥④在胸中,过在手阳明、太阴⑤。心烦头痛,病在鬲中,过在手巨阳、少阴⑥。

[校勘]

① 徇蒙招尤:《读素问钞》:"'徇蒙招尤'当作'眴蒙招摇'。"

② 鬲:《甲乙》卷六第九作"满"。

③ 明:律以上文之例,此后似应有"甚则入脾"四字。

④ 厥:《甲乙》卷六第九作"病"。

⑤ 阴:律以上文之例,此后似应有"甚则入肺"四字。

⑥ 心烦头痛,病在鬲中,过在手巨阳、少阴:《甲乙》卷六第九作"胸中痛,支满,腰脊相应引而痛,过在手少阴、太阳也。"又,律以上文之例,此后似应有"甚则入心"四字。

[注释]

[1] 始:根本的意思。《国语》晋语:"夫坚树在始。"韦昭注:"始,本根也。"

[2] 五决为纪:以五脏之脉为纲纪。五决,即五脏之脉。因其在脉诊中有决定意义,故称五决。王冰注:"谓以五脏之脉为决生死之纲纪也"。

[3] 先建其母:先确立病因。建,确立的意思。母,此指病

因。《类经》十四卷第十四注："建,立也。母,病之因也。不得其因,则标本弗辨,故当先建其母,如下文某脏某经之谓。"

[4] 巅:巅顶,即头顶。

[5] 过:过失,此指引起疾病的关键部位。吴昆注:"过,责其过也。"

[6] 徇(xuàn 眩)蒙招尤(yáo 摇):指目摇而视不明,身体摇动不定。《内经辩言》:"徇者,眴之假字,蒙者,矇之假字。《说文》目部:眴,目摇也,或作眩。矇,童蒙也,一曰不明也。是眴蒙并为目疾,于义甚显。"尤,同摇。丹波元简:"尤,摇同。"招尤,即摇动不定。

[7] 目冥:即目瞑,目暗不明。

[8] 支鬲胠胁:支,支撑。鬲,即膈。胠胁,即胁肋。

[9] 下厥上冒:马莳注:"气从下上,而上焦昏冒,其病正在脾胃也。"

[语译] 诊病的根本,要以五决为纲纪。想要了解疾病的根本关键,必先确定病变的原因。所谓五决,就是五脏之脉,以此诊病,即可决断病本的所在。比如头痛等巅顶部位的疾患,属下虚上实的,病变在足少阴和足太阳经,病甚的,可内传于肾。头晕眼花,身体摇动,目暗耳聋,属下实上虚的,病变在足少阳和足厥阴经,病甚的,可内传于肝。腹满膜胀,支撑胸膈胁肋,属于下部逆气上犯的,病变在足太阴和足阳明经。咳嗽气喘,气机逆乱于胸中,病变在手阳明和手太阴经。心烦头痛,胸膈不适的,病变在手太阳和手少阴经。

[原文] 夫脉之小、大、滑、涩、浮、沉[1],可以指别;五脏之象,可以类推;五脏相音[2],可以意识;五色微诊,可以目察。能合脉色,可以万全。赤,脉之至也,喘[3]而坚,诊曰有积气在中,时害于食,名曰心痹[4],得之外疾①,思虑而心虚,故邪从之。白,脉之至也,喘而浮,上虚下实,惊,有积气在胸中,喘而虚,名曰肺痹,寒热,得之醉而使内[5]也。青,脉之至也,长而②左右

弹[6]，有积气在心下支胠，名曰肝痹，得之寒湿，与疝同法，腰痛足清头痛③。黄，脉之至也，大而虚，有积气在腹中，有厥气，名曰厥疝④[7]，女子同法，得之疾使四肢汗出当风。黑，脉之至也，上坚而大⑤[8]，有积气在小腹⑥与阴，名曰肾痹，得之沐浴清水而卧。

[校勘]

① 外疾：《素问释义》曰："二字疑衍。"

② 而：此后《甲乙》卷四第一下有"弦"字。

③ 头痛：元刻本、道藏本均作"头脉紧"。《甲乙》卷四第一下校语曰："一本云'头脉紧'"。与元刻本等合。刘衡如曰："按：'头脉紧'三字费解。疑头后原脱'痛'字，遂将王注'脉紧为寒，脉长为湿'之'脉紧'二字误入正文。"

④ 厥疝：按：本文上下四条，俱以脏命痹，惟本条不合，疑有脱误，似应作"脾痹"或作"脾痹、厥疝"。

⑤ 上坚而大："上"字疑衍。按以上文例，诸脉俱不言上下，只叙脉象可知。

⑥ 小腹：《甲乙》卷四第一下作"少腹"，《太素》卷十五色脉诊作"腹中"。

[注释]

[1] 脉之小、大、滑、涩、浮、沉：《类经》六卷第三十四注："小者细小，阴阳俱不足也。大者豁大，阳强阴弱也。滑者往来流利，血实气壅也。涩者往来艰难，气滞血少也。浮者轻取，所以候表。沉者重按，所以候里。"

[2] 五脏相（xiàng 向）音：指五脏各自对应的声音，如肝音角、心音徵、脾音宫、肺音商、肾音羽。相，本为类似皮鼓的乐器名称，古代用指夯歌一类的劳动号子，这里泛指人发出的声音。《礼》曲礼："邻有丧，舂不相。"郑玄注："相，送杵声。"可证。

[3] 喘：指脉动急疾。王冰注："喘，谓脉至如卒喘状也"。

　　[4] 痹:不通达的意思。

　　[5] 醉而使内:酒后入房。

　　[6] 长而左右弹:《类经》六卷第三十四注:"言两手俱长而弦强也。弹,搏击之义。"

　　[7] 有积气在腹中,有厥气,名曰厥疝:高士宗注:"腹中,脾部也,有厥气,乃土受木克,土气厥逆而不达也,土受木克,故不名曰脾痹,名曰厥疝。疝,肝病也。"

　　[8] 上坚而大:《类经》六卷第三十四注:"上,言尺之上,即尺外以候肾也。"姑从此说。

　　[语译]　脉象的小、大、滑、涩、浮、沉等,可以通过医生的手指加以鉴别;五脏功能表现于外,可以通过相类事物的比象,加以推测;五脏各自的声音,可以凭意会而识别,五色的微小变化,可以用眼睛来观察。诊病时,如能将色、脉两者合在一起进行分析,就可以万无一失了。外现赤色,脉来急疾而坚实的,可诊为邪气积聚于中脘,常表现为妨害饮食,病名叫做心痹,这种病得之于外邪的侵袭,是由于思虑过度以致心气虚弱,邪气才随之而入的。外现白色,脉来急疾而浮,这是上虚下实,故常出现惊骇,病邪积聚于胸中,迫肺而作喘,但肺气本身是虚弱的,这种病的病名叫做肺痹,它有时发寒热,常因醉后行房而诱发。青色外现,脉来长而左右搏击手指,这是病邪积聚于心下,支撑胁肋,这种病的病名叫做肝痹,多因受寒湿而得,与疝的病理相同,它的症状,有腰痛、足冷、头痛等。外现黄色,而脉来虚大的,这是病邪积聚在腹中,有逆气产生,病名叫做厥疝,女子也有这种情况,多由四肢剧烈的活动,汗出当风所诱发。外现黑色,脉象尺上坚实而大,这是病邪积聚在小腹与前阴,病名叫做肾痹,多因冷水沐浴后睡卧受凉所引起。

　　[原文]　凡相[1]五色①,面黄目青、面黄目赤、面黄目白、面黄目黑者,皆不死也。面青目赤②,面赤目白,面青目黑,面黑目白,面赤目青,皆死也。

[校勘]

① 色：此后原有"之奇脉"三字，据《甲乙》卷一第十五删。

② 赤：元刻本、道藏本并作"青"，《甲乙》卷一第十五校语曰："一作青。"与元刻本等合。

[注释]

[1] 相：在此作"视"解，即观察的意思。

[语译] 凡观察五色，出现面黄目青、面黄目赤、面黄目白、面黄目黑的，都不是死症。面青目赤，面赤目白，面青目黑，面黑目白，面赤目青，都是死症。

[按语] 上文所述凡面色黄而目现其他颜色者，说明胃气尚存。人以胃气为本，故非死症。若面无黄色，惟他色现于面与目部，乃胃气已绝，故为死症。正如王冰所云："无黄色而皆死者，以无胃气也。五脏以胃气为本，故无黄色，皆曰死焉。"胃气，在文中有多处论及，并把它作为观察人体生机的盛衰存亡及疾病预后的主要依据之一，因而凡病有胃气为生，无胃气为死；脉有胃气为生，无胃气为死；色有胃气为生，无胃气为死等等，都有很重要的意义，临证之时不可忽视。

 五脏别论篇第十一

新校正云：按全元起本在第五卷。

以篇中所述脏腑功能活动及关于奇恒之腑的认识，有别于其他论述脏象的篇章，故篇名五脏别论。

[提要] 本篇主要内容有：

一、说明奇恒之腑与传化之腑的区别，并指出脏与腑的功能特点。

二、说明诊脉取寸口的道理。

三、指出医生诊病时的正确做法，并批判了鬼神致病的错误认识。

[原文] 黄帝问曰:余闻方士[1],或以脑髓为脏,或以肠胃为脏,或以为腑,敢问更相反,皆自谓是,不知其道,愿闻其说。岐伯对曰:脑、髓、骨、脉、胆、女子胞[2],此六者,地气之所生也,皆藏于阴而象于地,故藏而不泻,名曰奇恒之腑[3]。夫胃、大肠、小肠、三焦、膀胱,此五者,天气之所生也,其气象天,故泻而不藏,此受五脏浊气,名曰传化之腑,此不能久留,输泻者也。魄门亦为五脏使①[4],水谷不得久藏。所谓五脏者,藏精气②而不泻也,故满而不能实[5]。六腑者,传化物而不藏,故实而不能满也。所以然者,水谷入口,则胃实而肠虚;食下,则肠实而胃虚。故曰实而不满,满而不实也。

[校勘]

① 此不能久留,输泻者也。魄门亦为五脏使:《太素》卷六脏腑气液无"者也"二字,"输泻"二字连下"魄门"读。

② 精气:新校正云:"按全元起本及《甲乙经》、《太素》精气作精神。"今本《太素》卷六脏腑气液同新校正。《千金》卷十二第十一校语亦云:"精气,《甲乙》作精神。"

[注释]

[1] 方士:通晓方术的人,即古代以修炼成仙及不死之药惑人者,偶亦以医术为人疗病。

[2] 女子胞:即子宫,亦称胞宫。

[3] 奇恒之腑:高士宗注:"奇,异也;恒,常也。言异于常腑也。"

[4] 魄门亦为五脏使:魄门,即肛门。魄,通粕,肛门为排泄糟粕的门户,故称魄门。虽然五脏主藏精而不泻,但脏气的活动是人体代谢的基础,肛门之窍又为肾所主,其开阖为心神所支配,其作用也是输泻五脏的浊气,故称"魄门亦为五脏使。"

[5] 满而不能实:王冰注:"精神为满,水谷为实。"

[语译] 黄帝问道:我听说方士之中,有人以脑髓为脏,有人以肠胃为脏,也有的把这些都称为腑,如果向他们提出相反的

意见,却又都坚持自己的看法正确,不知哪种理论是对的,希望你谈一谈这个问题。岐伯回答说:脑、髓、骨、脉、胆、女子胞,这六者是禀承地气而生的,都能贮藏阴质,就像大地包藏万物一样,所以它们的作用是藏而不泻,叫做奇恒之腑。胃、大肠、小肠、三焦、膀胱,这五者是禀承天气所生的,它们的作用,像天一样的健运周转,所以是泻而不藏的,它们受纳五脏的浊气,所以称为传化之腑,这是因为浊气不能久停其间,而必须及时转输和排泄的缘故。此外,肛门也为五脏行使输泻浊气的职能,这样,水谷的糟粕就不会久留于体内了。所谓五脏,它的功能是贮藏精气而不向外发泻的,所以它是经常地保持精气饱满,而不是一时地得到充实。六腑,它的功能是将水谷加以传化,而不是加以贮藏,所以它有时显得充实,但却不能永远保持盛满。所以出现这种情况,是因为水谷入口下行,胃充实了,但肠中还是空虚的,食物再下行,肠充实了,而胃中就空虚了,这样依次传递,所以说六腑是一时的充实,而不是持续的盛满,五脏则是持续盛满而不是一时的充实。

[原文] 帝曰:气口[1]何以独为五脏主?岐伯曰:胃者,水谷之海,六腑之大源也。五味入口,藏于胃,以养五脏气,气口亦太阴也。是以五脏六腑之气味,皆出①于胃,变见于气口。故五气入鼻,藏于心肺,心肺有病,而鼻为之不利也②。凡治病必察其上下,适其脉候,观其志意,与其病能③[2]。拘于鬼神者,不可与言至德④[3],恶于针石者,不可与言至巧[4]。病不许治者,病必不治,治之无功矣。

[校勘]

① 出:新校正云:"按全元起本'出'作'入'。"

② 故五气入鼻……而鼻为之不利也:《素问释义》曰:"此与上文之义不属,有遗脱也。"

③ 必察其上下,适其脉候,观其志意,与其病能:原作"必察其下,适其脉,观其志意,与其病也",据《太素》卷十四人迎脉口

诊改。

④ 德:《太素》卷十四人迎脉口诊作"治"。

[注释]

[1] 气口:亦称寸口、脉口,当手太阴经经渠穴处,即腕上高骨旁脉动处,候此处脉搏变化,可知全身气血盛衰情况,为古人施用脉诊法的重要部位。《类经》三卷第十一注:"气口之义,其名有三:手太阴,肺经脉也,肺主气,气之盛衰见于此,故曰气口;肺朝百脉,脉之大会聚于此,故曰脉口;脉出太渊,其长一寸九分,故曰寸口。是名虽三,而实则一耳。"

[2] 病能:即病态,指疾病的表现。

[3] 至德:至深的道理。此指医学道理。

[4] 至巧:至精的技巧。此指医疗技术。

[语译] 黄帝问道:为什么气口脉可以独主五脏的病变呢?岐伯说:胃是水谷之海,为六腑的泉源,饮食五味入口,留在胃中,经足太阴脾的运化输转,而能充养五脏之气,气口为手太阴肺经所过之处,也属太阴经脉。所以五脏六腑的水谷精微,都出自胃,经输布吸收的变化,脏腑之气的衰盛表现于气口。而五气入鼻,藏留于心肺,所以心肺有了病变,则鼻为之不利。凡治病必观察其上下的变化,审视其脉候的虚实,察看其情志精神的状态以及病情的表现。对那些拘守鬼神迷信观念的人,是不能与其谈论至深的医学理论的,对那些讨厌针石治疗的人,也不可能和他们讲什么医疗的技巧。有病不许治疗的人,他的病是治不好的,勉强治疗也收不到应有的功效。

[按语] 上文主要阐明气口脉反映五脏病变的道理,并成为后世寸口分部以诊察五脏六腑病变立论的根据。文中"气口亦太阴也"中的"太阴",杨上善与王冰都明确指为"手太阴",马莳根据生理变化过程,进一步指出:"言脉虽见于气口,而实本之于脾胃也。胃者,足阳明也,脾者,足太阴也。足阳明为六腑之先,足太阴为五脏之本,胃主纳受,凡水谷以是为市,为六腑之大

源,五味入口藏于胃,而得脾以为之运化,致五脏之气,无不藉之以资养,则是脾者足太阴也,肺者手太阴也,其气本相为流通,而气口亦手太阴耳。"而张介宾则以为"气口属肺,手太阴也,布行胃气,则在于脾,足太阴也。"他说:"胃气必归于脾,脾气必归于肺,而后行于脏腑营卫,所以气口虽为手太阴,而实即足太阴之所归,故曰气口亦太阴也。"张氏所论,也有一定道理,今录其说,以资参考。

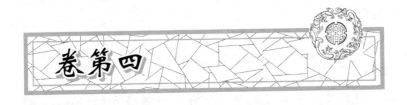

卷第四

异法方宜论篇第十二

新校正云：按全元起本在第九卷。

本篇指出由于地域不同，所患疾病不同，因之治病方法亦不同，而是各有其所宜，故篇名异法方宜论。

[提要]　本篇主要叙述了东、西、北、南、中央的地理环境、生活特点、发病等不同情况，及砭石、毒药、灸焫、微针、导引按跷等五种治法，最后强调医生必须综合掌握这些情况和治法，始能达到治各得其宜。

[原文]　黄帝问曰：医之治病也，一病而治各不同，皆愈何也？岐伯对曰：地势[1]使然也。故东方之域[2]，天地之所始生也[3]，鱼盐之地，海滨傍水，其民食鱼而嗜咸，皆安其处，美其食，鱼者使人热中[4]，盐者胜血[5]，故其民皆黑色疎理[6]，其病皆为痈疡，其治宜砭石[7]。故砭石者，亦从东方来。

[注释]

[1] 地势：地面高低起伏的形势。在此泛指各地区之间地理有高下燥湿、气候有寒温以及习惯不同等差异。

[2] 域：地区。此指一定范围内的区域。

[3] 天地之所始生也：《类经》十二卷第九注："天地之气，自东而升，为阳生之始，故发生之气，始于东方，而在时则为春。"

[4] 热中：指热积于中而言。因鱼性热，食多则易致热积于中，而外发痈疡。

[5] 盐者胜血：盐味咸，咸走血，过食咸则血凝，故云盐者胜血。

[6] 踈理：腠理疏松。

[7] 砭石：古代的医疗工具，以石制成的尖石或石片，可用其刺治痈疽，以除脓血。砭，《说文》："以石刺病也。"

[语译]　黄帝问道：医生治病，同一种病而治法不同，但都治好了，这是什么道理呢？岐伯回答说：这是由于地理条件不同的缘故。例如东方是自然界万物生发之气开始的地方，这个地区盛产鱼盐，滨海近水，当地的人多吃鱼类而嗜好咸味，人们均安居其处，饮食丰美，但是，吃鱼多了易使热积于中，吃盐多了易耗伤血液，所以该地的居民多皮肤色黑而腠理疏松，易患痈疡一类疾病，这种病适宜用砭石治疗。所以用砭石治病的方法，是从东方传来的。

[原文]　西方者，金玉之域，沙石之处，天地之所收引也[1]，其民陵居[2]而多风，水土刚强，其民不衣[3]而褐荐①[4]，其民华食②[5]而脂肥，故邪不能伤其形体，其病生于内[6]，其治宜毒药[7]。故毒药者，亦从西方来。

[校勘]

①　褐荐：《太素》卷十九知方地、《医心方》卷一第一均作"叠篇"。

②　华食：《太素》卷十九知方地、《医心方》卷一第一均作"笮食"。

[注释]

[1] 天地之所收引也：此言自然界秋天之象。秋天之气劲息，天地之气亦自西而降，故云天地之收引也。收，收敛。引，五常政大论王冰注："引，敛也。"

[2] 陵居：指依丘陵而居。《尔雅》释地："大阜曰陵。"

[3] 不衣：王冰注："不衣丝棉，故曰不衣。"

[4] 褐荐(hè jiàn 贺箭)：褐，毛布，古时称粗布衣服或粗布

也叫褐。荐，草席。

[5] 华食：王冰注："华，谓鲜美，酥酪骨肉之类也。以食鲜美，故人体脂肥。"

[6] 病生于内：指饮食、七情之病生于内。

[7] 毒药：总括能除病之药物而言。王冰注："能攻其病，则谓之毒药……药，谓草木虫鱼鸟兽之类也，皆能除病者也。"

[语译]　西方为盛产金玉的地区，遍地沙石，是自然界收引劲急之气所在的地区，当地的人多依丘陵而居，其地多风，水土之性刚强，人们不衣丝棉而穿毛布，铺的是草席，饮食非常鲜美，吃的是酥酪膏肉之类，因而他们的身体肥胖，不易受外邪侵犯，所发生的疾病，多是由于饮食不调，七情不节等原因引起，这种病适宜用药物治疗。所以用药物治病的方法，是从西方传来的。

[原文]　北方者，天地所闭藏之域也，其地高陵居，风寒冰冽，其民乐野处而乳食[1]，脏寒生满①病[2]，其治宜灸焫[3]。故灸焫者，亦从北方来。

[校勘]

① 满：新校正云："按《甲乙经》无满字。"今本《甲乙》卷六第二仍有"满"字。《太素》卷十九知方地无。

[注释]

[1] 其民乐野处而乳食：指经常在野外住宿而以牛羊乳为主食的游牧生活而言。高士宗注："居，常居也；处，暂处也。"

[2] 脏寒生满病：指当地的气候，比较寒冷，而人们久居野外，故易因内脏受寒而生胀满一类疾病。王冰注："水寒冰冽，故生病于脏寒也。"

[3] 灸焫(ruò 弱)：即今之灸法。王冰注："火艾烧灼谓之灸焫。"焫，烧也。

[语译]　北方为自然界之气闭藏的地区，其地势高，人们依丘陵而居，气候风寒冰冽，当地居民喜欢在野外住宿，吃的是牛羊乳汁，易因内脏受寒而生胀满一类疾病，这种病适宜用灸法治

疗。所以用艾灸治病的方法,是北方传来的。

[原文] 南方者,天地之所长养[1],阳之所盛处也,其地下①,水土弱,雾露之所聚也,其民嗜酸而食胕[2],故其民皆致[3]理而赤色,其病挛痹[4],其治宜微针[5]。故九针[6]者,亦从南方来。

[校勘]

① 地下:《太素》卷十九知方地作"地污下"。肖延平按:"《甲乙》同《医心方》作地洼下。"今本《甲乙》卷六第二作"地下"。

[注释]

[1] 长养:南方法夏气,夏为万物生长繁茂的季节。此指南方地区的自然环境有如夏气,适宜万物生长。

[2] 胕:同腐,在此指酵化食物。如豉、鲊、曲、酱之类。

[3] 致:通缜,缜密。

[4] 挛痹:挛,筋脉拘挛。痹,麻木不仁。此为湿热盛所致之证。

[5] 微针:此处乃泛指九针而言。如《灵枢》九针十二原篇,黄帝问欲以微针通其经脉,岐伯答云始于一终于九焉。本篇下文亦云:"故九针者,亦从南方来。"据此,"微针"乃泛指"九针",与砭石相对而言。

[6] 九针:《灵枢》九针十二原篇云:"一曰镵针,二曰员针,三曰锓针,四曰锋针,五曰铍针,六曰员利针,七曰毫针,八曰长针,九曰大针"。

[语译] 南方是自然界万物生长繁育,阳气盛的地方,其地洼下,水土较弱,由于水湿的蒸发,经常雾露集聚,当地的人们喜欢吃酸味和酵化过的食物,其皮肤腠理多致密而色赤,易发生筋脉拘挛,麻痹不仁一类疾病,这种病适宜用微针治疗。所以用九针治病的方法,是从南方传来的。

[原文] 中央者,其地平以湿,天地所以生万物也众[1],其民食杂[2]而不劳,故其病多痿厥寒热[3],其治宜导引按跷[4]。故

导引按跻者,亦从中央出[5]也。

故圣人杂合以治,各得其所宜,故治所以异而病皆愈者,得病之情[6],知治之大体[7]也。

[注释]

[1] 天地所以生万物也众:此言中央区域法土,其地势平坦,气候寒暖适宜,故物产较其它地区丰富。

[2] 食杂:食物种类繁多。

[3] 其病多痿厥寒热:高士宗注:"不劳则四肢不强,故其病多痿厥。痿厥,痿痹厥逆也。食杂则阴阳乖错,故其病多寒热。寒热,阴阳偏胜也。"

[4] 导引按跻:王冰注:"导引,谓摇筋骨,动支节。按,谓抑按皮肉。跻,谓捷举手足。"

[5] 出(chū 初):自中而外为出。《集韵》:"自内而外也。"高士宗注:"四方会聚,故曰来。中央四布,故曰出。"

[6] 得病之情:指能了解病情,如地区环境、生活习惯及体质等。

[7] 知治之大体:指能掌握治病大法,做到因人因地制宜。体,法也。

[语译] 中央地区,地势平坦而湿润,自然界出产的物资众多,人们食物品种繁杂,生活比较安逸,少于劳动,易发生痿痹、厥逆一类的疾病,这种病适宜用导引按摩法治疗。所以用导引按摩治病的方法是从中央地区传出来的。

高明的医生,能够综合各种治法,根据不同病情,恰当地运用相应的治法,使之各得适宜的治疗,所以治法虽然不同,而病却均能痊愈,就是因为他能了解病情,掌握治疗大法的缘故。

[按语] 本篇指出由于地理、气候、物质生活及体质等差别,可以发生不同的疾病。在治疗上也必须采用与之相适宜的治疗方法,此即文中所谓"得病之情,知治之大体"之义。

砭石、毒药、灸炳、微针、导引按跻等五种治病方法,是古代人民在长期与疾病作斗争中积累起来的,而这些治法各有其适应的病证,医生必须全面掌握这些治法,始能针对不同病情,给予恰当的治疗,此即文中所谓"杂合以治,各得其宜"之义。

以上所述,主要强调了临证时应因人因地制宜的中医治病原则,这种辨证施治的大法,仍有指导意义。

 移精变气论篇第十三

新校正云:按全元起本在第二卷。

本篇指出上古时治病,用祝由的方法以达到移易改变病人精气,使精气内守为目的,故篇名移精变气论。

[提要] 本篇主要内容有:

一、介绍了上古、中古、近世的不同时期发生不同疾病的治疗。

二、论述色诊、问诊、与脉诊在诊断学中的重要作用。

[原文] 黄帝问曰:余闻古之治病,惟其移精变气[1],可祝由[2]而已。今世治病,毒药治其内,针石治其外,或愈或不愈,何也?岐伯对曰:往古人居禽兽之间,动作以避寒,阴居以避暑,内无眷慕[3]之累,外无伸①宦之形[4],此恬憺之世,邪不能深入也。故毒药不能②治其内,针石不能②治其外,故可移精祝由而已。当今之世不然,忧患缘其内,苦形伤其外,又失四时之从,逆寒暑之宜,贼风数至,虚邪朝夕,内至五脏骨髓,外伤空窍肌肤,所以小病必甚,大病必死,故祝由不能已也。

[校勘]

① 伸:新校正云:"按全元起本伸作俽。"《太素》卷十九知祝由作"申"。

② 能:《太素》卷十九知祝由无。

[注释]

[1] 移精变气:注家解释不一,一是认为移易和改变病人的

精气,使之精神内守,则病自愈。王冰注:"移谓移易,变谓变改,皆使邪不伤正,精神复强而内守也。生气通天论曰:"圣人传精神,服天气。上古天真论曰:精神内守,病安从来。"一是认为转移病人的精神,改变病人脏气紊乱的状况。如吴昆注:"移易精神,变化脏气。"今从王注。

[2]祝由:古代通过祝祷治病的一种方法,后世称用符咒禳病的为祝由科。王玉川云:"《灵枢》贼风云:"其祝而已者,其故何也?岐伯曰:先巫者,固知百病之胜,先知其病之所从生者,可祝而已也。"施术者不但需要有一定的医学知识(知百病之胜),而且术前必须了解患者发病的原因(先知其病之所从生)才能收效。据此,所谓祝由,表面上看来完全是迷信形式,而实际上却是含有一定科学道理的最原始的精神疗法。"

[3]眷慕:追求,羡慕。眷,《广雅》释诂:"向也。"向往,在此有追求的意思。

[4]外无伸宦之形:在外不因追逐名利以劳碌其形体。《类经》十二卷第十六注:"伸,屈伸之情;宦,名利之累。"

[语译] 黄帝问道:我听说古时治病,只是移易改变病人的精气,使之精神复强而内守,用祝由方法,病就可以治好。现在治病就不同了,用药物治其内,针石治其外,病仍然有的能治好,有的治不好,这是什么原因呢?岐伯说:古代人巢居穴处,追逐生存于禽兽之间,用形体运动以御寒,到阴凉之处以避暑,其内无眷恋思慕以累其精神,其外无追逐名利以劳其形体,处在这种清静无为的环境中,则其精气内守,邪气是不能深入侵犯的。所以当其患病时,既不需要药物治其内,也不需要针石治其外,只是用祝由方法来移易改变其精气,病就可以治愈。现在的人们就不同了,内则忧患扰动其情志,外则劳苦以伤其形体,又不能顺从四时气候的变化,违反了寒暑之所宜,加以贼风数至,虚邪时侵,一旦感受了邪气,内则深入到五脏骨髓,外则伤害其孔窍肌肤,由于精气已虚,所以小病必重,大病必死,因此,祝由就治

不好他的病了。

[原文] 帝曰:善。余欲临病人,观死生,决嫌疑[1],欲知其要,如日月光,可得闻乎? 岐伯曰:色脉者上帝之所贵也,先师之所传也。上古使僦贷季[2],理色脉而通神明,合之金木水火土四时八风六合[3],不离其常,变化相移,以观其妙,以知其要,欲知其要,则色脉是矣。色以应日,脉以应月[4],常求其要,则其要也。夫色①之变化,以应四时之脉②,此上帝之所贵,以合于神明也,所以远死而近生,生③道以长,命曰圣王。

[校勘]

① 色:此后《太素》卷十五色脉诊有"脉"字。

② 脉:《太素》卷十五色脉诊作"胜"。

③ 生:《太素》卷十五色脉诊作"上"。

[注释]

[1] 决嫌疑:决断疑难脉证。吴昆注:"嫌,谓色脉之不治者为可嫌也;疑,谓色脉之相类者当决疑也。"

[2] 僦(jiù 就)贷季:古代的医生,相传为岐伯的三世祖师。六节脏象论篇王冰注:"《八素经》序云:天师对黄帝曰:我于僦贷季理色脉已三世矣。"

[3] 八风六合:八风,指东、南、西、北、东南、西南、东北、西北八方之风。六合,指东、西、南、北、上、下。

[4] 色以应日,脉以应月:《类经》十二卷第十七注:"色分五行,而明晦是其变,日有十干,而阴晴是其变,故色以应日,脉有十二经,而虚实是其变,月有十二建,而盈缩是其变,故脉以应月。"

[语译] 黄帝说:好。我想在诊察病人时,能够做到观察死生,决断疑难脉证,掌握其要领,像日月之光那样明显,这些道理你能讲给我听吗? 岐伯说:主要是对色脉的诊察,关于诊察色脉的方法,是上古帝王所重视,先师所传授的。上古的皇帝,曾命僦贷季研究色和脉的道理,使之通达神明,配合于金、木、水、火、

土、四时、八风、六合的正常活动，及其变化更移的规律，并从观察这些奥妙的变化中，掌握其要领，而这些要领，应用在诊察疾病上，就是色和脉。色的明暗变化，像太阳之有阴晴；脉的虚实变化，像月亮之有盈亏，要经常研究这些要领，并取法于这些要领。人之气色的变化，是和四时的脉象相应的，上古帝王之所以重视，以其能合于天地四时的奥妙变化，掌握好了可以从色脉诊察出死生的征兆，所以能远离死亡而保持生命，善于摄生而能使寿命延长的，就是"圣王"。

[原文] 中古之治病，至而治之，汤液[1]十日，以去八风五痹[2]之病，十日不已，治以草苏草荄之枝，本末为助[3]，标本已得，邪气乃服[4]。暮世之治病也则不然，治不本四时，不知日月[5]，不审逆从[6]，病形已成，乃欲微针治其外，汤液治其内，粗工凶凶[7]，以为可攻，故病未已，新病复起。

[注释]

[1] 汤液：有两种解释，一种认为系指清酒之类，一种认为系煎煮之汤液（如煎煮五谷或药物）。在此当指后说。

[2] 五痹：指皮痹、肌痹、筋痹、脉痹、骨痹五种痹证而言。

[3] 治以草苏草荄（gāi 该）之枝，本末为助：将药用植物之叶、枝、根同用，有相佐的作用。苏，草叶。荄，草根。枝，草茎。本，指根。末，指叶、枝。

[4] 标本已得，邪气乃服：此谓医生的诊断与治疗，如果与病情相符合，则邪气散而病愈。王冰注："标本已得，邪气乃服者，言工人与病主疗相应，则邪气率服而随时顺也，汤液醪醴论曰：病为本，工为标，标本不得，邪气不服。此之谓主疗不相应也。"

[5] 不知日月：不知道色脉与日月相应的变化和疾病的关系。日月，在此指色脉与日月相应而言，亦即前文所说的"色以应日，脉以应月"。

[6] 不审逆从：逆从，在此指气色有逆从，四时之脉象有逆

从,脉与证有逆从而言。不审逆从,即审察不出色脉变化的逆和顺。

[7] 粗工凶凶:指技术不高明的医生,粗率从事,不能详审病情。王冰注:"粗,谓粗略也。凶凶,谓不料事宜之可否也。"

[语译] 中古时候的医生治病,多在病已发生时治之,先使服汤液十天,以祛除八风和五痹的病邪,如果治疗十天,其病不愈,再用草之枝叶与根同时煎服,使之本末相助,邪气消散,病即可愈。后世的医生治病,就不同了,治病不遵循四时阴阳消长的规律,不懂得色脉与日月相应的变化,不能审察出色脉出现的逆顺,至疾病已经形成,始欲用微针治其外,汤液治其内,粗率的医生,还错误地认为应用攻法,以致原有的疾病没有治好,反而增添了新病。

[原文] 帝曰:愿闻要道。岐伯曰:治之要极[1],无失色脉,用之不惑,治之大则[2]。逆从倒行[3],标本不得,亡神失国。去故就新,乃得真人[4]。

帝曰:余闻其要于夫子矣,夫子言不离色脉,此余之所知也。岐伯曰:治之极于一[5]。帝曰:何谓一? 岐伯曰:一者因得之[6]。帝曰:奈何? 岐伯曰:闭户塞牖,系之病者[7],数问其情,以从其意,得神者昌,失神者亡。帝曰:善。

[注释]

[1] 要极:最重要的意思。极,尽也。

[2] 无失色脉,用之不惑,治之大则:吴昆注:"无失色脉,谓察之精专,不失病情也。不惑,明之至也。大则,大法也。"

[3] 逆从倒行:《类经》十二卷第十七注:"反顺为逆也。"此指误将色脉之逆作顺,顺作逆。

[4] 去故就新,乃得真人:丢掉旧有的简陋知识,积极钻研新的知识,自然会使自己的医疗技术达到所谓"真人"的水平。

[5] 极于一:一《广韵》:"数之始也,物之极也。"注家对"极于一"的认识不一,如高士宗注:"治之大要,研求其极,祗有色脉

一端,故治之极于一。"张志聪注:"伯因帝知其要在色脉,故复曰,治之要道,原于至极,总归一而已矣,一者,神也,得其神,则色脉精气皆得矣。"《素问经注节解》注:"天地万物本于一,则一者统辞也……一者,神而已矣。"王玉川云:"此所谓'一',是指体内环境(脏腑气血等一切生理活动)与外环境(四时气候变化)的协调统一。能统一者为得神,不能统一者为失神,因'神'是是否统一的主宰,故下文'得神者昌,失神者亡'。一与神,是两层意思,如果以为'一者,神也',虽未大误,但得近似而已。其实《素问》中有不少类似的原文,可引作此文注脚,如玉版论要和玉机真藏两篇所谓'五色脉变,揆度奇恒,道在于一,神转不回,回则不转,乃失其机';脉要精微的'补泻勿失,与天地如一,得一之情,以知死生,等等,所说的'一',其所指与本文所说的'一',是同一个概念。"王说可从。

[6] 因得之:指病情是由问诊得之。因,由也。王冰注:"因问而得之。"

[7] 系之病者:密切注视病人。

[语译] 黄帝说:我愿听听关于诊治疾病的重要道理。岐伯说:治病最重要的是不要诊错色脉,能准确地掌握对色脉的诊断,临证用之而不惑乱,这就是治病的大法。如果将色脉的逆从诊察颠倒,治起病来势必倒行逆施,使诊治不能与病情吻合,这种作法,用之于病人,则必亡其神,用之治国,则必失其国。所以医生必须丢掉陈旧的知识,接受新的技术,使自己达到"真人"的水平。

黄帝说:我已听先生讲过关于治病的主要道理,先生说是不离色脉,这些道理我已经知道了。岐伯说:治病的主要道理,可以总归为一。黄帝说:什么叫一? 岐伯说,这个一就是神,可以通过问诊得之。黄帝说:怎样问法? 岐伯说:关闭门窗,密切注视病人,反复询问病情,顺从病人的志意,使之情志舒畅,尽情叙述,诊察其病情,观察其神气的存亡。凡神气旺盛的,病的预后良好,神气丧失的,预后多不良。黄帝说:好。

[按语] 本篇强调了两个问题:一是强调了"神"在人体的重要性,"得神者昌,失神者亡",说明根据"神"的存亡可以决断病的死生。二是强调"色脉"及问诊在诊治疾病中的重要性,指出色脉必须与自然界的阴阳、五行、四时、八风等变化相应,即所谓"通神明"。医生能准确地掌握色脉的辨证,便会达到"远死而近生"。文中特别指出:"治之要极,无失色脉,用之不惑,治之大则",就是这个意思。

汤液醪醴论篇第十四

新校正云:按全元起本在第五卷。

本篇首论古代制作汤液醪醴的意义,故篇名汤液醪醴论。

[提要] 本篇主要内容有:

一、叙述了汤液醪醴的做法。

二、指出上古、中古、今世发病与治法的不同点。

三、指出由于嗜欲无穷,忧患不已而精坏神去的病,非针石、药物所能治愈。

四、论述水肿病的病机与证治。

[原文] 黄帝问曰:为五谷[1]汤液及醪醴[2]奈何? 岐伯对曰:必以稻米,炊之稻薪,稻米者完,稻薪者坚。帝曰:何以然? 岐伯曰:此得天地之和,高下之宜,故能至完;伐取得时,故能至坚也[3]。

[注释]

[1] 五谷:金匮真言论以麦、黍、稷、稻、豆为五谷。

[2] 醪醴(láo lǐ劳里):醪,浊酒。醴,甜酒。

[3] 此得天地之和……故能至坚也:张志聪注:"夫天地有四时之阴阳,五方之异域,稻得春生夏长秋收冬藏之气,具天地阴阳之和者也,为中央之土谷,得五方高下之宜,故能至完,以养

五脏。天地之政令,春生秋杀,稻薪至秋而刈,故伐取得时,金曰坚成,故能至坚也。"

[语译] 黄帝问道:用五谷做汤液和醪醴,方法如何? 岐伯说:必须用稻米作原料,稻秸作燃料,因为稻米得气完备,稻秸得气坚劲。黄帝说:为什么这样呢? 岐伯说:稻米得天地之和气,生长于高下适宜的土地上,所以得气最为完备;稻至秋收割,伐取得时,所以稻秸之质坚劲。

[原文] 帝曰:上古圣人作汤液醪醴,为而不用何也? 岐伯曰:自①古圣人之作汤液醪醴者,以为备耳,夫上古作汤液,故为而弗服也。中古之世,道德稍衰,邪气时至,服之万全。帝曰:今之世不必已何也? 岐伯曰:当今之世,必齐[1]毒药②攻其中,镵石[2]针艾[3]治其外也。

[校勘]
① 自:《太素》卷十九知古今作"上"。
② 必齐毒药:《札迻》卷十一云:"对'镵石针艾'为文,'必'字当为'火'。《史记》仓公列传云:引以火齐汤,火齐汤即谓和煮汤。"

[注释]
[1] 齐(jì 计):与剂通。调制的意思。
[2] 镵(chán 馋)石:镵,古代的一种犁头。镵石,犁头状的砭石。
[3] 艾:灸法用的艾炷、艾条,皆艾叶所制,故此"艾"字,乃指灸法而言。

[语译] 黄帝说:上古时代的"圣人"做汤液和醪醴,制成后不使用,是什么原因呢? 岐伯说:古代"圣人"做汤液和醪醴,是为了以备不时之需的,因为上古时代的人们,清静无为,患病较少,所以,虽然做成汤液,却是备而不用。到中古时代,社会道德稍衰,人体比较虚弱,但还未至真气败坏的程度,虽然时常因邪气的侵袭而患病,但多病势较微,所以用汤液醪醴治疗,病即可

痊愈。黄帝说:现在的人们,虽然服了汤液醪醴,但病不一定治好,是什么原因呢?岐伯说:现在的人们,仅服汤液醪醴是治不好病的,必须调制药物以治其中;镵石、针灸治其外,始能治好病。

[原文] 帝曰:形弊血尽而功不立[1]者何?岐伯曰:神不使[2]也。帝曰:何谓神不使?岐伯曰:针石,道也[3]。精神不进,志意不治[4],故病不可愈①。今精坏神去,荣卫不可复收。何者?嗜欲无穷,而忧患不止,精神弛坏,荣泣卫除[5],故神去之而病不愈也。

[校勘]

① 精神不进,志意不治,故病不可愈:新校正云:"按全元起本云:精神进,志意定,故病可愈。《太素》云:精神越,志意散,故病不可愈。"今本《太素》卷十九知古今同新校正。按全元起本是与下文病不愈相对提出,《太素》则叙述症状比较明确,其文义似均较本经为长。可参。

[注释]

[1] 形弊血尽而功不立:此承接上文而言,指病虽经汤液醪醴及毒药针灸等法治疗,只是弄得形体败坏,血气竭尽,而病仍未愈。弊,坏也,败也。

[2] 神不使:《类经》十二卷第十五注:"凡治病之道,攻邪在乎针药,行药在乎神气,故施于外,则神应于中,使之升则升,使之降则降,是其神之可使也。若以药剂治其内,而脏气不应,针艾治其外,而经气不应,此其神气已去,而无可使矣,虽竭力治之,终成虚废已尔,是即所谓不使也。"此指病势已很严重,病人的神气已经败坏,虽用药物针石治疗,但神气已不能发挥正常作用。使,用也。

[3] 针石,道也:吴昆注:"言用针石者,乃治病之道。道,犹法也。"

[4] 精神不进,志意不治:在此有精神衰微,志意散乱不定

之义。

[5] 精气弛（chí 持）坏，荣泣（sè 涩）卫除：即精气毁坏，营血涩少，卫气失去正常作用的意思。弛，弛同，毁坏也。《文记》河渠书："延道弛兮离常流。"注："河道皆弛坏。"泣，同涩。

[语译]　黄帝说：有的病人，经用药物、针灸等法治疗后，弄得形体弊坏，气血竭尽，但仍不见效，这是什么缘故呢？岐伯说：这是因为病人的神气已经败坏，已不能使那些治法发挥应有的作用。黄帝说：为什么不能发挥其应有作用呢？岐伯说：针石，是用以治病的方法。但用在精神已经毁坏，志意已经散乱不定的人身上，却不能发挥其应有的作用，所以病不愈。况且现在病人又是精坏神去，营卫已到不可收拾的地步了。这是为什么呢？主要是由于他生活上嗜欲无穷，精神上忧患不止，以致精气毁坏，营血涩少，卫气也失去正常的功能，所以神气去而病不愈。

[按语]　本节强调了疾病在治疗中神气的有无对病程转归的重要作用。这里所说的神气，是指维持生命活动的生生之机。文中指出，人之患病，是因神气虚衰，为邪所乘，而在治疗过程中，不论用任何治法，都必须通过人体的神气发挥作用。所以当神气已去的情况下，虽经治疗病亦难愈，即文中所谓"神不使"。

[原文]　帝曰：夫病之始生也，极微极精[1]，必先入结①于皮肤。今良工皆称曰病成，名曰逆，则针石不能治，良药不能及也。今良工皆得其法，守其数[2]，亲戚兄弟远近[3]音声日闻于耳，五色日见于目，而病不愈者，亦何暇②不早乎？岐伯曰：病为本，工为标，标本不得[4]，邪气不服，此之谓也。

[校勘]
① 入结：《太素》卷十九知汤药作"舍"。
② 何暇：新校正云："按别本暇一作谓。"《太素》卷十九知汤药作"可谓"。

[注释]
[1] 极微极精：此言疾病初起之时，非常精微。高士宗注：

"微,犹轻也;精,犹细也。"

[2]守其数:言医生应遵守治病的法度。吴昆注:"数,度也。"

[3]远近:偏义复词,言其近也。

[4]标本不得:此指医生的诊断、治疗与病情不相符合。

[语译] 黄帝说:病初生的时候,虽然非常精微难测,但必定是先侵袭结聚于皮肤。此时病在皮肤毫毛,是应该容易治疗的,但技术优良的医生一诊察,都说病已形成,而且病势严重,虽用针石、良药也不能治愈。现技术优良的医生也都能掌握治病的方法,遵守治病的法度,而病人又多是亲戚兄弟这样的亲近,他们的声音日闻于耳,五色日见于目,而病却治不好,为什么拖延而不给他早治疗呢?岐伯说:治病的时候,是病为本,医生为标,若医生的治法和病不一致,怎能征服邪气呢!所以病不愈。

[按语] 此节是承上文而言,病人平素因嗜欲无度,忧患不止而精气毁坏,感受外邪发病后,即与一般疾病不同,如文中所云"病成,名曰逆"。医生若不掌握这些情况,仍按常规处理,则"标本不得",故其病不愈。

[原文] 帝曰:其有不从毫毛而生,五脏阳①以竭也,津液充②郭[1],其魄独居[2],精孤于内,气耗于外[3],形不可与衣相保[4],此四极[5]急而动中,是气拒于内,而形施于外[6],治之奈何?岐伯曰:平治于权衡[7],去宛陈莝③[8],微动四极④,温衣,缪刺其处,以复其形。开鬼门,洁净府[9],精以时服,五阳已布,疏涤五脏⑤,故精自生,形自盛,骨肉相保,巨气[10]乃平。帝曰:善。

[校勘]

① 阳:新校正云:"按全元起本及《太素》阳作伤,义亦通。"今本《太素》卷十九知汤药同新校正。似以作"伤"义长。

② 充:《太素》卷十九知汤药作"虚"。

③ 陈莝:王冰注:"去宛陈莝,谓去积久之水物,犹如草莝之不可久留于身中也。全本作草莝。"新校正云:"按《太素》莝作

茎。"今本《太素》卷十九知汤药同新校正,接下读。若据《太素》之文,则应在"去宛陈"处断句,"莝"字疑为衍文。

④ 微动四极:《太素》卷十九知汤药作"微动中四亟"。朝鲜刻本作"是以微动四极"。

⑤ 温衣,缪刺其处,以复其形。开鬼门,洁净府,精以时服,五阳已布,疏涤五脏:《太素》卷十九知汤药作"湿衣缪处以复其形,开鬼门,洁静府,精以时,服五汤,有五疏,修五脏。"

[注释]

[1] 津液充郭:在此指水气充满于肌肤。郭,廓通,《说文》:"空也。"王冰注:"津液者,水也。"

[2] 魄独居:《类经》十二卷第十五注:"魄者阴之属,形虽充而气则去,故其魄独居也。"此处之魄,系指阴精而言。现水液停潴,充溢于皮肤,而阳气已竭,故云其魄独居。此句之文义与下句"精孤于内"同。

[3] 精孤于内,气耗于外:水液无气以化而停潴,是精中无气,故云精孤于内。证系阴盛阳虚,阴愈盛则阳愈虚,阳气虚少,故云气耗于外。

[4] 形不可与衣相保:高士宗注:"形体浮肿,不可与衣相为保合。"

[5] 四极:即四肢。

[6] 气拒于内,而形施于外:此言水肿病人,水寒之气格拒于内,形体因浮肿变易于外。施,易也。变易,改易之义。此与下文"以复其形"之"复"字,义正相对。

[7] 平治于权衡:即在治疗水肿时,应衡量揆度病情,予以平治。权衡,秤锤与秤杆,在此有权量揆度之义。

[8] 去宛陈莝(cuó 错):除掉水气的郁积,要像斩草一样而渐去之。宛,通郁,郁积。陈,陈久。莝,斩草。《太素》卷十九知汤药作"去宛陈"。注云:"宛陈,恶血聚也,有恶血聚刺去也。"

[9] 开鬼门,洁净府:指发汗与利小便两个治法。鬼门,即

汗孔;净府,即膀胱。王冰注:"开鬼门,是启玄府遣气也……洁净府,谓泻膀胱水去也。"

[10] 巨气:马莳注:"巨气,大气也,即正气也。"

[语译] 黄帝说:有的病不是由皮肤毫毛发生,而是由于五脏的阳气衰,水无气以化,致水气充满于皮肤,阴精独居于内,但有阴无阳,是精孤于内,阴盛阳衰,则阳耗于外,水气充溢于皮肤,其形体浮肿,不能穿着原来的衣服,四肢肿急,妨碍中气的升降而咳喘,像这种水气格拒于中,形体因浮肿而变易于外的病,应当怎样治疗呢?岐伯说:治疗这样的病,应当根据其病情,进行衡量揆度,加以平治,以驱除其体内水气的郁积,可以先轻微摇动其四肢,以流动阳气,穿温暖的衣服,以助肌表的阳气,使水气易行,然后用左取右,右取左的缪刺法,以去其大络之滞气,使水气去而形体恢复原来状态。亦可用发汗和利小便法,以逐水气,水气去则水精得以正常运行,五脏的阳气得以敷布,五脏的郁积也得以疏通涤除,这样,精气自会生成,形体也会充盛,骨肉保持常态,正气也恢复正常了。黄帝说:好。

[按语] 本节叙述了水肿的病理与治疗。文中指出,水肿的形成是由于"五脏阳已竭",即由于阳气虚衰,水无气以化,致水气停潴而充溢于肌肤。并指出治疗水肿的原则是"去宛陈莝",即应祛除停潴的水液。至于具体治法,文中一方面针对水肿为阳气虚衰的病理特点而采用"微动四极"、"温衣"、"缪刺"等方法,以通畅其阳气而消除其凝滞,一方面提出"开鬼门,洁净府"的治法,即通过发汗和利小便以排除积水。这些治水肿的方法,对后世的启发颇大。

玉版论要篇第十五

新校正云:按全元起本在第二卷。

本篇以论述色脉揆度奇恒为主题,认为这些内容至关重要,应"著之玉版",故篇名玉版论要篇。

[提要] 本篇主要论述了揆度奇恒的重要意义,并对面部五色及脉象的某些变化与所主病情逆从、预后等方面的有关内容,也作了一定的介绍。

[原文] 黄帝问曰:余闻《揆度》、《奇恒》[1],所指不同,用之奈何? 岐伯对曰:《揆度》者,度病之浅深也。《奇恒》者,言奇①病也。请②言道之至数[2],《五色》、《脉变》、《揆度》、《奇恒》[3],道在于一[4]。神转不回,回则不转,乃失其机[5],至数之要,迫近以微[6],著之玉版,命曰合③玉机[7]。

[校勘]
① 奇:此后《太素》卷十五色脉诊有"恒"字。
② 请:新校正云:"按全元起本请作谓。"
③ 合:本文与玉机真脏论篇同,惟多此"合"字。疑衍。

[注释]
[1]《揆度(kuí duó 奎刴)》、《奇恒》:古书名。
[2]"至数":重要的道理,在此当指色脉的内容。至,极、最。数,理也。
[3]《五色》、《脉变》、《揆度》、《奇恒》:马莳注:"《五色》、《脉变》、《揆度》、《奇恒》,俱古经篇名。"
[4] 道在于一:注家解释不一,如马莳注:"凡《五色》、《脉变》、《揆度》、《奇恒》,其经虽异,而其道则归于一,一者何也? 以人之有神也。"认为这些古经的内容,虽然所指不同,但其道理则一。王玉川云:"一,统一,同一。人体脏气活动与自然界四时阴阳五行的运动,能否协调统一,是区别病与不病的关键,也是《揆度》、《奇恒》的最终的理论准则。脉要精微论云:'微妙在脉,不可不察,察之有纪,从阴阳始,始之有经,从五行生,生之有度,四时为宜,补泻勿失,与天地如一,得一之情,以知死生。'这段话,正是'道在于一'的具体解释。"认为色脉的变化,应与自然界四时阴阳五行的运动相应。我们认为,色脉的变化虽多,但其道理

则一,即是神。

[5] 神转不回,回则不转,乃失其机:注家解释不一,如马莳注:"前篇移精变气论有得神者昌;汤液醪醴论有神去之而病不愈;八正神明论有血气者人之神,不可不谨养;上古天真论有形与神俱而尽终其天年,则知神者人之主也,有此神而运转于五脏,必不至于有所回。回者,却行而不能前也。设有所回,必不能运转矣,此乃自失其机也。"神,此指人体之神。王冰注:"血气者,神气也。八正神明论曰:血气者,人之神,不可不谨养也。夫血气应顺四时,递迁囚王,循环五气,无相夺伦,是则神转不回也。回,谓却行也。然血气随王,不合却行,却行则反常,反常则回而不转也。回而不转,乃失生气之机矣。何以明之?夫木衰则火王,火衰则土王,土衰则金王,金衰则水王,水衰则木王,终而复始循环,此之谓神转不回也。若木衰水王,水衰金王,金衰土王,土衰火王,火衰木王,此之谓回而不转也。然反天常轨,生之何有耶!"此指血气为人之神,而血气应顺四时而旺。今姑从马注。

[6] 至数之要,迫近以微:指至理的要领,浅而易见的是色脉,而其微妙处却在于神。

[7] 玉机:王冰注:"玉机,篇名也。"按本节自"道之至数"至"著之玉版"一段文字,亦见于玉机真脏论篇。

[语译] 黄帝问道:我听说《揆度》、《奇恒》的诊法,可以运用于多方面,但所指不同,怎样运用呢?岐伯说:《揆度》,是揣测衡量疾病的浅深。《奇恒》,是说的异于正常的病。请让我谈谈诊病的至理,《五色》、《脉变》、《揆度》、《奇恒》等,虽然所指不同,但道理只有一个,那就是神。神机在人体运转不息,向前而不却退,如果退却,人就失去生生之机了,所以诊病的至理,浅显易见的是色脉,而其微妙之处却在于神,请把这些道理写在玉版上,名为合玉机。

[按语] 本节内容,虽以论诊色脉为主,实际却强调了神的

重要作用。神,指人体生生之机,色脉的变化是神气的外现,故色脉均贵有神,如果色脉无神,是人体生生之机已经绝灭,病也就十分危重了。

[原文] 容^①色见上下左右,各在其要^[1]。其色见浅者,汤液主治,十日已^[2]。其见深者,必齐主治^②,二十一日已^[3]。其见大深者,醪酒主治,百日已^[4]。色夭面脱^③,不^④治,百日尽已^[5],脉短气绝死^[6],病温虚甚死^[7]。

[校勘]

① 容:新校正云:"按全元起本容作客。"《太素》卷十五色脉诊亦作"客"。观王冰注似亦当作"客"。疑形近而误。

② 必齐主治:《札迻》卷十一云:"必齐主治,于文为不顺矣。窃谓此篇'必齐'对'汤液'、'醪醴'为文。汤液醪醴论'必齐毒药'对'镵石针艾'为文,汤液醪醴论'必齐毒药'……此云汤液主治者,治以五谷之汤液;火齐主治者,治以和煮之毒药也。"

③ 脱:《太素》卷十五色脉诊作"兑"。

④ 不:此后《太素》卷十五色脉诊有"为"字。

[注释]

[1] 容色见上下左右,各在其要:王冰注:"容色者,他气也。如肝木部内,见赤黄白黑色,皆谓他气也。余脏率如此例。"此指面色的变化出现于上下左右(指某脏所主部位,出现逆常的颜色),应分别诊察其主疾病的浅深顺逆。在,察也。《礼记》:"食上,必在视寒暖之节。"

[2] 其色见浅者,汤液主治,十日已:色浅者,其病亦浅,故仅用五谷之汤液以调养之,一般为十天可愈。

[3] 其见深者,必齐主治,二十一日已:颜色较深的,则其病亦较重,故须用药物以治之,一般为二十一天可愈。齐,同剂,即方剂。

[4] 其见大深者,醪酒主治,百日已:颜色深重的,则其病亦深重,故须用醪酒以运行其营卫,通调其经脉。一般的需一百天

始愈。醪酒,即以五谷酿成的浊酒。

[5] 色夭面脱,不治,百日尽已:色夭面脱,指面色枯槁无神,面部瘦削,多为神气已去之征,属不治之证,在一百天后死亡。《类经》十二卷第十四注:"色夭面脱者,神气已去,故不可治,百日尽则时更气易,至数尽而已。上节言病已,此言命已也,不可混看。"

[6] 脉短气绝死:《类经》十二卷第十四注:"脉短气绝者,中虚阳脱也,故死。"

[7] 病温虚甚死:吴昆注:"病温之人,精血虚甚,则无阴以胜温热,故死。"

[语译]　面部五色的变化,出现于上下左右,应分别诊察其主病之浅深顺逆。色浅的病亦轻浅,用汤液治之,病十天可愈。色深的病亦较重,用药物治之,病二十一天可愈。色深重的病亦深重,须用醪酒治之,病一百天可愈。面色枯槁无神,面容瘦削的,为神气已去,不可治也,一百天后死亡。脉短而气欲绝的,为中虚阳脱,必死。温热病而精血虚甚的,为阴竭,亦必死。

[按语]　关于本节之病愈,死亡之日数,高士宗注释较详,兹摘录以供参考。如云:"十日已者,十干之天气周,而病可已……二十日,则十干再周,二十一日,再周环复,其病可已……百日则十干十周,气机大复也……尽已,气血皆终也。"

[原文]　色见上下左右,各在其要。上为逆,下为从[1]。女子右为逆,左为从;男子左为逆,右为从[2]。易,重阳死,重阴死[3]。阴阳反他①[4],治在权衡相夺[5],《奇恒》事也②,《揆度》事也。

[校勘]
① 阴阳反他:新校正云:"按阴阳应象大论云:阴阳反作。"《类经》十二卷第十四改为"阴阳反作",注云:"反作,如四气调神论所谓反顺为逆也,逆则病生矣。"

② 也:此后《太素》卷十五色脉诊有"阴阳反他"四字。

[注释]

[1] 上为逆,下为从:此谓其色向上移行的,为病势方盛,所以为逆;其色向下移行的,为病势已衰,所以为顺。如《灵枢》五色篇云:"其色上行者病益甚,其色下行如云彻散者病方已。"

[2] 女子右为逆……右为从:此指女子为阴,右亦为阴,故色见于右侧为逆,见于左侧为顺;左为阳,男子亦为阳,故色见于左侧为逆,见于右侧为顺。

[3] 易,重阳死,重阴死:易,变易,指变更了常道。男子色见于右侧为从,如色见于左侧,是阳人(男为阳)色见于阳位,故为重阳;女子色见于左侧为从,如色见于右侧,是阴人(女为阴)色见阴位,故为重阴。重阴重阳均属危证。

[4] 阴阳反他:吴昆注:"反他,谓不由常道,反而从逆也。"此指男女阴阳之色相反。

[5] 治在权衡相夺:指阴阳反他之病,应衡量其病情,随其所宜而予以适当的处治。相夺,在此有将其逆反现象,调之使平之意。夺,削除,强取。

[语译] 面色见于上下左右,应分别诊察其主病的浅深逆顺。色向上移行的为逆,向下移行的为顺;女子色见于右侧的为逆,见于左侧的为顺;男子色见于左侧的为逆,见于右侧的为顺。其色变更常道,反顺为逆,男子色见于左,是为重阳,重阳者死。女子色见于右,是为重阴,重阴者死。这种阴阳相反的病,应衡量其病情,予以适当的治疗,调之使平。这是属于《奇恒》与《揆度》中所论述的内容。

[原文] 搏脉痹躄,寒热之交[1]。脉孤为消气[2],虚泄为夺血①[3]。孤为逆,虚为从[4]。行《奇恒》之法,以太阴始[5]。行所不胜曰逆,逆则死;行所胜曰从,从则活[6]。八风四时之胜,终而复始[7],逆行一过,不复可数[8]。论要毕矣。

[校勘]

① 脉孤为消气,虚泄为夺血:《太素》卷十五色脉诊作"脉孤

为消,虚为泄,为夺血"。

[注释]

[1] 搏脉痹躄(bì 必),寒热之交:《类经》十二卷第十四注:"搏脉者,搏击于手也,为邪盛正衰,阴阳乖乱之脉。故为痹为躄,为或寒或热之交也。痹,顽痹也。躄,足不能行也。"

[2] 脉孤为消气:脉孤,指毫无冲和胃气之真脏脉。消气,指阳气耗损。高士宗注:"脉者,气血之先,脉孤则阳气足损,故为消气。孤,谓弦钩毛石,少胃气也。"

[3] 虚泄为夺血:虚泄,指脉虚而搏动无力。夺血,阴血受到损伤。

[4] 孤为逆,虚为从:脉孤,为阳气已消,阳气消者不易复,故为逆;脉虚,为阴血受损,阴血损者可渐生,故为从。

[5] 行《奇恒》之法,以太阴始:指运用《奇恒》论中之诊法,应从诊察手太阴气口脉入手。因为肺朝百脉,故可由气口处诊得邪正的盛衰及气血的虚实。马莳注:"凡欲行《奇恒》篇之法,自太阴始。盖气口成寸,以决死生,故当于此部而取之。"

[6] 行所不胜曰逆,逆则死;行所胜曰从,从则活:此指五脏配五行及其生克关系。行所不胜,即克我者,如肝病见肺脉,肺病见心脉,见此者,其病为逆,故死;行所胜,即我克者,如肝病见脾脉,脾病见肾脉,见此者,其病为顺,故生。

[7] 八风四时之胜,终而复始:此言四时正常气候。吴昆注:"八风,八方之风。四时,春夏秋冬也。胜,各以所王之时而胜也。终而复始,主气不变也。言天之常候如此。"

[8] 逆行一过,不可复数:此言四时气候失常。《素问经注节解》注:"如时气反常,风行乖逆,猝然而过,既无相胜之序,更何终始之可数,而奇恒之变所由起,所谓回则不转也"。

[语译] 脉来搏击于指下,为邪盛正虚之象,其所主或为痹证,或为足不能行,或为寒,或为热。无胃气的孤脉,主阳气耗损;搏动无力的虚脉,主阴血被伤。见孤脉者,病情为逆,预后多

不良;见虚脉者,病情为从,预后多良好。要运用《奇恒》的诊法,
应从诊察手太阴经之寸口脉入手。如见已所不胜的脉象,病情
为逆,预后多不良;见已所胜的脉象,病情为从,预后多良好。自
然界八风在四时各以其所旺之时而胜,有正常规律,终而复始。
假如四时的气候失常,就无法按正常规律来推断了。《揆度》、
《奇恒》等论述的要领,大体有这些。

[按语]　上节从容色方面诊察其异常变化,本节从脉象方
面诊察其异常变化。示人从色脉揆度邪正、阴阳、气血的盛衰,
判断疾病的逆从,并在逆从之间察其神之存亡。这也就是文中
所谓《揆度》、《奇恒》,道在于一"的主要精神。

诊要经终论篇第十六

新校正云:按全元起本在第二卷。

本篇以论述诊病要道及十二经脉之终为重点,故篇名诊要经终论。

[提要]　本篇主要内容有:

一、论述一年十二个月天地阴阳之气的盛衰及人气所在。
四时针刺时应注意浅深轻重,以免因误刺损伤脏气。

二、指出"凡刺胸腹,必避五脏",及误刺中伤五脏所致的
恶果。

三、列举了十二经脉之气终绝的症状。

[原文]　黄帝问曰:诊要何如? 岐伯对曰:正月、二月,天气
始方,地气始发,人气在肝[1]。三月、四月,天气正方,地气定发,
人气在脾[2]。五月、六月,天气盛,地气高,人气在头[3]。七月、
八月,阴气始杀,人气在肺[4]。九月、十月,阴气始冰,地气始闭,
人气在心[5]。十一月、十二月,冰复,地气合,人气在肾[6]。

[注释]

[1]　正月、二月……人气在肝:《素问经注节解》注:"方,犹
言初动,天气初动于上,地气应之而发生也。盖春居四时之先,

正月二月为一岁之首,天地之气,至此萌生发之机,而为化化生生之始也。"人气在肝,指在人则肝主春,故正月、二月人气在肝。

[2]三月、四月……人气在脾:王冰注:"天气正方,以阳气明盛,地气定发,为万物华而欲实也。然季终土寄而王,土又生于丙,故人气在脾。"人气在脾一句,义颇费解,姑引王注,以供参考。

[3]五月、六月……人气在头:五月、六月,正当盛夏之时,天气盛,地气升,此时阳升已极,故人气在头。高,在此为上升的意思。

[4]七月、八月,阴气始杀,人气在肺:七月、八月,由夏转秋,天地之气,由阳而转阴,秋气肃杀,故云阴气始杀,肺主秋金,故人气在肺。

[5]九月、十月……人气在心:吴昆注:"去秋入冬,阴气始凝,地气始闭,阳气在中,人以心为中,故人气在心。"《素问经注节解》注:"秋尽冬初,收敛归藏,天地之气,由阳返阴,人心之火,尽摄合而还于心,故云人气在心也。"本段之"人气在心"句,义颇费解,姑引吴、姚之注以供参考。

[6]十一月、十二月……人气在肾:十一月、十二月,为严冬季节,冰凝气伏,地气密闭,肾主冬,故人气在肾。复,《集韵》"重也。"在此可引申为厚义。

[语译] 黄帝问道:诊病的要领是什么呢?岐伯回答说:正月、二月,天之升发之气始动,地气也应之始发,此时人气在肝。三月、四月,天之阳气正盛,地气正应万物华茂而欲结实之时,此时人气在脾。五月、六月,天气极盛,地气上升,此时人气在头。七月、八月,阴气开始肃杀,此时人气在肺。九月、十月,阴气渐盛,开始结冰,地气开始闭藏,此时人气在心。十一月、十二月,冰冻坚厚,地气密闭,此时人气在肾。

[按语] 本节根据天人相应的道理,论述自然界的阴阳盛

衰和寒暑更移与人体的关系,并指出在不同时令的不同气候中,分别应于人的不同脏器和部位,即把天气、地气、人气结合起来,以示在诊治疾病中,应注意这些变化。

至于文中之"人气在肝"等内容,与金匮真言论,四时刺逆从论等篇之义不同,可能系古代另一学派的理论,其中如"人气在心"等,义颇费解,在语译中,只是作了顺文释义,并于注释中引数家注语,以供参考。

[原文] 故春刺散俞,及与分理[1],血出而止,甚者传气,间者环也①[2]。夏刺络俞,见血而止,尽气闭环,痛病必下[3]。秋刺皮肤,循理,上下同法,神变而止[4]。冬刺俞窍于②分理,甚者直下,间者散下[5]。

[校勘]

① 环也:新校正云:"按《太素》环也作环已。"据文义作"环已"义长。

② 于:此前《甲乙》卷五第一上有"及"字。

[注释]

[1] 春刺散俞,及与分理:张志聪注:"盖春气生升于外,故当于散俞溪谷之间而浅刺之,血出则脉气通而病止矣。"散俞,有三说:王冰注:"散俞,谓间穴。分理,谓肌肉分理。"所谓间穴,系指十二经脉在肘膝关节以下除五俞穴以外之穴位。新校正云:"按四时刺逆从论云:春气在经脉。此散俞即经脉之俞也。"马莳指为经俞,或本于此。《类经》二十卷第十九注:"此散俞者,即诸经之散穴也。"不知孰是,待考。

[2] 甚者传气,间者环也:《类经》二十卷第十九注:"传,布散也。环,周也。病甚者,针宜久留,故必待其传气。病稍间者,但候其气行一周于身,约二刻许,可止针也。"甚者,指病重者而言,刺时宜久留针,待其气传;间者,指病稍轻者而言,刺时宜暂留其针,气周于身即可。

[3] 夏刺络俞……痛病必下:吴昆注:"络俞,诸经络脉之俞

穴也。夏宜宣泄，故必见血而止。尽气，尽其邪气也。闭环，扪闭其穴，伺其经气循环一周于身，约二刻许，则痛病必下，盖夏气在头，刺之而下移也。"络俞，指浅在络脉间的俞穴。

[4]秋刺皮肤……神变而止：秋时人气在肺，肺主皮毛，故秋刺皮肤。循理，指循肌肉的分理。上下同法，上指手经经脉，下指足经经脉；同法，谓手经与足经的刺法相同，神变而止，指刺时视病人神色较未刺前有所改变，即止针。

[5]冬刺俞窍于分理，甚者直下，间者散下：《类经》二十卷第十九注："孔穴之深者曰窍。冬气在髓中，故当深取俞窍于分理间也。"张志聪注："分理者，分肉之腠理，乃溪谷之会。溪谷属骨，而外连于皮肤，是以春刺分理者，外连皮肤之腠理也。冬刺俞窍于分理者，近筋骨之腠理也。盖冬气闭藏，而宜于深刺也。"甚者直下，指病重者应诊察出其病邪所在，直刺深入；间者散下，指病轻者应于其病邪所在，或左或右或上或下，散布其针而缓下之。

[语译]　所以春天应刺经脉的散俞及分肉之腠理，血出即止，病重的应久留针，使其气传布，然后出针，病稍轻的，留针的时间要短暂，候其经气循行一周于身后，始可出针。夏天应刺浅在于络脉间的俞穴，见血即止，待邪气尽散后，以手扪闭针孔，约在其经气循环一周于身时，病痛之气便下行而愈。秋天应刺皮肤，循其肌肉之分理而刺，手经和足经的刺法相同，至病人的神色较未刺前有所改变而止。冬天应深刺其俞穴于近筋骨的腠理，病重的，可于其邪气所在之处，直刺深入，病轻的，应于其邪气所在之处，或左或右或上或下散布其针，并缓下之。

[按语]　关于四时的刺法，除见于本文外，还见于水热穴论及四时刺逆从论等篇，应互相参阅。

[原文]　春夏秋冬，各有所刺，法其所在[1]。春刺夏分，脉乱气微，入淫骨髓，病不能愈，令人不嗜食，又且少气[2]。春刺秋分，筋挛，逆气环为咳嗽，病不愈，令人时惊，又且哭①[3]。春刺

冬分,邪气著藏,令人胀②,病不愈,又且欲言语[4]。

[校勘]

① 哭:《甲乙》卷五第一上作"笑",原校云:"一作哭。"

② 胀:此前《甲乙》卷五第一上有"腹"字。

[注释]

[1] 法其所在:此言春夏秋冬四时中,人气所在部位不同,刺法也有深浅不同,故刺时应根据人气所在,采取相应的刺法。

[2] 春刺夏分……又且少气:王冰注:"心主脉,故脉乱气微,水受气于夏,肾主骨,故入淫于骨髓也。心火微则胃土不足,故不嗜食而少气也。"

[3] 春刺秋分……又且哭:《类经》二十卷第十九注:"春刺皮肤是刺秋分也,肝木受气于秋,肝主筋,故筋挛也。逆气者,肝气上逆也。环,周也。秋应肺,故气周及肺,为咳嗽也。肝主惊,故时惊。肺主悲忧故又且哭。"

[4] 春刺冬分……又且欲言语:王冰注:"冬主阳气伏藏,故邪气著藏。肾实则胀,故刺冬分,则令人胀也。火受气于冬,心主言,故欲言语也。"著,《集韵》:"积也,或作贮。"邪气著藏,为邪气深入而贮藏于内。且欲言语,即说话多的意思。

[语译] 春夏秋冬,各有其相应的刺法,即根据人气所在,确定针刺的部位。如果春天刺了夏天的部位,将使心气受伤,而脉乱气微,致邪气深入,浸淫于骨髓,不但病不能愈,反因心火衰微,胃土失养而不思饮食,并且少气。春天刺了秋天的部位,将使肺气受伤。肝病则筋挛急,肝气上逆,环周及肺则咳嗽,不但病不能愈,反因肝气伤而时惊,肺气伤而欲哭。春天刺了冬天的部位,将使肾气受伤,致邪气深入而贮藏于内,使人胀满,不但病不能愈,而且使人多言。

[原文] 夏刺春分,病不愈,令人解堕[1]。夏刺秋分,病不愈,令人心中欲①无言,惕惕如人将捕之[2]。夏刺冬分,病不愈,令人少气,时欲怒[3]。

[校勘]

① 欲:新校正云:"《甲乙经》欲作闷。"今本《甲乙》卷五第一上同新校正。

[注释]

[1] 夏刺春分,病不愈,令人解(xiè 谢)堕:夏刺春天的部位,将伤其肝气,肝主筋,肝气不足,故全身懈堕无力。解,同懈。堕,通惰。

[2] 夏刺秋分……惕惕如人将捕之:《类经》二十卷第十九注:"夏刺秋分,伤其肺也,肺气不足,故令人欲无言。惕惕如人将捕之者,恐也。恐为肾之志,肺金受伤,病及其子,故亦虚而恐也。"惕惕,恐惧貌。

[3] 夏刺冬分……时欲怒:夏刺冬天的部位,则将伤其肾气,肾气伤则精虚不能化气,故令人少气。水亏不能涵木,故肝气急而时怒。

[语译] 夏天刺了春天的部位,将使肝气受伤,不但病不能愈,反因肝气伤而使人全身懈惰无力。夏天刺了秋天的部位,将使肺气受伤,不但病不能愈,反因肺气伤而心中不欲言语,自觉恐惧有如别人将要捕他一样。夏天刺了冬天的部位,将使肾气受伤,不但病不能愈,反因肾气伤而少气,水不涵木而时欲发怒。

[原文] 秋刺春分,病不已,令人惕然欲有所为,起而忘之[1]。秋刺夏分,病不已,令人益嗜卧,又且善梦[2]。秋刺冬分,病不已,令人洒洒时寒[3]。

[注释]

[1] 秋刺春分……起而忘之:《类经》卷二十第十九注:"秋刺春分,伤肝气也,心失其母则神有不足,故令人惕然,且善忘也。"

[2] 秋刺夏分……又且善梦:王冰注:"心气少则脾气孤,故令嗜卧。心主梦,神为之,故令善梦。"此言误刺而伤心气,心气伤则火不生土,脾虚故嗜卧。心虚则心神不安而多梦。

[3]秋刺冬分,病不已,令人洒洒时寒:张志聪注:"冬主闭藏,而反伤之,则血气内散,故令人寒栗也。"

[语译] 秋天刺了春天的部位,将使肝气受伤,不但病不能愈,反因肝气不能养心而心神不足,想要做什么事,起来却忘了。秋天刺了夏天的部位,将使心气受伤,不但病不能愈,反因火不生土,脾虚而嗜卧,心不藏神而多梦。秋天刺了冬天的部位,将使肾气受伤,不但病不能愈,反使肾气不藏,血气内散,而洒洒恶寒。

[原文] 冬刺春分,病不已,令人欲卧不能眠,眠而有见[1]。冬刺夏分,病不愈,令人①气上,发为诸痹[2]。冬刺秋分,病不已,令人善渴。

[校勘]

① 令人:原脱,据《甲乙》卷五第一上及前后文例补。

[注释]

[1]冬刺春分……眠而有见:《类经》二十卷第十九注:"肝藏魂,肝气受伤则神魂散乱,故令人欲卧不能眠,或眠而有见,谓怪异等物也。"

[2]冬刺夏分……发为诸痹:此言冬刺夏天的部位,将伤其心气,心主血脉,心气伤则脉气泄,邪气乘虚侵入,发为风寒湿诸痹。按:对"气上"的解释,注家的说法不一,如王冰、马莳、张志聪等均认为系脉气外泄,并引四时刺逆从论之"冬刺络脉,血气外泄,留为大痹"为证。吴昆认为"刺夏分而伤心火,则脾土失其母,脾虚故气上而为浮肿。"高士宗认为"气上者,阳因而上,开泄之意也。"上述诸说,未知孰是,姑从王注。

[语译] 冬天刺了春天的部位,将使肝气受伤,不但病不能愈,反因肝气受伤,体乏无力,神魂不安而欲卧,但又不能眠,合目则见怪异之物。冬天刺了夏天的部位,将使心气受伤,不但病不能愈,反因心气伤,血气外泄,邪气乘虚侵入而发为诸痹。冬天刺了秋天的部位,将使肺气受伤,不但病不能愈,反因肺气被

伤,病及其子,而肾水亏损,使人时常作渴。

[按语] 以上四节,叙述了由于四时误刺而导致的后果。告诫医者在针刺治病时,必须根据四时人气所在及病邪所在而予以相应的刺治,即前文所说的"春夏秋冬,各有所刺,法其所在"的原则。如果违反了这个原则,如春刺夏分、夏刺春分等,便是治非所宜,不应刺而刺,其后果不仅原来的病不能治愈,反会因误刺损伤了其他脏气,或导致邪气深入,使病情加剧或恶化。所以治病必须遵守一定的治疗原则,才能达到预期的效果。

[原文] 凡刺胸腹者,必避五脏。中心者环①死[1],刺中肝,五日死②,中脾者五日③死,中肾者七日④死,中肺者五日⑤死,中鬲者皆为伤中,其病虽愈,不过一岁必死[2]。刺避五脏者,知逆从也[3]。所谓从者,鬲与脾肾之处,不知者反之。刺胸腹者,必以布憿⑥著之[4],乃从单布上刺,刺之不愈复刺。刺针必肃,刺肿摇针,经刺勿摇,此刺之道也。

[校勘]

① 环:刺禁论、四时刺逆从论、《甲乙》卷五第一上均作"一日"。

② 刺中肝,五日死:原脱。刺禁论、四时刺逆从论、《甲乙》卷五第一上此后均有"刺中肝,五日死"一条。新校正云:此经阙刺中肝死日,刺禁论云:中肝五日死,其动为语。四时刺逆从论同也。"张介宾亦云:"此节止言四脏,独不及肝,必脱简耳。"今据补。

③ 五日:刺禁论、四时刺逆从论均作"十日"。《甲乙》卷五第一上作"十五日"。

④ 七日:刺禁论、四时刺逆从论均作"六日"。《甲乙》卷五第一上作"三日"。

⑤ 五日:刺禁论、四时刺逆从论、《甲乙》卷五第一上均作"三日"。

⑥ 憿:原作"憿"。新校正云:"按别本憿一作憿,又作撒。"

按憿音激,《集韵》:"疾也。"撆,音击,击也。于此义均不通。㩉,
《集韵》:"胫布也。"于原文义合,故从新校正引别本改。

[注释]

[1] 环死:顷刻即死。《札迻》卷十一云:"按环与还通。盖
中心死最速。还死者,顷刻即死也。《史记》天官书云:殃还至。
《索隐》:还音旋。旋,即也。"但也有人认为环,作循环解。言如
误刺中心,则于经气环行周身一周的时间死亡。吴昆注:"刺者
误中其心,则经气环身一周而人死矣。凡人一日一夜,营卫之
气,五十度周于身,以百刻计之,约二刻而经气循环一周也。"

[2] 中鬲者……不过一岁必死:《类经》二十卷第十九注:
"鬲膜,前齐鸠尾,后齐十一椎,心肺居于鬲上,肝肾居于鬲下,脾
居于下,近于鬲间,鬲者,所以鬲清浊,分上下而限五脏也。五脏
之气,分主四季,若伤其鬲,则脏气阴阳相乱,是为伤中,故不出
一年死。"

[3] 刺避五脏者,知逆从也:此言针刺时能避开五脏的,是
因为他知道逆和从。从是指知避五脏。逆,是指不知应避五脏。

[4] 必以布㩉(jiǎo 矫)著之:指刺胸腹时必须用布巾覆盖。
目的是为了护胸腹遮风寒。㩉,《集韵》:"胫布也。"在此有布巾
之意。著,被服也。

[语译] 凡针刺胸腹部时,必须要避开五脏,假若误中五脏
会造成不良后果,如刺中心脏顷刻死;刺中肝,五天死;刺中脾脏
五天死;刺中肾脏七天死;刺中肺脏五天死;刺中膈膜,会使脏气
阴阳相乱,虽当时可愈,但不过一年必死。所说刺胸腹时要避开
五脏,主要是知道针刺的逆从,也就是哪些部位可以刺,哪些部
位应避开不刺。所谓从,是指知道膈膜与脾肾等所在之处避而
不刺,如果不了解而误刺,就是逆。刺胸腹部时,应先用布巾覆
盖其处,然后从布巾上进针,如果刺一次病不愈,可以再刺。针
刺治病时,必须严肃安静,以候其气,刺肿时应摇针,以扩大其
窍,而泻其邪,刺经脉病时不可摇针,以免针气外泄,这些都是针

刺的法则。

［按语］ 本节指出"凡刺胸腹者必避五脏"，及误刺而中伤五脏所导致的恶果。刺胸腹必避五脏，是针刺时所必须严格遵守的事，违反了便会造成严重后果。至于刺中五脏的死期，其理颇难理解，还有待于临床实践中去验证。

［原文］ 帝曰:愿闻十二经脉之终奈何？岐伯曰:太阳之脉,其终[1]也戴眼[2]反折瘛疭[3],其色白,绝汗[4]乃出,出则死矣。少阳终者,耳聋,百节皆纵[5],目睘绝系①[6],绝系②一日半死,其死也色先青白,乃死矣。阳明终者,口目动作[7],善惊妄言,色黄,其上下经盛[8],不仁③则终矣。少阴终者,面黑齿长而垢[9],腹胀闭,上下不通而终矣。太阴终者,腹胀闭不得息,善噫善呕,呕则逆,逆则面赤,不逆则上下不通,不通则面黑皮毛焦而终矣[10]。厥阴终者,中热嗌干,善溺心烦,甚则舌卷卵[11]上缩而终矣。此十二经之所败[12]也。

［校勘］

① 目睘绝系:《灵枢》终始篇作"目系绝"。《甲乙》卷二第一上作"目橐系绝"。原校云:"一作睘,一本无此字。"据文义似应作"目睘系绝"为是。

② 绝系:《灵枢》终始篇作"目系绝"。《甲乙》卷二第一上作"系绝"。似以《甲乙》为是。

③ 不仁:《灵枢》终始篇、《甲乙》卷二第一上均作"而不行",连上句读。

［注释］

［1］终:尽的意思,在此指经脉之气尽。

［2］戴眼:目睛上视不能转动。

［3］反折瘛(qì气又读 chì 赤)疭(zòng 纵):即角弓反张,四肢抽搐。反折,身背向后反张。瘛,筋脉拘急。疭,筋脉弛缓。手足时缩时伸,抽动不止为瘛疭。

［4］绝汗:王冰注:"绝汗,谓汗暴出如珠而不流,旋复

干也。"

[5] 百节皆纵：即遍体关节均弛缓。《类经》十八卷第九十七注："胆者筋其应，少阳气绝，故百节皆纵也。"纵，《说文》："缓也。"

[6] 目睘（qióng 穷）绝系：两目直视如惊而目系绝。睘，亦作"瞏"，《说文》："目惊视也。"王冰注："谓直视如惊貌。"

[7] 口目动作：《类经》十八卷第九十七注："手足阳明之脉，皆挟口入目，故为口目动作，而牵引歪斜也。"

[8] 其上下经盛：指阳明经脉所循行的上而面目颈项，下而足跗等部位的经脉，均出现脉动躁盛，此乃胃气已败之象。

[9] 齿长而垢：指因齿龈萎缩而显齿长多垢。《甲乙》卷二第一上云："肉濡而却，故齿长而垢"。

[10] 太阴终者……不通则面黑皮毛焦而终矣：吴昆注："脾主行气于三阴，肺主治节而降下，脾肺病则升降之气皆不行，故令腹胀而闭塞。凡升降之气一吸一呼谓之一息，腹胀闭则升降难，故不得息。既不得息，则惟噫呕可以通之，故善噫呕，又逆而面赤也。若不逆则否塞于中，肺气在上而不降，脾气在下而不升，上下不相交通，不通则土气实，肾水受邪，故面黑，手太阴为肺主皮毛，故令皮毛焦。"

[11] 卵：此指睾丸。

[12] 败：王冰注："谓气终尽而败坏也。"

[语译]　黄帝说：我想听听十二经气绝是怎样的？岐伯说：太阳经脉，其气绝时，病人两目上视，目睛不能转动，角弓反张，手足抽搐，面色发白，出绝汗，绝汗出即死亡。少阳经脉之气绝，病人耳聋，遍体骨节弛缓无力，两目直视如惊，此乃目系绝的，一天半即死，其死的时候，面色先见青白，便死亡了。阳明经脉之气绝，病人口眼牵引歪斜，时时发惊，胡言乱语，面色发黄，当阳明经脉上下所循行的部位都出现脉动躁盛，及皮肉麻木不仁时，就要死亡。少阴经脉之气绝，病人面色黑，齿长而多垢，

腹部胀闭，如上下不相通，就要死亡。太阴经脉之气绝，病人腹胀而闭塞，呼吸困难，时时噫气，呕吐，呕则气上逆，气上逆则面赤，如果气不上逆，则气痞塞于中而上下不通，气上下不通则面色发黑，皮毛枯焦，就要死亡。厥阴经脉之气绝，病人觉得胸中发热而咽干，时时小便，心烦，严重的则舌卷睾九上缩，就要死亡。以上就是十二经脉之气终绝而败坏的情况。

[按语] 本节叙述了十二经脉之气绝的症状。此段文字亦见于《灵枢》终始篇。另外，《灵枢》经脉篇有五阴气绝，与本节之三阴经气绝之意略同，可以互参。

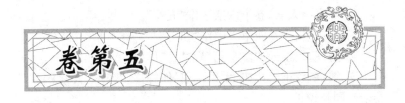

卷第五

 脉要精微论篇第十七

新校正云：按全元起本在第六卷。

本篇主要讨论了四诊方面的具体内容，并着重论述了脉诊的要点。由于脉诊具有非常精湛微妙的道理，故篇名脉要精微论。

[提要]　本篇主要内容有：

一、望色、闻声以察内脏病变。

二、举例说明问诊辨病及产生各种梦境的原因。

三、说明脉诊的时间、脉象与四时的关系及多种疾病的脉象。

四、尺肤诊的具体分部。

[原文]　黄帝问曰：诊法何如？岐伯对曰：诊法常以平旦[1]，阴气未动，阳气未散，饮食未进，经脉未盛，络脉调匀，气血未乱，故乃可诊有过之脉①。切脉动静而视精明[2]，察五色，观五脏有余不足，六府②[3]强弱，形之盛衰，以此参伍[4]，决死生之分。

夫脉者，血之府也[5]，长则气治③[6]，短则气病[7]，数则烦心，大则病进，上盛则气高④，下盛则气胀[8]，代则气衰[9]，细⑤则气少，涩则心痛[10]，浑浑[11]革革⑥[12]至如涌泉，病进而危⑦；弊弊⑧绵绵⑨[13]其去如弦绝者⑩[14]死。

[校勘]

① 有过之脉：《脉经》卷一第二作"过此非也"，《千金》卷一

第四作"非其时不用也"。

② 六府:《太素》卷十六杂诊作"五府"。

③ 治:《甲乙》卷四第一中作"和"。

④ 高:新校正云:"按全元起本'高'作'鬲'。"

⑤ 细:新校正云:"按《太素》'细'作'滑'。"今本《太素》十六卷杂诊同新校正。

⑥ 革革:原作"革",据《甲乙》卷四第一中、《脉经》卷一第十三、《千金》卷二十八第四补。与"浑浑"一致,为叠音词。

⑦ 危:原作"色",与下文"弊"字连读,文义不明,据《甲乙》卷四第一中、《脉经》卷一第十三、《千金》卷二十八第四改。

⑧ 弊弊:原作"弊",据新校正引《甲乙》、《脉经》卷一第十三、《千金》卷二十八第四改。与下文"绵绵"一致,为叠音词。

⑨ 绵绵:《甲乙》卷四第一中、《脉经》卷一第十三、《千金》卷二十八第四均作"绰绰"。《甲乙》原校云:"一本作绵绵。"

⑩ 者:原无,据《甲乙》卷四第一中、《脉经》卷一第十三、《千金》卷二十八第四补。

[注释]

[1] 诊法常以平旦:平旦,即清晨。《类经》五卷第一注:"平旦者,阴阳之交也。阳主昼,阴主夜,阳主表,阴主里。凡人身营卫之气,一昼一夜五十周于身。昼则行于阳分,夜则行于阴分,迨至平旦,复皆会于寸口……故诊法当于平旦初寤之时。"

[2] 精明:指目之精光。《素问经注节解》注:"盖人一身之精神,皆上注于目,视精明者,谓视目精之明暗,而知人之精气也。"

[3] 六府:王冰、张介宾、张志聪等,均认为指脏腑之腑。《太素》作"五府",杨上善注:"五府谓头、背、腰、膝、髓五府者也。"刘衡如云:"六府为下文所举:①脉者血之府;②头者精明之府;③背者胸中之府;④腰者肾之府;⑤膝者筋之府;⑥骨者髓之府。得强则生,失强则死。《吴注素问》云:'此五府而前文云六,

误也。'皆忘尚有'脉者血之府'一段。"两义均通,今从后说。

[4] 参伍:异同对比的意思。《类经》五卷第一注:"夫参伍之义,以三相较谓之参,以伍相类谓之伍,盖彼此反观,异同互证,而必欲搜其隐微之谓。如《易》曰:参伍以变,错综其数……即此谓也。"

[5] 脉者,血之府也:经脉为血液会聚之处。王冰注:"府,聚也。言血之多少,皆聚见于经脉之中也。"

[6] 长则气治:长脉如循长竿,首尾端直,超过本位。长则气帅血行,气血和平,故气得治。

[7] 短则气病:短脉首尾俱短,不及本位。短则不及,故为气病。

[8] 上盛则气高,下盛则气胀:本文所谓上下,诸家说法不一,王冰、张介宾、张志聪认为上为寸,下为尺;吴崑以为"脉之升者为上","脉之降者为下";马莳以为寸为上,关为下。《素问识》云:"诸家以上下为寸尺之义,而《内经》有寸口之称,无分三部而为寸关尺之说,乃以《难经》以降之见读斯经,并不可从。此言上下者,指上部下部之诸脉。详见三部九候论。"今从此说。上部脉盛,乃气壅于上,故气上逆而喘呼;下部脉盛,乃气壅于下,故气滞而胀满。高,气上逆而喘。《类经》六卷第二十一注:"气高者,喘满之谓。"

[9] 代则气衰:《太素》卷十六杂诊注:"久而一至为代。"王冰注:"代脉者,动而中止,不能自还。"代则气不相续,故为气衰。

[10] 涩则心痛:涩脉艰涩而不滑利,为气滞血少,不能养心,故心痛。

[11] 浑浑:《广雅》释训:"大也。"此指大脉而言,与上文"大则病进"义合。

[12] 革革(jíjí 吉吉):脉来急速状。革,《礼记》檀弓:"若疾革。"

[13] 弊弊绵绵:脉来隐约不显微细无力之状。弊,隐也。

又弊弊,与瞥瞥音近,或为之假借,瞥瞥,大奇论:"脉至如火薪然。"王冰注:"瞥瞥不定其形。"《病源》卷四虚劳阴萎候云:"诊其脉,瞥瞥如羹上肥,阳气微。"与此义近。绵绵,王冰注:"言微微似有,而不甚应手也。"

[14] 去如弦绝者死:形容脉象如弦断绝而不复至,为气血衰竭,生机已尽,故主死。王冰注:"如弦绝者,言脉卒断如弦之绝去也。"又,王玉川云:"脉去如弦绝者,当是《金匮要略》五脏风寒积聚篇所谓'肝死脏,浮之弱,按如索不来,或曲如蛇行者死'。"可参。

[语译]　黄帝问道:诊脉的方法是怎样的呢？岐伯回答说:诊脉通常是以清晨的时间为最好,此时人还没有劳于事,阴气未被扰动,阳气尚未耗散,饮食也未曾进过,经脉之气尚未充盛,络脉之气也很匀静,气血未受到扰乱,因而乃可以诊察出有病的脉象。在诊察脉搏的动静变化的同时,还应观察目之精明,以候神气,诊察五色的变化,以审脏腑之强弱虚实及形体的盛衰,相互参合比较,以判断疾病的吉凶转归。

脉是血液会聚的所在。长脉为气血流畅和平,故为气治;短脉为气不足,故为气病;数脉为热,热则心烦;大脉为邪气方张,病势正在向前发展;上部脉盛,为邪壅于上,可见呼吸急促,喘满之症;下部脉盛,是邪滞于下,可见胀满之病;代脉为元气衰弱;细脉,为正气衰少;涩脉为血少气滞,主心痛之症。脉来大而急速如泉水上涌者,为病势正在进展,且有危险;脉来隐约不现,微细无力,或如弓弦猝然断绝而去,为气血已绝,生机已断,故主死。

[按语]　本节提出的"诊法常以平旦","气血未乱,乃可诊有过之脉"之说,虽是脉诊法中的一个要点,但若不是平旦的时候,如果病者气血尚没有受到内外因的刺激,也可诊得较真实的病脉,故不可拘泥于平旦。正如明代汪机所说:"若遇有病则随时皆可以诊,不可以平旦为拘也。"

[原文] 夫精明五色者^①，气之华也。赤欲如帛^②裹朱[1]，不欲如赭；白欲如鹅羽，不欲如盐^③；青欲如苍璧之泽[2]，不欲如蓝；黄欲如罗裹雄黄[3]，不欲如黄土；黑欲如重漆色，不欲如地苍^④[4]。五色精微象见矣[5]，其寿不久也。夫精明者，所以视万物，别白黑，审短长。以长为短，以白为黑，如是则精衰矣。

[校勘]

① 夫精明五色者：刘衡如云："按上文'视精明，察五色'，精明与五色对举，然后分别解释。下文既有'夫精明者'一段，专释精明，与之相对，此间自当有'夫五色者'一段，专释五色。详审上下文义，知'五色'前'精明'二字为衍。观注，知衍已在王冰之前，故王氏不得不曲为之解。"吴考槃亦认为"精明"二字为"下文'精明'的误重。"此说可参。

② 帛：原作白，据《太素》卷十六杂诊，《脉经》卷五第四、《千金》卷二十八第十改。

③ 白欲如鹅羽，不欲如盐：《甲乙》卷一第十五"鹅羽"作"白璧之泽"，原校云："一云鹅羽。"《太素》卷十六杂诊作"白欲如白璧之泽，不欲如垩也。一曰白欲如鹅羽，不欲如盐"。

④ 地苍：《甲乙》卷一第十五作"炭"。《太素》卷十六杂诊作"炭也。一曰如地青"。

[注释]

[1] 帛裹朱：形容白中透红，而又不显露于外，如帛包着朱砂一样。帛，丝织品；朱，朱砂。

[2] 苍璧之泽：形容色泽青而明润如青玉。

[3] 罗裹雄黄：形容黄色如丝包裹着雄黄，黄而明润。罗是丝织品，轻软而细密。

[4] 地苍：形容色青黑晦暗而无光泽。《类经》六卷第三十注："地之苍黑，枯暗如尘。"

[5] 五色精微象见矣：指五脏之真色显露于外，已无藏蓄，是一种凶兆。吴昆注："精微象见，言真元精微之气，化作色相，

毕现于外更无藏蓄,是真气脱也,故寿不久。"又王玉川云:"于鬯《香草窗续校书》云:'此精微二字侧而不平,与他文言精微者独异。微,盖衰微之义。精微者,精衰也。下文云:以长为短,以白为黑,如是则精衰矣。彼明出精衰二字,精衰与精微正相照应,亦上下异文同义之例也。篇名题脉要精微,义本于此。脉要精微者,犹诊要经终也。经终者,谓十二经脉之终。精微二字义侧,犹经终二字义侧矣。'按下云'言而微',微亦衰也。于鬯此说,颇有见地。"此说亦颇可参。

[语译] 精明见于目,五色现于面,这都是内脏的精气所表现出来的光华。赤色应该像帛裹朱砂一样,红润而不显露,不应该像赭石那样,色赤带紫,没有光泽;白色应该像鹅的羽毛,白而光泽,不应该像盐那样白而带灰暗色;青色应该青而明润如璧玉,不应该像蓝色那样青而带沉暗色;黄色应该像丝包着雄黄一样,黄而明润,不应该像黄土那样,枯暗无华;黑色应该像重漆之色,光彩而润,不应该像地苍那样,枯暗如尘。假如五脏真色暴露于外,这是真气外脱的现象,人的寿命也就不长了。目之精明是观察万物,分别黑白,审察长短的,若长短不明,黑白不清,这是精气衰竭的现象。

[原文] 五脏者,中之守①也[1],中盛脏②满,气胜伤恐[2]者③,声如从室中言,是中气之湿也[3]。言而微,终日乃复言者,此夺气也。衣被不敛,言语善恶,不避亲疏者,此神明之乱也。仓廪不藏者,是门户不要也[4]。水泉不止[5]者,是膀胱不藏也。得守者生,失守者死。夫五脏[4]者,身之强也[6]。头者精明之府[7],头倾视深[8],精神将夺矣。背者胸中之府[9],背曲肩随⑤,府将坏矣。腰者肾之府,转摇不能,肾将惫矣。膝者筋之府[10],屈伸不能,行则偻附⑥[11],筋将惫矣。骨者髓之府[12],不能久立,行则振掉⑦,骨将惫矣。得强则生,失强则死。

岐伯曰⑧:反四时者,有余为精⑨,不足为消[13]。应太过,不足为精;应不足⑩,有余为消[14]。阴阳不相应,病名曰关格[15]。

[校勘]

① 守:新校正云:"按《甲乙经》及《太素》'守'作'府'。"今本《甲乙》卷六第十一、《太素》卷十六杂诊均同新校正。

② 脏:《太素》卷十六杂诊无。

③ 气胜伤恐者:《太素》卷十六杂诊作"气伤恐"。《素问释义》云:"五字衍文。"《素问识》云:"者字当在言下。"

④ 五脏:《吴注素问》改作"五府"。

⑤ 肩随:《医学纲目》作"肩垂"。

⑥ 附:新校正云:"按别本'附'一作'跗',《太素》作'跗'。"今本《太素》卷十六杂诊同新校正。按:作"俯"义长。

⑦ 振掉:《甲乙》卷六第十一作"掉栗"。《太素》卷十六杂诊作"掉标"。

⑧ 岐伯曰:此前无问话,而有岐伯曰,文不通。详自"岐伯曰"至"名曰关格"三十九字,与前文义亦难合,疑他文错简,似应在玉机真脏论"五脏受气"之前。

⑨ 精:刘衡如云:"疑两'精'字,均当作'积',与'消'相对为文,二字繁体相近致误。王冰注'邪气胜精',疑原作'邪气盛积',与'血气消损'为对文。因正文'积'作'精',后人遂改注之'盛积'为'胜精'以曲解之。"

⑩ 应不足:《太素》卷十六杂诊无此三字。

[注释]

[1] 五脏者,中之守也:中,里也。脏为阴,属里,故曰中。守,职守。盖谓五脏主藏精神,各有一定职守。王冰注:"身形之中,五神安守之所也。"《素问经注节解》注:"腑为阳,属表,脏为阴,属里。惟属里故曰中。守者,注云五神安守之所,是矣。"

[2] 气胜伤恐:王冰注:"气胜,谓胜于呼吸而喘息变易也。夫腹中气盛,肺脏充满,气胜息变,善伤于恐。"

[3] 是中气之湿也:《太素》卷十六杂诊注:"中气得湿,上冲胸嗌,故使声重如室中言也。"

[4] 仓廪不藏者,是门户不要也:脾胃为仓廪之官,故仓廪实指脾胃。门户,指肛门。要,约束的意思。说明脾胃不能藏纳水谷精气,中气失守,可出现泄利不禁的病变。

[5] 水泉不止:即小便不禁。《太素》卷十六杂诊注:"水泉,小便也。"

[6] 五脏者,身之强也:《太素》卷十六杂诊注:"五脏藏神,藏神为身主,故是身之强也。"

[7] 头者精明之府:人身精气,上会于头,神明上出于目,故头为精明之府。

[8] 头倾视深:形容头低垂不能举,两目深陷凝视而无神的样子。

[9] 背者胸中之府:背为脏俞所系,内悬五脏,故为五脏之府。胸中,此处指五脏。马莳注:"胸在前,背在后,而背悬五脏,实为胸中之府。"

[10] 膝者筋之府:此与筋会于阳陵之义同。膝为大筋会聚之处。《太素》卷十六杂诊注:"身之大筋聚结于膝。"

[11] 行则偻附:形容曲腰附物移步的样子。吴昆注:"偻,曲其身也;附,不能自步,附物而行也。"

[12] 骨者髓之府:髓藏于骨中,故骨为髓之府。

[13] 反四时者,有余为精,不足为消:王冰注:"夫反四时者,诸不足皆为血气消损。诸有余皆为邪气胜精也。"《类经》六卷第二十二注:"此言四时阴阳脉之相反者,亦为关格也。禁服篇曰:'春夏人迎微大,秋冬寸口微大,如是者,命曰平人。'以人迎为阳脉而主春夏,寸口为阴脉而主秋冬也。若其反者,春夏气口当不足而反有余,秋冬人迎当不足而反有余,此邪气之有余,有余者反为精也。春夏人迎当有余而反不足,秋冬寸口当有余而反不足,此血气之不足,不足者日为消也。"王玉川云:"盖有余不足皆指脉言,有余指脉大,不足指脉小。消谓正气消沉,精谓邪甚。《吕氏春秋》勿躬云:'自蔽之精者也。'注云:'精,甚也。'

王注'邪气胜精'之说,乃望文生义,不可从也。又,此篇所谓有余不足,是人迎寸口对比诊脉法,故下文云'阴阳不相应,病名曰关格。'《类经》注引《灵枢》禁服为说,与本篇原文相证,若合符节。"此说颇有道理,今从之。

[14] 应太过······有余为消:《类经》六卷第二十二注:"如春夏人迎应太过,而寸口之应不足者,反有余而为精;秋冬寸口应太过,而人迎之应不足者,反有余而为精,是不足者为精也。春夏寸口应不足,而人迎应有余者,反不足而为消;秋冬人迎不足,而寸口应有余者,反不足而为消,是有余者为消也。应不足而有余者,邪之日胜;应有余而不足者,正必日消。"

[15] 关格:此指阴阳气血不相顺从,而关格不通之病,非指上为呕吐下为大小便不通之关格病。王冰注:"阴阳之气不相应合,不得相营,故曰关格也。"

[语译] 五脏主藏精神在内,故为中之守。如果邪盛于中,脏气壅满,气胜而喘,善伤于恐,讲话声音重浊不清,如在室中说话一样,这是中气失权而有湿邪所致。语声低微而气不接续,语言不能相继者,这是正气被劫夺所致。衣服不知敛盖,言语不知善恶,不辨亲疏远近的,这是神明错乱的现象。脾胃不能藏纳水谷精气而泄利不禁的,是中气失守,肛门不能约束的缘故。小便不禁的,是膀胱不能闭藏的缘故。若五脏功能正常,得其职守者则生;若五脏精气不能固藏,失其职守则死。五脏精气充足,为身体强健之本。头为精明之府,若见到头部低垂,目陷无光的,是精神将要衰败。背悬五脏,为胸中之府,若见到背弯曲而肩下垂的,是胸中脏气将要败坏。肾位居于腰,故腰为肾之府,若见到不能转侧摇动,是肾气将要衰惫。膝是筋会聚的地方,所以膝为筋之府,若屈伸不能,行路要曲身附物,这是筋的功能将要衰惫。骨为髓之府,不能久立,行则振颤摇摆,这是髓虚,骨的功能将要衰惫。若脏气强固的,尚可以治愈;若脏气不强固的,乃是死亡的征象。

岐伯说:脉气与四时阴阳之气相反的,诸有余皆为邪气盛的表现,诸不足皆为血气消损的表现。根据时令变化,脏气当旺脉气应有余,却反见不足的,这是邪气胜于正气;脉气应不足,却反见有余的,这是正不胜邪,邪气盛,而血气消损。这种阴阳不相顺从,气血不相营运,邪正不相适应而发生的疾病名叫关格。

[原文] 帝曰:脉其①四时动奈何? 知病之所在奈何? 知病之所变奈何? 知病乍在内奈何? 知病乍在外奈何? 请问此五②者,可得闻乎? 岐伯曰:请言其与天运转③[1]也。万物之外,六合之内[2],天地之变,阴阳之应,彼春之暖,为夏之暑,彼秋之忿④,为冬之怒[3],四变之动,脉与之上下[4]。以春应中规,夏应中矩,秋应中衡,冬应中权[5]。是故冬至四十五日,阳气微上,阴气微下;夏至四十五日,阴气微上,阳气微下。阴阳有时,与脉为期,期而相失,知⑤脉所分,分之有期[6],故知死时。微妙在脉,不可不察,察之有纪,从阴阳始[7],始之有经,从五行生[8],生之有度,四时为数⑥,循数⑦勿失,与天地如一[9],得一之情⑧,以知死生。是故声合五音[10],色合五行[11],脉合阴阳。

[校勘]

① 其:《甲乙》卷四第一作"有"。

② 五:《太素》卷十四四时脉诊作"六"。注曰:"六,谓六问,此中唯有五问,当是脱一'问'也。"萧延平按:"据本篇下经文'此六者,持脉之大法',应作'六'。"

③ 转:此后原衍"大"字,据《太素》卷十四四时脉诊及王冰注删。

④ 忿:王冰注:"忿,一为急。"《太素》卷十四四时脉诊同王冰注。

⑤ 知:《吴注素问》、《类经》五卷第九均作"如"。

⑥ 数:原作"宜",《太素》卷十四四时脉诊作"数"。于韵为叶,于义亦长,据改。

⑦ 循数:原作"补泻",《太素》卷十四四时脉诊作"循数"。

以前后文例与文义证之,《太素》为是,故据改。

⑧ 情:元刻本、道藏本、周对峰本、朝鲜刻本均作"精"。《太素》卷十四四时脉诊作"诚"。

[注释]

[1] 其与天运转:指人体气机的运动变化,应合于天气阴阳运转变化的情况。《太素》卷十四四时脉诊注:"人身合天,故请言人身与天合气转运之道也。"

[2] 万物之外,六合之内:泛指天地之间。六合,指四方上下。

[3] 彼秋之忿,为冬之怒:由秋气之劲急,变为冬气之寒杀。《注解伤寒论》伤寒例云:"秋忿为冬怒,从肃而至杀也。"忿、怒,在此以喻秋气与冬气。

[4] 脉与之上下:脉随四时阴阳的变化而浮沉。马莳注:"盖四时有变,而吾人之脉将随之而上下耳。上下者,浮沉也。"

[5] 春应中规,夏应中矩,秋应中衡,冬应中权:此处之规、矩、权、衡是四季脉象的形容词。中,合的意思;规,为圆之器;矩,为方之器;衡,为秤杆;权,秤锤。王冰注:"春脉较弱,轻虚而滑,如规之象,中外皆然,故以春应中规;夏脉洪大,兼之滑数,如矩之象,可正平之,故以夏应中矩;秋脉浮毛,轻涩而散,如称衡之象,高下必平,故以秋应中衡;冬脉如石,兼沉而滑,如称权之象,下远于衡,故以冬应中权也。"

[6] 期而相失,知脉所分,分之有期:期而相失,指春规、夏矩、秋衡、冬权不合于度,其脉不能与四时相适应。知脉所分,指五脏之脉,各有所属,脉有四时之分。分之有期,指脉搏的变化随四时衰旺变化各有其一定的时间。《类经》五卷第九注:"期而相失者,谓春规、夏矩、秋衡、冬权不合于度也。如脉所分者,谓五脏之脉,各有所属也。分之有期者,谓衰王各有其时也,知此者则知死生之时也。"

[7] 察之有纪,从阴阳始:指诊察脉象有一个纲纪,即先从

辨别阴阳开始。

[8] 始之有经,从五行生:诊脉之阴阳本始,有十二经脉,十二经脉与五行有密切的关系。《太素》卷十四四时脉诊注:"阴阳本始,有十二经脉也,十二月经脉,从五行生也……脉从五行生,木生二经,足厥阴、足少阳也。火生四经,手少阴、手太阳、手厥阴、手少阳也。土生二经,足太阴、足阳明也。金生二经,手太阴、手阳明也。水生二经,足少阴、足大(音义俱同太)阳也。此为五行生十二经脉。"

[9] 循数勿失,与天地如一:遵循四时阴阳的变化规律,使人体的气机,不得与之相失,则人体的阴阳变化,自能与自然界协调统一。循,遵也。数,规律的意思。

[10] 声合五音:指声和音可互相应合。声即呼、笑、歌、哭、呻五声;五音即角、徵、宫、商、羽。

[11] 色合五行:指五色配五行。五色,青、黄、赤、白、黑。青为木色,黄为土色,白为金色,赤为火色,黑为水色。

[语译] 黄帝问道:脉象是怎样应四时的变化而变动的呢?怎样从脉诊上知道病变的所在呢?怎样从脉诊上知道疾病的变化呢?怎样从脉诊上知道病忽然发生在内部呢?怎样从脉诊上知道病忽然发生在外部呢?请问这五个问题,可以讲给我听吗?岐伯说:让我讲一讲人体的阴阳升降与天运之环转相适应的情况。万物之外,六合之内,天地间的变化,阴阳四时与之相应。如春天的气候温暖,发展为夏天的气候暑热,秋天的劲急之气,发展为冬天的寒杀之气,这种四时气候的变化,人体的脉象也随着变化而升降浮沉。春脉如规之象;夏脉如矩之象;秋脉如秤衡之象;冬脉如秤权之象。四时阴阳的情况也是这样,冬至到立春的四十五天,阳气微升,阴气微降;夏至到立秋的四十五天,阴气微升,阳气微降。四时阴阳的升降是有一定的时间和规律的,人体脉象的变化,亦与之相应,脉象变化与四时阴阳不相适应,即是病态,根据脉象的异常变化就可以知道病属何脏,再根据脏气

的盛衰和四时衰旺的时期,就可以判断出疾病和死亡的时间。四时阴阳变化之微妙,都在脉上有所反映,因此,不可不察;诊察脉象,有一定的纲领,就是从辨别阴阳开始,结合人体十二经脉进行分析研究,而十二经脉应五行而有生生之机;观测生生之机的尺度,则是以四时阴阳为准则;遵循四时阴阳的变化规律,不使有失,则人体就能保持相对平衡,并与天地之阴阳相互统一;知道了天人统一的道理,就可以预决死生。所以五声是和五音相应合的;五色是和五行相应合的;脉象是和阴阳相应合的。

[原文] 是知阴盛则梦涉大水恐惧;阳盛则梦大火燔灼①;阴阳俱盛则梦相杀毁伤②;上盛则梦飞;下盛则梦堕;甚饱则梦予;甚饥则梦取;肝气盛则梦怒[1];肺气盛则梦哭③[2];短虫[3]多则梦聚众;长虫[4]多则梦相击毁伤④。

[校勘]

① 灼:《甲乙》卷六第八,《灵枢》淫邪发梦篇均作"炳",《病源》卷四虚劳喜梦候作"蒸"。

② 毁伤:《灵枢》淫邪发梦篇、《病源》卷四虚劳喜梦候均无此二字。

③ 哭:《灵枢》淫邪发梦篇、《病源》卷四虚劳喜梦候均作"恐惧哭泣飞扬";《甲乙》卷六第八作"哭泣恐惧飞扬";《千金》卷一第四作"恐惧哭泣"。新校正云:"'详是知阴盛则梦涉大水恐惧'至此,乃《灵枢》之文,误置于斯,仍少心脾肾气盛所梦。"此说似是。

④ 短虫多则梦聚众,长虫多则梦相击毁伤:新校正云:"详此二句,亦不当出此,应他经脱简文也"。此说似是。

[注释]

[1] 肝气盛则梦怒:肝之志为怒,故肝气盛则梦怒。

[2] 肺气盛则梦哭:肺之志为悲,故肺气盛则梦悲哀而哭。

[3] 短虫:即蛲虫等体短之寄生虫。

[4] 长虫:即蛔虫等体长之寄生虫。

[语译] 阴气盛则梦见渡大水而恐惧；阳气盛则梦见大火烧灼；阴阳俱盛则梦见相互残杀毁伤；上部盛则梦飞腾；下部盛则梦下堕；吃的过饱的时候，就会梦见送食物给人；饥饿时就会梦见去取食物；肝气盛，则做梦好发怒气，肺气盛则做梦悲哀啼哭；腹内短虫多，则梦众人集聚；腹内长虫多则梦打架损伤。

[原文] 是故持脉有道，虚静为保①[1]。春日浮，如鱼之游在波②；夏日在肤，泛泛乎[2]万物有余；秋日下肤，蛰虫将去；冬日在骨，蛰虫周密，君子居室。故曰：知内者按而纪之，知外者终而始之[3]。此六者，持脉之大法。

[校勘]
① 保：《甲乙》卷四第一下作"宝"。按：保、宝古通用。
② 波：《太素》卷十四四时脉诊作"皮"。

[注释]
[1] 虚静为保：诊脉时一定要虚心静气心无杂念，精神集中，才能保证诊察准确。

[2] 泛泛乎：形容浮盛而满溢的样子。吴昆注："泛泛然充满于指。"

[3] 知内者按而纪之，知外者终而始之：要知道内部脏气的情况，可按脉以分辨其脏腑虚实之病。要知道体表经气的情况，可从经脉循行的经络上加以诊察。《类经》五卷第九注："内言脏气，脏象有位，故可按而纪之；外言经气，经脉有序，故可终而始之。"

[语译] 所以诊脉是有一定方法和要求的，必须虚心静气，才能保证诊断的正确。春天的脉应该浮而在外，好像鱼浮游于水波之中；夏天的脉在肤，洪大而浮，泛泛然充满指下，就像夏天万物生长的茂盛状态；秋天的脉处于皮肤之下，就像蛰虫将要伏藏；冬天的脉沉在骨，就像冬眠之虫闭藏不出，人们也都深居简出一样。因此说：要知道内脏的情况，可以从脉象上区别出来；要知道外部经气的情况，可从经脉循行的经络上诊察而知其

终始。春、夏、秋、冬、内、外这六个方面，乃是诊脉的大法。

[原文] 心脉搏①坚而长[1]，当病舌卷不能言；其耎而散者，当消渴②自已[2]。肺脉搏①坚而长，当病唾血；其耎而散者，当病灌汗[3]，至令不复散发也③[4]。肝脉搏①坚而长，色不青④，当病坠若搏，因血在胁下，令人喘逆；其耎而散色泽[5]者，当病溢饮，溢饮者，渴暴多饮，而易⑤入肌皮肠胃之外也。胃脉搏①坚而长，其色赤，当病折髀[6]；其耎而散者，当病食痹⑥[7]。脾脉搏①坚而长，其色黄，当病少气；其耎而散，色不泽者，当病足骱⑦肿，若水状也。肾脉搏①坚而长，其色黄而赤者，当病折腰；其耎而散者，当病少血，至令不复也⑧。

[校勘]

① 搏：《甲乙》卷四第一中、《太素》卷十五五脏脉诊均作"揣"。

② 消渴：原作"消环"，虽王冰作"言其经气，如环之周，当其火王，自消散也"之解，但义甚遇曲。《甲乙》卷四第一中、《脉经》卷六第三、《太素》卷十五五脏脉诊均作"消渴"。《甲乙》原校云："《太素》作'烦'。"足证"环"字误，当以《甲乙》、《脉经》、《太素》文义长，今据改。

③ 至令不复散发也：《太素》卷十五五脏脉诊注无"散发"二字。据下文肾条"至令不复"语，疑衍"散发"二字。令，《脉经》卷六第七作"今"字。

④ 色不青：《读素问钞》作"其色青。"

⑤ 易：《甲乙》卷四第一中原校云："一本作溢。"《脉经》卷六第一、《千金》卷十一第一均作"溢"。《素问校勘记》云："溢字是。"

⑥ 痹：此后《甲乙》卷四第一中有"痛髀"二字。《太素》卷十五五脏脉诊有"膑痛"二字。《脉经》卷六第六、《千金》卷十六第一均有"髀痛"二字。

⑦ 骱：《脉经》卷六第五、《千金》卷十五第一均作"骭"。

⑧ 至令不复也：令，金刻本、四库本均作"今"。《脉经》卷六第九、《千金》卷十九第一均无此五字。

[注释]

[1] 搏坚而长：脉象搏击指下，坚劲有力而长。

[2] 消渴自已：《太素》卷十五五脏脉诊注："消渴以有胃气，故自已。"

[3] 灌汗：形容汗出如水浇灌。《素问经注节解》注："灌汗者，汗出浸淫，有如浇灌。"

[4] 不复散发也：吴昆注："不能更任发散也。"姑从此义。

[5] 色泽：即颜色鲜泽的意思。形容水肿病浮肿，面目颜色鲜泽。

[6] 折髀：形容股骨部疼痛如折。髀，即股骨部。

[7] 食痹：病名。指食后不能消化，闷痛气逆，必吐出乃止的一种疾病。《太素》卷十五五脏脉诊注："胃虚不消水谷，故食积胃中，为痹而痛。"

[语译]　心脉坚而长，搏击指下，为心经邪盛，火盛气浮，当病舌卷而不能言语；其脉软而散的，当病消渴，待其胃气来复，病自痊愈。肺脉坚而长，搏击指下，为火邪犯肺，当病痰中带血；其脉软而散的，为肺脉不足，当病汗出不止，在这种情况下，不可再用发散的方法治疗。肝脉坚而长，搏击指下，其面色当青，今反不青，知其病非由内生，当为跌坠或搏击所伤，因瘀血积于胁下，阻碍肺气升降，所以使人喘逆；如其脉软而散，加之面目颜色鲜泽的，当发溢饮病，这是溢饮病口渴暴饮，因水不化气，而水气容易流入肌肉皮肤之间、肠胃之外所引起。胃脉坚而长，搏击指下，面色赤，当病髀痛如折；如其脉软而散的，则胃气不足，当病食痹。脾脉坚而长，搏击指下，面部色黄，乃脾气不运，当病少气；如其脉软而散，面色不泽，为脾虚，不能运化水湿，当病足胫浮肿如水状。肾脉坚长，搏击指下，面部黄而带赤，是心脾之邪盛侵犯于肾，肾受邪伤，当病腰痛如折；如其脉软而散者，当病精

血虚少,使身体不能恢复健康。

[原文] 帝曰①:诊得心脉而急,此为何病? 病形何如? 岐伯曰:病名心疝[1],少腹当有形也。帝曰:何以言之? 岐伯曰:心为牡脏[2],小肠为之使[3],故曰少腹当有形也。帝曰:诊得胃脉,病②形何如? 岐伯曰:胃脉实则胀,虚则泄。帝曰:病成而变何谓? 岐伯曰:风成为寒热③[4],瘅成为消中[5],厥成为巅疾[6],久风为飧泄,脉④风成为疠[7],病之变化,不可胜数。帝曰:诸痈肿筋挛骨痛,此皆安生? 岐伯曰:此寒气之肿[8],八风之变也。帝曰:治之奈何? 岐伯曰:此四时之病,以其胜治之愈也[9]。

[校勘]

① 帝曰:新校正云:"详'帝曰至以其胜治之愈',全元起本在汤液篇。"

② 病:《太素》卷十六杂诊作"疝"。

③ 风成为寒热:《甲乙》卷八第一上作"风感则为寒热"。

④ 脉:《太素》卷十六杂诊作"贼",义长。

[注释]

[1] 心疝:病名。疝有痛意。此处当指小肠疝气而言。《圣济总录》卷九十四心疝云:"夫脏病必传于腑,今心不受邪,病传于腑,故小肠受之,为疝而痛,少腹当有形也。世之医者,以疝为寒湿之疾,不知心气之厥,亦能为疝。心疝者,当兼心气以治之。"

[2] 心为牡脏:牡属阳性。心属火而居膈上,所以叫牡脏。

[3] 小肠为之使:心与小肠相表里,所以称小肠为心之使。

[4] 风成为寒热:一指风邪致病,多为恶寒发热的寒热病;一指虚劳寒热之病。《素问识》云:"寒热,盖虚劳寒热之谓。即后世所称风劳。"两义皆通。

[5] 瘅成为消中:瘅是热的意思。积热之久,热燥津伤,就会发展为善食而易饥的中消病。

[6] 厥成为巅疾:巅,在此同癫,《太素》作"癫"可证,即癫痫

病。气逆上而不已，就会形成上实下虚的癫痫病。吴昆注："巅癎同，古通用。气逆上而不已，则上实而下虚，故令忽然癫仆，今世所谓五痫是也。"

[7] 脉风成为疠：疠即疠风。风毒伤人血脉会成为疠风病。风论云："风寒客于脉而不去，名曰疠风。"《太素》卷十六杂诊注："贼风入腠不泄成极变为疠，亦之谓大疾，眉落鼻柱等坏之也。"

[8] 寒气之肿：寒气之聚结。肿，钟也，《释名》释疾病："寒热气所钟聚也。"

[9] 以其胜治之愈也：即根据五行生克的规律，以其胜制之气味治之就会痊愈。张志聪注："以胜治之者，以五行气味之胜治之而愈也。如寒淫于内，治以甘热。如东方生风，风生木，木生酸，辛胜酸之类。"

[语译] 黄帝说：诊脉时，其心脉劲急，这是什么病？病的症状是怎样的呢？岐伯说：这种病名叫心疝，少腹部位一定有形征出现。黄帝说：这是什么道理呢？岐伯说：心为阳脏，心与小肠为表里，今心病传于腑，小肠受之，为疝而痛，小肠居于少腹，所以少腹当有病形。黄帝说：诊察到胃脉有病，会出现什么病变呢？岐伯说：胃脉实则邪气有余，将出现腹胀满病；胃脉虚则胃气不足，将出现泄泻病。黄帝说：疾病的形成及其发展变化又是怎样的呢？岐伯说：因于风邪，可变为寒热病；瘅热既久，可成为消中病；气逆上而不已，可成为癫痫病；风气通于肝，风邪经久不愈，木邪侮土，可成为飧泄病；风邪客于脉，留而不去则成为疠风病；疾病的发展变化是不能够数清的。黄帝说：各种痈肿、筋挛、骨痛的病变，是怎样产生的呢？岐伯说：这都是因为寒气聚集和八风邪气侵犯人体后而发生的变化。黄帝说：怎样进行治疗呢？岐伯说：由于四时偏胜之邪气所引起的病变，根据五行相胜的规律确定治则去治疗就会痊愈。

[原文] 帝曰：有故病五脏发动[1]，因伤脉色，各何以知其久暴至之病乎？岐伯曰：悉乎哉问也！征[2]其脉小色不夺[3]者，

新病也;征其脉不夺其色夺者,此久病也;征其脉与五色俱夺者,此久病也;征其脉与五色俱不夺者,新病也。肝与肾脉并至,其色苍赤,当病毁伤,不见血,已见血①;湿若中水也②。

[校勘]

① 不见血,已见血:《素问释义》云:"六字疑衍文。"

② 肝与肾脉并至……湿若中水也:此二十五字,《吴注素问》将其移于上文"至令不复也"句下。

[注释]

[1] 有故病五脏发动:故病,指宿疾,五脏发动,指触感新邪。《类经》六卷第三十六注:"有故病,旧有宿病也。五脏发动,触感而发也。"

[2] 征:验,或审的意思。

[3] 夺:有"失"或"衰"的意思。

[语译] 黄帝说:有旧病又有五脏感触外邪而得的新病,都会影响到脉色而发生变化,怎样区别它是久病还是新病呢?岐伯说:你问的很详细啊!只要验看它的脉虽小而气色却失于正常的,乃是久病;验看它的脉象与气色均失于正常状态的,也是久病;验看它的脉象与面色都不失于正常的,乃是新病。脉见沉弦,是肝脉与肾脉并至,若面现苍赤色的,是因为有毁伤瘀血所致,而外部没有见血,或外部已见血;若非此证,则是由于湿邪或水邪所致。

[原文] 尺内[1]两傍,则季胁也,尺外[2]以候肾,尺里[3]以候腹。中①附上[4],左[5]外以候肝,内以候鬲;右[5]外以候胃,内以候脾。上附上[4],右外以候肺,内以候胸中;左外以候心,内以候膻中。前以候前,后以候后[6]。上竟上者[7],胸喉中事也;下竟下者[7],少腹腰股膝胫足②中事也。

[校勘]

① 中:原属上读,《类经》五卷第二、《素问直解》均改为从下属,《素问校勘记》云:"中字应下属。"从改。

② 足:《甲乙》卷四第一下无。

[注释]

[1] 尺内:指尺泽部的内侧。尺,此指尺泽部,属于诊尺肤的部位。《太素》卷十五五脏脉诊注:"从关至尺泽为尺也。"

[2] 尺外:指尺泽部外侧。

[3] 尺里:当指尺泽部的中间处。《太素》卷十五五脏脉诊注:"自尺内两中间。"

[4] 中附上、上附上:将尺肤(自肘关节至腕关节的皮肤)部分为三段,则靠掌部者为上段,靠肘部者为下段,中间者为中段。中附上,当指中段。上附上,当指上段。

[5] 左、右:指左右手。下左、右同。

[6] 前以候前,后以候后:指尺肤部的前面,即臂内阴经之分,以候胸腹部的病;尺肤部的后面,即臂后阳经之分,以候背部的病。《太素》卷十五五脏脉诊注:"当此尺里跗前以候胸腹之前,跗后以候背后。"

[7] 上竟上者,下竟下者:上竟上者,当指尺肤部上段直达鱼际处;下竟下者,当指尺肤部下段直达肘横纹处。王冰注:"上竟上,至鱼际也;下竟下,谓尽尺之动脉处也。"

[语译]　尺肤部的下段,两手相同,内侧候于季胁部,外侧候于肾脏,中间候于腹部。尺肤部的中段、左臂的外侧候于肝脏,内侧候于膈部;右臂的外侧候于胃腑,内侧候于脾脏。尺肤部的上段,右臂外侧候于肺脏,内侧候于胸中;左臂外侧候于心脏,内侧候于膻中。尺肤部的前面,候身前即胸腹部;后面,候身后即背部。从尺肤上段直达鱼际处,主胸部与喉中的疾病;从尺肤部的下段直达肘横纹处,主少腹、腰、股、膝、胫、足等处的疾病。

[按语]　对本节经文,有两种解释:杨上善与王冰认为是按诊尺肤分部;马莳与张介宾等,认为是按诊寸口(即寸口脉的寸关尺)分部。《素问识》云:"王注:尺内,谓尺泽之内也。此即诊

尺肤之部位。平人气象论云:尺涩脉滑,尺寒脉细。王注亦云:谓尺肤也。邪气脏腑病形篇云:善调尺者,不待于寸。又云:夫色脉与尺之相应,如桴鼓影响之相应也。论疾诊尺篇云:尺肤泽。又云:尺肉弱。十三难云:脉数尺之皮肤亦数,脉急尺之皮肤亦急。《史记》仓公传亦云:切其脉,循其尺。仲景曰:按寸不及尺。皆其义也……明是尺即谓臂内一尺之部分,而决非寸、关、尺之尺也。寸口分寸,关、尺三部,仿于《难经》,马、张诸家,以寸、关、尺之尺释之,与经旨差矣。"丹波氏的分析,确有道理。

[原文] 粗大[1]者,阴不足阳有余,为热中也。来疾去徐,上实下虚,为厥巅①疾;来徐去疾,上虚下实,为恶风[2]也。故中恶风者,阳气受也②。有脉俱沉细数者,少阴厥[3]也;沉细数散者,寒热也;浮而散者,为眴仆[4]。诸浮不③躁者皆在阳,则为热;其有④躁者在手⑤,诸细而沉者皆在阴,则为骨痛;其有静者在足。数动一代者,病在阳之脉也,泄及便脓血⑥。诸过者切之,涩者阳气有余也,滑者阴气有余也。阳气有余为身热无汗,阴气有余为多汗身寒,阴阳有余则无汗而寒。推而外之,内而不外[5],有心腹积也。推而内之,外而不内[6],身⑦有热也。推而上之,上而不下⑧[7],腰足清也。推而下之,下而不上⑨[8],头项痛也。按之至骨,脉气少者,腰脊痛而身⑩有痹也。

[校勘]

① 巅:《甲乙》卷四第一中、《太素》卷十五五脏脉诊均作"癫"。

② 故中恶风者,阳气受也:《太素》卷十五五脏脉诊无此九字。

③ 不:《太素》卷十五五脏脉诊作"而"。

④ 有:《太素》卷十五五脏脉诊作"右"。

⑤ 手:《太素》卷十五五脏脉诊作"左手"。

⑥ 泄及便脓血:《甲乙》卷四第一中无此五字。

⑦ 身:《甲乙》卷四第一中作"中"。《太素》卷十五五脏脉

诊无。

⑧ 上而不下：《甲乙》卷四第一中作"下而不上"。

⑨ 下而不上：《甲乙》卷四第一中作"上而不下"。

⑩ 身：此后《太素》卷十五五脏脉诊有"寒"字。

[注释]

[1] 粗大：指洪大脉，王冰注："谓脉洪大也。"乃阳热有余之脉。

[2] 恶风：即疠风病。高士宗注："恶风，疠风也。"

[3] 少阴厥：指少阴肾气逆之阳厥病。

[4] 眴仆：头眩而仆倒一类的疾病。王冰注："头弦而仆倒也。"

[5] 推而外之，内而不外：就是浮取不见，而沉取脉则沉而不浮。马莳注："此言脉之偏于内外者，其证异也，按指于皮肤之间，宜乎脉之浮也，但沉而不浮，则内而不外。"推，求或取的意思。外、内，指脉之浮沉言。

[6] 推而内之，外而不内：脉沉取不显，浮取则浮数，是病在外而不在内。马莳注："按指于筋骨之间，宜乎脉之沉也，但浮而不沉，则外而不内。"

[7] 推而上之，上而不下：《类经》六卷第二十一注："凡推求于上部，然脉止见于上，而下部则弱，此以有升无降，上实下虚。"

[8] 推而下之，下而不上：《类经》六卷第二十一注："凡推求于下部，然脉止见于下，而上部则亏，此以有降无升，清阳不能上达。"

[语译] 脉象洪大的，是由于阴精不足而阳有余，故发为热中之病。脉象来时急疾而去时徐缓，这是由于上部实而下部虚，气逆于上，多好发为癫仆一类的疾病。脉象来时徐缓而去时急疾，这是由于上部虚而下部实，多好发为疠风之病。患这种病的原因，是因为阳气虚而失去捍卫的功能，所以才感受邪气而发病。有两手脉均见沉细数的，沉细为肾之脉体，数为热，故发为

少阴之阳厥；如见脉沉细数散，为阴血亏损，多发为阴虚阳亢之虚劳寒热病。脉浮而散，好发为眩晕仆倒之病。凡见浮脉而不躁急，其病在阳分，则出现发热的症状，病在足三阳经；如浮而躁急的，则病在手三阳经。凡见细脉而沉，其病在阴分，发为骨节疼痛，病在手三阴经；如果脉细沉而静，其病在足三阴经。发现数动，而见一次歇止的脉象，是病在阳分，为阳热郁滞的脉象，可出现泄利或大便带脓血的疾病。诊察到各种有病的脉象而切按时，如见涩脉是阳气有余；滑脉，为阴气有余。阳热有余则身热而无汗；阴寒有余则多汗而身寒，阴气阳气均有余，则无汗而身寒。按脉浮取不见，沉取则脉沉迟不浮，是病在内而非在外，故知其心腹有积聚病。按脉沉取不显，浮取则脉浮数不沉，是病在外而不在内，当有身发热之症。凡诊脉推求于上部，只见于上部，下部脉弱的，这是上实下虚，故出现腰足清冷之症。凡诊脉推求于下部，只见于下部，而上部脉弱的，这是上虚下实，故出现头项疼痛之症。若重按至骨，而脉气少的，是生阳之气不足，故可出现腰脊疼痛及身体痹证。

[按语]　本节主要是根据具体脉象的变化，来说明疾病的复杂多变。其中来、去、内、外、上、下等，是诊脉时推求人体阴阳升降盛衰的具体诊脉方法，很值得进一步加以研究。元代滑伯仁又根据自己的体会，提出察脉有六字诀，他说："察脉须识上下来去至止六字，不明此六字，则阴阳虚实不别也。上者为阳，来者为阳，至者为阳；下者为阴，去者为阴，止者为阴。上者自尺部上于寸口，阳生于阴也；下者自寸口下于尺部，阴生于阳也。来者自骨肉之分而出于皮肤之际，气之升也；去者自皮肤之际而还于骨肉之分，气之降也。"并附于此，作为学习时之参考。

 平人气象论篇第十八

新校正云：按全元起本在第一卷。

本篇着重论述平人的脉气与脉象,并以平人的脉象与病人的脉象相互对比,分析病情,故篇名平人气象论。

[**提要**] 本篇主要内容有:

一、平人的脉气、脉象与胃气的关系。

二、五脏的平脉、病脉、死脉及五脏脉象与四时逆从在诊断方面的意义。

三、诊虚里的部位与其所主的疾病。

四、寸口诊与尺肤诊常见病证。

[**原文**] 黄帝问曰:平人[1]何如? 岐伯对曰:人一呼脉再[2]动,一吸脉亦再动,呼吸定息[3]脉五动,闰以太息①[4],命曰平人。平人者,不病也。常以不病调病人,医不病,故为病人平息以调之为法。人一呼脉一动,一吸脉一动,曰少气。人一呼脉三动,一吸脉三动而躁,尺热[5]曰病温,尺不热脉滑曰病风,脉涩曰痹。人一呼脉四动以上曰死[6],脉绝不至曰死,乍疏乍数曰死。

[**校勘**]

① 呼吸定息,脉五动,闰以太息:《太素》卷十五尺寸诊无此十一字。

[**注释**]

[1] 平人:指无病之人,或气血平调之人。调经论云:“阴阳匀平,以充其形,九候若一,命曰平人。”

[2] 再:两次。

[3] 呼吸定息:一吸一呼总名一息。呼吸定息,指一息既尽,而换息未起的时间。吴昆注:“呼出气也,吸入气也,定息,定气而息,将复呼吸也。”

[4] 闰以太息:闰是余的意思,言平人常息之外,偶尔有一息甚长,以尽脉跳余数的就叫闰以太息。吴昆注:“闰,余也。闰以太息,言脉来五动,则可余以太息也。”

[5] 尺热:尺是尺肤的简称。尺热就是尺部的皮肤发热。

[6] 人一呼脉四动以上曰死:一呼四动,则一息八至,《难

经》谓之"夺精",是精气衰夺的意思,故主死。

[语译] 黄帝问道:正常人的脉象是怎样的呢?岐伯回答说:人一呼脉跳动两次,一吸脉也跳动两次,呼吸之余,是为定息,若一息脉跳动五次,是因为有时呼吸较长以尽脉跳余数的缘故,这是平人的脉象。平人就是无病之人,通常以无病之人的呼吸为标准,来测候病人的呼吸至数及脉跳次数,医生无病,就可以用自己的呼吸来计算病人脉搏的至数,这是诊脉的法则。如果一呼与一吸,脉各跳动一次,是正气衰少,叫做少气。如果一呼一吸脉各跳动三次而且急疾,尺之皮肤发热,乃是温病的表现;如尺肤不热,脉象滑,乃为感受风邪而发生的病变;如脉象涩,是为痹证。人一呼一吸脉跳动八次以上是精气衰夺的死脉;脉气断绝不至,亦是死脉;脉来忽迟忽数,为气血已乱,亦是死脉。

[原文] 平人之常气禀于胃,胃者平人之常气也①,人无胃气曰逆,逆者死。

春胃[1]微弦曰平,弦多胃少曰肝病,但弦无胃曰死,胃而有毛曰秋病,毛甚曰今病。脏真散于肝,肝藏筋膜之气也[2]。夏胃微钩曰平,钩多胃少曰心病,但钩无胃曰死,胃而有石曰冬病,石甚曰今病。脏真通于心,心藏血脉之气也[3]。长夏胃微耎弱曰平,弱多胃少曰脾病,但代无胃曰死,耎弱有石曰冬病,弱②甚曰今病。脏真濡于脾,脾藏肌肉之气也[4]。秋胃微毛曰平,毛多胃少曰肺病,但毛无胃曰死,毛而有弦曰春病,弦甚曰今病。脏真高于肺,以③行荣卫阴阳也[5]。冬胃微石曰平,石多胃少曰肾病,但石无胃曰死,石而有钩曰夏病,钩甚曰今病。脏真下于肾,肾藏骨髓之气也[6]。

[校勘]
① 平人之常气禀于胃,胃者平人之常气也:《甲乙》卷四第一上作"人常禀气于胃,脉以胃气为本"。
② 弱:新校正云:"按《甲乙经》'弱'作'石'。"《千金》卷十五

第一亦作"石"。今本《甲乙》卷四第一中作"奭"。作"石"似是。

③ 以:《甲乙》卷四第一中作"肺"。

[注释]

[1] 胃:指脉中的胃气。脉有胃气,则现柔和、雍容和缓之状。

[2] 脏真散于肝,肝藏筋膜之气也:《素问经注节解》注:"夫五脏既以胃气为本,是胃者五脏之真气也,故曰脏真。无病之人,胃本和平,其气随五脏而转。是故入于肝,则遂其散发之机,于是肝得和平之气以养其筋膜而无劲急之患。"

[3] 脏真通于心,心藏血脉之气也:《素问经注节解》注:"心为五脏主,无所不通。心得和平之气,包藏血脉而无壅闭之患也。"

[4] 脏真濡于脾,脾藏肌肉之气也:《素问经注节解》注:"脾乃湿土,内运水谷,外养肌肉,和缓之气本根于脾。如上无所制,下无所侮,脾自濡润,而一身之气皆其所养矣。"

[5] 脏真高于肺,以行荣卫阴阳也:《类经》五卷第十一注:"肺处上焦,故脏真之气高于肺,肺主平气,而荣行脉中,卫行脉外者,皆自肺宣布,故以行荣卫阴阳也。"高,升的意思。

[6] 脏真下于肾,肾藏骨髓之气也:肾主骨髓、主闭藏,脏真之气下降于肾,肾藏之乃可以充养骨髓。下,降的意思。

[语译] 健康人的正气来源于胃,胃为水谷之海,乃人体气血生化之源,所以胃气为健康人之常气,人若没有胃气,就是危险的现象,甚者可造成死亡。

春天有胃气的脉应该是弦而柔和的微弦脉,乃是无病;如果弦象很明显而缺少柔和之胃气,为肝脏有病;脉见纯弦而无柔和之象的真脏脉,主死;若虽有胃气而兼见轻虚以浮的毛脉,是春见秋脉,故预测其到了秋天就要生病,如毛脉太甚,则木被金伤,现时就会发病。肝旺于春,春天脏真之气散于肝,以养筋膜,故肝藏筋膜之气。夏天有胃气的脉应该是钩而柔和的微钩脉,乃是无病;如果钩象很明显而缺少柔和之胃气,为心脏有病;脉见纯钩而无柔和之象的真脏脉,主死;若虽有胃气而兼见沉象的石脉,是夏见冬脉,故预测其到了冬天就要生病;如石脉太甚,则火被水伤,现时就会发病。心旺于夏,故夏天脏真之气通于心,心主血脉,而心之所藏则是血脉之气。长夏有胃气的脉应该是微耎弱的脉,乃是无病,如果弱甚无力而缺少柔和之胃气,为脾脏有病;如果见无胃气的代脉,主死;若软弱脉中兼见沉石,是长夏见冬脉,这是火土气衰而水反侮的现象,故预测其到了冬天就要生病;如弱太甚,现时就会发病。脾旺于长夏,故长夏脏真之气濡养于脾,脾主肌肉,故脾藏肌肉之气。秋天有胃气的脉应该是轻虚以浮而柔和的微毛脉,乃是无病;如果是脉见轻虚以浮而缺少柔和之胃气,为肺脏有病;如脉见纯毛而无胃气的真脏脉,就主死亡;若毛脉中兼见弦象,这是金气衰而木反侮的现象,故预测其到了春天就要生病;如弦脉太甚,现时就会发病。肺旺于秋而居上焦,故秋季脏真之气上藏于肺,肺主气而朝百脉,营行脉中,卫行脉外,皆自肺宣布,故肺主运行营卫阴阳之气。冬天有胃气的脉应该是沉石而柔和的微石脉,乃是无病;如果脉见沉石而缺少柔和的胃气,为肾脏有病;如脉见纯石而不柔和的真脏脉,主死;若沉石脉中兼见钩脉,是水气衰而火反侮的现象,故预测其到了夏天就要生病;如钩脉太甚,现时就会发病。肾旺于冬而居人体的下焦,冬天脏真之气下藏于肾,肾主骨,故肾藏骨髓之气。

[原文] 胃之大络,名曰虚里[1],贯鬲络肺,出于左乳下,其动应衣①,脉宗气也。盛喘数绝[2]者,则病在中;结而横[3],有积矣;绝不至曰死。乳之下其动应衣,宗气泄也②。

[校勘]

① 衣:《甲乙》卷四第一中作"手",按:作"手"似是。

② 乳之下其动应衣,宗气泄也:新校正云:"按全元起本无此十一字,《甲乙经》亦无,详上下文义,多此十一字,当去。"今本

《甲乙》卷四第一中同新校正。

[注释]

[1] 虚里：指部位，在左乳下乳根穴分，为心尖搏动之处。

[2] 盛喘数绝：指虚里脉之搏动数急而兼断绝，由中气大虚所致。

[3] 结而横：结是脉来迟，时一止，横是形容脉气之长而坚，如木之横于指下。王冰注："脉长而坚，如横木之在指下也。"又，横可训为断，指脉来时而断绝，或为此义。

[语译] 胃经的大络，名叫虚里，其络从左乳下贯膈而上络于肺，其脉搏动时手可以感觉得到，这是积于胸中的宗气鼓舞其脉跳动的结果。如果虚里脉搏动急数而兼有短时中断之象，这是中气不守的现象，故曰病在中，如脉来迟而有歇止兼见长而坚的现象，主有积病，如脉断绝而不跳动，主死。如果虚里跳动甚剧而振衣，这是宗气失藏而外泄的现象。

[原文] 欲知寸口太过与不及，寸口之脉中手短者，曰头痛。寸口脉中手长者，曰足胫痛。寸口脉中手促①上击②者，曰肩背痛。寸口脉沉而坚者，曰病在中。寸口脉浮而盛者，曰病在外。寸口脉沉而弱，曰寒热及疝瘕少腹痛③。寸口脉沉而横④[1]，曰胁下有积⑤，腹中有横积痛。寸口脉沉而喘⑥[2]，曰寒热。脉⑦盛滑坚者，曰病在外。脉⑧小实而坚者，曰⑨病在内。脉小弱以涩，谓之久病。脉滑浮而疾⑩者，谓之新病⑪。脉急者，曰疝瘕⑫少腹痛。脉滑曰风。脉涩曰痹。缓而滑曰热中。盛而紧曰胀。

[校勘]

① 促：《太素》卷十五尺寸诊作"从下"。

② 击：《甲乙》卷四第一中作"数"。

③ 寸口脉沉而弱，曰寒热及疝瘕少腹痛：新校正云："按《甲乙经》无此十五字，况下文已有寸口脉沉而喘曰寒热，脉急者曰疝瘕少腹痛，此文衍，当去。"今本《甲乙》卷四第一中同新校正。

疑衍。

④ 脉沉而横:《甲乙》卷四第一中作"脉紧而横坚"。《太素》卷十五尺寸诊作"脉沉而横坚"。

⑤ 有积:《甲乙》卷十五第一中无此二字。

⑥ 沉而喘:《甲乙》卷四第一中作"浮而喘",原校云:"《素问》作沉而弱。"

⑦ 脉:此前《甲乙》卷四第一中、《太素》卷十五尺寸诊均有"寸口"二字。

⑧ 脉:此前《甲乙》卷四第一中有"寸口"二字。

⑨ 曰:原无,据《甲乙》卷四第一中、《太素》卷十五尺寸诊补。

⑩ 滑浮而疾:《甲乙》卷四第一中作"浮滑而实大",原校云:"《素问》作浮而疾。"《太素》卷十五尺寸诊作"涩浮而大疾"。

⑪ 病:此后《甲乙》卷四第一中有"病甚有胃气而和者,曰病无他"十二字。《太素》卷十五作"有胃气而和者,病曰无他"。

⑫ 瘕:《甲乙》卷四第一中作"癫"。

[注释]

[1] 横:《太素》卷十五尺寸诊注:"横,指下脉横也。"又疑"横"或训为"断"。即脉有中断之象。

[2] 喘:在此与揣义同,有动甚的意思。

[语译] 欲从寸口脉的太过和不及来识别疾病,寸口脉象应手而短,主头痛。寸口脉应手而长,主足胫痛。寸口脉应手急促而有力,上搏指下,主肩背痛。寸口脉沉而坚硬,主病在内。寸口脉浮而盛大,主病在外。寸口脉沉而弱,主寒热、疝瘕少腹疼痛。寸口脉沉而横居,主胁下有积病,或腹中有横积而疼痛。寸口脉沉而动甚,主病寒热。脉盛大滑而坚,主病在外。脉小实而坚,主病在内。脉小弱而涩,是为久病。脉来滑利浮而疾数,是为新病。脉来紧急,主疝瘕少腹疼痛。脉来滑利,主病风。脉来涩滞,主痹证。脉来缓而滑利,为脾胃有热,主病热中。脉来

盛紧,为寒气瘕满,主胀病。

[原文] 脉从阴阳[1],病易已;脉逆阴阳[1],病难已。脉得四时之顺,曰病无他;脉反四时及不间脏[2],曰难已①。臂多青脉,曰脱血[3]。尺缓脉涩②,谓之解㑊[4]安卧。尺热脉盛③,谓之脱血。尺涩脉滑,谓之多汗。尺寒脉细,谓之后泄。脉④尺粗常热者,谓之热中。

[校勘]

① 脉反四时及不间脏,曰难已:《甲乙》卷四第一中作"反四时及不间脏曰死"。《太素》卷十五尺寸诊作"脉逆四时病难已"。

② 尺缓脉涩:原作"尺脉缓涩",据此下"尺涩脉滑"、"尺寒脉细"文例改,以与本段尺肤诊及脉诊结合之义符。

③ ……安卧。尺热脉盛:原作"安卧脉盛",《太素》卷十五尺寸诊"安卧"二字从上句读,脉前有"尺"字。刘衡如云:"《太素》'尺'字之后,疑脱一'热'字。'尺热脉盛'与'尺热脉细'为对文,'尺缓脉涩'与'尺涩脉滑'为对文。'安卧'二字当是后人沾注,误入正文。加以整理,则四句排列整齐,文义俱胜。从杨、王二注观之,则脱误早在隋、唐以前矣。"今参《太素》文及刘说,"安卧"二字从上句读,补"尺热"二字,与《灵枢》论疾诊尺篇"尺炬然热,人迎大者,当夺血"之文义亦相近。

④ 脉:《吴注素问》无。《素问识》云:"熊本无脉字,吴同。当删。"又据以上文例,"脉"后疑有脱文,或下文"粗"字,当在此脉后,今姑从此解。

[注释]

[1] 脉从阴阳、脉逆阴阳:脉象之阴阳属性与病之阴阳属性一致者,为"脉从阴阳";脉象之阴阳属性与病之阴阳属性相反者,为"脉逆阴阳"。王冰注:"脉病相应谓之从。脉病相反谓之逆。"

[2] 不间脏:间脏,是指传其所生之脏,如肝不传脾而传心,肝属木,心属火,这是木生火,其气相生,虽病亦微。不间脏,是

指相克而传,如心病传肺,是火克金,肝病传脾是木克土等。张志聪注:"间脏者,相生而传也;不间脏者,相克而传也。如外淫之邪,始伤皮毛,则内合于肺,肺欲传肝而肾间之,肾欲传心而肝间之,肝欲传脾而心间之,心欲传肺而脾间之,脾欲传肾而肺间之。"

〔3〕臂多青脉,曰脱血:王冰注:"血少脉空,客寒因入,寒凝血汁,故脉色青也。"

〔4〕解㑊:四肢懈怠,懒于行动。

〔语译〕 脉与病之阴阳相一致,如阳病见阳脉,阴病见阴脉,病易愈;脉与病之阴阳相反,如阳病见阴脉,阴病见阳脉,病难愈。脉与四时相应为顺,如春弦、夏钩、秋毛、冬石,即使患病,亦无什么危险;如脉与四时相反,及不间脏而传变的,病难愈。臂多青脉,乃血少脉空,外寒袭入而使络脉凝滞,故为脱血。尺肤缓而脉来涩,主气血不足,故为倦怠懈惰的解㑊证,卧而安静。尺肤发热而脉象盛大,是火盛于内,主脱血。尺肤涩而脉象滑,阳气有余于内,故为多汗。尺肤寒而脉象细,阴寒之气盛于内,故为泄泻。脉见粗大而尺肤常热的,阳盛于内,为热中。

〔原文〕 肝见庚辛死[1],心见壬癸死[2],脾见甲乙死[3],肺见丙丁死[4],肾见戊己死[5],是谓真脏见皆死。

〔注释〕

〔1〕肝见庚辛死:庚辛为金,金克木故主死。

〔2〕心见壬癸死:壬癸为水,水克火故主死。

〔3〕脾见甲乙死:甲乙为木,木克土故主死。

〔4〕肺见丙丁死:丙丁为火,火克金故主死。

〔5〕肾见戊己死:戊己为土,土克水故主死。

〔语译〕 肝的真脏脉出现,至庚辛日死;心的真脏脉出现,至壬癸日死;脾的真脏脉出现,至甲乙日死;肺的真脏脉出现,至丙丁日死;肾的真脏脉出现,至戊己日死。这是说的真脏脉见,均主死亡。

[原文]　颈脉[1]动喘疾咳，曰水。目裹[2]微肿如卧蚕①起之状，曰水。溺黄赤②安卧者，黄疸。已食如饥者，胃疸[3]。面肿曰风。足胫肿曰水。目黄者，曰黄疸。妇人手少阴③脉动甚者，妊子也[4]。

[校勘]

① 蚕：《太素》卷十五尺寸诊无。

② 赤：《太素》卷十五尺寸诊无。

③ 手少阴：新校正云："按全元起本作'足少阴'。"

[注释]

[1] 颈脉：指人迎脉，即颈动脉。

[2] 目裹：即上下眼睑。

[3] 胃疸：病名。即中消病。《素问识》云："按疸、瘅同，即前篇所谓消中，后世所称中消渴也。"

[4] 妇人手少阴脉动甚者，妊子也：《太素》卷十五尺寸诊注："手少阴脉，心经脉也。心脉主血，女子怀子则月血外闭不通，故手少阴脉内盛，所以动也。"

[语译]　颈部之脉搏动甚，且气喘咳嗽，主水病。眼睑微肿，如卧蚕之状，也是水病。小便颜色黄赤，而且嗜卧，是黄疸病。饮食后很快又觉得饥饿，是胃疸病。风为阳邪，上先受之，面部浮肿，为风邪引起的风水病。水湿为阴邪，下先受之，足胫肿，是水湿引起的水肿病。眼白睛发黄，是黄疸病。妇人手少阴心脉搏动明显，是怀孕的脉象。

[原文]　脉有逆从四时，未有脏形[1]，春夏而脉沉涩①，秋冬而脉浮大，命曰逆四时也。风热而脉静，泄而脱血脉实，病在中脉虚，病在外脉涩坚者，皆难治②，命曰反四时也③。

[校勘]

① 沉涩：原作"瘦"，据玉机真脏论、《甲乙》卷四第一下改。

② 风热而脉静……皆难治：玉机真脏论作："病热脉静，泄而脉大，脱血而脉实，病在中脉实坚，病在外脉不实坚者，皆难

治。"《太素》卷十五尺寸诊作"风热而脉盛,泄而脱血,脉实者病在中,脉虚者,病在外。脉涩坚,皆难治。"

③ 命曰反四时也:新校正云:"详'命曰反四时也'此六字,应古错简,当去。"按:上四句,皆论脉证相反者,似只当删"四时"二字为是。

[注释]

[1] 未有脏形:指未有本脏脉所应出现的正常脉形。马莳注:"未有正脏之脉相形,而他脏之脉反见。"

[语译] 脉与四时有相适应,也有不相适应的,如果脉搏不见本脏脉的正常脉象,春夏而不见弦、洪,而反见沉、涩;秋冬而不见毛、石,而反见浮大,这都是与四时相反的脉象。风热为阳邪脉应浮大,今反沉静;泄利脱血,津血受伤,脉应虚细,今反实大;病在内,脉应有力,乃正气尚盛足以抗邪,今反脉虚;病在外,脉应浮滑,乃邪气仍在于表,今反见脉濇坚,脉证相反,都是难治之病,这就叫做"反四时"。

[原文] 人以水谷为本,故人绝水谷则死,脉无胃气亦死。所谓无胃气者,但得真脏脉,不得胃气也。所谓脉不得胃气者,肝不弦肾不石[1]也。

[注释]

[1] 肝不弦肾不石:指脉无胃气,至春则肝不微弦,至冬则肾不微石。

[语译] 人依靠水谷的营养而生存,所以人断绝水谷后,就要死亡;胃气化生于水谷,如脉无胃气也要死亡。所谓无胃气的脉,就是但见真脏脉,而不见柔和的胃气脉。所谓不得胃气的脉,就是肝脉见不到微弦脉,肾脉见不到微石脉等。

[原文] 太阳脉至,洪大以长[1];少阳脉至,乍数乍疏,乍短乍长[2];阳明脉至,浮大而短①[3]。

[校勘]

① 短:此后新校正云:"详无三阴脉,应古文阙也。按《难

经》云：'太阴之至，紧大而长；少阴之至，紧细而微；厥阴之至，沉短以敦'。"《癸巳类稿》卷五人迎候："案：《难经》七难有：'太阴之至，紧大而长；少阴之至，紧小而微；厥阴之至，沉短而敦'。后之论者，谓《素问》古本所有，今乃脱落。不知《素问》此条，言人迎六阳脉，并无少阴。若寸口六阴，别有弦钩平体，安得谓肺脾紧大而长，岂不死乎？以此知《难经》不可用。后之《素问》注说，多由之致昧。"存疑待考。

[注释]

[1] 太阳脉至，洪大以长：太阳主五月、六月，是时阳气大盛，故脉搏应之而洪大。《类经》五卷第十四注："此言人之脉气，必随天地阴阳之化，而为之卷舒也。太阳之气王于谷雨后六十日，是时阳气大盛，故其脉洪大而长也。"

[2] 少阳脉至，乍数乍疏，乍短乍长：少阳主正月、二月，是时阳气尚微，阴气未退，故其脉来，进退未定，出现乍数、乍疏、乍短、乍长阴阳互见的脉象。长数为阳，疏短为阴。

[3] 阳明脉至，浮大而短：阳明主三月、四月，是时其气未盛，阴气尚存，故脉虽浮大而仍兼短象。浮大为阳，短则为阴。

[语译] 太阳主时，脉来洪大而长；少阳主时，脉来不定，可见乍数、乍疏、乍短、乍长的脉象；阳明主时，脉来浮大而短。

[原文] 夫平心脉来，累累如连珠[1]，如循琅玕[2]，曰心平，夏以胃气为本。病心脉来，喘喘连属，其中微曲[3]，曰心病。死心脉来，前曲后居，如操带钩[4]，曰心死。

平肺脉来，厌厌聂聂[5]，如落榆荚①，曰肺平，秋以胃气为本。病肺脉来，不上不下，如循鸡羽[6]，曰肺病。死肺脉来，如物之浮，如风吹毛[7]，曰肺死。

平肝脉来，耎弱招招[8]，如揭长竿末梢，曰肝平，春以胃气为本。病肝脉来，盈实而滑[9]，如循长竿，曰肝病。死肝脉来，急益劲[10]，如新张弓弦，曰肝死。

平脾脉来，和柔相离，如鸡②践地[11]，曰脾平，长夏以胃气为本。病脾脉来,实而盈数[12],如鸡举足,曰脾病。死脾脉来,锐坚如乌之喙,如鸟之距[13],如屋之漏[14],如水之流[15],曰脾死。

平肾脉来,喘喘累累如钩[16],按之而坚,曰肾平,冬以胃气为本。病肾脉来,如引葛[17],按之益坚,曰肾病。死肾脉来,发如夺索[18],辟辟如弹石[19],曰肾死。

[校勘]

① 如落榆荚:《甲乙》卷四第一上作"如循榆叶"。

② 鸡:此后《甲乙》卷四第一上、《脉经》卷三第三均有"足"字。

[注释]

[1] 累累如连珠:形容脉来滑利如珠,连绵相贯。

[2] 如循琅玕:形容脉来如玉石之圆润而柔滑。琅玕,《书经》禹贡传:"琅玕,石而似玉。"

[3] 喘喘连属,其中微曲:形容脉来急促相仍,数至之中有一至似低陷而不应指。喘喘,连动的意思。揣,喘义同。《太素》卷十五五脏脉诊肾脏脉一条之"喘喘",杨注云:"有本为揣揣。"

[4] 前曲后居,如操带钩:形容脉初来时有曲回之象,后则端直,如操持衣带之钩,乃无胃气的表现。《太素》卷十五尺寸诊注:"心脉来时,指下觉初曲后直,如操捉带勾,前曲后直,曰心死脉。居,直也。"刘衡如云:"按,'居'为'倨'之借字。《诸病源候论》卷十五心病候正作'倨'。《说文》卷八上:'倨,不逊也。'段注:'引伸之,凡侈曰倨,凡敛曰勾。《大戴礼》:与其倨也,宁勾。《乐记》:倨中矩,勾中钩。《左传》:直而不倨,曲而不屈。'可见倨谓过直,与曲为对文。"

[5] 厌厌聂聂:形容脉来轻虚而浮的形象。吴昆注:"翩翩之状,浮薄而流利也。"

[6] 不上不下,如循鸡羽:王冰注:"谓中央坚而两旁虚。"马

莳注:"盖鸡羽者,轻虚之物也。不上不下,如循鸡羽,则鸡羽两旁虽虚,而中央颇有坚意。"王、马二注,似俱本于玉机真脏论"其气来毛而中坚,两旁虚"之文义,姑从之。

[7] 如物之浮,如风吹毛:形容脉来轻浮而无根,如风吹毛之象。

[8] 奭弱招招:形容脉来如举长杆末梢,柔软而长的意思。《类经》五卷第十三注:"招招犹迢迢也。揭,高举也。高揭长竿,梢必柔奭,即和缓弦长之义。"

[9] 盈实而滑:形容脉来充实硬满而滑利。

[10] 急益劲:形容脉来急数而强劲有力。

[11] 和柔相离,如鸡践地:形容脉和缓而至数匀净分明,如鸡足践地,从容轻缓。《类经》五卷第十三注:"和柔,雍容不迫也。相离,匀净分明也。如鸡践地,从容和缓也。此即充和之气,亦微奭弱之义,是为脾之平脉。"

[12] 实而盈数:形容脉来充实硬满而急数。

[13] 如乌之喙,如鸟之距:形容脉来锐坚而无柔和之气。喙,鸟嘴。距,雄鸡、雉等距后面突出像脚趾的部分。

[14] 如屋之漏:形容脉来如屋之漏水,点滴而下,缓慢而又无规律。

[15] 如水之流:形容脉去而不至,如水之流逝。

[16] 喘喘累累如钩:形容脉来沉石滑利连续不断而又有曲回如钩的样子。

[17] 引葛:形容脉象之坚搏牵连,如牵引葛藤一样。

[18] 发如夺索:王冰注:"发如夺索,犹蛇之走。"《太素》卷十五五脏脉诊注:"指下如索一头系之,彼头控之,索夺而去。"王注乃本于《金匮》所谓"曲如蛇行者"之义。"发如夺索",指当脉来时,如绳索之脱然而失,与《难经》"解索"之义同。夺,失去也。

[19] 辟辟如弹石:形容脉来急促而又坚硬,如以指弹石。

王冰注："辟辟如弹石,言促又坚也。"

[语译]　正常的心脉来时,圆润像珠子一样,相贯而至,又像按抚琅玕美玉一样的柔滑,这是心脏的平脉。夏天以胃气为本,脉当柔和而微钩。有病的心脉来时,急促相仍,而数至之中有一至,似低陷而不应指,这是心的病脉。将死的心脉来时,初来时曲回柔和,后则端直,如摸到革带之钩一样的坚硬,全无和缓之意,这是心的死脉。

正常的肺脉来时,轻虚而浮,像榆荚下落一样的轻浮和缓,这是肺的平脉。秋天应以胃气为本,脉当柔和而微毛。有病的肺脉来时,不上不下,如抚摩鸡毛一样,这是肺的病脉。将死的肺脉来时,轻浮而无根,如物之飘浮,如风吹毛一样,这是肺的死脉。

正常的肝脉来时,柔软而弦长,如举长竿之末梢一样的柔软而长,这是肝的平脉。春天应以胃气为本,脉当柔和而微弦。有病的肝脉来时,弦长硬满而滑利,如以手摸长竿一样的长而不软,这是肝的病脉。将死的肝脉来时,弦急而坚劲,如新张弓弦一样紧绷而强劲,这是肝的死脉。

正常的脾脉来时,从容和缓,至数匀净分明,好像鸡足踏地一样的轻缓而从容不迫,这是脾的平脉。长夏应以胃气为本,脉当和缓。有病的脾脉来时,充实硬满而急数,如鸡举足一样急疾,这是脾的病脉。将死的脾脉来时,或锐坚而无柔和之气,如乌之嘴,鸟之爪那样坚硬而锐,或时动复止而无规律,或脉去而不至,如屋之漏水点滴而下,或如水之流逝,去而不返,这是脾的死脉。

正常的肾脉来时,沉石滑利连续不断而又有曲回之象,按之坚实,这是肾的平脉。冬天应以胃气为本,脉当柔软而微石。有病的肾脉来时,坚搏牵连如牵引葛藤一样,愈按愈坚硬,这是肾的病脉。将死的肾脉来时,如绳索之脱然而失,或坚实如以指弹石,这是肾的死脉。

[按语] 本节以日常生活中,人们比较熟悉的事物作比喻,说明五脏的平脉、病脉、死脉。同时也指出五脏平、病、死脉的区别,关键在于胃气的多少、有无,其中心思想是强调"人以胃气为本"的重要意义。

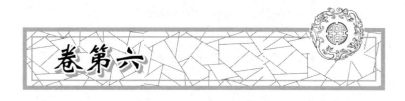

卷第六

玉机真脏论篇第十九

新校正云：按全元起本在第六卷。

本篇因论述真脏之气，在诊断方面的价值，好似用天文仪器玉机窥测天象那样重要，故篇名玉机真脏论。

[提要]　本篇主要内容有：

一、四时五脏的平脉及太过不及的脉证变化。

二、五脏病气传变的治法及预后。

三、五脏真脏脉的形象与预后的关系。

四、形、气、色、脉对于诊察疾病的重要意义。

五、脉逆四时、脉证相反及五实证、五虚证与预后的关系。

[原文]　黄帝问曰：春脉如弦，何如而弦？岐伯对曰：春脉者肝也，东方木也，万物之所以始生也，故其气来，耎弱轻虚而滑，端直以长，故曰弦，反此者病。帝曰：何如而反？岐伯曰：其气来实而强①，此谓太过，病在外；其气来不实而微，此谓不及，病在中。帝曰：春脉太过与不及，其病皆何如？岐伯曰：太过则令人善怒②，忽忽[1]眩冒而巅疾[2]；其不及则令人胸③痛引背，下则两胁胠[3]满。

[校勘]

① 强：周对峰本、《千金》卷十一第一均作"弦"。

② 怒：原作"忘"，王冰注："'忘'当为'怒'字之误也。"新校正云："按气交变大论云：木太过，甚则忽忽善怒，眩冒巅疾，则

'忘'当作'怒'。"今据改。

③ 胸:此后《脉经》卷三第一有"胁"字。

[注释]

[1] 忽忽:精神不定,失意貌。司马迁报任少卿书:"居则忽忽若有所亡。"

[2] 巅疾:在此指癫痫一类病,非指头病。《太素》卷十四四时脉形、《脉经》卷三第四、《千金》卷十一第一均作"癫",可证。

[3] 胠:指胁上腋下的部位。

[语译] 黄帝问道:春天应见弦脉,怎样才算弦呢? 岐伯回答说:春天的脉主应肝脏,肝在五方属东方,在五行属木,春天是万物开始发生的季节,故脉气来时,软弱轻虚而滑,端直而长,状如弓弦一样,所以叫做"弦"。与此相反的脉象,就是病脉。黄帝说:怎样才算反常的脉象呢? 岐伯说:如果脉气来时应指充实有力而强劲,这叫做太过,主病在外;如果脉气来时应指不充实而软弱无力,叫做不及,主病在里。黄帝说:春天太过和不及的脉象,其发病是怎样的呢? 岐伯说:肝脉太过会使人患健忘症,精神恍惚,若有所失,眩晕冒闷及巅疾等病;肝脉不及则使人胸部疼痛不适,牵引背部痛疼,向下则两胠胁部胀满。

[原文] 帝曰:善。夏脉如钩,何如而钩? 岐伯曰:夏脉者心也,南方火也,万物之所以盛长也,故其气来盛去衰,故曰钩,反此者病。帝曰:何如而反? 岐伯曰:其气来盛去亦盛,此谓太过,病在外;其气来不盛去反盛,此谓不及,病在中。帝曰:夏脉太过与不及,其病皆何如? 岐伯曰:太过则令人身热而肤痛,为浸淫[1];其不及则令人烦心,上见咳唾,下为气泄[2]。

[注释]

[1] 浸淫:有二说。一解为逐渐蔓延的意思。王冰注:"浸淫流布于形分。《素问识》:"宋玉风赋,夫风生于地,起于青蘋之末,浸淫溪谷。《汉书》五王传师古注:浸淫,犹渐染也。当从王义。"又,张志聪注:"浸淫,肤受之疮,火热盛也。"指火盛所致肤

疡而言。据《金匮》卷上第十八证之,则汉代以前早有以"浸淫"为疡名者,且动词"为"字之后,应指具体病或证名,故当以后说为是。

[2] 气泄:即转矢气。吴昆注:"后阴气失也。"

[语译] 黄帝说:好。夏天应该出现钩脉,怎样才算钩呢?岐伯说:夏天的脉主应心脏,心在五方属南方,在五行属火,夏天是万物生长茂盛的季节,故脉气来时充盛,去时轻微,犹如钩的形状,所以叫做"钩"。与此相反的脉象就是病脉。黄帝说:怎样才算反常的脉象呢?岐伯说:其脉气来时充盛去时亦充盛,这叫做太过,主病在外;如脉气来时轻微而不充盛,去时反而充盛,叫做不及,主病在里。黄帝说:夏天太过和不及的脉象,其发病是怎样的呢?岐伯说:心脉太过会使人患身体发热、肌肤疼痛、浸淫疡等病;心脉不及则使人产生虚烦,上及于肺,则为咳嗽吐痰,下及肠胃则令人气泄。

[原文] 帝曰:善。秋脉如浮,何如而浮? 岐伯曰:秋脉者肺也,西方金也,万物之所以收成也,故其气来,轻虚以浮,来急去散,故曰浮,反此者病。帝曰:何如而反? 岐伯曰:其气来,毛而中央坚,两傍虚,此谓太过,病在外;其气来,毛而微,此谓不及,病在中。帝曰:秋脉太过与不及,其病皆何如? 岐伯曰:太过则令人逆气而背痛,愠愠然[1][1];其不及则令人喘,呼吸少气而咳[2],上气见血,下闻病音[2]。

[校勘]
① 愠愠然:《太素》卷十四四时脉形、《脉经》卷三第四均作"温温然"。温、愠,同音假借字。如《礼记》内则:"柔色以温之。"释文:"温,本又作蕴,又作愠。"

② 喘,呼吸少气而咳:《太素》卷十四四时脉形作"喘呼而咳"。

[注释]
[1] 愠愠然:气郁而不舒畅的意思。马莳注:"不舒畅也。"

[2] 下闻病音：谓喘息喉间有声音。《太素》卷十四四时脉形注："下闻胸中喘呼气声也。"

[语译] 黄帝说：好。秋天应该出现浮脉，怎样才算浮呢？岐伯说：秋天的脉主应肺脏，肺在五方属西方，在五行属金，秋天是万物收成的季节，故脉气来时轻虚而浮，来急去散，所以叫做浮。与此相反的脉象就是病脉。黄帝说：怎样才算反常的脉象呢？岐伯说：其脉气来时浮而中央坚，两旁虚，这叫做太过，主病在外；其脉气来时浮而微，叫做不及，主病在里。黄帝说：秋天太过与不及的脉象，其发病是怎样的呢？岐伯说：肺脉太过则令人气上逆而背部疼痛，愠愠然而不舒畅；肺脉不及会使人呼吸短气、喘咳或气上逆而咳血，喉间有喘鸣的声音。

[原文] 帝曰：善。冬脉如营①[1]，何如而营①？岐伯曰：冬脉者肾也，北方水也，万物之所以合藏也，故其气来沉以搏②，故曰营①，反此者病。帝曰：何如而反？岐伯曰：其气来如弹石者，此谓太过，病在外；其去如数③[2]者，此谓不及，病在中。帝曰：冬脉太过与不及，其病皆何如？岐伯曰：太过则令人解㑊，脊脉④痛而少气不欲言；其不及则令人心悬如病饥[3]，眇[4]中清，脊中痛，少腹满，小便变赤黄⑤。帝曰：善。

[校勘]

① 营：《难经》十五难，皆作"石"。

② 搏：《甲乙》卷四第一作"濡"。新校正云："按《甲乙经》'搏'字为'濡'，当从《甲乙经》为'濡'。何以言之？脉沉而濡，濡古软字，乃冬脉之平调脉。若沉而搏击于手，则冬脉之太过脉也。故言当从《甲乙经》'濡'字。"似当作"濡"义长。

③ 数：《太素》卷十四四时脉形作"毛"，杨注："一曰如数也。"

④ 脊脉：《太素》卷十四四时脉形作"腹"。

⑤ 小便变赤黄：原作"小便变"。《脉经》卷三第五作"小便黄赤"。《千金》卷十九第一作"小便变赤黄"。《甲乙》卷四第一上

原校引《素问》文,亦作"小便变赤黄"。故据改。

[注释]

[1] 冬脉如营:指冬天出现的沉石脉象。《太素》卷十四四时脉形注:"营,聚也。万物收藏归根,气亦得深搏骨,沉聚内营,故曰如营也。"吴昆注:"营,营垒之营,兵之守者也。冬至闭藏,脉来沉石,如营兵之守也。"

[2] 其去如数:指其脉去快速,好似数脉。数主热,而此处主虚,故用如数形容,以示区别。《类经》五卷第十注:"其去如数者,动止疾促,营之不及也,盖数本属热,而此真阴亏损之脉,亦必紧数,然愈虚则愈数,原非阳强实热之数,故云如数,则辨析之意深矣"。

[3] 心悬如病饥:指心空虚而怯,如有饥饿感。

[4] 䏚(miǎo 秒):指季胁下空软之处而言。

[语译] 黄帝说:好。冬天应该出现如营的沉石脉,怎样才算营呢?岐伯说:冬天的脉主应肾脏,肾在五方属北方,在五行属水,冬天是万物闭藏的季节,故脉气来时沉而搏手,所以叫做营。与此相反的脉象就是病脉。黄帝说:怎样才算反常的脉象呢?岐伯说:其脉气来时如以指弹石一样坚硬,叫做太过,主病在外;其脉去如数,叫做不及,主病在里。黄帝说:冬天太过与不及的脉象,其发病是怎样的呢?岐伯说:冬脉太过会使人懈怠而肢体乏力,脊中疼痛,少气不足以息,懒于说话;心脉不及则使人心中空虚如有饥饿的感觉,季胁下清冷,脊骨疼痛,少腹胀满,小便变为赤黄色。黄帝说:好。

[原文] 帝曰:四时之序,逆从之变异也,然脾脉独何主?岐伯曰:脾脉者土也,孤脏以灌四傍者也[1]。帝曰:然则脾善恶,可得见之乎?岐伯曰:善者不可得见,恶可见[2]。帝曰:恶者何如可见?岐伯曰:其来如水之流者,此谓太过,病在外;如鸟之喙①者,此谓不及,病在中。帝曰:夫子言脾为孤脏,中央土以灌四傍,其太过与不及,其病皆何如?岐伯曰:太过则令人四肢②

不举;其不及,则令人九窍③不通,名曰重强[3]。帝瞿然[4]而起,再拜而稽首[5]曰:善。吾得脉之大要,天下至数。《五色》、《脉变》、《揆度》、《奇恒》,道在于一。神转不回,回则不转,乃失其机。至数之要,迫近以微,著之玉版,藏之藏④府[6],每旦读之,名曰玉机[7]。

[校勘]

① 鸟之喙:平人气象论、《甲乙》卷四第一上"鸟"均作"乌"。新校正云:"又别本'喙'作'啄'"。

② 四肢:此后《脉经》卷三第三、《千金》卷十五第一均有"沉重"二字。

③ 九窍:此后《脉经》卷三第三、《千金》卷十五第一均有"壅塞"二字。

④ 藏:《太素》卷十四四时脉形作"于"。

[注释]

[1] 孤脏以灌四傍者也:《类经》五卷第十注:"脾属土,土为万物之本,故运行水谷,化津液以灌溉于肝心肺肾之四脏者也。土无定位,分王四季,故称为孤脏。"本文所谓孤脏,指土在四方无定位,而应于四维(亦称四隅),在人则脾居中央,以养其余四脏。

[2] 善者不可得见,恶者可见:正常的脾脉,体现于四季之脉象(弦、钩、毛、石)中有柔软和缓之象,而不能单独出现,故曰"善者不可见"。若脾之病脉,则可单独出现,故曰"恶者可见"。《太素》卷十四四时脉形注:"善,谓平和不病之脉也。弦、钩、浮、营四脉见时,皆为脾胃之气滋灌俱见,故四脏脉常得和平。然则脾脉以他为善,自更无善也,故曰:善者不可见也。恶者,病脉也,脾受邪气脉见关中,诊之得知,故曰:可见也。"

[3] 重强:《太素》卷十四四时脉形注:"不行气于身,故身重而强也。"王冰注:"重,谓脏气重迭。强,谓气不和顺。"吴昆注:"言邪胜也。"《类经》五卷第十注:"不柔和貌,沉重拘强也。"诸说

不一,姑从王冰注。

[4] 瞿然:惊悟貌。《礼记》檀弓云:"曾子闻之瞿然。"郑注: "惊变也。"

[5] 稽首:古时一种跪拜礼,叩头到地,是九拜中最恭敬者。 《周礼》春官·大祝:"辨九撵(拜),一曰稽首。"贾公彦疏:"一曰 稽首,其稽,稽留之字。头至地多时,则为稽首也。"

[6] 藏之藏府:《类经》五卷第十注:"藏之藏府,以志不忘。" 按:藏府,指府库而言,如《汉书》文三王传:"及死,藏府余黄金四 十万余斤。"本文似当属此义,《太素》作"藏之于府"可证。

[7] 名曰玉机:《类经》五卷第十注:"以璇玑玉衡,可窥天 道,而此篇神理,可窥人道。故以并言,而实则珍重之辞也。"

[语译] 黄帝说:以上说明了春夏秋冬四时脉象,随着季节 的不同,可发生正常与异常的变化,独未论及脾脉,究竟脾脉主 什么时月呢? 岐伯说:脾脉在五行属土,位居中央,以滋养于心、 肾、肝、肺四脏。黄帝说:那么脾脏的正常与异常脉象可以见到 吗? 岐伯说:正常的脾脉不可能见到,脾脏的病脉是能见到的。 黄帝说:脾脏的病脉怎样呢? 岐伯说:脾脉来时如水之流动,这 叫做太过,主病在外;其脉锐而短,如鸟之喙,叫做不及,主病在 里。黄帝说:先生说脾为孤脏,位居中央属土,以灌溉四旁,它的 太过和不及都可以发生什么病变呢? 岐伯说:脾脉太过则使人 四肢不能举动;脾脉不及则使人九窍不通,名曰"重强"。黄帝惊 悟起身,再次跪拜说:好,我已经懂得诊脉的要领了,这是天下最 重要的道理。《五色》《脉变》《撵度》《奇恒》等书,阐述的道 理,都是一致的。神就是生化之理,不息之机,神的功用按着一 定的规律循环和运转,不可违反其自身规律,倘若违反其正常的 规律而不能运转,这就失掉了它的生机了。以上这些,都是切近 人身而至关紧要的道理。要把它著录在玉版上面,藏在府库之 内,每天早晨,拿出来阅读,称做"玉机",以示珍视。

[原文] 五脏受气于其所生[1],传之于其所胜[2],气舍于其

所生[①][3]，死于其所不胜[4]。病之且死，必先传行至其所不胜，病乃死。此言气之逆行也，故死。肝受气于心，传之于脾，气舍于肾，至肺而死。心受气于脾，传之于肺，气舍于肝，至肾而死。脾受气于肺，传之于肾，气舍于心，至肝而死。肺受气于肾，传之于肝，气舍于脾，至心而死。肾受气于肝，传之于心，气舍于肺，至脾而死，此皆逆死也。一日一夜五分之[5]，此所以占死生[②]之早暮也。

[校勘]

① 五脏受气于其所生……气舍于其所生：《内经辩言》云："两言其所生，则无别矣，疑下句衍'其'字也。其所生者，其子也，所生者，其母也。"

② 生：《甲乙》卷六第十作"者"字。新校正云："详此经义专为言气之逆行也，故死。即不言生之早暮，王氏改'者'作'生'，义不若《甲乙经》中《素问》本义。"

[注释]

[1] 受气于其所生：即受病邪之气于自己所生之脏。如肝受气于心。气，指病气。

[2] 传之于其所胜：即传给自己所克之脏。如肝病传之于脾。

[3] 气舍于其所生：即病气留止于生我之脏。如肝病气舍于肾。

[4] 死于其所不胜：即病气最后传到克我之脏而死。如肝病传至肺而死。

[5] 一日一夜五分之：就是将一日一夜的时间，划分为五个阶段，以配合五脏。如平旦属肝，日中属心，薄暮属肺，夜半属肾，午后属脾。张志聪注："昧旦主甲乙，昼主丙丁，日昃主戊己，暮主庚辛，夜主壬癸。"

[语译] 五脏间病邪之气的传变，是受病气于其所生之脏，传于我所克之脏，病气留止于生我之脏，死于我所不胜之脏。

当病到快死的时候,必先传行于克我之脏,病者才死。这是病气的逆传,故主死亡。如肝受病气于心脏,而又传行于脾脏,其病气留止于肾脏,传至肺脏而死。心受病气于脾脏,而传行于肺脏,其病气留止于肝脏,传到肾脏而死。脾受病气于肺脏,而传行于肾脏,其病气留止于心脏,传到肝脏而死。肺受病气于肾脏,而传行于肝脏,其病气留止于脾脏,传到心脏而死。肾受病气于肝脏,而传行于心脏,其病气留止于肺脏,传到脾脏而死。以上都是病气的逆传,故主死。将一日一夜的时间划分为五个阶段,分属五脏,这是用以推测五脏病死生的早晚时辰。

[**原文**]　黄帝曰①:五脏相通,移皆有次,五脏有病,则各传其所胜。不治,法三月若六月,若三日若六日[1],传五脏而当死。是顺传所胜之次②。故曰:别于阳者,知病从来;别于阴者,知死生之期[2]。言知③至其所困而死。

是故风者百病之长也④[3],今风寒客于人,使人毫毛毕直,皮肤闭而为热,当是之时,可汗而发也;或痹不仁肿痛,当是之时,可汤熨及火灸刺而去之。弗治,病入舍于肺,名曰肺痹[4],发咳上气。弗治,肺即传而行之肝,病名曰肝痹[4],一名曰厥,胁痛出食,当是之时,可按若刺耳⑤。弗治,肝传之脾,病名曰脾风[5],发瘅,腹中热,烦心出黄⑥[6],当此之时,可按可药可浴。弗治,脾传之肾,病名曰疝瘕,少腹冤热⑧[7]而痛,出白⑧[8],一名曰蛊[9],当此之时,可按可药。弗治,肾传之心,病筋脉相引而急,病名曰瘛[10],当此之时,可灸可药。弗治,满十日,法当死。肾因传之心,心即复反传而行之肺,发寒热,法当三岁⑨死,此病之次也。然其卒发者,不必治于传⑩,或其传化有不以次,不以次入者⑪,忧恐悲⑫喜怒,令不得以其次,故令人有大病矣。因而喜大虚则肾气乘矣,怒则肝⑬气乘矣,悲⑫则肺⑭气乘矣,恐则脾气乘矣,忧则心气乘矣,此其道也。故病有五,五五二十五变[11],及其传化。传,乘之名也。

[校勘]

① 黄帝曰：《素问释义》认为衍文。按，此三字在此无着落，若非是衍文，即是此后有脱文。

② 是顺传所胜之次：新校正云："详上文'是顺传所胜之次'七字，乃是次前注，误在此经文之下，不惟无义，兼校之全元起本《素问》及《甲乙经》并无此七字，直去之，虑未达者致疑，今存于注。"今本《甲乙》同新校正。

③ 知：《甲乙经》卷八第一上无。

④ 百病之长也：生气通天论作"百病之始"。

⑤ 若刺耳：《甲乙》卷八第一上作"可刺"。

⑥ 出黄：《甲乙》卷八第一上作"汗出黄瘅"。

⑦ 冤热：《甲乙》卷八第一上作"烦冤"。

⑧ 出白：《甲乙》卷八第一上作"汗出"。

⑨ 三岁：《读素问钞》云："三岁当作三日，夫以肺病而来，各传所胜，至肾传心，法当十日死，及肾传之心，心复传肺，正所谓一脏不复受再伤者，又可延之三岁乎。"

⑩ 于传：《甲乙》卷八第一上无此二字。

⑪ 不以次入者：《甲乙经》卷八第一上无"不以次入"四字，"者"字连上句读。

⑫ 悲：张志聪注："悲当作思。"义长。

⑬ 肝：张志聪注："肝当作肺。"义长。

⑭ 肺：张志聪注："肺当作肝。"义长。

[注释]

[1] 法三月若六月，若三日若六日：此指患病之后传变的过程，有快慢的不同。慢者或三个月就传遍五脏，或六个月传遍五脏；快者或三天或六天就能传遍五脏。

[2] 别于阳者……知死生之期：《类经》四卷第二十四注："阳者言表，谓外候也。阴者言里，谓胜气也。凡邪中于身，必证形于外，察其外证，即可知病在何经。故别于阳者，知病从来。

病伤脏气,必败真阴,察其根本,即可知危在何日。故别于阴者,知死生之期。此以表里言阴阳也。"

[3] 风者百病之长也:风邪为百病之先导,百病之生,常先因于风气,故为百病之长。《太素》卷二十八痹论注:"百病因风而生,故为长也。以因于风,变为万病,非唯一途,故风气以为病长也。"王冰:"言先百病而有之。"又,李今庸云:"这里'长'作'始'字解。为'百病之始'的'风'字,当作'气'字解,指'六气'。"此说可参。

[4] 肺痹、肝痹:参见痹论、四时刺逆从论。

[5] 脾风:王冰注:"肝气应风,木胜乘土,土受风气,故曰脾风,盖为风气通肝而为名也。"

[6] 出黄:王冰注:"出黄色于便泻之所也"。吴昆、张介宾均指为黄疸身黄。张志聪指为小便黄。《素问识》云:"下文有'出白'之语,志注似是。"今从后说。

[7] 冤热:热极而烦闷的意思。

[8] 出白:王冰注:"溲出白液也。"吴昆注:"淫浊也。"

[9] 蛊:在此为病名,指病深日久,形体消瘦,精神萎靡,如虫之食物内损故名。吴昆注:"虫蚀阴血之名,虫蚀阴血,令人多惑,而志不定,名曰蛊惑。故女惑男,亦谓之蛊,言其害深入于阴也。此名曰蛊,其亦病邪深入,令人丧志之称乎。"《素问识》云:"《左传》昭元年,医和曰:疾不可为也,是谓近女室,疾如蛊,非鬼非食,惑以丧志……赵孟曰:何为蛊? 对曰:淫溺惑乱之所生也。"根据经文"少腹冤热而痛,出白"等症,本文所谓之蛊病,似亦是淫溺惑乱之所生。

[10] 瘛:指筋脉拘急、相引一类的病。吴昆注:"心主血脉,心病则血燥,血燥则筋脉相引而急,手足拘挛,病名曰瘛。"

[11] 故病有五,五五二十五变:五脏皆有自病,故曰"五病",每脏之病,若未能及时治愈,又可传变于其他四脏,所以每脏之病,都有五变,合为二十五变。

[语译]　黄帝说：五脏之间，其气相通，病气的传变，也有一定的规律。如五脏发生病变，则各向其所胜之脏传变。若得不到正确的治疗，经过三个月或六个月，或者经过三天或六天，传遍五脏就当死亡。以上指的是顺传的规律。所以说：能够辨别病在于表之阳证的，就可以测知病邪之所从来；能够辨别病在于里之阴证的，就可以测知死生的日期。这就是说，要知道病气传至其被克胜之时乃死。

风为百病之长。风寒之邪开始侵入人体的时候，使人毫毛竖直，毛孔闭塞不通，阳气郁而发热，在这个时候，可用发汗的方法治疗；或风寒之邪阻闭经络，出现痹证、麻木不仁及肿痛等症者，这个时候，可用热汤熏洗或热敷，或用艾灸、针刺等方法治疗，以驱除外邪。如果治疗不及时，病邪就向内传入肺脏，使肺气不利，这叫做肺痹，可出现咳嗽上气等症。此时不能得到正确的治疗，肺病就会传之于其所胜之肝脏，使肝气不利，病名曰肝痹，又叫做厥，可出现胁痛、呕吐食物等症，在这个时候，可用按摩或针刺等方法治疗。如果不及时治疗，肝病就会传之于其所胜的脾脏，叫做脾风病，可出现黄疸、腹中热、心烦、小便黄等症，在这个时候，可用按摩、药物、汤浴等方法治疗。如不及时治疗，脾病就会传之于其所胜的肾脏，病叫做疝瘕，可出现少腹烦热疼痛、小便白浊等症，也叫蛊病，在这个时候，可用按摩、药物治疗。如不及时治疗，肾病就会传之于其所胜的心脏，而发生筋脉拘急掣引，病名叫做瘛，在这个时候，可用灸法或药物治疗。如再不及时治疗，到十日之后，五脏已经传遍，生机已尽，就要死亡了。这是外感之邪，传行至其所胜而死的一般规律。如果是肾病传其气于心，心不受邪，复传病气于其所克胜之肺脏，可出现寒热的症状，将于三年死。这是内伤病的传化情况。然而突然暴发的急病，就不一定按照上述五脏移传的顺序传变，因此，就不必按照移传的次序来治。有的虽然移传，却不按照一定的次序；有些病不按照五脏次序传变，如忧、恐、悲、喜、怒五志之病，就不依照次序相传,所以使人患大病。因之过喜伤心,心气大虚,则肾气乘心;或因大怒,则肝气乘脾;或因悲伤,则肺气乘肝;或因惊恐,肾气内虚,则脾气乘肾;或因忧愁,肺气内虚,则心气乘肺。这是五志变动所发生的病变,不依五脏次序传变的一般道理。所以脏有五脏,病有五种,及其传变的时候,就有五五二十五种变化。传,就是相乘的意思。

[按语] 以上两节,主要论述了有关病传的问题。所谓病传,乃是指病气由本脏而及于他脏的传行和演变情况。因每脏有病,皆可及于其余四脏,所以文中指出:"故病有五,五五二十五变及其传化。"根据原文精神,病气的传行,以胜相传,如肝传脾,脾传肾,肾传心,心传肺,肺传肝者为顺;以不胜相传,如肝传肺,肺传心,心传肾,肾传脾,脾传肝者为逆,多死,故又谓之"逆死"。这仅是作为一般的病传理论而言,并不应看作是病变的固定程式。有些病并不是都按此相传,正如文中所指:"然其卒发者,不必治于传,或其传化有不以次……"就是这个意思。同时文中又指出病之所受及其所传的原因,有"风寒客于人"的外因,也有"忧恐悲喜怒"的内因等,均可导致病气的传变。但根本的问题,仍在正气不足,则病气乃有可乘之机,如文中所谓"传,乘之名也",即有此意。正气不足的原因,据原文所指,有两种情况:一为"大虚",一为"弗治",为病传造成了可乘之机。因此,必须倍加注意扶持和保护正气,以防止病气的传变。这对临床防治疾病,直至今日,仍有重要的现实意义。

[原文] 大骨枯槁,大肉陷下[1],胸中气满,喘息不便,其气动形[2],期六月死,真脏脉见,乃予之期日。大骨枯槁,大肉陷下,胸中气满,喘息不便,内痛引肩项[3],期一月死,真脏见,乃予之期日。大骨枯槁,大肉陷下,胸中气满,喘息不便,内痛引肩项,身热脱肉破䐃[4],真脏见,十日①之内死。大骨枯槁,大肉陷下,肩髓②内消[5],动作益衰,真脏未见③,期一岁死,见其真脏,乃予之期日。大骨枯槁,大肉陷下,胸中气满,腹内痛,心中不

便,肩项④身热,破䐃脱肉,目眶陷,真脏见,目不见人,立死,其见人者,至其所不胜之时则死。

[校勘]

① 日:原作"月",《读素问钞》《素问注证发微》《吴注素问》皆改作"日",按:真脏脉见,云十月死,义难通,作"日"为是,故据改。

② 肩髓:《素问释义》云:"肩髓疑当作骨髓。"

③ 未见:原作"来见",《太素》卷十四真脏脉形作"未见"。新校正云:"按全元起本及《甲乙经》真脏来见作未见,来当作未,字之误也。"故据改。

④ 腹内痛,心中不便,肩项:《太素》卷十四真脏脉形作"肉痛,中不便,肩项"。此文似有错落,按以上文例,似当作"内痛引肩项"为顺。

[注释]

[1] 大骨枯槁,大肉陷下:大骨,指肩、脊、腰、膝之骨。大骨枯槁指因重病骨软弱无力,不能支持身体。大肉,指尺肤、臀部以及腿部等处肌肉。大肉陷下,指因重病全身肌肉消瘦枯削。《类经》六卷第二十七注:"大骨大肉,皆以通身而言,如肩脊腰膝,皆大骨也;尺肤臀肉,皆大肉也。肩垂项倾,腰重膝败者,大骨之枯槁也,尺肤既削,臀部必枯,大肉之陷下也。肾主骨,骨枯则肾败矣。脾主肉,肉陷则脾败矣。"

[2] 其气动形:形容喘息气急,张口抬肩的样子。《太素》卷十四真脏脉形注:"喘息气急,肩膺皆动,故曰动形也。"

[3] 内痛引肩项:指胸内疼痛,牵引肩项亦不适或疼痛。内痛,一指心内疼痛。《太素》卷十四真脏脉形注:"内痛,谓是心内痛也。心府手太阳脉从肩络心,故内痛引肩项也。"

[4] 脱肉破䐃:形容全身肌肉消瘦,大肉已脱,而肘、膝、胯等处高起之肌肉,因卧床日久而溃破。䐃,王冰注:"䐃,谓肘膝后肉如块者。"

[5]肩髓内消:有两种解释:一指缺盆深陷,如王冰:"肩髓内消,谓缺盆深也。"一指项骨倾,如张志聪:"肩髓者,大椎之骨髓,上会于脑,是以项骨倾者,死不治也。"今从张注。

[语译] 大骨枯槁不能支持身体,大肉枯削,胸中气满而胀闷,气喘,呼吸困难,甚则张口抬肩,呼吸时身体也振动起来,预期六个月就要死亡,如出现真脏脉,就可以预期他将死于其所不胜之日。大骨枯槁不能支持身体,大肉枯削,胸中气满而胀闷、气喘、呼吸困难、胸内疼痛牵引肩项亦疼痛不适,预期一个月就要死亡,如出现真脏脉,就可以预期他将死于其所不胜之日。大骨枯槁不能支持身体,大肉枯削,胸中气满而胀闷、气喘、呼吸困难、胸内疼痛牵引肩项亦疼痛不适,身发热,全身大肉已脱,而肘、膝、腰、胯等处肌肉溃破,如出现真脏脉,预期在十日之内就要死亡。大骨枯槁不能支持身体、大肉枯削、项骨倾斜、两肩枯瘦低垂、动作更加无力,如真脏脉尚未出现,预期在一年内死亡;如果真脏脉出现,就可以预期他将死于其所不胜之日。大骨枯槁不能支持身体,大肉枯削,胸中气满而胀闷,腹中疼痛,心中亦觉难受而无可名状,肩项及身上均热,全身大肉已脱,而肘、膝、腰、胯等处肌肉溃破,目眶深陷,如果见到真脏脉,两目已看不见人,说明精气已绝,立即就可死亡;若目能见人的,预期他将死于其所不胜之日。

[原文] 急虚身中①卒至[1],五脏绝闭,脉道不通,气不往来,譬于堕溺,不可为期。其脉绝不来,若人一息五六至②,其形肉不脱,真脏虽不见,犹死也。

[校勘]
① 身中:《甲乙》卷八第一上作"中身"。
② 若人一息五六至:《甲乙》卷八第一上无"人"字。新校正云:"按人一息脉五六至,何得为死,必息字误,息当作呼乃是。"《太素》卷十四真脏脉形肖延平按:"一息五六至,乃连上文'脉绝不来'而言,以脉绝不来,或来而一息五六至,复绝不来。此即经

所谓'不满十动而一代者,五脏无气,予之短期。'故真脏虽不见犹死。"此文或有误,存疑待考。

[注释]

[1] 急虚身中卒至:指正气突然暴绝,客邪陡然中于人,或客邪卒然至于内脏而发生的病变。吴昆注:"急虚,暴绝也;中,邪气深入之名;卒至,卒然而至,不得预知之也。"

[语译] 正气突然暴绝,或外邪陡然中于人,病起急骤,五脏气机闭塞或断绝,脉道断绝而不通,气不往来,譬如从高处坠下或落水淹溺等病,突然发生的病变,就无法预测其死期了。其脉绝而不来,或脉来时一息五六至,虽然形肉不脱,真脏脉不见,也属死证。

[原文] 真肝脉至,中外急,如循刀刃责责然①[1],如按琴瑟弦,色青白不泽,毛折,乃死[2]。真心脉至,坚而搏,如循薏苡子[3]累累然,色赤黑不泽,毛折,乃死。真肺脉至,大而虚,如以毛羽中人肤[4],色白赤不泽,毛折,乃死。真肾脉至,搏而绝,如指弹石辟辟然,色黑黄不泽,毛折,乃死。真脾脉至,弱而乍数乍疎,色黄青不泽,毛折,乃死。诸真脏脉见者,皆死不治也。

黄帝曰:见真脏曰死,何也? 岐伯曰:五脏者皆禀气于胃,胃者五脏之本也。脏气者②,不能自致于手太阴,必因于胃气,乃至于手太阴也[5]。故五脏各以其时,自为③而至于手太阴也[6]。故邪气胜者,精气衰也,故病甚者,胃气不能与之俱至于手太阴,故真脏之气独见,独见者病胜脏也,故曰死。帝曰:善。

[校勘]

① 责责然:《太素》卷十四真脏脉形作"清清然"。

② 气者:《太素》卷六脏腑气液作"五脏"。

③ 为:《素问释义》云:"为当作胃。"

[注释]

[1] 责责然:锐利而可畏的样子。马莳注:"可畏也。"

[2] 毛折,乃死:毛发断折,则气血败绝,故主死。《类经》六

卷第二十七注:"五脏率以毛折死者,皮毛得血气而充,毛折则精气败矣,故皆死。"

[3]如循薏苡子:形容脉象短实而坚,如以手摸薏苡珠子一样。薏苡子,形如珠子而稍长,俗呼为薏苡珠子。

[4]如以毛羽中人肤:形容肺脉之浮虚无力,好像羽毛着人皮肤一样的轻虚。

[5]脏气者……乃至于手太阴也:《类经》六卷第二十七注:"谷气入于胃以传于肺,五脏六腑皆以受气,故脏气必因于胃气,乃得至于手太阴,而脉则见于气口。此所以五脏之脉,必赖胃气以为之主也。"

[6]五脏各以其时,自为而至于手太阴也:张志聪注:"五脏之气,必因于胃气乃至于手太阴也,又非为微和之为胃气也,即五脏之弦钩毛石,各以其时自为其象而至于手太阴者,皆胃气之所资生。"

[语译] 肝的真脏脉至,浮取沉取皆劲急搏指,如抚摸在刀刃上那样锐利而可畏,如按在琴瑟的弦上那样紧急,青是木色,如兼白而不润泽,是金来克木,毛焦折则精气已败,故主死。心的真脏脉至,坚硬而搏指,如象循按薏苡子那样短实而坚硬连续不断,赤为火色,如兼黑色而不润泽,是水来克火,毛焦折则精气已败,故主死。肺的真脏脉至,大而虚软无力,好像毛羽着人皮肤一样轻虚无力,白是金色,如兼赤而不润泽,是火来克金,毛焦折则精气已败,故主死。肾的真脏脉至,搏而坚硬更甚,好像用指弹石一样沉而坚硬,黑为水色,如兼黄色而不润泽,是土来克水,毛焦折则精气已败,故主死。脾的真脏脉至,软弱无力,忽数忽疏,快慢不匀,黄为土色,如兼青色而不润泽,是木来克土,毛焦折则精气已败,故主死。凡是见到真脏脉的,皆为不可治的死证。

黄帝说:见到真脏脉就要死亡,是什么道理呢?岐伯说:五脏的营养,都依靠胃府的水谷精微来供养,胃为水谷之海,以养五脏,故为五脏之本。五脏之脉气,不能自行到达手太阴脉口,必须依赖胃气的作用,才能达到手太阴。所以五脏之气各按其应旺之时,随同胃气,自行出现于手太阴脉口。如果邪气盛,则是由于精气的衰弱和不足,所以当疾病严重时,胃气就不能与五脏之气一齐到达手太阴脉口,因而真脏的脉气单独出现,真脏脉的出现,是由于病气胜过脏气所致,如此则胃气已败,故主死。黄帝说:好。

[原文]　黄帝曰:凡治病,察其形气色泽,脉之盛衰,病之新故,乃治之,无后其时。形气相得[1],谓之可治;色泽以浮[2],谓之易已;脉从四时,谓之可治;脉弱以滑,是有胃气,命曰易治,取之以时①。形气相失,谓之难治;色夭不泽[3],谓之难已;脉实以坚,谓之益甚;脉逆四时,为不可治。必察四难,而明告之②。所谓逆四时者,春得肺脉,夏得肾脉,秋得心脉,冬得脾脉,其至皆悬绝[4]沉涩者,命曰逆四时。未有脏形[5],于春夏而脉沉涩,秋冬而脉浮大,名曰逆四时也。病热脉静,泄而脉大,脱血而脉实,病在中脉实坚,病在外脉不实坚者,皆难治。

[校勘]

① 取之以时:《甲乙》卷四第一下作"治之趋之",《太素》卷十四四时脉诊作"趣之以时"。

② 之:此后《太素》卷十四四时脉诊有"勿趣以时"四字。

[注释]

[1] 形气相得:指人之形体和正气相一致,如气盛形盛,气虚形虚,谓形气相得。

[2] 色泽以浮:颜色润泽而鲜明,主疾病向好的方面转化。浮,鲜明的意思。《类经》五卷第十二注:"泽,润也。浮,明也。"

[3] 色夭不泽:颜色晦暗而枯槁,主病情恶化。

[4] 悬绝:王冰注:"悬绝,谓如悬物之绝去也。"《太素》卷十四首篇注:"来如绳断,故曰悬绝。"似指脉象悬浮无根,猝然断绝,皆无胃气之象。或以为即《伤寒论》中"脉微细欲绝"者。

[5] 未有脏形:未见本脏之病形。

[语译] 黄帝说:一般在治病的时候,一定要诊察患者的形体、神气及五色泽枯的变化,脉象的盛衰,疾病的新久,然后给予及时的治疗,不可迁延时日。病人形气相一致,气盛形也盛,气虚形也虚,是可治之症;颜色润泽而鲜明,疾病也容易痊愈;脉顺四时,春弦、夏钩、秋毛、冬石,疾病也是可以治疗的;脉来柔软而滑利,是有胃气的现象,疾病容易治疗,必须抓住有利时机,进行治疗。形气不相称,如形盛气衰,气盛形衰,这样的疾病难以治疗;颜色晦暗枯槁,疾病难以治愈;脉实而坚硬,乃是疾病更为严重;脉与四时相反,乃是疾病到了不可治疗的地步。必须审查疾病在发展变化中的四种不易治疗的情况,而向病家加以解释和说明。所谓脉与四时相反,就是春天见到肺脉,乃是金克木;夏天见到肾脉,乃是水克火;秋天见到心脉,乃是火克金;冬天见到脾脉,乃是土克水;而且这些脉象来时皆悬绝无根,或沉涩不起,这就叫做与四时相反的脉象。假如五脏的脉形不能随着时令而表现于外,而在春夏阳气生旺的季节,反见沉涩的脉象;在秋冬阳气收藏的季节,反见浮大的脉象,这也叫做逆四时。热病脉宜洪大而反沉静;泄泻脉应沉小而反浮大;脱血脉应芤虚而反实强;病在中是内伤脉应虚而反坚实;病在外是病邪盛于外,正气急起抗邪,脉应实坚而反不实坚,这些都是脉证相反,正气匮乏,都属于难治之症。

[原文] 黄帝曰:余闻虚实以决死生,愿闻其情。岐伯曰:五实死,五虚死。帝曰:愿闻五实五虚。岐伯曰:脉盛,皮热,腹胀,前后[1]不通,闷瞀①[2],此谓五实;脉细,皮寒,气少,泄利前后②,饮食不入,此谓五虚。帝曰:其时有生者何也?岐伯曰:浆粥入胃,泄注止,则虚者活;身汗得后利,则实者活。此其候也。

[校勘]
① 闷瞀:《太素》卷十六虚实脉诊作"悗瞀",义同。
② 泄利前后:《太素》卷十六虚实脉诊作"泄注利前后",据

下文"泄注止",似《太素》文义长。

[注释]

[1] 前后：此指大小便。

[2] 闷瞀：昏闷烦乱而视物不明的样子。《素问识》云："《灵》经脉篇，交两手而瞀，《铜人》注引《太素》注云：瞀，低目也。《玉篇》：目不明貌。《楚辞》九章：中闷瞀之忳忳。王逸注：烦乱也。考数义，张(指张介宾)为昏闷，似是。"

[语译]　黄帝说，我听说根据病情的虚实，可以诊断患者的死生，我想听听其中的道理。岐伯说：五实可以致死，五虚也可以致死。黄帝说：我想知道什么是五实、五虚。岐伯说：脉盛大，皮肤发热，腹部胀满，二便不通，昏闷烦乱目视不明，这叫五实；脉细弱，皮肤寒冷，少气不足以息，大小便泄利无度，不进饮食，这叫五虚。黄帝说：五实、五虚的病人，有时亦有痊愈的，是什么道理呢？岐伯说：能够吃下粥浆一类的东西，胃气逐渐恢复，二便泄注的情况逐渐停止，正气渐渐恢复，虚者也可以痊愈；如身热无汗的实证，而能得到汗解，腹胀二便不通的，能得到便通胀减，则实邪有出路得以排出，实者也可以痊愈。这就是五虚、五实证得以不死的原因和证候。

[按语]　本篇所提到的真脏脉，及预决死期的问题，是前人通过长期临床实践观察所积累的宝贵经验，在临床上仍有一定的参考价值。文中所提到的死证，是可以转化的，只要通过积极治疗，实者能够邪去，虚者能够正复，便可转危为安。作为一个医生，不能轻易放弃向疾病做斗争的责任，同时也应有科学态度和渊博的医学知识，做到"必察四难，而明告之"。

 三部九候论篇第二十

新校正云：按全元起本在第一卷，篇名决死生。

本篇主要论述三部九候的诊脉方法，并通过察三部九候脉象的变化，以判断疾病变化和预决死生,故篇名三部九候论。

[提要] 本篇主要内容有:

一、三部九候的具体部位及所属之脏腑。

二、举例说明三部九候以决死生。

三、七诊与九候合参,以判断疾病的预后。

四、举例说明问诊与切诊合参的重要意义。

五、经病、孙络病、血病、奇邪等病的治法。

[原文] 黄帝问曰:余闻九针于夫子,众多博大[1],不可胜数,余愿闻要道,以属[2]子孙,传之后世,著之骨髓,藏之肝肺,歃血[3]而受,不敢妄泄,令合天道①,必有终始,上应天光[4]星辰历纪[5],下副四时五行,贵贱更立,冬阴夏阳,以人应之奈何? 愿闻其方。岐伯对曰:妙乎哉问也! 此天地之至数②[6]。

[校勘]

① 令合天道:新校正云:"按全元起本云:令合天地。"

② 余闻九针于夫子……此天地之至数:《吴注素问》以为此九十九字为冗文而删。

[注释]

[1] 博大:广博的意思。大,广也。如《诗》泮水:"大赂南金。"

[2] 属:托付的意思。如《史记》留侯世家:"汉王之将,独韩信可属大事当一面。"

[3] 歃(shà 厦)血:古时盟誓,以血涂口旁,叫做歃血。亦有饮血而誓者,亦称歃血。《类经》五卷第五注:"饮血而誓也。"

[4] 天光:指日月星光。王冰注:"谓日月星也。"

[5] 星辰历纪:指一年之中日月星辰运行在天体各有其规律和标志。王冰注:"历纪,谓日月行历于天二十八宿三百六十五度之分纪也。"

[6] 至数:即至极之理。《类经》五卷第五注:"天地虽大,万物虽多,莫有能出乎数者,数道大矣,故曰至数。"数,理也。

卷第六

[语译] 黄帝问道：我听过先生讲解有关九针的道理后，觉得其中的学问众多广博，难以尽言。我现在只想知道其中最扼要的道理，以便托付给子孙，而传于后世，使之铭心刻骨，永志不忘。在接受这一学问时，一定要歃血盟誓，不能轻易泄露，使这些道理，能符合天体运行的规律，有始有终，上应于日月星辰的历数，下能合于四时五行的衰旺以及冬夏阴阳的变化，人怎样来适应这些天地自然变化的规律呢？我很想听你讲讲这方面的道理。岐伯回答说：你谈的问题很妙啊！这是天地间至为深奥的道理。

[原文] 帝曰：愿闻天地之至数，合于人形血气，通决死生，为之奈何？岐伯曰：天地之至数，始于一，终于九焉。一者天，二者地，三者人[1]，因而三之，三三者九，以应九野[2]。故人有三部，部有三候，以决死生，以处百病，以调虚实，而除邪疾。帝曰：何谓三部？岐伯曰：有下部，有中部，有上部，部各有三候。三候者，有天有地有人也[3]，必指而导之，乃以为质①[4]。上部天，两额之动脉[5]；上部地，两颊之动脉[6]；上部人，耳前之动脉[7]。中部天，手太阴也[8]；中部地，手阳明也[9]；中部人，手少阴也[10]。下部天，足厥阴也[11]；下部地，足少阴也[12]；下部人，足太阴也[13]。故下部之天以候肝，地以候肾，人以候脾胃之气。帝曰：中部之候奈何？岐伯曰：亦有天，亦有地，亦有人。天以候肺，地以候胸中之气，人以候心。帝曰：上部以何候之？岐伯曰：亦有天，亦有地，亦有人。天以候头角之气，地以候口齿之气，人以候耳目之气。三部者，各有天，各有地，各有人。三而成天，三而成地，三而成人。三而三之，合则为九，九分为九野，九野为九脏。故神脏五[14]，形脏四[15]，合为九脏。五脏已败，其色必夭，夭必死矣。

[校勘]

① 质：原作"真"，王冰注："《礼》曰：疑事无质，质，成也。"据此，则王注时作"质"字。另新校正未言全本或别本有作"真"者，

232

当是此以后误，今据改。

[注释]

[1] 一者天，二者地，三者人：吴昆注："一奇也，阳也，故应天；二者偶也，阴也，故应地；三，参也，和也，故应人。"

[2] 九野：吴昆注："九州之分野。"《类经》五卷第五注："九野者，即《洛书》九宫，禹贡九州之义。"当指九州九野而言。如《淮南子》原道训："上通九天，下贯九野。"

[3] 有天有地有人也：每一候中有上中下三部，以天地人比之。

[4] 必指而导之，乃以为质：必须通过指切按导其脉，才可以得到三部九候脉的本体。质，本也。《礼记》曲礼："行修言道，礼之质也。"

[5] 两额之动脉：杨上善以为足少阳，阳明二脉之气，相当于颔厌、头维二穴处，张介宾指为足少阳脉气所发之颔厌穴之分，今从张注。

[6] 两颊之动脉：《太素》卷十四首篇注："两颊足阳明，在大迎中动。"王冰指"近于巨髎之分"，《类经》五卷第五注指"地仓、大迎之分"。当以《太素》注为是。

[7] 耳前之动脉：杨上善与张介宾均指为和髎穴分。吴昆指为耳门穴分。按二穴俱为手少阳脉气所过之处，俱在耳前，故均通。

[8] 手太阴也：即掌后寸口动脉，经渠穴之分，为肺经脉气所过之处。

[9] 手阳明也：即手大指次指岐骨间动脉，合谷穴之分，为大肠经脉气所过之处。

[10] 手少阴也：即掌后锐骨下动脉，神门穴之分，为心经脉气所过之处。

[11] 足厥阴也：即大腿内侧上端五里穴分，为肝经脉气所行之处。在女子亦可取太冲穴分，在足大指本节后二寸陷中。

王冰注："谓肝脉也。在毛际外,羊矢下一寸半陷中,五里之分,卧而取之,动应于手也。女子取太冲,在足大指本节后二寸陷中是。"

［12］足少阴也:即内踝后踝骨旁动脉,太溪穴之分,为肾经脉气所过之处。

［13］足太阴也:即大腿内侧前上方箕门穴处,为脾经脉气所过之处。

［14］神脏五:王冰注："所谓神脏者,肝藏魂,心藏神,脾藏意,肺藏魄,肾藏志也。以其皆神气居之,故云神脏五也。"

［15］形脏四:王冰注："所谓形脏四者,一头角,二耳目,三口齿,四胸中也。"吴昆、张介宾皆宗此说。张志聪注："胃主化水谷之津液,大肠主津,小肠主液,膀胱者津液之所藏,故以四腑为形脏。"《素问识》云："形脏四,诸家并仍王义。然头角耳目口齿,理不宜谓之脏。考《周礼》天官疾医职云:参之以九脏之动。郑注:正脏五,又有胃、膀胱、大肠、小肠。志注有所据,今从之。"此论义长,从之。

［语译］ 黄帝说:我想听你讲讲天地的至数,是怎样与人体的气血相应及决断疾病的死生呢?岐伯说:天地的至数,开始于一,终极于九。一是奇数为阳,所以应天;二是偶数为阴,所以应地;人生天地之间,所以三以应人,天地人合而为三,三三为九,以应九野之数。所以人体有上中下三部,每部各有天地人三候,可以诊察这些部位的脉搏,以判断人的死生,以诊断各种疾病,调理其阴阳虚实,从而达到祛除疾病的目的。黄帝说:什么是三部呢?岐伯说:有下部,有中部,有上部,这是三部;每一部又有三候,所谓三候,是以天地人来代表的。这些部位必须经过仔细切摸循按,才会得到三部九候脉的本体。上部天候,在两额的动脉处;上部地候,在两颊的动脉处;上部人候,在两耳前的动脉处。中部天候,即两手太阴经经渠穴分动脉处;中部地候,即两手阳明经合谷穴分的动脉处;中部人候,即两手少阴经神门穴分

的动脉处。下部天候,即足厥阴经的五里穴分的动脉处;下部地候,即足少阴经太溪穴分的动脉处;下部人候,即足太阴经的箕门穴分的动脉处。故而下部天候,可以诊察肝的病变;下部地候,可以诊察肾的病变;下部人候,可以诊察脾胃的气机变化。黄帝说:中部之候是怎样的呢?岐伯说:中部亦有天、地、人三候。中部天候,以诊察肺的病变;中部地候,以诊察胸中的气机变化;中部人候,以诊察心的病变。黄帝说:上部如何诊察机体的病变呢?岐伯说:上部也有天候,也有地候,也有人候。天候以诊察头角部位的气机变化;地候以诊察口齿部位的气机变化;人候以诊察耳目的气机变化。所以上、中,下三部,各有天候,各有地候,各有人候。三部中有三个天候,三个地候,三个人候,三三得九,合则为九候,九候以应九野,九野以应人身的九脏。所以人体内有心肝脾肺肾藏神志的五神脏,还有胃、小肠、大肠、膀胱藏有形之物的四形脏,合为九脏。如果五神脏的脏气败坏,则表现在面部的颜色,必然晦暗枯夭,颜色枯夭是病情危重乃至死亡的征象。

[原文] 帝曰:以候奈何?岐伯曰:必先度其形之肥瘦,以调其气之虚实,实则泻之,虚则补之。必先去其血脉[1]而后调之,无问其病,以平为期。帝曰:决死生奈何?岐伯曰:形盛脉细[2],少气不足以息者危①。形瘦脉大[3],胸中多气者死。形气相得者生。参伍不调[4]者病。三部九候皆相失者死。上下左右之脉相应如参春[5]者病甚。上下左右相失不可数者死。中部之候虽独调,与众脏相失者死。中部之候相减者死[6]。目内陷者死[7]。

[校勘]

① 危:新校正云:"按全元起注本及《甲乙经》、《脉经》'危'作'死'。"今本《甲乙》卷四第三,《脉经》卷四第一同新校正。

[注释]

[1] 去其血脉:指祛除脉中瘀血而言。吴昆注:"谓去其瘀

血在脉者,盖瘀血壅塞脉道,必先去之,而后能调其气之虚实也。"

[2] 形盛脉细:指形体肥胖,脉反细弱,为阴有余阳不足之证。

[3] 形瘦脉大:指形体消瘦,脉反盛大,为阳有余阴不足之证。

[4] 参伍不调:指脉搏参差不齐,三五不调的意思。《类经》六卷第二十五注:"三以相参,伍以相类,谓之不调。凡或大或小,或迟或疾,往来出入无常度者,皆病脉也。"

[5] 如参舂:脉象数大鼓指,如以舂杵捣谷物上下不齐的样子。王冰注:"如参舂者,谓大数而鼓,如参舂杵之上下也。"

[6] 中部之候虽独调……中部之候相减者死:《类经》六卷第二十五注:"三部之脉,上部在头,中部在手,下部在足,此言中部之脉虽独调,而头足众脏之脉已失其常者,当死;若中部之脉减于上下二部者,中气大衰也,亦死。"

[7] 目内陷者死:目内陷,说明精气已绝,故主死。《类经》六卷第二十五注:"五脏六腑之精气,皆上注于目而为之精,目内陷者,阳精脱矣,故必死。"

[语译] 黄帝说:怎样进行诊察呢? 岐伯说:首先要审察病人身形的肥瘦,以便调治正气的虚实。实为邪气有余,要用泻法;虚为正气不足,要用补法。必先祛除血脉中的瘀滞,而后再进行调补,不论治疗什么疾病,都是以达到气血平调为准则。黄帝说:怎样根据患者的形证脉息,而预决其死生呢? 岐伯说:形体肥大,而脉反细,气少难以维持呼吸者,主病危重;形体消瘦,而脉反大,胸中又喘满多气的,是死亡的征象。形体和脉气相一致的主生。其脉来三五不调的主病。三部九候之脉完全失去协调者,为脏腑阴阳之气皆病,故主死。上下左右之脉相应鼓指,有如白杵之上下参动者,主病危重。若是上下左右的脉象都不相应,而又息数错乱不可数计的,主死。中部的脉象虽然单独能

够调匀,但与其他脏腑的脉象不相协调,众脏之脉已失常者,主死。若中部之脉衰减,与上下各部不相协调,中气大衰也主死。目内陷的也是死候。

[按语] 本节以形、气、脉、证之间的变化,及相得、相失等错综复杂的关系,来判断疾病的轻重,并预决其死生,这是前人在长期的医疗实践中,积累的宝贵的脉诊经验。同时启示我们,在临床判断疾病的轻重吉凶时,一定要从整体出发,对机体的形气、脉证等做全面观察,然后通过认真分析、比较、研究,才能做出比较准确的判断。如"中部之候虽独调",但不能据此一点就认为是好现象,如果它"与众脏相失",还是个死亡的征象。

[原文] 帝曰:何以知病之所在?岐伯曰:察九候独小者病,独大者病,独疾者病,独迟者病,独热者病,独寒者病,独陷下者病[1]。以左手足上去踝五寸[2]按之,右手当踝而弹之①,其应过五寸以上,蠕蠕然[3]者不病;其应疾,中手浑浑然[4]者病;中手徐徐然[5]者病;其应上不能至五寸,弹之不应者死。是以②脱肉身不去者[6]死。中部乍疏乍数者死。其脉代而钩者,病在络脉。九候之相应也,上下若一,不得相失。一候后则病,二候后则病甚,三候后则病危。所谓后者,应不俱也[7]。察其腑脏,以知死生之期,必先知经脉,然后知病脉。真脏脉见胜者死③。

足太阳气绝者,其足不可屈伸,死必戴眼④[8]。

[校勘]

① 以左手足上去踝五寸按之,右手当踝而弹之:原作"以左手足上,上去踝五寸按之,庶右手足当踝而弹之",林亿等按:"《甲乙经》及全元起注本并云:'以左手足上去踝五寸而按之,右手当踝而弹之'……当以全元起注旧本及《甲乙经》为正。"《太素》卷十四首篇与林按同,唯"左手"下无"足"字。以林按为是。据改。

② 是以:《甲乙》卷四第三、《太素》卷十四首篇均无此二字。

③ 真脏脉见胜者死:原作"真脏脉见者胜死",据《太素》卷

十四首篇改。

④ 足太阳气绝者……死必戴眼：新校正云："按诊要经终论载三阳三阴脉终之证，此独纪足太阳气绝一证，余应阙文也。"

［注释］

［1］独热者病，独寒者病，独陷下者病：《类经》五卷第六注："独寒独热，谓其或在上或在下，或在表或在里也。陷下，沉伏不起也。"张志聪注："寒热者，三部皮肤之寒热也。陷下者，沉陷而不起也。《针经》曰：上下左右，知其寒温，何经所在，审皮肤之寒温滑涩，知其所苦。"《素问识》云："诸家不注。盖热乃滑之谓，寒乃紧之谓。"按：诸注家对本文多略而不谈，义较难明。丹波氏全从脉论，以热为滑，以寒为紧，亦臆断也。或张志聪注可参。

［2］足上去踝五寸：林亿等按引全元起注云："内踝之上，阴交之出，通于膀胱，系于肾，肾为命门，是以取之，以明吉凶。"

［3］蠕蠕然：吴昆、张介宾释为虫动、虫行貌，似不如张志聪释微动貌义胜。蠕，蝡之或字，《太素》作"需"，乃蝡或蜗形近致误。蝡，动貌，《荀子》劝学篇："蝡而动。"注："蝡，微动也。"《史记》匈奴传索隐引《三苍》，蜗蜗，亦为动貌。

［4］浑浑然：杨上善释为"动而不调"，王冰、马莳、张介宾均释为浊、乱等义，吴昆、张志聪均释为动而太过。按：据上文"蠕蠕"为微动之义，则此当释大动，于义为胜。浑浑，《广雅》释训："大也。"

［5］徐徐然：形容脉象缓慢的样子。

［6］脱肉身不去者：指身体极度消瘦而又体弱不能行动。王冰注："谷气外衰，则肉如脱尽。天真内竭，故身不能行。真谷并衰，故死之至也。去，犹行去也。"

［7］所谓后者，应不俱也：后，指本来应该应指而来的脉象，现在不能应指与其他部位一样的到来。王冰注："俱，犹同也，一也。"

［8］戴眼：两目上视而不转动。

[语译] 黄帝说:怎样才能知道病的所在部位呢？岐伯说:
诊察九候脉的异常变化，就知道病变所在，若有一候独小者为
病，一候独大者为病，一候独疾者为病，一候独迟者为病，一候独
滑者为病，一候独紧者为病，一候独沉陷不起者为病。以左手在
病人的足内踝上五寸处按着，以右手指在病人足踝上弹之，如果
震动反应超过五寸以上，而且震动轻微，是无病的征象；如果震
动反应急疾而大，是有病的征象；如震动反应迟缓，也是病态；如
果震动反应不能上到五寸处，而弹之亦没有反应，这是气脉已
绝，是将要死亡的征象。所以身体极度消瘦而不能行动的，也是
将要死亡的征象。中部之脉忽快忽慢而不规律，为气脉败乱之
兆，故主死。脉代而钩，为病在络脉，钩为夏脉，夏气在络，故主
病在络脉，络脉受邪，则经脉滞塞，故脉见代止之象。九候之脉，
应相互适应，上下一致，不应该出现参差不齐等脉象。如有一候
不相应，就是疾病的表现；如有二候不相应，就是病重的表现；如
有三候不相应，病情就危重了。所谓一候后至是什么意思呢？
就是九候脉动相失而不一致。诊察脏腑脉象的变化，可以判断
疾病的生死日期，要想做到这一点，必须首先明白无病的常脉，
然后才能知道病脉。若见到真脏脉，至其克胜之时，便要死亡。

足太阳经脉下合腘中，贯腨内，出外踝之后，上起目内眦，故
足太阳气绝时，两足不能屈伸，其死亡时，必目睛上视而不动。

[原文] 帝曰:冬阴夏阳奈何？岐伯曰:九候之脉，皆沉细
悬绝者为阴，主冬，故以夜半死[1]。盛躁喘数者为阳，主夏，故以
日中死[2]。是故寒热病者，以平旦死[3]。热中及热病者，以日中
死[2]。病风者，以日夕死①[4]。病水者，以夜半死[1]。其脉乍疏
乍数乍迟乍疾者，日乘四季死[5]。形肉已脱，九候虽调，犹死。
七诊[6]虽见，九候皆从者不死。所言不死者，风气之病及经月之
病[7]，似七诊之病而非也，故言不死。若有七诊之病，其脉候亦
败者死矣，必发哕噫。

必审问其所始病，与今之所方病，而后各切循其脉，视其经

络浮沉,以上下逆从循之,其脉疾者病②,其脉迟者病,脉不往来者死,皮肤著[8]者死。

[校勘]

① 日夕死:本节所列死证数条,皆死于与本气相应之时,如阴病主冬,死于夜半;阳病主夏,死于日中等。唯本条风病谓死于日夕,风病属木,日夕乃金主气时,与其他各条,义不相合,疑有误。

② 病:此前原有"不"字。《素问释义》云:"不字衍。"此说是,从删。

[注释]

[1] 夜半死:这是将一日一夜的时间用四时阴阳五行的理论进行归纳和说理的一种方法。如脉沉细悬绝主阴,主冬,夜半亦主冬,主阴,这是阴极无阳,阴阳离绝的现象,故主死。同样,病水也是这个道理,水为阴邪,主冬,夜半主阴,主冬,阴极无阳,故死。

[2] 日中死:盛躁喘数为阳,主夏,日中主阳,主夏,这是阳极无阴,故主死;同样,热中和热病死于日中,也是阳极无阴,故死。

[3] 平旦死:吴昆注:"盖平旦之际,昏明始判之时,阴阳交会之期也。故寒热交作之病以斯时死。"

[4] 日夕死:病风是肝经病,日夕象秋时,五行属金,金克木,故主死。《类经》六卷第二十五注:"日夕者,一日之秋也,风木同气,遇金而死。"

[5] 日乘四季死:日乘四季指辰、戌、丑、未四时,脉乍数、乍疏、乍疾、乍迟,是土气败,中虚无主故主死。乘,加也,可引申为至的意思。

[6] 七诊:有二说:一指独小、独大、独疾、独迟、独热、独寒、独陷下为七诊,如王冰注。一指沉细悬绝、盛躁喘数、寒热病、热中及热病、风病、病水、形肉已脱,如《太素》杨注。今从后说。

　　[7] 经月之病:指月经病。王冰注:"月经之病,脉小以微。"《类经》六卷第二十五注:"经月者,常期也,故适值去血,则阴分之脉或小或迟或为陷下。"

　　[8] 皮肤著:吴昆注:"著着同。干槁而皮肤着于骨也。是血液尽亡,营卫不充,故死。"

　　[语译] 黄帝说:冬天为阴,夏天为阳,脉象怎样与之相适应呢? 岐伯说:九候之脉如果都沉细悬绝,为阴,主冬令,夜半为阴气极盛之时,故主死。其脉盛大躁动而疾数的,为阳,主夏令,日中为阳气旺盛之时,阳极阴绝,故死于日中。所以寒热交作阴阳相搏之病,死于阴阳交会的平旦之时。热中或热病,死于日中阳盛之时。病风死于傍晚金气旺盛之时。病水死于夜半阴极之时。其脉象败乱或疏或数,或迟或疾的,死于一日中的辰、戌、丑、未之时。如果形肉已脱,九候的脉象虽然调和也是死候。若七诊虽然出现,九候的脉象表现都很协调,就不一定是死候。所说的不死,是指新感的风气之病,或月经之病,虽然有些表现象七诊之病,实际上不是七诊之病,所以说它不是死候。如果有七诊之病出现,其脉象败乱,这是死候,死时必有哕、噫等证候出现。

　　所以治病之时,必须问清开始得病的经过情况与现在的症状表现,然后再切按患者的脉搏,并审查其经络或浮或沉,根据各种具体情况,采取或上或下,或逆其经脉,或顺其经脉的方法以切循之,脉疾者是有病的表现,脉迟也是有病的表现,脉不往来,说明经气已绝,故主死,皮肤干枯着骨,也是死候。

　　[原文] 帝曰:其可治者奈何? 岐伯曰:经病者治其经,孙络病者治其孙络血①,血病②身有痛者治其经络。其病者在奇邪[1],奇邪之脉则缪刺[2]之。留瘦不移,节而刺之[3]。上实下虚,切而从之,索其结③络脉,刺出其血,以见通之④。瞳子高者[4]太阳不足,戴眼者太阳已绝,此决死生之要,不可不察也⑤。手指及手外踝上五指留针⑥。

[校勘]

① 血:《甲乙》卷四第三、《太素》卷十四首篇均无。

② 血病:《甲乙》卷二第三无此二字。

③ 结:《太素》卷十四首篇作"经"。

④ 以见通之:《甲乙》卷四第三作"以通其气",《太素》卷十四首篇无"见"字。《甲乙》似是。

⑤ 瞳子高者太阳不足……不可不察也:按:此二十六字与上文义殊别,似当在前"足太阳之气绝者……死必戴眼"文下,疑错简于此。

⑥ 手指及手外踝上五指留针:《太素》卷十四首篇"五指"作"五寸指间"。王冰注:"错简文也"。

[注释]

[1] 奇邪:邪留于络,不入于经的叫奇邪。《类经》六卷二十五注:"奇邪者,不入于经而病于络也。邪客大络,则左注右,右注左,其气无常处,故当缪刺之。"

[2] 缪刺:见缪刺论篇。

[3] 留瘦不移,节而刺之:有两种解释:一指病邪久留不动,人的形体消瘦,不能采取过强的刺激方法,要节量而针刺之。如《太素》卷十四首篇注:"留,久也。久瘦有病之人,不可顿刺,可节量刺之。"一种认为病邪久留不移,藏匿较深,必于四肢八溪之间,有所结聚,故当于骨节之交会处,进行针刺治疗。张志聪注:"留瘦不移者,留淫日深,著于骨髓,故即于节而刺之。"姑从前说。

[4] 瞳子高者:指两目上视而言。但不像戴眼那样定直不动。

[语译] 黄帝说:那些可治的病,应怎样治疗呢?岐伯说:病在经脉,可直接治其经;若病邪在细小的孙络,可刺其孙络,令其出血,使邪随血去;血病而有身体疼痛症状的,当随其经络而刺治之。若病邪留在大络,不入于经,则用右病刺左,左病刺右

的缪刺法进行治疗。若病邪久留不移，形体消瘦，当节量而刺之。若病变上实下虚的，必有阻滞不通之处，当切循其脉，而探索其脉络郁结之处，刺出其血以通其气。如目上视，是太阳之气不足的现象。如目上视定睛不动，是太阳气绝的现象。这都是判断死生的主要方法，不可不认真研究。可刺手指及手外踝上小指侧，刺后留针。

[**按语**] "手指及手外踝上五指留针"一句，多数注家认为是"古文之脱简"，然亦有注家认为这是针对"瞳子高者，太阳不足"而提出的针刺治疗方法。如《太素》杨注云："前太阳不足及足太阳绝者，足太阳脉也。此疗乃是手太阳脉者，以手之太阳上下接于目之内眦，故取手之太阳，疗目高戴也。取手小指端及手外踝上五寸小指之间也。"张志聪云："此复申明瞳子高者，太阳不足于上也。手太阳之脉，起于小指之端，循手外侧上腕，出踝中外踝上者，在手外侧踝上也。五指者，第五之小指也。言太阳不足，当于手指及外踝上之后溪，五指之少泽上，留针以补之。盖候足太阳之气者，于足上去踝五寸而弹之，补手太阳者，当于手外踝上五指而取之，此手足之经气交相贯通，先不足于上而后绝于下也。"录此二说以作参考。

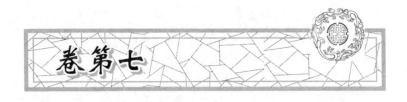

卷第七

经脉别论篇第二十一

新校正云:按全元起本在第四卷中。

本篇以论述经脉病变为中心,因与一般常论不同,故篇名经脉别论。

[提要] 本篇主要内容有:

一、论述惊恐、恚劳、动静等引起经脉气血的变化,示人诊病时应观人勇怯、骨肉、皮肤以知病情。

二、说明饮食的消化、吸收和转输等过程以及在这一转输过程中肝、心、脾、肺的重要作用。

三、六经经脉偏盛所发生的病证和治法。

[原文] 黄帝问曰:人之居处动静勇怯,脉亦为之变乎? 岐伯对曰:凡人之惊恐恚劳[1]动静,皆为变也。是以夜行则喘出于肾,淫气[2]病肺。有所堕恐①,喘出于肝,淫气害脾。有所惊恐,喘出于肺,淫气伤心。度水[3]跌仆,喘出于肾与骨,当是之时,勇者气行则已,怯者则着而为病也。故曰:诊病之道,观人勇怯骨肉皮肤,能知其情,以为诊法也。故饮食饱甚,汗出于胃。惊而夺精,汗出于心[4]。持重远行,汗出于肾。疾走恐惧,汗出于肝。摇体劳苦,汗出于脾。故春秋冬夏,四时阴阳,生病起于过用,此为常也。

[校勘]

① 堕恐:《素问绍识》云:"'堕恐'二字义似不属,且下有'惊恐',此'恐'字疑讹。"

[注释]

[1] 恚劳:忿怒和劳累。

[2] 淫气:有余而足以使人致病的气,称淫气。淫,过度,不正常。《素问经注节解》注:"谓病之余气也。"

[3] 度水:即涉水。度通渡。

[4] 惊而夺精,汗出于心:张志聪注:"血乃心之精,汗乃血之液,惊伤心气,汗出于心,故曰夺精。"

[语译] 黄帝问道:人们的居处环境、活动、安静、勇敢、怯懦有所不同,其经脉血气也随着起变化吗? 岐伯回答说:人在惊恐、忿怒、劳累、活动或安静的情况下,经脉血气都要受到影响而发生变化。所以夜间远行劳累,就会扰动肾气,使肾气不能闭藏而外泄,则气喘出于肾脏,其偏胜之气,就会侵犯肺脏。若因坠堕而受到恐吓,就会扰动肝气,而喘出于肝,其偏胜之气就会侵犯脾脏。或有所惊恐,惊则神越气乱,扰动肺气,喘出于肺,其偏胜之气就会侵犯心脏。渡水而跌仆,跌仆伤骨,肾主骨,水湿之气通于肾,致肾气和骨气受到扰动,而喘出于肾和骨,在这种情况下,身体强盛的人,气血畅行,不会出现什么病变;怯弱的人,气血留滞,就会发生病变。所以说:诊察疾病,观察病人的勇怯及骨骼、肌肉、皮肤的变化,便能了解病情,并以此作为诊病的方法。在饮食过饱的时候,则食气蒸发而汗出于胃。惊则神气浮越,则心气受伤而汗出于心。负重而远行的时候,则骨劳气越,肾气受伤而汗出于肾。疾走而恐惧的时候,由于疾走伤筋,恐惧伤魂,则肝气受伤而汗出于肝。劳力过度的时候,由于脾主肌肉四肢,则脾气受伤而汗出于脾。春、夏、秋、冬四季阴阳的变化都有其常度,人在这些变化中所以发生疾病,就是因为对身体的劳用过度所致,这是通常的道理。

[按语] 本文"喘出于肾"、"喘出于肝"等之"喘",自杨上善、王冰等注作"气喘"解后,历来注家多宗其说,然与帝问"脉变"之义,似难符合,故有答非所问之疑。或以为"喘"为气逆,

"汗"乃血化,虽未言脉,亦气血之病变,今虽姑从前人之解,终嫌不妥。详察经文,言喘为脉者,非止一端。如平人气象论所谓"盛喘数绝者,则病在中","病心脉来,喘喘连属","病肾脉来,喘喘(《太素》杨注云:"有本为揣揣")累累如钩","寸口脉沉而喘,曰寒热(《千金翼》义同)",大奇论所谓"脉至如喘(《甲乙经》"喘"作"揣")"等。《脉经》中亦多有言脉喘者,如"浮之不喘","浮之而喘"等。是"喘"之有言脉者,其义甚明。故细考本文,似亦当作"喘脉"解,义较允当,且与岐伯以"脉喘"答帝问"脉变"之义,正相符契。柯利民、凌耀星等同志,亦皆主此说。喘与揣音义相通,上文引《太素》杨注引别本及《甲乙》可证。又《中华大字典》"揣"字条云:"动也。见《广雅》释诂疏证释训云:揣抏,摇捎也,揣抏之转为喘奥。《庄子》胠箧篇:喘奥之虫。崔课注云:动虫也。"是"喘""揣"二字,为通假字,动的意思。在此或指脉之动疾或动甚而言。今并存此义。

[**原文**]　食气入胃,散精于肝,淫[1]气于筋。食气入胃,浊气[2]归心,淫精于脉。脉气流经,经气归于肺,肺朝百脉,输精于皮毛。毛脉合精,行气于府[3]。府精神明,留于四脏[4],气归于权衡[5]。权衡以平,气口成寸,以决死生。饮入于胃,游溢精气[6],上输于脾,脾气散精,上归于肺,通调水道,下输膀胱。水精四布,五经并行,合于四时五脏阴阳①,揆度②以为常也。

[**校勘**]

① 阴阳:新校正云:"按一本云'阴阳动静'"。

② 揆度:《素问注证发微》、《素问直解》以之属上读,作"阴阳揆度"。《素问注证发微》并认为"阴阳揆度"并为古经篇名。

[**注释**]

[1] 淫:在此作浸淫滋养解。

[2] 浊气:在此指食物化生的精微之气,是与由肺所吸收的天之清阳之气相比较而言。如《灵枢》阴阳清浊篇云:"受谷者浊,受气者清。"

[3] 毛脉合精，行气于府：指皮毛和经脉中的精气会合后，又还流而归入脉中。对"府"字的认识，注家的意见不一：一是指气海而言，如王冰注："府，谓气之所聚处也，是谓气海，在两乳间，名曰膻中也。"一是指六腑而言，如张志聪注："经云：血独盛，则淡渗皮肤，生毫毛。夫皮肤主气，经脉主血，毛脉合精者，血气相合也。六腑为阳，故先受气。"一是指脉而言，如脉要精微论王冰注："府，聚也，言血之多少皆聚见于经脉之中也。"此说似是，从之。

[4] 府精神明，留于四脏：血府中的精微之气，经阴阳相互作用而不断变化，在心的统领下，而流于肺脾肝肾四脏。神明，此指变化莫测，与阴阳应象大论所谓"（阴阳者）神明之府也"之"神明"义同。留，通流。

[5] 权衡：在此作平衡均等解。权，秤锤，衡，秤杆。

[6] 游溢精气：指精气之浮游布散而言。

[语译]　五谷入胃，其所化生的一部分精微之气输散到肝脏，再由肝将此精微之气滋养于筋。五谷入胃，其所化生的精微之气，注入于心，再由心将此精气滋养于血脉。血气流行在经脉之中，而到达于肺，肺又将血气输送到全身百脉中去，最后把精气输送到皮毛。皮毛和经脉的精气汇合后，又还流归入于脉，脉中精微之气，通过不断变化，周流于四脏，这些正常的生理活动，都要取决于气血阴阳的平衡，气血阴阳平衡，则表现在气口的脉搏变化上，气口的脉搏，可以判断疾病的死生。水液入胃以后，游溢布散其精气，上行输送于脾，经脾对精微的布散转输，上归于肺，肺主清肃而司治节，肺气运行，通调水道，下输于膀胱，如此则水精四布，外而布散于皮毛，内而灌输于五脏之经脉，并能合于四时寒暑的变易和五脏阴阳的变化，揆测其变化规律，这就是经脉的正常生理现象。

[原文]　太阳脏独至[1]，厥喘虚气逆，是阴不足阳有余也，表里[2]当俱泻，取之下俞[3]。阳明脏独至，是阳气重并[4]也，当

泻阳补阴,取之下俞。少阳脏独至,是厥气也,跷前卒大[5],取之下俞。少阳独至者,一阳之过也。太阴脏搏者,用心省真,五脉气少,胃气不平,三阴也,宜治其下俞,补阳泻阴。二阴独啸[6],少阴厥也①,阳并于上,四脉争张,气归于肾,宜治其经络,泻阳补阴。一阴至,厥阴之治也,真虚痏心[7],厥气留薄,发为白汗[8],调食和药,治在下俞。

[校勘]

① 二阴独啸,少阴厥也:原作"一阳独啸,少阳厥也"。新校正云:"详此上明三阳,此言三阴,今此再言少阳而不及少阴者,疑此'一阳'乃'二阴'之误也。又按全元起本此为少阴厥,显知此即'二阴'也。"今据改。

[注释]

[1] 太阳脏独至:脏,泛指脏腑。高士宗注:"三阳主六腑,腑能藏物,亦谓之脏。"独至,是言由于一脏偏盛,而其气独至。太阳脏独至,是指太阳经脉偏盛,而其气独至。即下文所云之太阳脏的脉象"象三阳而浮"。又,王玉川云:"从藏象学说的观点来看,不但五脏六腑属于'脏'的范畴,而且所有经脉、精气血液,无不藏于内,皆可称之为脏,脏腑经脉、精气血液等生理活动在体表(包括色脉)的反映则称为象,观下文'太阳藏何象'云云,可知矣。"可参。

[2] 表里:指经脉之表里,此处指的是太阳与少阴为表里。

[3] 下俞:指足经下部之俞穴。如膀胱经之俞穴为束骨,肾经之俞穴为太溪。余经同。

[4] 阳气重并:张志聪注:"两阳合于前,故曰阳明。阳明之独至,是太少重并于阳明,阳盛故阴虚矣。"

[5] 跷前卒大:跷指阳跷脉。卒同猝。阳跷脉之前,为足少阳脉,今猝然而大,是少阳气盛的表现。

[6] 啸:有两说,如王冰注:"啸谓耳中鸣,如啸声也。"又如《类经》卷五第十五注:"独啸,独炽之谓。"今从《类经》注。

[7] 真虚痌心：真气大虚,心中酸痛不适。

[8] 白汗：马莳注："白汗者,肝虚为金所乘也。"吴昆注："白汗者,气为阳,其色白也。"张志聪注："厥逆之气,留薄于心下,则上迫于肺,故发为白汗。"按：诸注均似牵强。《淮南子》修务训云："挈一石之尊则白汗交流。"是"白汗",即大汗出,似无别义。又,白与魄古通,亦或与魄汗义同。

[语译] 太阳经脉偏盛,则太阳之脉独盛,发生厥逆、喘息、虚气上逆等症状,这是阴不足而阳有余,表里两经俱当用泻法,取足太阳经的束骨穴和足少阴经的太溪穴。阳明经脉偏盛,则阳明之脉独盛,是太阳、少阳之气俱趋于阳明,当用泻阳补阴的治疗方法,当泻足阳明经的陷谷穴,补太阴经的太白穴。少阳经脉偏盛,则少阳之脉独盛,是厥气上逆,所以阳跷脉前的少阳脉猝然盛大,当取足少阳经的临泣穴。少阳经脉偏盛而独至,就是少阳太过。太阴经脉鼓搏有力,应当细心的省察是否真脏脉至,若五脏之脉均气少,胃气又不平和,这是病在足太阴脾,应当用补阳泻阴的治疗方法,补足阳明之陷谷穴,泻足太阴之太白穴。二阴经脉独盛,是少阴厥气上逆,而阳气并越于上,心肝脾肺四脏受其影响,四脏之脉争张于外,病的根源在于肾,应治其经络,泻足太阳经的经穴昆仑、络穴飞扬,补足少阴的经穴复溜,络穴大钟。一阴经脉偏盛,是厥阴所主治,出现真气虚弱,心中瘈痛不适的症状,厥气留于经脉与正气相搏而发为白汗,应该注意饮食调养和药物的治疗,并取厥阴经下部的太冲穴,以泻其邪。

[按语] 本节所提到的太阳、阳明、太阴、少阴皆有补泻,而少阳、厥阴则未提及,似古经阙文,然张介宾另有所解,可供参考。《类经》五卷第十五注："诸经皆言补泻,而惟少阳一阴不言者,以少阳承三阳而言,一阴承三阴而言,因前贯后,义实相同,虚补实泻,皆可理会也,至若一阴调食和药一句,盖亦总结上文而言,不独一经为然,古经多略,当会其意。"

[原文] 帝曰：太阳藏何象？岐伯曰：象三阳而浮[1]也。帝

曰：少阳脏何象？岐伯曰：象一阳也，一阳脏者，滑而不实也。帝曰：阳明脏何象？岐伯曰：象大浮也①。太阴脏搏，言伏鼓[2]也，二阴搏至，肾沉不浮也②。

[校勘]

① 象大浮也：新校正云："按《太素》及全元起本云：'象心之大浮也。'"

② 也：此后新校正云："详前脱二阴，此无一阴，阙文可知。"

[注释]

[1] 象三阳而浮：形容太阳之脉象阳气浮盛于外。张志聪注："象者，像也。三阳，阳盛之气也，言太阳脏脉，象阳盛之气而浮也。"

[2] 伏鼓：形容脉象沉伏而鼓击于指下。马莳注："太阴则入于阴分，脉虽始伏，而实鼓击于手，未全沉也。"

[语译] 黄帝说：太阳经的脉象是怎样的呢？岐伯说：其脉象似三阳之气浮盛于外而浮。黄帝说：少阳经的脉象是怎样的呢？岐伯说：其脉象似一阳之气初生，滑而不实。黄帝说：阳明经的脉象是怎样的呢？岐伯说：其脉象大而浮。太阴经的脉象搏动，虽沉伏而指下仍搏击有力。少阴经的脉象搏动，是沉而不浮，这是肾脉的脉象。

[按语] 此节经文，似有脱简，如既言三阴、二阴之脉象，则当有一阴脉象，且在文例上缺乏问语。

脏气法时论篇第二十二

新校正云：按全元起本在第一卷，又于第六卷《脉要篇》末重出。

本篇指出人体五脏之气的生理活动及发病时的变化和治疗，均与四时五行有着密切关系，故篇名脏气法时论。

[提要] 本篇主要内容有：

一、论述"合人形以法四时五行而治"的道理。

二、五脏病"愈"、"加"、"持"、"起"的时日、禁忌与治则。

三、五脏虚实的症状及具体治法。

四、五脏合五色、五味及五谷、五果、五畜、五菜对五脏之所宜。

[原文] 黄帝问曰：合人形以法四时五行而治[1]，何如而从？何如而逆？得失之意，愿闻其事。岐伯对曰：五行者，金木水火土也，更贵更贱[2]，以知死生，以决成败，而定五脏之气，间甚[3]之时，死生之期也。

[注释]

[1] 合人形以法四时五行而治：根据人体五脏之气的具体情况，结合四时五行生克制化的规律，而制定治疗的原则。

[2] 更贵更贱：指五行衰旺变化。旺时为贵，衰时为贱。高士宗注："贵者，木王于春，火王于夏；贱者，木败于秋，火灭于冬。更贵更贱者，生化迭乘，寒暑往来也。以更贵更贱之理，以知病之死生，以决治之成败，而五脏之王气可定。"

[3] 间甚：指疾病的轻重。病减轻为间，病加重为甚。

[语译] 黄帝问道：结合人体五脏之气的具体情况，取法四时五行的生克制化规律，作为救治疾病的法则，怎样是顺？怎样是逆呢？我想了解治法中的顺逆和得失是怎么一回事。岐伯回答说：五行就是金、木、水、火、土。五行有衰旺胜克的变化，从这些变化中可以分析测知疾病的死生，判断医疗的成败，并能确定五脏之气的盛衰，疾病轻重的时间，以及死生的日期。

[原文] 帝曰：愿卒闻之。岐伯曰：肝主春，足厥阴少阳主治，其日甲乙[1]，肝苦急，急食甘以缓之。心主夏，手少阴太阳主治，其日丙丁，心苦缓，急食酸以收之。脾主长夏，足太阴阳明主治，其日戊己，脾苦湿，急食苦以燥之。肺主秋，手太阴阳明主治，其日庚辛，肺苦气上逆，急食苦以泄之。肾主冬，足少阴太阳主治，其日壬癸，肾苦燥，急食辛以润之。开腠理，致津液，通

气也①。

[校勘]

① 开腠理……通气也:《读素问钞》注:"此一句九字,疑原是注文。"《素问悬解》删此九字。刘衡如云:"按《甲乙》卷六第九'气'后有'坠'字,古与'隧'通。'通气隧'与'开腠理''致津液'句法一致,文义俱胜。"

[注释]

[1] 其日甲乙:甲乙丙丁戊己庚辛壬癸,为十天干,古人用来纪日、纪月、纪年。甲乙皆属木,甲为阳木,乙为阴木,内应肝胆。肝应乙木,胆应甲木,故肝旺于乙日,胆旺于甲日。余脏类推。

[语译] 黄帝说:我想听你详尽地讲一讲。岐伯说:肝属木,旺于春,肝与胆为表里,春天是足厥阴肝和足少阳胆主治的时间,甲乙属木,足少阳胆主甲木,足厥阴肝主乙木,所以肝胆旺日为甲乙,肝在志为怒,怒则气急,甘味能缓急,故宜急食甘以缓之。心属火,旺于夏,心与小肠为表里,夏天是手少阴心和手太阳小肠主治的时间,丙丁属火,手少阴心主丁火,手太阳小肠主丙火,所以心与小肠的旺日为丙丁,心在志为喜,喜则气缓,心气过缓则心气虚而散,酸味能收敛,故宜急食酸以收之。脾属土,旺于长夏(六月),脾与胃为表里,长夏是足太阴脾和足阳明胃主治的时间,戊己属土,足太阴脾主己土,足阳明胃主戊土,所以脾与胃的旺日为戊己,脾性恶湿,湿盛则伤脾,苦味能燥湿,故宜急食苦以燥之。肺属金,旺于秋,肺与大肠为表里,秋天是手太阴肺和手阳明大肠主治的时间,庚辛属金,手太阴肺主辛金,手阳明大肠主庚金,所以肺与大肠的旺日为庚辛,肺主气,其性清肃,若气上逆则肺病,苦味能泄,故宜急食苦以泄之。肾属水,旺于冬,肾与膀胱为表里,冬天是足少阴肾与足太阳膀胱主治的时间,壬癸属水,足少阴肾主癸水,足太阳膀胱主壬水,所以肾与膀胱的旺日为壬癸,肾为水脏,喜润而恶燥,故宜急食辛以润之。

以开发腠理,运行津液,宣通气机。

[原文] 病在肝,愈于夏,夏不愈,甚于秋,秋不死,持①[1]于冬,起[2]于春,禁当风。肝病者,愈在丙丁,丙丁不愈,加于庚辛,庚辛不死②,持①于壬癸,起于甲乙。肝病者,平旦慧[3],下晡[4]甚,夜半静。肝欲散,急食辛以散之,用辛补之,酸泻之[5]。

[校勘]

① 持:《病源》卷十五肝病候作"待"。下四脏同。

② 死:《甲乙》卷六第十作"加"。下四脏同。

[注释]

[1] 持:指病情不加不减维持不变。

[2] 起:指病势好转。杨遇夫《汉书管窥》引孙子云:"凡人病困而愈,谓之起。"

[3] 平旦慧:指早晨的时间精神清爽。平旦,天刚亮的时候。

[4] 下晡:指申时以下。晡,申时,《淮南子》天文训:"日至于悲谷是谓晡时。"《玉篇》:"申时也。"

[5] 肝欲散……酸泻之:《类经》十四卷第二十四注:"木不宜郁,故欲以辛散之,顺其性者为补,逆其性者为泻,肝喜散而恶收,故辛为补酸为泻。"《素问识》:"辛,金味也,金克木,乃辛在肝为泻,而云用辛补之何。盖此节,专就五脏之本性而言补泻,不拘五行相克之常理也。下文心之咸亦同。"

[语译] 肝脏有病,在夏季当愈,若至夏季不愈,到秋季病情就要加重,如秋季不死,至冬季病情就会维持稳定不变状态,到来年春季,病即好转,因风气通于肝,故肝病最禁忌受风。有肝病的人,愈于丙丁日,如果丙丁日不愈,到庚辛日病就加重,如果庚辛日不死,到壬癸日病情就会维持稳定不变状态,到了甲乙日病即好转。患肝病的人,在早晨的时候精神清爽,傍晚的时候病就加重。到半夜时便安静下来。肝木性喜条达而恶抑郁,故肝病急用辛味以散之,以辛味补之,以酸味泻之。

[原文] 病在心,愈在长夏,长夏不愈,甚于冬,冬不死,持于春,起于夏,禁温食热衣。心病者,愈在戊己,戊己不愈,加于壬癸,壬癸不死,持于甲乙,起于丙丁。心病者,日中慧,夜半甚,平旦静。心欲耎,急食咸以耎之,用咸补之,甘泻之[1]。

[注释]

[1] 心欲耎……甘泻之:吴昆注:"万物之生心皆柔耎,故心欲耎。心病则刚燥矣,宜食咸以耎之。盖咸从水化,故能济其刚燥使耎也。心火喜耎而恶缓,故咸为补,甘为泻也。"

[语译] 心脏有病,愈于长夏,若至长夏不愈,到了冬季病情就会加重,如果在冬季不死,到了明年的春季病情就会维持稳定不变状态,到了夏季病即好转。心有病的人应禁忌温热食物,衣服也不能穿的太暖。有心病的人,愈于戊己日,如果戊己日不愈,到壬癸日病就加重,如果在壬癸日不死,到甲乙日病情就会维持稳定不变状态,到丙丁日病即好转。心脏有病的人,在中午的时间神情爽慧,半夜时病就加重,早晨时便安静了。心病欲柔软,宜急食咸味以软之,以咸味补之,以甘味泻之。

[原文] 病在脾,愈在秋,秋不愈,甚于春,春不死,持于夏,起于长夏,禁温食饱食湿地濡衣①。脾病者,愈在庚辛,庚辛不愈,加于甲乙,甲乙不死,持于丙丁,起于戊己。脾病者,日昳[1]慧,日出②甚,下晡③静。脾欲缓,急食甘以缓之,用苦泻之,甘补之[2]。

[校勘]

① 禁温食饱食湿地濡衣:《甲乙》卷六第十作"禁温衣湿地"。

② 日出:《脉经》卷六第五、《甲乙》卷六第十、《千金》卷十五上第一均作"平旦"。新校正云:"按《甲乙》'日出'作'平旦',虽日出与平旦时等,按前文言木王之时,皆云平旦而不云日出,盖日出于冬夏之期有早晚,不若平旦之为得也。"据前后文例,作"平旦"义长。

③ 下晡：《素问识》云："据前后文例，当是云'日中静'。"

[注释]

[1] 日昳（dié 迭）：未时，脾旺之时。昳，《说文》："昃也。"又，说文："昃，日在西方时侧也。"《书》无逸："自朝至于日中昃。"疏："昃，亦名昳，言日蹉跌而下，谓未时也。"

[2] 脾欲缓……甘补之：《类经》十四卷第二十四注："脾贵充和温厚，其性欲缓，故宜食甘以缓之，脾喜甘而恶苦，故苦为泻，甘为补也。"

[语译] 脾脏有病，愈于秋季，若至秋季不愈，到春季病就加重，如果在春季不死，到夏季病情就会维持稳定不变状态，到长夏的时间病即好转。脾病应禁忌吃温热性食物及饮食过饱、居湿地、穿湿衣等。脾有病的人，愈于庚辛日，如果在庚辛日不愈，到甲乙日加重，如果在甲乙日不死，到丙丁日病情就会维持稳定不变状态，到了戊己日病即好转。脾有病的人，在午后的时间精神清爽，日出时病就加重，傍晚时便安静了。脾欲缓和，甘能缓中，故宜急食甘味以缓之，用苦泻之，以甘味补之。

[原文] 病在肺，愈在冬，冬不愈，甚于夏，夏不死，持于长夏，起于秋，禁寒饮食寒衣。肺病者，愈在壬癸，壬癸不愈，加于丙丁，丙丁不死，持于戊己，起于庚辛。肺病者，下晡慧，日中甚，夜半静①。肺欲收，急食酸以收之，用酸补之，辛泻之[1]。

[校勘]

① 夜半静：《素问识》云："据前后文例，当是云日昳静。"

[注释]

[1] 肺欲收……辛泻之：《类经》十四卷第二十四注："肺应秋，气主收敛，故宜食酸以收之，肺气宜聚不宜散，故酸收为补，辛散为泻。"

[语译] 肺脏有病，愈于冬季，若至冬季不愈，到夏季病就加重，如果在夏季不死，至长夏时病情就会维持稳定不变状态，到了秋季病即好转。肺有病应禁忌寒冷饮食及穿得太单薄。肺

有病的人,愈于壬癸日,如果在壬癸日不愈,到丙丁日病就加重,如果在丙丁日不死,到戊己日病情就会维持稳定不变状态,到了庚辛日,病即好转。肺有病的人,傍晚的时候精神爽慧,到中午时病就加重,到半夜时便安静了。肺气欲收敛,宜急食酸味以收之,用酸味补之,辛味泻之。

[原文] 病在肾,愈在春,春不愈,甚于长夏,长夏不死,持于秋,起于冬,禁犯焠煐①热食[1]温炙衣②[2]。肾病者,愈在甲乙,甲乙不愈,甚于戊己,戊己不死,持于庚辛,起于壬癸。肾病者,夜半慧,四③季甚[3],下晡静。肾欲坚,急食苦以坚之。用苦补之,咸泻之[4]。

[校勘]

① 焠煐:新校正云:"按别本'焠'作'焠'。"

② 热食温炙衣:《甲乙》卷六第十作"无食热,无温衣"。

③ 四:此前《甲乙》卷六第十、《脉经》卷六第九、《病源》卷十五肾病候、《千金》卷十九第一均有"日乘"二字。

[注释]

[1] 焠(cuì翠)煐(āi哀)热食:指炙煿过热的食物。焠,烧也。煐,热甚也。《类经》十四卷第二十四注:"焠煐,烧爆之物也,肾恶燥烈,故当禁此。"

[2] 温炙衣:指经火烘烤过的衣服。高士宗注:"温炙衣,火焙之衣也。"

[3] 四季甚:辰、戌、丑、未四个时辰,是一日中的四季,为土旺的时间,土能克水,故病甚。

[4] 肾欲坚……咸泻之:《类经》十四卷第二十四注:"肾主闭藏,气贵周密,故肾欲坚,宜食苦以坚之也。苦能坚,故为补。咸能耎坚,故为泻。"

[语译] 肾脏有病,愈于春季,若至春季不愈,到长夏时病就加重,如果在长夏不死,到秋季病情就会维持稳定不变状态,到冬季病即好转。肾病禁食炙煿过热的食物和穿经火烘烤过的衣服。

肾有病的人，愈于甲乙日，如果在甲乙日不愈，到戊己日病就加重，如果在戊己日不死，到庚辛日病情就会维持稳定不变状态，到壬癸日病即好转。肾有病的人，在半夜的时候精神爽慧，在一日当中辰、戌、丑、未四个时辰病情加重，在傍晚时便安静了。肾主闭藏，其气欲坚，宜急食苦味以坚之，用苦味补之，咸味泻之。

[按语] 以上五脏疾病的愈、起、死、持、加、甚等变化，主要是根据脏腑阴阳合于人形，法于四时五行的规律而推演出来的，这一理论，有待于临床实践中进一步观察。

至于论中所谈到的五脏苦欲补泻，都是根据脏气的性能特点而决定的，顺其性者为补，逆其性者为泻。《汤液本草》有五脏苦欲补泻药味之例，《医宗必读》有"苦欲补泻论"，可资参考。

本论及后文标本病传论中所谓平旦、日出、早食、晏食、日中、日昳、下晡、晏晡、日入、人定、夜半、鸡鸣等，是我国古代的一种记时名称，各书所记，大致相同，但也有些不一致处。如《淮南子》天文训云："日出于旸谷，浴于咸池，拂于扶桑，是谓晨明；登于扶桑，爰始将行，是谓朏明；至于曲阿，是谓旦明；至于曾泉，是谓蚤食；至于桑野，是谓晏食；至于衡阳，是谓隅中；至于昆吾，是谓正中；至于鸟次，是谓小还；至于悲谷，是谓铺（同晡）时；至于女纪，是谓大还；至于渊虞，是谓高舂；至于连石，是谓下舂；至于悲泉，爰止其女，爰息其马，是谓悬车；至于虞渊，是谓黄昏；至于蒙谷，是谓定昏。"与本书所记相近。其与十二辰及今日时钟之关系，概言如下：夜半，子时、二十三点至一点；鸡鸣，丑时、一点至三点；平旦，寅时、三点至五点；日出，卯时、五点至七点；食时或蚤（同早）食辰时、七点至九点；隅中，巳时、九点至十一点；日中、午时、十一点至十三点；日昳，未时、十三点至十五点；日晡，申时、十五点至十七点；日入，酉时、十七点至十九点；黄昏，戌时、十九点至二十一点；人定，亥时、二十一点至二十三点。春秋二季，大致如此，冬夏二季，日出日入等时间，有提前或迟后之差，故互有出入，然大致在所指范围内。

[原文] 夫邪气之客于身也,以胜相加[1],至其所生而愈[2],至其所不胜而甚[3],至于所生而持[4],自得其位而起[5]。必先定五脏之脉,乃可言间甚之时,死生之期也[6]。

[注释]

[1] 以胜相加:指邪气侵犯人体,都是因胜以侮不胜。加,施及,侵侮。《类经》十四卷第二十四注:"凡内伤外感之加于人者,皆曰邪气。外感六气,盛衰有持,内伤五情,间甚随脏,必因胜以侮不胜,故曰以胜相加也。"

[2] 至其所生而愈:即至我之所生之时而愈。如肝属木,木能生火,肝病至属火之时而愈。

[3] 至其所不胜而甚:即至克我之时而病甚。如金克木,肝病至属金之时而甚。

[4] 至于所生而持:即至生我之时病情可维持稳定不变。如水生木,肝病至属水之时而持。

[5] 自得其位而起:即至自旺之时病情好转。如肝病至属木之时而起。

[6] 必先定五脏之脉……死生之期也:《类经》十四卷第二十四注:"欲知时气逆顺,必须先察脏气,欲察脏气,必须先定五脏所病之脉,如肝主弦,心主钩,肺主毛,肾主石,脾主代。脉来独至,全无胃气,则其间甚死生之期,皆可得而知之。"

[语译] 凡是邪气侵袭人体,都是以胜相加,病至其所生之时而愈,至其所不胜之时而甚,至其所生之时而病情稳定不变,至其自旺之时病情好转。但必须先明确五脏之病脉,然后始能推测疾病的轻重时间及死生的日期。

[原文] 肝病者,两胁下痛引少腹,令人善怒。虚则目䀮䀮无所见[1],耳无所闻,善恐如人将捕之,取①其经,厥②阴与少阳③,气逆,则头④痛耳聋不聪,颊肿。取血者。

[校勘]

① 取:此前《脉经》卷六第一、《千金》卷十一第一均有"若欲

治之"四字。

② 厥：此前《脉经》卷六第一、《甲乙》卷六第九、《千金》卷十一第一均有"足"字。

③ 阳：此后《甲乙》卷六第九有"血者"二字。

④ 头：此后《脉经》卷六第一、《千金》卷十一第一均有"目"字。

[注释]

[1] 目䀮（huāng 荒）䀮无所见：指眼睛昏花而视物不明。䀮，《玉篇》："目不明也。"

[语译]　肝脏有病，则两胁下疼痛牵引少腹，使人多怒，这是肝气实的症状。如果肝气虚则出现两目昏花而视物不明，两耳也听不见声音，多恐惧，好像有人要逮捕他一样。治疗时，取用厥阴肝经和少阳胆经的经穴。如肝气上逆则头痛，耳聋而听觉失灵，颊肿，应取厥阴、少阳经脉，刺出其血。

[原文]　心病者，胸中痛，胁支满，胁①下痛，膺背肩甲间痛，两臂内痛，虚则胸腹大，胁下与腰②相引而痛，取其经，少③阴太阳，舌下血者。其变病[1]，刺郄中[2]血者。

[校勘]

① 胁：《脉经》卷六第三、《千金》卷十三第一均作"两胁"，《甲乙》卷六第九作"两胠"。

② 腰：此后《脉经》卷六第三、《千金》卷十三第一均有"背"字。

③ 少：此前《脉经》卷六第三、《千金》卷十三第一均有"手"字。

[注释]

[1] 其变病：谓与初起之病不同。《类经》十四卷第十七注："变病，谓病属少阴而证有异于前说者。"《素问经注节解》注："变病，谓与初起之病不同也。"

[2] 郄中：有两种解释：一指阴郄穴，王冰注："手少阴之郄，

在掌后脉中去腕半寸。"一指足太阳委中穴而言。高士宗注:"郄中,足太阳之委中。"《素问识》云:"据刺腰痛论,郄中,即委中。刺疟论,太阳疟刺郄中。《甲乙》作腘中。王引《黄帝中诰图经》云:委中主之。古法以委中为郄中也。"今从后说。

[语译] 心脏有病,则出现胸中痛,胁部支撑胀满,胁下痛,胸膺部、背部及肩胛间疼痛,两臂内侧疼痛,这是心实的症状。心虚,则出现胸腹部胀大,胁下和腰部牵引作痛。治疗时,取少阴心经和太阳小肠经的经穴,并刺舌下之脉以出其血。如病情有变化,与初起不同,则刺委中穴出血。

[原文] 脾病者,身重善饥肉痿①,足不收,行善瘈②脚下痛[1]。虚则腹满肠鸣,飧泄食不化,取其经,太③阴阳明少阴血者。

[校勘]

① 善饥肉痿:原作"善肌肉痿",据气交变大论新校正引本文、《脉经》卷六第五、《甲乙》卷六第九、《千金》卷十五第一改。

② 足不收,行善瘈:原读作"足不收行,善瘈",王注亦同。义难通,参气交变大论、《脉经》卷六第五、《甲乙》卷六第九、《千金》卷十五第一改。

③ 太:此前《脉经》卷六第五、《千金》卷十五上第一均有"足"字。

[注释]

[1] 脾病者……行善瘈脚下痛:此属脾经之实邪致病,脾属土,主肌肉,故使人身重易饥肉痿,肉痿则痹、麻木不仁。脾主四肢,故足不收,行善瘈。瘈,同瘛,拘挛、抽搐之意。脾脉起于足大趾,过核骨以上内踝,故脚下痛。

[语译] 脾脏有病,则出现身体沉重,易饥、肌肉痿软无力,两足弛缓不收,行走时容易抽搐,脚下疼痛,这是脾实的症状。脾虚则腹部胀满、肠鸣、泄下而食物不化。治疗时,取太阴脾经、阳明胃经和少阴肾经的经穴,刺出其血。

[原文] 肺病者，喘咳逆气，肩①背痛，汗出，尻[1]阴股膝②髀腨胻[2]足皆痛。虚则少气不能报息[3]，耳聋嗌干，取其经，太阴足太阳之外厥阴内血者③[4]。

[校勘]

① 肩：此后《脉经》卷六第七、《千金》卷十七第一均有"息"字。

② 膝：此后《脉经》卷六第一、《甲乙》卷六第九、《千金》卷十七第一均有"挛"字。

③ 太阴足太阳之外厥阴内血者：《脉经》卷六第七作"手太阴足太阳之外厥阴内少阴血者"。《千金》卷十七第一同《脉经》。《甲乙》卷六第九亦同《脉经》，唯无"之"字。按：此段经文所言症状和治疗，与经脉循行路线不合，疑有错简。

[注释]

[1] 尻：尾骨处。

[2] 髀腨胻：髀指股骨部，腨指腓肠肌，胻指胫部。

[3] 不能报息：呼吸气短而难于接续。《类经》十四卷第十七注："报，复也。不能报息，谓呼吸气短，难于接续也。"

[4] 太阴足太阳之外厥阴内血者：《类经》十四卷第十七注："取足太阳之外，外言前也，足厥阴之内，内言后也。正谓内踝后直上腨之内侧者，乃足少阴脉次也，视左右足脉，凡少阴部分，有血满异于常处者，取而去之，以泻其实。"

[语译] 肺脏有病，则喘咳气逆，肩背部疼痛，出汗，尻、阴、股、膝、髀、腨、胻、足等部皆疼痛，这是肺实的症状。如果肺虚，就出现少气，呼吸困难而难于接续，耳聋，咽干。治疗时，取太阴肺经的经穴，更取足太阳经的外侧及足厥阴内侧，即足少阴肾经的经穴，刺出其血。

[原文] 肾病者，腹大胫肿①，喘咳身重，寝汗出[1]憎风[2]。虚则胸中痛，大腹小腹痛，清厥[3]意不乐，取其经，少②阴太阳血者。

[校勘]

① 肿：此后《脉经》卷六第九、《甲乙》卷六第九、《千金》卷十九第一均有"痛"字。

② 少：此后《脉经》卷六第九、《千金》卷十九第一均有"足"字。

[注释]

[1] 寝汗出：睡眠时出汗。王冰注："肾邪攻肺，心气内微，心液为汗，故寝汗出也。"又，李金庸以为寝汗当是浸汗，寝，古浸字，可参。

[2] 憎风：即恶风。憎，恶也。《类经》十四卷第十七注："凡汗多者表必虚，表虚者，阳必衰，故恶风也"。

[3] 清厥：清冷而气逆。王冰注："清，谓气清冷。厥，谓气逆也。"

[语译] 肾脏有病，则腹部胀大，胫部浮肿，气喘，咳嗽，身体沉重，睡后出汗，恶风，这是肾实的症状。如果肾虚，就出现胸中疼痛，大腹和小腹疼痛，清冷气逆而心中不乐。治疗时，取足少阴肾经和足太阳膀胱经的经穴，刺出其血。

[原文] 肝色青，宜食甘，粳米牛肉枣葵皆甘。心色赤，宜食酸，小豆①犬肉李韭皆酸。肺色白，宜食苦，麦羊肉杏薤皆苦。脾色黄，宜食咸，大豆豕肉栗藿皆咸。肾色黑，宜食辛，黄黍鸡肉桃葱皆辛。辛散，酸收，甘缓，苦坚，咸耎。毒药[1]攻邪，五谷[2]为养，五果[3]为助，五畜[4]为益，五菜为充[5]，气味合而服之，以补精益气。此五者，有辛酸甘苦咸，各有所利，或散或收，或缓或急②，或坚或耎，四时五脏，病随五味所宜也。

[校勘]

① 小豆：新校正云："按《甲乙经》、《太素》'小豆'作'麻'。"今本《太素》卷二调食无此字。

② 或急：《太素》卷二调食无此二字。《素问识》云："考前文无物性急者，疑是衍文。"可参。

[注释]

[1] 毒药：泛指有毒的药物。气味偏盛，可以逐邪攻病的药物亦称毒药。

[2] 五谷：王冰注："谓粳米、小豆、麦、大豆、黍也。"与上文同。

[3] 五果：王冰注："谓桃、李、杏、栗、枣也。"与上文及《灵枢》五味篇同。

[4] 五畜：王冰注："谓牛、羊、豕、犬、鸡也。"与上文及《灵枢》五味篇同。

[5] 五菜为充：五菜，王冰注："谓葵、藿、薤、葱、韭也。"与上文及《灵枢》五味篇同。充，充实或充养之意吴昆注："充实于脏腑也。"

[语译] 肝合青色，宜食甘味，粳米、牛肉、枣、葵菜都是属于味甘的；心合赤色，宜食酸味，小豆、犬肉、李、韭都是属于酸味的；肺合白色，宜食苦味，小麦、羊肉、杏、薤都是属于苦味的；脾合黄色，宜食咸味，大豆、猪肉、栗、藿都是属于咸味的；肾合黑色，宜食辛味，黄黍、鸡肉、桃、葱都是属于辛味的。五味的功用，辛味能发散，酸味能收敛，甘味能缓急，苦味能坚阴，咸味能奥坚。凡毒药都是可用来攻逐病邪，五谷用以充养五脏之气，五果帮助五谷以营养人体，五畜用以补益五脏，五菜用以充养脏腑。这五类食物，各有辛、酸、甘、苦、咸的不同气味，对脏腑发挥补益作用，或散，或收，或缓，或急，或坚，或奥等，在运用的时候，要根据春、夏、秋、冬四季的不同和五脏之气的偏盛偏衰所苦所欲等具体情况，各随其所宜而用之。

 宣明五气篇第二十三

新校正云：按全元起本在第一卷。

本篇论述了五脏之气与饮食气味等方面的关系，重点是阐明五气，故篇名宣明五气篇。

[提要] 本篇主要论述五味所入,五气所病,五精所并,五脏所恶,五脏化液,五味所禁,五病所发,五邪所见,五脏所藏,五脏所主,五劳所伤,五脉应象等内容。

[原文] 五味所入:酸入肝,辛入肺,苦入心,咸入肾,甘入脾①,是谓五入。

[校勘]

① 脾:此后《太素》卷二调食有"淡入胃"三字。

[语译] 五味入胃之后,各归其所喜入的脏腑,酸味先入肝,辛味先入肺,苦味先入心,咸味先入肾,甜味先入脾,这就是五味各随其所喜而入五脏。

[原文] 五气所病:心为噫[1],肺为咳,肝为语[2],脾为吞[3],肾为欠为嚏①[4],胃为气逆为哕为恐②,大肠小肠为泄,下焦溢为水,膀胱不利为癃,不约[5]为遗溺,胆为怒③,是谓五病。

[校勘]

① 为嚏:《太素》卷六脏腑气液、《灵枢》九针论均无此二字。《素问识》云:"此疑衍文。"

② 为恐:《太素》卷六脏腑气液、《灵枢》九针论均无此二字。《素问识》云:"疑是衍文。"

③ 胃为气逆……胆为怒:王玉川云:"此三十三字与'五气所病'及'是谓五病'不合,当是后人注语,误入正文。"

[注释]

[1] 噫:即嗳气。《类经》十五卷第二十五注:"噫,嗳气也。偏考本经,绝无嗳气一证,而惟言噫者,盖即此也。"

[2] 语:在此指多言。高士宗注:"病气在肝则为语。语,多言也。"

[3] 脾为吞:王冰注:"象土包容,物归于内,翕如皆受,故为吞也。"张志聪注:"脾主为胃行其津液,脾气病而不能灌溉于四脏,则津液反溢于脾窍之口,故为吞咽之证。"《素问识》云:"据志

注：吞，即吞酸酢舌之谓。"王冰注，指其功用而言，此云五气为病，当以后说为是。

[4] 肾为欠为嚏：《类经》十五卷第二十五注："阳未静而阴引之，故为欠。阳欲达而阴发之，故为嚏。阴盛于下，气化为水，所以皆属乎肾，故凡阳盛者无欠，下虚者无嚏，其由于肾也可知。"

[5] 不约：不能约束或节制的意思。

[语译]　五脏之气失调后所发生的病变：心气失调则嗳气；肺气失调则咳嗽；肝气失调则多言；脾气失调则吞酸；肾气失调则为呵欠、喷嚏；胃气失调则为气逆为哕，或有恐惧感；大肠小肠病则不能泌别清浊，传送糟粕，而为泄泻；下焦不能通调水道，则水液泛溢于皮肤而为水肿；膀胱之气化不利，则为癃闭，膀胱不能约制，则为遗尿；胆气失调则易发怒。这是五脏之气失调而发生的病变。

[原文]　五精[1]所并[2]：精气并于心则喜，并于肺则悲，并于肝则忧[3]，并于脾则畏[4]，并于肾则恐，是谓五并。虚而相并者也①。

[校勘]

① 虚而相并者也：据上下文例，此六字疑为后人注文。

[注释]

[1] 五精：指五脏之精气而言。

[2] 并：合或聚的意思。吴昆注："并，合而入之也。五脏精气，各藏其脏则不病，若合而并于一脏，则邪气实之，各显其志。"

[3] 并于肝则忧：马莳注："阴阳应象大论曰怒，而兹曰忧者，以肺气得以乘之也。"

[4] 并于脾则畏：马莳注："阴阳应象大论曰思，而兹曰畏者，盖思过则反畏也。"

[语译]　五脏之精气相并所发生的疾病：精气并于心则喜，精气并于肺则悲，精气并于肝则忧，精气并于脾则畏，精气并于

肾则恐,这就是所说的五并。都是由于五脏乘虚相并所致。

[原文] 五脏所恶[1]:心恶热,肺恶寒①,肝恶风,脾恶湿,肾恶燥②,是谓五恶。

[校勘]

① 肺恶寒:《素问悬解》"寒"作"燥"。据六淫与五脏关系,似以作"肺恶燥"为宜。

② 肾恶燥:《素问悬解》"燥"作"寒"。据六淫与五脏关系,似以作"肾恶寒"为宜。

[注释]

[1] 恶:憎厌的意思。

[语译] 五脏各有所恶:心恶热,肺恶寒,肝恶风,脾恶湿,肾恶燥,这就是五脏所恶。

[原文] 五脏化液[1]:心为汗[2],肺为涕,肝为泪,脾为涎,肾为唾[3],是谓五液。

[注释]

[1] 五脏化液:高士宗注:"化液者,水谷入口,津液各走其道,五脏受水谷之精,淖注于窍,化而为液也。"

[2] 心为汗:吴昆注:"心主血,汗者血之余。"

[3] 肾为唾:吴昆注:"唾出于廉泉二窍,二窍挟舌本,少阴肾脉循喉咙,挟舌本,故唾为肾液。"

[语译] 五脏化生的液体:心之液化为汗,肺之液化为涕,肝之液化为泪,脾之液化为涎,肾之液化为唾,这是五脏化生的五液。

[原文] 五味所禁[1]:辛走气,气病无多食辛[2];咸走血,血病无多食咸[3];苦走骨,骨病无多食苦[4];甘走肉,肉病无多食甘[5];酸走筋,筋病无多食酸[6]。是谓五禁①,无令多食②。

[校勘]

① 五禁:《素问识》云:"九针论作'五裁';《五行大义》引《黄帝养生经》作'五贼'。"

② 无令多食:据上下文例,此四字似为衍文。

[注释]

[1] 五味所禁:指五味各自有所禁忌。因五味各有偏胜,故禁多食。

[2] 辛走气,气病无多食辛:吴昆注:"辛阳也,气亦阳也,同气相求,故辛走气,辛主发散,气弱者食之,则气益虚耗矣,故在所禁"。

[3] 咸走血,血病无多食咸:《灵枢》五味论曰:"血与咸相得则凝。"盖咸入血分,血滞而不畅者,多食咸则更易使血凝涩而不流畅。

[4] 苦走骨,骨病无多食苦:吴昆注:"苦阴也,骨亦阴也,气同则入,故苦走骨。骨得苦则阴益甚,骨重而难举矣。"

[5] 甘走肉,肉病无多食甘:甘味入脾而走肉,甘能滞中而壅气,若湿肿者,多食甘则尤易肿满。

[6] 酸走筋,筋病无多食酸:酸入肝而走筋,酸主收缩,故筋病不宜多食酸。

[语译] 五味所禁:辛味走气,气病不可多食辛味;咸味走血,血病不可多食咸味;苦味走骨,骨病不可多食苦味;甜味走肉,肉病不可多食甜味;酸味走筋,筋病不可多食酸味。这就是五味的禁忌,不可使之多食。

[按语] 本节所说五味所禁,就是不可多食的意思。偏食过多,能使人致病,或使病情加重。《灵枢》五味论有"酸走筋,多食之令人癃;咸走血,多食之令人渴;辛走气,多食之令人洞心;苦走骨,多食之令人变呕;甘走肉,多食之令人悗心。"与此节同义,可互相参考。

[原文] 五病所发:阴病发于骨[1],阳病发于血[2],阴病发于肉[3],阳病发于冬[4],阴病发于夏[5],是谓五发。

[注释]

[1] 阴病发于骨:骨属肾,肾为阴脏,故云阴病发于骨。

[2] 阳病发于血:血属心,心为阳中之阳,故云阳病发于心。

[3] 阴病发于肉:肉属脾,脾为阴中之至阴,故云阴病发于肉。

[4] 阳病发于冬:冬属阴,冬日阴气盛,阴盛则阳病,故云阳病发于冬。

[5] 阴病发于夏:夏属阳,夏日阳气盛,阳盛则阴病,故云阴病发于夏。

[语译] 五种病的发生:阴病发生于骨,阳病发生于血,阴病发生于肉,阳病发生于冬,阴病发生于夏,这是五病所发。

[原文] 五邪所乱:邪入于阳则狂[1],邪入于阴则痹①[2],搏阳则为巅疾[3],搏阴则为瘖②[4],阳入之阴则静,阴出之阳则怒[5],是谓五乱。

[校勘]

① 痹:《灵枢》九针论、《太素》卷二十七邪传、新校正引孙思邈云均作"血痹"。

② 搏阳则为巅疾,搏阴则为瘖:《太素》卷二十七邪传作"邪入于阳,搏则为癫疾;邪入于阴,搏则为瘖。"新校正引孙思邈云:"邪入于阳,传则为癫痉;邪入于阴,传则为痛瘖。"《灵枢》九针论作"邪入于阳,转则为癫疾;邪入于阴,转则为瘖"。

[注释]

[1] 邪入于阳则狂:吴昆注:"邪,阳邪也。阳邪入于阳,是重阳也,故令狂。"

[2] 邪入于阴则痹:《类经》十五卷第二十五注:"邪入阴分,则为阴邪,阴盛则血脉凝涩不通,故病为痹。"

[3] 搏阳则为巅疾:《太素》卷二十七邪传注:"阳邪入于阳脉,聚为癫疾。"新校正云:"按,《脉经》云:重阳者狂,重阴者癫。巢元方云:邪入于阴则癫。《脉经》云:阴附阳则狂,阳附阴则癫。孙思邈云:邪入于阳则为狂……邪入于阴,传则为癫痉……全元起云:邪已入阴,复传于阳,邪气盛,腑脏受邪,使其气不朝,

荣气不复周身,邪与正气相击,发动为癫疾……诸家之论不同,今具载之。"又,王冰注:"邪内搏于阳,则脉流薄疾,故为上巅之疾。"诸家说法不一,今并存之。

[4]搏阴则为瘖:《太素》卷二十七邪传注:"阳邪入于阴脉,聚为瘖不能言。"《类经》十五卷第二十五注:"邪搏于阴,则阴气受伤,故声为瘖哑。阴者,五脏之阴也。盖心主舌,而手少阴心脉,上走喉咙系舌本,手太阴肺脉循喉咙,足太阴脾脉上行结于咽,连舌本,散舌下,足厥阴肝脉,循喉咙之后,上入颃颡,而筋脉络于舌本,足少阴肾脉循喉咙,系舌本,故皆主病阴也。"

[5]阳入之阴则静,阴出之阳则怒:张志聪注:"阳分之邪而入之阴,则病者静,盖阴盛则静也。阴分之邪而出之阳,则病者多怒,盖阳盛则怒也。"

[语译] 五邪所乱:邪入于阳分,则阳偏胜,而发为狂病;邪入于阴分,则阴偏胜,而发为痹病;邪搏于阳则阳气受伤,而发为巅疾;邪搏于阴则阴气受伤,而发为音哑之疾;邪由阳而入于阴,则从阴而为静;邪由阴而出于阳,则从阳而为怒。这就是所谓五乱。

[原文] 五邪所见:春得秋脉,夏得冬脉,长夏得春脉,秋得夏脉,冬得长夏脉。名曰阴出之阳,病善怒不治①[1]。是谓五邪,皆同命,死不治②。

[校勘]

① 名曰阴出之阳,病善怒不治:新校正云:"按'阴出之阳病善怒',已见前条,此再言之,文义不伦,必古文错简也。"

② 皆同命,死不治:据上下文例,此六字疑为衍文。

[注释]

[1] 名曰阴出之阳,病善怒不治:《类经》十五卷第二十五注:"《阴阳别论》曰:所谓阴者,真脏也,所谓阳者,胃脘之阳也。凡此五邪,皆以真脏脉见而胃气绝,故曰阴出之阳,阴盛阳衰,土败木贼,故病当善怒,不可治也。"

[语译]　五脏克贼之邪所表现的脉象:春天见到秋天的毛脉,是金克木;夏天见到冬天的石脉,是水克火;长夏见到春天的弦脉,是木克土;秋天见到夏天的洪脉,是火克金;冬天见到长夏的濡缓脉,是土克水。凡此五邪,都是真脏脉见而胃气绝的现象,为土败木贼,故病善怒,是不治之证。这是五邪致病的情况,都同样属于不治的死证。

[按语]　本节所提到的死证和不治之证,限于当时的历史条件,对疾病的认识和治疗有一定的局限性,在临床上并不完全符合,我们不可拘泥于句下。

[原文]　五脏所藏:心藏神,肺藏魄,肝藏魂,脾藏意,肾藏志,是谓五脏所藏。

[语译]　五脏各有所藏:心脏藏神,肺脏藏魄,肝脏藏魂,脾脏藏意,肾脏藏志,这就是五脏所藏的神志。

[原文]　五脏所主:心主脉,肺主皮,肝主筋,脾主肉,肾主骨,是谓五主。

[语译]　五脏各有所主:心主血脉,肺主皮毛,肝主筋,脾主肌肉,肾主骨。这就是五脏所主。

[原文]　五劳所伤:久视伤血,久卧伤气,久坐伤肉,久立伤骨,久行伤筋,是谓五劳所伤。

[语译]　五种过度的疲劳,可以伤耗五脏的精气:如久视则劳于精气而伤血,久卧则阳气不伸而伤气,久坐则血脉灌输不畅而伤肉,久立则劳于肾及腰、膝、胫等而伤骨,久行则劳于筋脉而伤筋。这就是五劳所伤。

[原文]　五脉应象:肝脉弦,心脉钩,脾脉代[1],肺脉毛,肾脉石,是谓五脏之脉。

[注释]

[1] 脾脉代:代,更代的意思,并非"动而中止,不能自还"的代脉。《类经》十五卷二十五注:"代,更代也。脾脉和朥,分王四季,如春当和朥而兼弦,夏当和朥而兼钩,秋当和朥而兼毛,冬当

和耎而兼石,随时相代,故曰代,此非中止之谓。"

[语译]　五脏之脉应四时的形象:肝脉应春,端直而长,其脉象弦;心脉应夏,来盛去衰,其脉象钩;脾分王于四季,其脉耎弱,随四时而更代;肺脉应秋,轻虚而浮,其脉象毛;肾脉应冬,其脉沉坚像石,这就是五脏应于四时的脉象。

血气形志篇第二十四

新校正云:按全元起本,此篇并在前篇,王氏分出为别篇。

本篇论述了六经气血的多少及形志苦乐的证治,故篇名血气形志篇。

[提要]　本篇主要内容有:

一、论述六经气血多少,阴阳表里关系及刺法。

二、形志苦乐的病证与治法。

三、五脏俞穴的取穴法。

[原文]　夫人之常数[1],太阳常多血少气①,少阳常少血多气②,阳明常多气多血,少阴常少血多气③,厥阴常多血少气④,太阴常多气少血⑤,此天之常数。

[校勘]

① 多血少气:《甲乙》卷一第七作"多血气"。

② 少血多气:《甲乙》卷一第七作"少血气"。

③ 少血多气:《甲乙》卷一第十六、《灵枢》五音五味篇均作"多血少气"。

④ 多血少气:《甲乙》卷一第十六、《灵枢》五音五味篇均作"多气少血"。

⑤ 多气少血:《灵枢》九针论及五音五味篇、《甲乙》卷一第七及第十六均作"多血少气",《太素》卷十九知形志所宜作"多血气"。

[注释]

[1] 常数:正常多少之数。

[语译]　人身各经气血多少，是有一定常数的，如太阳经常多血少气，少阳经常少血多气，阳明经常多气多血，少阴经常少血多气，厥阴经常多血少气，太阴经常多气少血，这是先天禀赋之常数。

[按语]　本节所述之六经的气血多少，与《灵枢》《甲乙》所述者均不同，至于何者为是，尚难定论，若据本篇后文六经出血气多少来看，似以本文为是。又，刘衡如曰：

六经血气多少，当以《太素》任脉所说为正。即太阴、阳明多血多气，少阴、太阳多血少气，厥阴、少阳多气少血。所说阴阳消长，深合中医理论；表里如一，尤便临床实践。如《甲乙经》十二经水篇足六经之针刺深度及留针呼数，与彼说颇有不合，而与此说则完全一致。它如《灵枢》五音五味篇"太阴常多血少气"句，衍一"少"字。医统正脉本《甲乙经》二十五人篇同。《灵枢》九针论不仅太阴句衍"少"字，又将"少阴"、"厥阴"互易。《太素》知形志所宜引文，乃杨上善所见《素问》，虽"少阴"、"厥阴"互易，而太阴句却不衍"少"字。今本《素问》血气形志篇及林亿所见本《甲乙经》，除承"少阴"、"厥阴"互易之误外，又在"太阴常多气少血"句衍一"少"字。林亿所见本《甲乙经》十二经水篇，除误将"少阴"、"厥阴"互易外，又误将"太阴"、"太阳"互易。综上所述，其间衍误之迹，显而易见。校勘本《灵枢经》五音五味篇校记中已略有所述。

[原文]　足太阳与少阴为表里，少阳与厥阴为表里，阳明与太阴为表里，是为足阴阳也。手太阳与少阴为表里，少阳与心主[1]为表里，阳明与太阴为表里，是为手之阴阳也。今知手足阴阳所苦[2]，凡治病必先去其血，乃去其所苦[3]，伺之所欲[4]，然后泻有余，补不足。

[注释]

[1] 心主：指手厥阴经。

[2] 苦：有疾病或痛苦的意思。

出 处	手足六经血气多少之常数						评 议
	阴多阳少 多血少气		阳多阴少 多气少血		阴阳俱多 多血气		
	少阴 里	太阳 表	厥阴 里	少阳 表	太阴 里	阳明 表	
1.《太素·任脉篇》(原出《灵枢·五音五味篇》,但今本《灵枢》与此异)太阴句首衍"少"字,致与《灵枢》此异)	少阴? 太阴?	太阳	厥阴	少阳		阳明	杨注说血气多少之原因,甚是 此说最为合理,当是原文
2.《灵枢·五音五味篇》	少阴? 太阴?	太阳	厥阴	少阳		阳明	太阴不当与少阴同为多血少气,系"少气"之"少"字衍。疑是隋以后人据《九针论》加
3.《甲乙·二十五人篇》(医统正脉本。似据今本《灵枢·五音五味篇》改,故与林亿等所见本不同)	少阴? 太阴?	太阳	厥阴	少阳		阳明	太阴句同上衍"少"字,但少阴与厥阴不误,故与《素问·血气形志篇》新校正所引《二十五人篇》不同
4.《灵枢·九针论》	厥阴? 太阴? 出血恶气	少阴? 太阳? 出气恶血	出气少血		出血气		不但太阴句衍"少"字,又将少阴、厥阴互易,遗误后来 因太阴句衍"少"字,故于剩太阴句加"恶"字,《素问·血气形志篇》及《甲乙》卷六第二均承其误

续表

出 处	手足六经气血多少之常数						评 议
	厥阴?	太阳	少阴?	少阳	太阴	阳明	
5.《太素·知形志所宜》(此杨氏所见《素问》,虽少阴、厥阴互易,而太阴句不衍"少"字)	出血恶气	出血恶气	出气恶血	出气恶血	出血气	出血气	除太阴无衍文外,余同《九针论》
6.《素问·血气形气篇》据新校正,《甲乙·二十五人篇》应与此同)	厥阴? 出血恶气	太阳	少阴? 太阴? 出气恶血	少阳	出血气	阳明	除承少阴、厥阴互易之外,阴句还衍"少"字,刺太阴句又衍"恶"字
7.《甲乙·十二经水篇》据《素问·血气形态篇》新校正)	厥阴? 太阴?	出血恶气	少阴?	少阳	出血气	太阳? 阳明	除误将少阴、厥阴互易外,又误将太阴、太阳互易

[3] 凡治病必先去其血,乃去其所苦:《素问经注节解》注:"恶血留于经络,病为所苦,故欲去所苦,必先刺去其血也。"

[4] 伺之所欲:观察病人所好,并根据其不同属性,以判断病情或决定治疗。伺,观察。《太素》卷十九知形志所宜注:"凡疗病法,诸有痛苦由其血者,血聚之处先刺去之,刺去血已,伺候其人情之所欲,得其虚实,然后行其补泻之法也。"

[语译] 足太阳膀胱经与足少阴肾经为表里,足少阳胆经与足厥阴肝经为表里,足阳明胃经与足太阴脾经为表里,这是足三阳经和足三阴经之间的表里配合关系。手太阳小肠经和手少阴心经为表里,手少阳三焦经与手厥阴心包经为表里,手阳明大肠经与手太阴肺经为表里,这是手三阳经和手三阴经之间的表里配合关系。现已知道疾病发生在手足阴阳十二经脉的哪一经,其治疗方法,必须先于其血脉盛满处刺出其血,以去其病苦,再诊察其所欲,根据病情的虚实,然后泻有余之实邪,补不足之虚。

[原文] 欲知背俞[1],先度[2]其两乳间,中折之,更以他草度去半已,即以两隅相拄[3]也,乃举以度其背,令其一隅居上,齐脊大椎,两隅在下,当其下隅者,肺之俞也。复下一度,心之俞也[4]。复下一度,左角肝之俞也,右角脾之俞也。复下一度,肾之俞也。是谓五脏之俞,灸刺之度也。

[注释]

[1] 背俞:即五脏之俞,因为均在背部的足太阳经,故总称为背俞。

[2] 度:量度的意思。

[3] 两隅相拄:即两个交边相互支撑的意思,本文两隅相拄,指三根草而相互支撑组成一个三角形。隅,有角落或边的意思。高士宗注:"两偶,犹言两边。"

[4] 复下一度,心之俞也:指三角形的上角至底的直线长度,作为一度。《类经》七卷第十一注:"复下一度,谓以上隅齐三

椎,即肺俞之中央,其下两隅,即五椎之间,心之俞也。"

[语译] 要想知道背部五脏俞穴的位置,先用草一根,度量两乳之间的距离,再从正中对折,另以一草与前草同样长度,折掉一半之后,拿来支撑第一根草的两边,就成了一个三角形,然后用它量病人的背部,使其一个角朝上,和脊背部大椎穴相平,另外两个角在下,其下边左右两个角所指的部位,就是肺俞穴所在。再把上角移下一度,放在两肺俞连线的中点,则其下左右两角的位置是心俞的部位。再移下一度,左角是肝俞,右角是脾俞。再移下一度,左右两角是肾俞。这就是五脏俞穴的部位,为刺灸取穴的法度。

[按语] 本节所述取背俞的方法或部位,与《灵枢》、《甲乙》、《铜人》等书均不同。《灵枢》肺俞在三椎之旁,心俞在五椎之旁,肝俞在九椎之旁,脾俞在十一椎之旁,肾俞在十四椎之旁。《类经》七卷第十一注:"按肝俞、脾俞、肾俞以此法折量,乃与前背腧篇(指《灵枢》背腧篇)及《甲乙经》、《铜人》等书皆不相合,其中未必无误,或古时亦有此别一家法也。仍当以前背腧篇及《甲乙》等书者为是。"有关背部五脏俞穴的部位,两说不同,有待于在实践中做进一步的探索和验证。

[原文] 形乐志苦,病生于脉,治之以灸刺[1]。形乐志乐,病生于肉,治之以针石[2]。形苦志乐,病生于筋,治之以熨引[3]。形苦志苦,病生于咽嗌①,治之以百药②[4]。形③数惊恐,经络④不通,病生于不仁,治之以按摩醪药⑤[5]。是谓五形志也。

[校勘]
① 咽嗌:新校正云:"按《甲乙经》'咽嗌'作'困竭'。"今本《甲乙》卷六第二、《灵枢》九针论、《太素》卷十九知形志所宜均作"咽喝"。

② 百药:《灵枢》九针论、《甲乙》卷六第二均作"甘药"。《太素》卷十九知形志所宜作"药"。

③ 形:王玉川云:"疑'形'下当有'志'字,方与下文'是谓五

形志'合。"

　④ 经络:《灵枢》九针论、《太素》卷十九知形志所宜均作"筋脉"。

　⑤ 药:《甲乙》卷六第二作"醴"。

[注释]

　[1] 形乐志苦,病生于脉,治之以灸刺:王冰注:"形,谓身形。志,谓心志"。《类经》十二卷第十注:"形乐者,身无劳也,志苦者,心多虑也。心主脉,深思过虑则脉病矣。脉病者,当治经络,故当随其宜而灸刺之。"

　[2] 形乐志乐,病生于肉,治之以针石:《类经》十二卷第十注:"形乐者逸,志乐者闲,饱食终日,无所运用,多伤于脾,脾主肌肉,故病生焉。肉病者,或为卫气留,或为脓血聚,故当用针石以取之。石,砭石也。"

　[3] 熨引:熨,指用药物的热敷疗法。引,指导引法。王冰注:"熨,谓药熨。引,谓导引。"

　[4] 形苦志苦,病生于咽嗌,治之以百药:《类经》十二卷第十注:"形苦志苦,必多忧思,忧则伤肺,思则伤脾,脾肺气伤,则虚而不行,气必滞矣。脾肺之脉,上循咽嗌,故病生于咽嗌,如人之悲忧过度则喉咙哽咽,食饮难进,思虑过度则上焦否隔,咽中核塞,即其征也。"百药,泛指药物。

　[5] 形数惊恐……治之以按摩醪药:频受惊恐,则必神志失守,气血紊乱,致经络不通,而生麻木。治以按摩开通闭塞,导气行血,醪药以养正祛邪,调中理气。醪药,指药酒而言。不仁,肌肤麻木,不能遂意运动。《后汉书》班超传:"头发不黑,两手不仁。"注:"不仁,犹不遂也。"

[语译]　形体安逸但精神苦闷的人,病多发生在经脉,治疗时宜用针灸。形体安逸而精神也愉快的人,病发生在肌肉,治疗时宜用针刺或砭石。形体劳苦但精神很愉快的人,病多发生在筋,治疗时宜用热熨或导引法。形体劳苦,而精神又很苦恼的

人,病多发生在咽喉部,治疗时宜用药物。屡受惊恐的人,经络因气机紊乱而不通畅,病多为麻木不仁,治疗时宜用按摩和药酒。以上是形体和精神方面发生的五种类型的疾病。

[原文] 刺①阳明出血气,刺太阳出血恶气,刺少阳出气恶血,刺太阴出气恶血②,刺少阴出气恶血③,刺厥阴出血恶气也④。

[校勘]

① 刺:此前《太素》卷十九知形志所宜有"故曰"二字。

② 出气恶血:《灵枢》九针论作"出血恶气"。《太素》卷十九知形志所宜作"出血气"。

③ 出气恶血:《甲乙》卷六第二作"出血恶血"。

④ 也:此后新校正云:"刺阳明一节,宜续前泻有余,补不足下,不当隔在草度法五形志后。"此说颇有理。

[语译] 刺阳明经,可以出血出气;刺太阳经,可以出血,而不宜伤气;刺少阳经,只宜出气,不宜出血;刺太阴经,只宜出气,不宜出血;刺少阴经,只宜出气,不宜出血;刺厥阴经,只宜出血,不宜伤气。

[按语] 本篇主要说明人体气血有多少,形志有苦乐,灸刺亦应之而宜。关于五形志病,是和五脏有密切关系的。如病生于脉,脉者,心之所主;病生于肉,肉者,脾之所主;病生于筋,筋者,肝之所主;病生于咽嗌,咽嗌者,肺脾之脉上循咽嗌,故为肺脾所主;形数惊恐,恐伤肾,是又与肾脏有关。故五形志病,当根据脏腑经脉气血多少,采取相应的刺法。

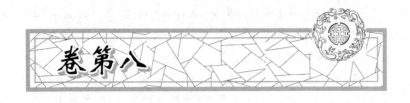

卷第八

宝命全形论篇第二十五

新校正云：按全元起本在第六卷，名刺禁。

本篇指出人以天地之气生，四时之法成，欲保全形体，须宝惜天命，故篇名宝命全形论。

[提要] 本篇主要内容有：

一、若欲宝命全形，必须适应天地四时的阴阳变化。

二、五行胜克关系及针刺五法的重要意义。

三、针刺行针方法及候气的重要意义。

[原文] 黄帝问曰：天覆地载，万物悉备，莫贵于人，人以天地之气生，四时之法成。君王众庶，尽欲全形，形之疾病，莫知其情，留淫日深，著于骨髓，心私虑①之。余欲针除其疾病，为之奈何？岐伯对曰：夫盐之味咸者，其气令器津泄；弦绝者，其音嘶败；木敷②者，其叶发③；病深者，其声哕[1]。人有此三者，是谓坏府[2]，毒药无治，短针无取，此皆绝皮伤肉，血气争黑④[3]。

[校勘]

① 虑：《太素》卷十九知针石作"患"。

② 敷：《太素》卷十九知针石作"陈"。

③ 其叶发：新校正引《太素》作"其叶落"。今本《太素》卷十九知针石作"其叶落发"。杨注与新校正引文义同。

④ 黑：《太素》卷十九知针石作"异"。

[注释]

[1] 木敷者,其叶发:《太素》卷十九知针石注:"叶落者,知陈木之已蠹。"《香草续校书》云:"木陈,谓木久旧也。《汉书》文帝纪颜注云:陈,久旧也。是也。则木敷者,亦若是义矣。发当读为废。《论语》微子篇陆释引郑本,废作发。《庄子》列御寇篇陆释引司马本,发作废。《文选》文通杂体诗李注云:凡草木枝叶凋伤谓之废。此其义也。故其叶发者,即其叶落也"。

[2] 坏府:即内脏损坏。

[3] 血气争黑:王冰注:"以恶血久与肺气交争,故当血见而色黑也。"

[语译] 黄帝问道:自然界天覆于上,地载于下,而万物具备,但在万物中没有比人更宝贵的了,人依靠天地之大气和水谷精气而生存,并随着四时温凉寒暑、生长收藏的规律而生活着。无论是君侯王公、黎民百姓,都愿保全自己的形体健康,但往往是身体已经有了疾病,而自己并未察觉,让病邪在体内继续停留,向里蔓延发展,日益深沉,一直到深入骨髓,我对此甚感忧虑,想用针法以解除他们的疾苦,应该怎么办呢?岐伯回答说:比如盐味是咸的,当贮藏于器皿中的时候,可以看到渗出水来,这就是盐之气的外泄;又比如弹琴,琴弦将要断绝的时候,发出的声音就嘶哑;再如树木,内部已经溃坏,则枝叶萎谢飘落;人在病情深重胃气将要绝时,就会出现哕声。人若出现类似以上三种情况时,说明内脏已经损坏,这时药物治疗已无济于事,针灸也失去了治疗作用,若此,不可强施针药,因为此时皮肉已损伤败坏,血气交争而色变暗晦,病难挽回了。

[原文] 帝曰:余念其痛①,心为之乱惑,反甚其病,不可更代,百姓闻之,以为残贼,为之奈何?岐伯曰:夫人生于地,悬命于天,天地合气,命之曰人。人能应四时者,天地为之父母[1],知万物者,谓之天子[2]。天有阴阳,人有十二节;天有寒暑,人有虚实。能经天地阴阳之化者,不失四时[3];知十二节之理者,圣智

不能欺也；能存八动之变者②[4]，五胜更立[5]；能达虚实之数者，独出独入，呿吟[6]至微，秋毫[7]在目。

[校勘]

① 痛：《太素》卷十九知针石作"病"。

② 者：原无，据《太素》卷十九知针石及前后文例补。

[注释]

[1] 人能应四时者，天地为之父母：《类经》十九卷第九注："人能合于阴阳，调于四时，处天地之和以养生者，天必育之寿之，故为父母。"

[2] 知万物者，谓之天子：王冰注："知万物之根本者，天地常育养之，故谓曰天之子。"

[3] 能经天地阴阳之化者，不失四时：王冰注："经，常也。言能常应顺天地阴阳之道而修养者，则合四时生长之宜。"

[4] 八动之变：即八风的变动。

[5] 五胜更立：即五行相胜，各有衰旺的时间。王冰注："五胜，谓五行之气相胜。立，谓当其王时。"

[6] 呿(qū 区)吟：与呿唫同，开闭也。在此指呼吸之微动而言。《吕氏春秋》重言："君呿而不唫。"高诱注："呿开唫闭。"毕沅校注："《说苑》作'吁而不吟'。"《素问识》云："按《通雅》云：吟即噤，闭口也。古吟唫噤通用。"又，《淮南子》泰族训："一言声然，大动天下，是以天心呿唫者也。"此有呼吸微动之义。

[7] 秋毫：喻事物之微细者。《孟子》梁惠王："明足以察秋毫之末。"朱熹注："毛至秋而末锐，小而难见也。"

[语译] 黄帝说：我很同情病人的痛苦，心里总感到烦乱不安，因为不能给他们解除疾苦，反而使他们的病情加重，又没有更好的办法来代替，百姓认为我残暴不仁，应该怎么办才好呢？岐伯说：人成形于地而命赋于天，地气和天气结合起来才有人的生命活动。人能适应四时阴阳的变化，则天之阳气地之阴精就养育于人，所以说天地就是人的父母。能够知道万物的生长收

藏之理者,就能够承受和运用万物,故人谓之天之子。天有阴阳寒暑以成岁,人有手足十二大节,以合手足十二经脉;天有寒暑,这是天之阴阳消长,人有虚实,这是人之阴阳消长。能够顺天地阴阳之道养生的,就能适应四时的变化;能够知道十二经脉原理的,就会有聪明才智,不会被疾病的现象所迷惑;能了解八风的变动,就能够知道五行的克胜衰旺;能通达疾病的虚实变化,就能有独立的见解和果断的行动,虽然呿吟的声音很微小,秋毫之形很纤细,仍然能够观察得很清楚。

[原文] 帝曰:人生有形,不离阴阳,天地合气,别为九野,分为四时,月有小大,日有短长,万物并至,不可胜量,虚实呿吟[1],敢问其方? 岐伯曰:木得金而伐,火得水而灭,土得木而达,金得火而缺,水得土而绝,万物尽然,不可胜竭。故针有悬布天下者五,黔首[2]共余食①[3],莫知之也。一曰治神,二曰知养身②,三曰知毒药为真,四曰制砭石小大,五曰知腑③脏血气之诊。五法俱立,各有所先。今末世之刺也,虚者实之,满者泄之,此皆众工所共知也。若夫法天则地,随应而动,和之者若响,随之者若影,道无鬼神,独来独往。

[校勘]

① 余食:《太素》卷十九知针石作"饮食"。新校正云:"按全元起本'余食'作'绝食'。"

② 身:新校正云:"按《太素》'身'作'形'。"今本《太素》卷十九知针石作"身"。

③ 腑:《太素》卷第十九知针石作"输"。

[注释]

[1] 虚实呿吟:根据呿吟这样细小的声音就能判断虚实。

[2] 黔(qián 钤)首:战国及秦代对人民的称谓。初见于《战国策》魏策二。

[3] 余食:注家解释不一,一种认为系指弃余之食,如《类经》十九卷第九注:"余食,犹食之弃余,皆不相顾也。"一种指人

民用余粟向统治阶级交纳租税,如张志聪注:"百姓止可力田以供租税,有余粟以供养。"今从前说。

[语译] 黄帝说:人生而有形体,离不开阴阳之气的变化,天地阴阳二气相合,别为九野,分为四时,月亮有圆缺,日行有长短,这都是阴阳消长变化的体现,天地间万物的生长变化更是不可胜数,人和天地自然环境是相适应的,根据呿吟的细微之情,就能判断出疾病的虚实变化,我想请问针刺的道理有哪些? 岐伯说:根据五行克胜的道理,木得金则被伐,火得水则灭,土得木则通达,金得火则破缺,水得土则被制,万事万物各具五行之理,无不各有克胜,不胜枚举。故用针刺方法治疗疾病,向天下宣布的有五个关键问题,而一般黎民只知取用余食,以维持生活,对于针刺的道理及其奥妙是不知道的。其五个关键问题是:第一是治神,医生必须精神专一,才能洞悉病情的变化;第二是懂得养生的道理;第三要熟悉药物的性味和功能主治;第四要懂得制取砭石的大小,随病所宜,以适其用;第五要懂得对脏腑血气的诊断。明确了这五个关键问题,施治时知其缓急先后而能灵活运用。现在的医生运用针刺方法,虚者用补法,实者用泻法,这些浅近的道理,一般的医生都会知道。若能够根据天地阴阳盈虚消长的道理,随其变化,而施以不同的治法,犹如响之随声,影之随形,疗效就会更好。医学的道理,并没有什么鬼神,只要懂得这些道理,就能运用自如了。

[原文] 帝曰:愿闻其道。岐伯曰:凡刺之真,必先治神,五脏已定,九候已备,后乃①存针,众脉不②见[1],众凶弗③闻[2],外内相得,无以形先,可玩④往来,乃施于人。人有虚实,五虚勿近,五实勿远,至其当发,间不容瞚[3]。手动若务,针耀而匀[4],静意视义[5],观适之变[6],是谓冥冥[7],莫知其形,见其乌乌[8],见其稷稷[8],从见其飞⑤,不知其谁,伏如横弩[9],起如发机[10]。

[校勘]
① 后乃:《太素》卷十九知针石作"乃缓"。

② 不:《甲乙》卷五第四作"所"。

③ 弗:《甲乙》卷五第四作"所"。

④ 玩:《太素》卷十九知针石作"税"。

⑤ 从见其飞:王玉川云:"从字据《香草续校书》当作'徒'。于鬯云:'从字盖徒字形近之误,徒见其飞,故曰不知其谁也。不知与徒见,意义针合。徒误为从,便失旨矣。"

[注释]

[1] 众脉不见:指无真脏脉出现。吴昆注:"众脉不见,无真脏死脉也。"

[2] 众凶弗闻:无五脏败绝的现象。

[3] 瞚(shùn 舜):同瞬,一眨眼的时间。

[4] 针耀而匀:王冰注:"谓针形光净而上下匀平。"后世多宗其说。又,黄元御注:"耀与跃同。"此说是,耀为跃之假借字。在此亦训"动",指行针时,针体活动应均匀。

[5] 静意视义:很冷静地观察针刺的变化情况。

[6] 观适之变:观察针气所至,其形气变化的情况。吴昆注:"适,针气所至也。变,形气改易也。"

[7] 冥冥:幽隐的意思。在此形容气之无形可见。

[8] 乌乌、稷稷:《太素》卷十九知针石注:"乌乌稷稷,凤凰雄雌声也。"黄元御注:"乌,鸟鸣声。汉明帝起居注:帝东巡过亭障,有乌飞鸣圣舆上,亭长祝曰:乌乌哑哑又歌声。《史》李斯传:歌呼乌乌。稷稷,疾也。《诗》小雅:既齐既稷。注:齐,整。稷,疾。乌乌稷稷,喻针之妙捷,若飞鸟也。"据下文"从见其飞"之义,当以黄注为是,姑从之。

[9] 弩(nǔ 努):用机栝发箭的弓。

[10] 机:弩箭上的发动机关。

[语译] 黄帝说:我想听你讲讲用针的道理。岐伯说:针刺的重要道理,在于首先治神,医者要精神专一,对于五脏虚实的情况要胸有定见,对于三部九候的脉象变化,要全部诊断清楚,

然后再考虑如何进行针刺治疗,但必须是未见真脏死脉,五脏也没有败绝的现象,外形与内脏协调,不能仅从外形上进行观察和诊断病情,并能全面了解和精熟经气的往来变化规律,才可施针于病人。但病人有虚实不同,五虚的病人,不要轻易用针刺治疗;五实的病人,不要轻易放弃针刺治疗,一定要掌握针刺的时机,不然在瞬息之间就会错过机会。在针刺的时候,手的动作要专一而协调,针体活动要均匀。要冷静地观察进针后气至的情况,以及气至后形气的变化,气之至虽看不见其形状,但如能细心的体察,气之至时有如鸟鸣之流畅,又如鸟飞之迅疾,只见其飞来飞去,不知其为谁,所以用针之时,当其气尚未至之时,应该留针候气,有如横弓待发,当其气至之时,有如拨机发箭一样的快速。

[原文] 帝曰:何如而虚? 何如而实? 岐伯曰:刺实者须其虚,刺虚者须其实。经气已至,慎守勿失。深浅在志,远近若一[1]。如临深渊,手如握虎,神无营[2]于众物。

[注释]

[1] 远近若一:取穴无论远近,候针取气的道理是一样的。吴昆注:"穴在四肢者为远,穴在腹背者为近,取气一也。"

[2] 营:此处有"惑"或"乱"的意思。《淮南子》精神训:"而物无能营。"注:"营,惑也。"即指在针刺的时候,要精神专一,不要左顾右盼的意思。

[语译] 黄帝说:怎样治疗虚证? 怎样治疗实证呢? 岐伯说:刺虚证须用补法,必待其实而后已;刺实证须用泻法,必待其虚而后已。当针下感到经气已至,则应慎重掌握,不失时机地运用补泻手法。针刺或深或浅,全在于根据治疗目的灵活掌握,取穴无论远近,候针取气的道理是一致的。在进行针刺治疗时,应该集中精神,好像面临万丈深渊那样小心谨慎,又好像手中捉着猛虎那样坚定有力,全神贯注,观察针刺的变化,而不能为其他事物而扰乱精神。

[按语]　本节强调了作为一位医生必须要有严肃认真的工作态度,临证时全神贯注,不允许有丝毫的马虎和不负责任的态度,否则将会给病人带来不可估量的损失。

另外,针解篇对本节经文已作了注解。如说:"刺虚须其实者,阳气隆至,针下热乃去针也。经气已至,慎守勿失者,勿变更也……"前后文义可互参。

八正神明论篇第二十六

新校正云:按全元起本在第二卷。又与《太素》知官能篇大意同,文势小异。

本篇重点论述八正之气及神明对针治的重要意义,故篇名八正神明论。

[提要]　本篇主要内容有:

一、讨论了日月星辰、四时八正之气、以及天地阴阳的变化,与人体气血虚实和针刺补泻的关系。

二、针刺补泻的时机和原则。

三、早期诊断与早期治疗的重要意义。

四、"形"与"神"的含义。

[原文]　黄帝问曰:用针之服[1],必有法则焉,今何法何则?岐伯对曰:法天则地,合以天光[2]。帝曰:愿卒闻之。岐伯曰:凡刺之法,必候日月星辰,四时八正[3]之气,气定乃刺之。是故天温日明,则人血淖液①而卫气浮,故血易泻,气易行;天寒日阴,则人血凝泣而卫气沉。月始生,则血气始精[4],卫气始行;月郭[5]满,则血气实,肌肉坚;月郭空,则肌肉减,经络虚,卫气去,形独居。是以因天时而调血气也。是以天②寒无刺,天③温无疑④。月生无泻,月满无补,月郭空无治,是谓得时而调之。因天之序,盛虚之时,移光定位,正立而待[6]。故曰月生而泻,是谓脏⑤虚;月满而补,血气扬⑥溢[7],络有留血⑦,命曰重实;月郭

空而治,是谓乱经。阴阳相错,真邪不别,沉以留止,外虚内乱[8],淫邪乃起。

[校勘]

① 淖液:按本经文例当以作"淖泽"为是。

② 天:《甲乙》卷五第一上作"大"。

③ 天:《甲乙》卷五第一上作"大"。

④ 疑:《甲乙》卷五第一上作"凝"。移精变气论王注引本文亦作"凝"。

⑤ 脏:新校正云:"按全元起本'脏'作'减','脏'当作'减'。"《太素》卷二十四天忌同本文,而杨注云:"月生脏之血气精微,故刺之重虚也。"或《太素》原作"重"。脏,古作"臧"或与"减"形近而误,新校正说可参。

⑥ 扬:移精变气论王注引本文作"盈"。

⑦ 络有留血:《太素》卷二十四天忌作"经有留止"。

[注释]

[1] 服:王冰注:"服,事也。"

[2] 合以天光:王冰注:"谓合日月星辰之行度。"《类经》十九卷第十三注:"天之明在日月,是谓天光。"

[3] 八正:有两种说法:一指八方之正位而言。如高士宗注:"八正,天地八方之正位也。天之八正,日月星辰也,地之八正,四方四隅也。"一指八节之正气,如吴昆注:"八正者,八节之正气也,四立二分二至曰八正。"今从后说。

[4] 血气始精:血气运行流利的意思。《类经》十九卷第十三注:"精,正也,流利也。月属阴,水之精也,故潮汐之消长应月,人之形体属阴,血脉属水,故其虚实浮沉,亦应于月。"

[5] 月郭:即月亮的轮廓。

[6] 移光定位,正立而待:观察日光之迁移和月之盈亏,以测定岁时。王冰注:"候日迁移,定气所在,南面正立,待气至而调之也。"《类经》十九卷第十三注:"日月之光移,则岁时之位

定,南面正立,待而察之,则气候可得也。"

[7]扬溢:在此作满盛解。

[8]外虚内乱:指外部因卫气不足而经络空虚,内部因邪气相搏而正气紊乱。另《太素》卷二十四天忌注:"络脉外虚,经脉内乱,于是淫邪得起也。"内、外,这里指经脉和络脉。若据上下文义,外,当系指卫气。

[语译] 黄帝问道:用针刺治病之事,必然要有一定的方法和准则,究竟是什么方法和准则呢?岐伯回答说:研究针刺的治疗法则,要上法天时,下则地理,还要结合日月星辰的变化规律。黄帝说:我想请你详尽的讲给我听。岐伯说:针刺之法,必须观察日月星辰的盈亏消长及四时八正的气候变化,当天地气正,人气安定时,始可以针刺。所以当天气温和,日色晴朗的时候,则人体的血液滑润流畅,而卫气浮于上,血容易泻,气容易行;天气寒冷,日色阴暗的时候,则人体的血液滞涩不畅,卫气沉于里。月亮初生的时候,则气血运行流利,卫气也畅行;月亮正圆的时候,则人体血气充实,肌肉坚强;当月廓无光的时候,人体的肌肉减弱,经络空虚,卫气亦随月而虚,唯形骸独存。所以用针治病,要随天时的变化而调治其血气。因而在天气寒冷的时候,不要针刺,天气温暖的时候,不要疑而不决。月亮初升的时候,不可用泻法,月亮正圆的时候,不要用补法,月廓无光时,不要进行治疗,这就是所谓能根据天时的变化而进行调治。因为天体的运行有一定顺序,月光有盈虚之时,根据日影的长短,月亮的盈亏,则岁时气候可定。所以说:月亮初升之时而用泻法,就会使脏气虚弱;月亮正圆的时候而用补法,就会使血气更加盛满而流溢于外,致络脉中有血液留滞,这叫做重实;在月廓无光时进行治疗,就会扰乱经气,这叫做乱经。这样的治法必然引起阴阳错乱,真气和邪气不分,邪气得以沉伏体内,久留不去,致使外则卫气不足,经络空虚,内则正气紊乱,疾病就要发生了。

[原文] 帝曰:星辰八正何候?岐伯曰:星辰者,所以制日

月之行也[1]。八正者,所以候八风之虚邪[2]以时至者也。四时者,所以分春秋冬夏①之气所在[3],以时调之也②。八正之虚邪,而避之勿犯也③。以身之虚,而逢天之虚,两虚相感,其气至骨,入则伤五脏,工候救之,弗能伤也。故曰:天忌[4]不可不知也。

[校勘]

① 春秋冬夏:四库本作"春夏秋冬"。

② 也:刘衡如以为疑作"候",连下句读。

③ 以时调之也。八正之虚邪,而避之勿犯也:《内经辩言》:"按'调'下衍'之也'二字,本作'四时者,所以分春秋冬夏之气所在,以时调八正虚邪而避之勿犯也'。"

[注释]

[1] 星辰者,所以制日月之行也:根据星辰的部位,可以测定日月运行的度数。王冰注:"制,谓制度,定星辰则可知日月行之制度矣。"

[2] 八风之虚邪:指从虚乡所来的八风,据《灵枢》九宫八风篇所载为:东方婴儿风,南方大弱风,西方刚风,北方大刚风,东北方凶风,东南方弱风,西南方谋风,西北方折风。此风能乘人之虚而致病,故谓虚邪。

[3] 四时者,所以分春秋冬夏之气所在:王冰注:"四时之气所在者,谓春气在经脉,夏气在孙络,秋气在皮肤,冬气在骨髓也。"

[4] 天忌:指不宜针刺的天时。王冰注:"人忌于天,故云天忌,犯之则病,故不可不知也。"

[语译]　黄帝说:星辰和八正可以观察什么呢? 岐伯说:星辰的方位,可以测定日月运行的度数。八方之正位,所以观察乘时而至的八风之虚邪。四时是分别春秋冬夏不同季节人气所在的部位,应按时序来调养。八方虚邪要避之而不受其侵袭。如果正当人体虚弱的时候,再遭受到天地间虚邪贼风的侵袭,两虚凑在一起,邪气可以深入骨髓,再深入就可以伤害人体的五脏,

如果医生懂得气候变化对人体的伤害，而教人早为预防，或已受到伤害，而医治及时，都不会造成对人体的伤害。所以说对于天忌之时，不可不知。

[原文] 帝曰：善。其法星辰者，余闻之矣，愿闻法往古者。岐伯曰：法往古者，先知《针经》[1]也。验于来今者，先知日之寒温，月之虚盛，以候气之浮沉，而调之于身，观其立有验也。观于冥冥者，言形气荣卫之不形于外，而工独知之，以①日之寒温，月之虚盛，四时气之浮沉，参伍相合而调之，工常先见之，然而不形于外，故曰观于冥冥焉。通于无穷者，可以传于后世也，是故工之所以异也。然而不形见于外，故俱不能见也。视之无形，尝之无味，故谓冥冥，若神仿佛。

[校勘]

① 以：此后《太素》卷二十四本神论有"与"字。

[注释]

[1]《针经》：《太素》卷二十四本神论注："往古，伏羲氏始画八卦，造书契，即可制《针经》摄生救病之道。"似指古之《针经》。又，马莳注："《针经》者，《灵枢》也。"

[语译] 黄帝说：好。关于取法星辰的道理，我已经听你讲过了，还想知道应当怎样效法往古。岐伯说：要想效法往古，就要首先懂得《针经》。要想把前人的学识验证于现在，必须知道日之寒温，月之盈亏，以及四季气候的浮沉变化，并用以调治于人身，以观其成效。所谓观于冥冥，是说营卫气血的变化虽不显形于外，而医生独能知道，是由于他能根据天气的寒温，月亮之盈亏，四季气候的浮沉等进行综合分析，做出判断，然后调治于病人，因而只有医生才能够了解和认识到，然而疾病并未显形于外，所以叫做观于冥冥。凡是博学多才，知识渊深的医生，能了解通达许多事理，他的知识可以流传到后世，这就是学识经验丰富的医生不同于一般人之处。正是因为疾病不显形于外，所以一般的人都看不见。视之无形，尝之无味，故称之为冥冥，好似

神灵一样的似有似无。

[原文] 虚邪者,八正之虚邪气也。正邪[1]者,身形①若用力汗出,腠理开,逢虚风,其中人也微,故莫知其情,莫见其形。上工救其萌牙[2],必先见②三部九候之气,尽调不败而救之,故曰上工。下工救其已成,救其已败③。救其已成④者,言不知三部九候之相失,因病而败之也。知其所在者,知诊三部九候之病脉处而治之,故曰守其门户[3]焉,莫知其情而见邪形也。

[校勘]

① 身形:此后《太素》卷二十四本神论有"饥"字。

② 见:《太素》卷二十四本神论作"知"。义长。

③ 救其已成,救其已败:刘衡如云:"《太素》卷二十四本神论无此八字。但《灵枢》官能篇及《太素》卷十五知官能均有'守其已成,因败其形'八字,形与成协韵,义长。疑此间八字有误,当据二书改正。"

④ 救其已败。救其已成:《太素》卷二十四本神论无此八字。

[注释]

[1] 正邪:此指八方之正风而言。如春之东风,夏之南风等,虽为正风,但当人体虚弱汗出腠理开时亦能伤人,故曰正邪。

[2] 救其萌牙:早期治疗的意思。牙通芽。《汉书》金日磾传:"霍氏有事萌牙。"

[3] 门户:此指三部九候。《类经》十九卷第十三注:"三部九候,即病脉由行出入之所,故曰门户。"

[语译] 虚邪,就是八方虚邪贼风之气。正邪,就是八方之正风,如果身体用力劳累汗出,腠理开泄,此时遭遇的风邪,就是正邪,正邪侵袭人体后症状轻微,一般没有明显的感觉,也没有明显的形状可见。技术高明的医生能做到早期诊断和早期治疗,把疾病消灭在萌芽阶段,因为他先知三部九候脉象的变化,于形体尚未败坏之时,而予以适时的调治,所以称为"上工"。技

术低的医生,不能做到早期诊断和早期治疗,只能在疾病已经形成或疾病已经败坏时才进行治疗。其所以只能救治于疾病已经形成之时,是因为他事先不知道三部九候之脉已经出现了病脉,所以才使疾病拖延败坏。能知道疾病发生的部位,就能诊察三部九候的病脉表现,而予以及时的治疗,所以说会诊察三部九候的脉象变化,就好像看守门户一样的重要,当疾病还没有表现明显时,而医生就已经知道病邪的形迹了。

[原文] 帝曰:余闻补泻,未得其意。岐伯曰:泻必用方,方[1]者,以气方盛也,以月方满也,以日方温也,以身方定也,以息方吸①而内针,乃复候其方吸而转针[2],乃复候其方呼而徐引针,故曰泻必用方,其气乃行焉。补必用员[3],员者行也,行者移也,刺必中其荣,复以吸排针[4]也。故员与方,非②针也。故养神者,必知形之肥瘦,荣卫血气之盛衰。血气者,人之神,不可不谨养。

[校勘]

① 吸:此后《太素》卷二十四本神论有"也"字。

② 非:《太素》卷二十四本神论作"排"。

[注释]

[1] 方:有"正"的意思。《太素》卷二十四本神论注:"方,正也。气正盛时,月正满时,日正温时,身正安时,息正吸时,此五正,是内针时也。"

[2] 转针:捻转针体。

[3] 员:《类经》十九卷第十三注:"员,员活也。行者行其气,移者导其滞,凡正气不足,则营卫不行,血气留滞,故必用员以行之补之。"

[4] 排针:注家解释不一,如吴昆注:"排,谓经气即至,则内其针,如排拥而入也。"《类经》十九卷第十三注:"排,除去也。即候吸引针之谓。"张志聪注:"排,推也。候其吸,而推运其针。"高士宗注:"排,转也。"今从《类经》注。

[语译]　黄帝说:我听说针刺有补泻方法,但不了解其意义。岐伯说:泻法要用方,方就是正的意思,如病人气正盛之时,月亮正圆之时,天气正温暖之时,身体正安定之时,并且要在病人正吸气之时进针,等到再吸气时进行捻针,再等到病人正在呼气时,慢慢地出针,所以说泻必用方,才能使邪气泄去而正气得以运行。补法要用员,员,就是行的意思,行,就是引导正气移至病所,针刺时一定要刺中其血脉,再等病人吸气时出针。所说的员与方,并不是指针的形状。泻之补之,贵得其神,故善于养神的人,必然知道病人形体的肥瘦,营卫血气的盛衰,知形之肥瘦则知用针之浅深,知营卫血气之盛衰,则知方员补泻。因此说血气是人之神的物质基础,不可不谨慎的调养。

[按语]　《灵枢》官能篇:"泻必用员,切而转之,其气乃行……补必用方,外引其皮,令当其门……"与此正好相反,其义不详,有待进一步探讨。

[原文]　帝曰:妙乎哉论也!合人形于阴阳四时,虚实之应,冥冥之期,其非夫子孰能通之。然夫子数言形与神,何谓形?何谓神?愿卒闻之。岐伯曰:请言形,形乎形,目冥冥,问其所病①,索之于经,慧然[1]在前②,按之不得,不知其情,故曰形。帝曰:何谓神?岐伯曰:请言神,神乎神,耳不闻,目明心开而志先③[2],慧然独悟④,口弗能言,俱视独见,适若昏,昭然独明,若风吹云,故曰神。三部九候为之原,九针之论不必存也。

[校勘]
① 问其所病:《甲乙》卷五第四作"扪其所痛"。
② 慧然在前:《内经辩言》:"按'慧然在前',本作'卒然在前'……注中两'卒然'字,正释经文'卒然在前'之义。"
③ 先:《甲乙》卷五第四作"光"。
④ 悟:《甲乙》卷五第四作"觉"。

[注释]
[1] 慧然:清爽或明白的意思。

[2]目明心开而志先:王冰注:"目明心开而志先者,言心之
通如昏昧开卷,目之见如氛翳辟明,神虽内融,志已先往矣。"

[语译] 黄帝说:多么奥妙的论述啊!把人体阴阳虚实的
变化和天地阴阳、四时、虚实的变化结合起来,这是非常微妙的
结合,若不是先生你,是谁也不能通晓的。然而先生屡次谈到形
和神的问题,什么是形?什么是神呢?我想请你详尽地讲给我
听。岐伯说:请让我来讲什么是形,形是反映于外的形象,这只
能从外看见其概况,其细微的东西就不容易看到,必须通过问其
发病的原因,再仔细诊察经脉的变化,结合起来分析,对病的认
识就会很清楚,如果按诊仍不可得,是因为不了解病情,因为外
部有形迹可察,所以称之为形。黄帝说:什么叫神呢?岐伯说:
请让我来讲什么是神,所谓神,虽未听到,但一见就会心明眼亮
而智慧出,独自明白并领悟其中的道理,妙不可以言传,就好像
大家共同观察一个东西,而唯有我能看见,如在昏暗之中,而我
却明明白白,就像乌云被风吹走而日光重新露出一样的显明,所
以叫做神。诊病时,若以三部九候为之本原,则神悟可得,九针
的理论虽不存,亦无不可。

离合真邪论篇第二十七

新校正云:按全元起本在第一卷,名经合,第二卷重出,名真
邪论。

本篇重点论述真气与邪气的离、合同疾病的关系,故篇名离合真
邪论。

[提要] 本篇主要内容有:

一、说明气候变化对经脉的影响。提出真邪未合时早期治
疗的原则。

二、针刺补泻的方法与候气的重要意义。

三、真邪相合的诊察方法及针刺宜忌。

[原文] 黄帝问曰:余闻九针九篇,夫子乃因而九之,九九八十一篇[1],余尽通其意矣。经言气之盛衰,左右倾移[2],以上调下,以左调右,有余不足,补泻于荥输,余知之矣。此皆荣卫之倾移,虚实之所生,非邪气从外入于经也。余愿闻邪气之在经也,其病人何如?取之奈何?岐伯对曰:夫圣人之起度数,必应于天地,故天有宿度[3],地有经水[4],人有经脉。天地温和,则经水安静;天寒地冻,则经水凝泣;天暑地热,则经水沸溢;卒风暴起,则经水波涌而陇起[5]。夫邪之入于脉也,寒则血凝泣,暑则气①淖泽,虚邪因而入客,亦如经水之得风也,经之动脉,其至也亦时陇起,其行于脉中循循然[6],其至寸口中手②也,时大时小,大则邪至,小则平,其行无常处,在阴与阳,不可为度,从而察之,三部九候,卒然逢之,早遏其路。吸则内针,无令气忤[7],静以久留,无令邪布,吸则转针,以得气为故,候呼引针,呼尽乃去,大气[8]皆出,故命曰泻。

[校勘]
① 气:此后《太素》卷二十四真邪补泻有"血"字。
② 中手:《太素》卷二十四真邪补泻无此二字。疑衍。

[注释]
[1] 九九八十一篇:《太素》卷二十四真邪补泻注:"八十一篇者,此经之类,所知之书篇数也。"
[2] 倾移:偏移的意思。
[3] 宿度:指二十八宿在周天之度数。宿,谓二十八宿。度,谓周天之三百六十五度。参见五运行大论篇注。
[4] 经水:指地之十二水而言。《灵枢》经水篇指为:海水、清水、渭水、湖水、沔水、汝水、江水、淮水、漯水、河水、漳水、济水。
[5] 陇起:拥起的意思。陇、垄同。
[6] 循循然:顺序貌。
[7] 气忤(wǔ 五):气逆的意思。

[8] 大气：此指邪气。

[语译] 黄帝问道：我听说关于论述九针的九篇文章，先生又以这九篇演绎发挥成为九九八十一篇，我已经完全领会了其中的道理。《针经》上所说的气有盛衰的变化，左右阴阳升降变化有偏胜偏衰的不同，治上以调下，治左以调右，泻有余补不足，取穴于荥输，这些道理我都知道了。这都是由于荣气和卫气偏盛偏衰而导致气血虚实变化所形成的，并不是邪气从外部侵入经脉而发生的病变。我现在希望知道邪气侵犯经脉之后，是怎样使人发病的？又应怎样治疗呢？岐伯回答道："圣人"在制定治疗法则的时候，必然与天地阴阳的变化相适应，所以天有二十八宿及三百六十五度，地有十二经水，人有十二经脉以互相适应。在天地气候温暖的时候，则经水亦安静；天气寒冷大地封冻的时候，则经水也凝结；暑天酷热，大地热气上蒸，则经水亦沸腾满溢；在突然大风骤起的时候，则经水亦波涛汹涌。如果病邪侵入经脉，受寒则使血脉凝涩，受暑热则使血气润滑流畅，虚邪贼风侵犯到人体后，也像经水受到风的鼓荡一样，经脉的搏动，有时也出现波涌隆起的现象，其在脉中流行虽然仍按一定次序进行，但当经脉的搏动到达寸口，按脉时就会感到时大时小，大脉则表示病邪盛，小脉则表示病邪已退，邪气侵犯人体后活动没有一个固定的部位，或在阴经或在阳经，而无定处，要根据三部九候的诊脉方法进行细致的诊察，一旦诊察出邪气之所在，就应及早治疗，以阻止其发展。治疗时应在吸气时进针，进针时不要使其气逆，进针后要留针以静候其气，以不使邪气布散。在吸气时捻转其针，以达到得气为原则，然后在呼气的时候出针，等呼气完毕，即将针取出，则大邪之气尽随针外泄，所以叫做泻法。

[原文] 帝曰：不足者补之奈何？岐伯曰：必先扪而循之[1]，切而散之[2]，推而按之[3]，弹而怒之[4]，抓而下之[5]，通而取之[6]，外引其门，以闭其神[7]，呼尽内针，静以久留，以气至为故，如待所贵，不知日暮，其气以至，适而①自护，候吸引针，气不

得出,各在其处,推阖其门,令神气②存,大气[8]留止,故命曰补。

[校勘]

① 而:《甲乙》卷十第二上作"以"。《太素》卷二十四真邪补泻作"人"。

② 神气:《甲乙》卷十第二上作"真气"。

[注释]

[1] 扪而循之:即用手循经穴抚摸,使血气舒缓。王冰注:"扪循,谓手摸。"

[2] 切而散之:即用手指按压腧穴,使经气宣散。

[3] 推而按之:即用手指揉按腧穴周围的肌肤,使针道流利。

[4] 弹而怒之:即用手指弹其腧穴,使脉络膜满而怒起。

[5] 抓而下之:马莳注:"谓以左手爪甲掐其正穴,而右手方下针也。"

[6] 通而取之:下针之后,必使其气通,然后施以补泻之法以取其疾。

[7] 外引其门,以闭其神:指出针后,急按闭其孔,不使真气外泄。门,指孔穴。神,指真气。此与下文之"推阖其门,令神气存"句义同。《太素》卷二十四真邪补泻注:"疾出针已,引皮闭门,使神气不出。神气,正气。"

[8] 大气:王冰注:"然此大气,谓大经之气流行荣卫者。"

[语译] 黄帝说:不足者怎样用补法呢? 岐伯说:首先要用手抚摸穴位,然后以指按压穴位,使其经气宣散,再用手指揉按穴位周围的肌肤,使经气舒缓,易于进针,再用手指弹其穴位,令脉络怒张,用左手指甲掐正穴位,右手进针,下针后,候其气通,然后施以补泻之法而取其疾,出针之时,应迅速按闭针孔,不使真气外泄,进针的时候,是在病人呼气将尽时进针,并久留针,候其气至,以得气为原则,进针候气,一定要全神贯注,就像等待贵宾一样,而忘掉时间的早晚,当得气时,要谨慎地守护,等病人吸

气时出针,真气就不致于随针外泄,而各在其处,出针后,应在其孔穴上推按,使针孔关闭,这样神气可以内存,经气也会留止,所以叫做补法。

[原文] 帝曰:候气奈何?岐伯曰:夫邪①去络入于经也,舍于血脉之中,其寒温未相得②[1],如涌波之起也,时来时去,故不常在。故曰方其来也,必按而止之,止而取之,无逢③其冲[2]而泻之。真气者,经气[3]也,经气太虚,故曰其来④不可逢[4],此之谓也。故曰候邪不审,大气已过[5],泻之则真气脱,脱则不复,邪气复至,而病益蓄[6]。故曰其往不可追,此之谓也。不可挂以发[7]者,待邪之至时而发针泻矣⑤。若先若后[8]者,血气已尽⑥,其病不可⑦下。故曰知其可取如发机[9],不知其取如扣椎[10],故曰知机道者不可挂以发,不知机者扣之不发,此之谓也。

[校勘]
① 邪:此后《太素》卷二十四真邪补泻有"气"字。
② 相得:《太素》卷二十四真邪补泻作"合"。
③ 逢:《甲乙》卷十第二上作"迎"。
④ 来:《甲乙》卷十第二上作"气"。
⑤ 不可挂以发者,待邪之至时而发针泻矣:《内经辩言》:"按'不可挂以发者'六字衍文,'泻'字乃'焉'字之误。本作'待邪之至时而发针焉矣'。盖总承上文而结之……今衍此六字,盖涉下文而误。下文云:'故曰知机道者,不可挂以发,不知机者,扣之不发'。今误入此,文义不可通。又据上文总是言泻,然发针泻矣,殊苦不词。盖'泻'与'焉'形似而误耳。"《吴注素问》云:"此上必有阙文。"
⑥ 尽:《甲乙》卷十第二上作"虚"。新校正云:"按全元起本作'血气已虚','尽'字当作'虚'字,此字之误也。"作虚义长。
⑦ 可:《甲乙》卷十第二上、《太素》卷二十四真邪补泻均无。
[注释]
[1] 寒温未相得:寒指邪气,温指正气。寒温未相得,即真

邪未相合的意思。《类经》十九卷第十五注："邪气寒,正气温,故
不相得。"

[2] 无逢其冲:不要迎着邪气最盛的时候用泻法。《太素》
卷二十四真邪补泻注："不得刺其盛冲,泻法比之不击逢逢之陈
[同阵]。"逢,迎也。

[3] 经气:指经脉之真气。

[4] 其来不可逢:与上文"无逢其冲"义同。均指邪气方盛
时,不可用泻法。吴昆注："其邪之来,不可逢其虚而取之,盖恐更
伤其经气也。"又,《灵枢》小针解篇曰:"其来不可逢者,气盛不可
补也。"指邪方盛时不可用补法,恐闭邪不出。是从另一个角度而
言,并不矛盾。故丹波元简云:"文若相反,各有深义,当两察之。"

[5] 大气已过:吴昆注:"大气,人气也。"据《太素》卷二十四
真邪补泻注:"候邪大气不审"之义,大气,当指大邪之气。过,去
也,往也。

[6] 蓄:积也,聚也。

[7] 不可挂以发:言时至施针之速,不可有挂发时之误。
《类经》十九卷第十五注:"言丝毫之不可失也。"

[8] 若先若后:吴昆注:"若先之则邪未至,后之则虚其真。"

[9] 取如发机:取病施针之速,有如发动弓弩之机。机,发
动弩箭之机关。

[10] 扣椎:《类经》十九卷第十五注:"椎,木椎也……不知
而攻之则顽钝莫入,如扣椎之难也。"

[语译] 黄帝说:怎样对邪气进行诊候呢? 岐伯说:当邪气
离开络脉而进入经脉,留居于血脉之中,或寒或温,邪正相争,真
邪尚未相合,邪气在血脉中如波浪一样起伏不定,或往或来,因
而无有定处。所以当邪气方来之时,其气尚微,可按其处以止
之,取而泻之,以早遏其势,不要等到邪气正盛的时候再用泻法。
所谓真气,就是经脉中的正气,邪气盛则经气必然大虚,在真气
不实的情况下,不可迎而泻之,以防邪气虽去,真气亦随之而大

虚,所以当邪气来而正盛的时候,不可用迎而泻之,就是这个道理。所以说诊候邪气而不审慎,邪气已去,仍然用针以泻邪气,反使真气虚脱,真气虚脱而不能恢复,邪气必然乘虚复来,而病邪更加积蓄不去。所以说:邪气已去,不可再用泻邪的方法,以免损伤真气,就是这个道理。使用泻法,以泻邪气,必须掌握时机,这是速而不容挂发的,必须在邪气初至之时而用针泻之。若掌握不好时机,或在邪至之前,或在邪去之后,而用泻法,都是不适时的。不但不能排除邪气,反使人的血气受伤,病也不能治好。所以说,懂得用针泻邪的时机,就像拨动弩机一样的迅捷,不懂得用针泻邪的时机,就像叩击木椎一样的顽钝不灵,所以说,善于掌握针刺补泻时机的人,是速而不容挂发,毫不迟疑的,不善于掌握针刺补泻时机的人,顽冥不灵,纵然时机已至,他也不知如何用针,就是指此而言。

[按语] 本篇所云"其来不可逢",是指泻法而言,《灵枢》小针解所说的"其来不可逢者,气盛不可补也",是指补法而言。一言泻,一言补,文若相反,各有深义,当互观以明其义。又"无逢其冲而泻之",是言应在邪气初至之时,及时抓住时机而用泻法,不要等到邪气已盛时再用泻法,对此,我们应予以重视。

[原文] 帝曰:补泻奈何? 岐伯曰:此攻邪也,疾出以去盛血,而复其真气,此邪新客,溶溶①[1] 未有定处也,推之则前,引之则止,逆而刺之,温血[2] 也。刺出其血,其病立已②。

[校勘]
① 溶溶:《太素》卷二十四真邪补泻无。
② 推之则前,引之则止,逆而刺之,温血也。刺出其血,其病立已:按:本篇末有:"推之则前,引之则止,逢而泻之,其病立已。"疑此为衍文。《素问释义》:"温疑作蕴,蓄血也。"《太素》卷二十四真邪补泻无"逆而刺之"四字。

[注释]
[1] 溶溶:水流动貌。

[2] 温血:有两种解释:一指热血,《太素》卷二十四真邪补泻注:"温,热也。邪之新入,未有定处,有热血,刺去痛愈。"一指毒血。吴昆注:"温血,毒血也。"今从前说。

[语译] 黄帝说:怎样进行补泻呢?岐伯说:首先应该以攻邪为主,要迅速泻去盛满之血,使邪气去,而恢复其正气。因为此时邪气初侵入经脉,流动尚无定处,推之则可前进,引之则可留止,迎而泻之,刺出其温血。刺出其血以后,病可立即痊愈。

[原文] 帝曰:善。然真邪以合,波陇不起,候之奈何?岐伯曰:审扪循三部九候之盛虚而调之,察其左右上下相失及相减者,审其病脏以期之。不知三部者,阴阳不别,天地不分。地以候地,天以候天,人以候人,调之中府[1],以定三部。故曰刺不知三部九候病脉之处,虽有大过且至[2],工不能禁也。诛罚无过[3],命曰大惑[4],反乱大经[5],真不可复,用实为虚,以邪为真,用针无义[6],反为气贼,夺人正气,以从为逆,荣卫散乱,真气已失,邪独内著[7],绝人长命,予人夭①殃。不知三部九候,故不能久长②。因不知合之四时五行,因加相胜[8],释邪攻正,绝人长命。邪之新客来也,未有定处,推之则前,引之则止,逢而泻之,其病立已③。

[校勘]

① 夭:原作"天",据《甲乙》卷十第二上、《太素》卷二十四真邪补泻改。

② 不知三部九候,故不能久长:《太素》卷二十四真邪补泻作"故不知三部九候,不能久长"。

③ 邪之新客来也……其病立已:《素问释义》云:"二十六字衍文。"

[注释]

[1] 中府:有两种解释:一指五脏,如《太素》卷二十四真邪补泻注:"中府,五脏也。"一指胃府而言。如吴昆注:"中府,胃也,土主中宫,故曰中府。调之中府者,言三部九候,皆以冲和胃

气调息之。"今从吴注。

　　[2] 大过且至:指大邪之气将要来临的意思。

　　[3] 诛罚无过:指不当泻而泻之,正气反而受到损伤,称为诛罚无过。

　　[4] 惑:迷乱。

　　[5] 大经:五脏六腑大的经脉。

　　[6] 义:此处作"理",解。《太素》卷二十四真邪补泻注:"义,理也。用针不知正理,反为气贼,伤人正气。"

　　[7] 著:同着。留着不去的意思。

　　[8] 因加相胜:《太素》卷二十四真邪补泻注:"愚医不知年加之禁。"张志聪注:"六气之加临,五运之相胜。"《素问识》云:"盖谓不知五胜之理反补之,此则加相胜者,乃释邪攻正也,与运气之义迥别。"按:当以后说为是。本文未涉运气之说,故以运气说解之,似难合经旨。加,可引申为助的意思。助邪攻正,即加相胜也。

　　[语译]　黄帝说:好。如果邪气和真气已经相合,脉就没有波涌的现象,这时应怎样诊候呢?岐伯说:应仔细审察循摸三部九候的脉搏的盛衰虚实予以调治,诊察其左右上下各部分脉搏,有无不相称或减弱的情况,就可以知道病在哪一脏腑。如果不知道三部的脉象变化,则阴阳不能辨,上中下天地人也不能分。因为地以候下部,天以候上部,人以候中部,并结合胃气的多少有无,来判定疾病究竟在上中下哪一部。所以说,针刺时不知道三部九候病脉所在之处,虽有病邪将至,也不能予以防止。不应当用泻的而反泻之,致使正气受伤,这是诛罚无过,叫做大惑,反而使脏腑大的经脉受到扰乱,真气不能恢复;把实证当成虚证,把邪气当成真气,反而会助长邪气,贼害正气;把顺证当成逆证,反会使营卫之气败乱,真气散失,邪气独留着而不去,而断送病人的性命,给患者造成祸殃。这种不知道三部九候的庸医,不能使人长久于人世。由于不知道三部九候的道理,也不知道四时

五行与人体及疾病的关系,更不知道"因加相胜"的道理,认不清邪正虚实,妄行补泻,助邪攻正,必将断绝病人的性命。当病邪开始入侵人体的时候,邪无定处,此时最容易治疗,推之则向前,引之则留止,迎而泻之,则疾病可立时痊愈。

通评虚实论篇第二十八

新校正云:按全元起本在第四卷。

本篇以统论疾病虚实为中心,故篇名通评虚实论篇。

[提要] 本篇主要内容有:

一、重点论述虚实的病机,并以肺脏为例加以具体说明。

二、举例说明脏气虚实、血气虚实、重实、重虚、经络虚实等不同表现、脉象变化以及预后。

三、论述四时针刺的原则,以及痈、腹暴满、霍乱、惊痫等疾病的针刺治疗方法。

四、阐明消瘅、仆击、偏枯、痿厥、气满发逆、暴厥、黄疸、头痛耳鸣等疾病的发病原因。

[原文] 黄帝问曰:何谓虚实? 岐伯对曰:邪气盛则实,精气夺则虚[1]。帝曰:虚实何如? 岐伯曰:气虚者肺虚也,气逆者足寒也,非其时则生,当其时则死[2]。余脏皆如此。帝曰:何谓重实? 岐伯曰:所谓重实者,言大热病①,气热脉满,是谓重实[3]。帝曰:经络俱实何如? 何以治之? 岐伯曰:经络皆实,是寸脉急②而尺缓也[4],皆当治之。故曰滑则从,涩则逆也。夫虚实者,皆从其物类[5]始③。故五脏骨肉滑利,可以长久也④。

[校勘]

① 言大热病:《太素》卷十六虚实脉诊同本文。《脉经》卷一第十同,卷七第十九"言"作"肉",《甲乙》卷七第一中作"内","病"字属下读。

② 寸脉急:《太素》卷十六虚实脉诊作"胳急",注:"脉,寸口

阳也。"似"胳"为"脉"之误。

③ 始:《甲乙》卷七第一中作"治"。《太素》卷十六虚实脉诊作"终始",义长。

④ 故曰滑则从……可以长久也:《素问识》云:"三十一字,疑是错简,若移于下文,'滑则生,涩则死也'之下,则文理顺接焉。"

[注释]

[1] 邪气盛则实,精气夺则虚:邪气,指风寒暑湿之邪,邪气盛于人身则为实。精气,指人体之正气。夺是失的意思,精气不足则为虚。《太素》卷十六虚实脉诊注:"风寒暑湿客身盛满为实;五脏精气夺失为虚也。"

[2] 非其时则生,当其时则死:非其时则生,指不是相克之时则生。当其时则死,指正当相克之时则死。马莳注:"此肺虚而非相克之时则生,如春秋冬是也,如遇相克之时则死,如夏时之火是也。"

[3] 言大热病,气热脉满,是谓重实:《素问经注节解》注:"大热病者,伤寒之三阳实热,杂病之痰火食积是也。内有实邪真火,故热气见于外而脉来盛满,是内外俱实,故曰重实也。"

[4] 经络皆实,是寸脉急而尺缓也:寸指寸口,尺指尺肤。此处形容寸口脉急而尺肤缓纵的意思。《素问识》云:"此节以脉口诊经,以尺肤诊络,盖经为阴为里,乃脉道也,故以脉口诊之。络为阳为浮而浅,故以尺肤诊之。"

[5] 物类:泛指动物、植物等万物。

[语译] 黄帝问道:什么叫虚实?岐伯回答说:邪气盛则为实,精气不足则为虚。黄帝说:虚实的具体情况是怎样的呢?岐伯说:肺主气,气虚的就是肺虚;气机上逆则上实下虚,阳虚于下,故两足必寒。如果肺虚不是发生在相克的时令,其人可生,若发生在克贼的时令,其人将死。其余各脏虚实的道理,也是如此。黄帝说:什么叫做重实呢?岐伯说:所谓重实,如大热病气

盛而热,脉盛而满,为内外俱实,这就叫做重实。黄帝说:经络俱实是怎样的?用什么方法治疗呢?岐伯说:所谓经络俱实,是指寸口脉急而尺肤纵缓,经和络都应该治疗。所以说,凡是滑利的就有生机为顺,凡是枯涩的就缺少生机为逆。万物的虚实都是如此,凡呈现滑利的为生,呈现枯涩的为死。所以五脏骨肉滑利的,是生气旺盛,生命可以长久。

[原文] 帝曰:络气不足,经气有余,何如?岐伯曰:络气不足,经气有余者,脉口热[1]而尺寒也。秋冬为逆,春夏为从[2],治主病者。帝曰:经虚络满何如?岐伯曰:经虚络满者,尺热满脉口寒涩也,此春夏死秋冬生也[3]。帝曰:治此者奈何?岐伯曰:络满经虚,灸阴刺阳;经满络虚,刺阴灸阳[4]。

[注释]

[1] 脉口热:指寸口脉滑而言。《素问识》云:"脉口热,依下文寒涩而推之,谓脉滑也。"

[2] 秋冬为逆,春夏为从:本证系阴盛阳虚,秋冬属阴,阳虚畏阴盛,故为逆,春夏属阳,故为从。

[3] 此春夏死秋冬生也:经虚络满,为阳盛阴虚,春夏属阳,阴虚畏阳盛,故为逆,秋冬属阴,故生。

[4] 络满经虚……刺阴灸阳:络为阳,经为阴,灸为补,刺为泻,故络满宜用针刺以泻,经虚宜用灸法以补;经满宜用刺法以泻,络虚宜用灸法以补。

[语译] 黄帝说:络气不足,经气有余是怎样的呢?岐伯说:所谓络气不足,经气有余,则寸口脉滑尺肤寒冷。秋冬见到这种现象的为逆象,春夏见到这种现象的为顺象,治疗的时候应根据主其发生病变的经络而行补泻灸刺之法。黄帝说:什么是经虚络满呢?岐伯说:经虚则寸口脉迟而涩滞,络满则尺肤热而盛满,这种情况,在春夏阳气盛的时候则死,在秋冬阴气盛的时候则生。黄帝说:这两种病应怎样治疗呢?岐伯说:络满经虚的用灸法补阴,用刺法泻阳;经满络虚的用刺法泻阴,用灸法补阳。

[原文]　帝曰：何谓重虚？岐伯曰：脉虚气虚尺虚①，是谓重虚。帝曰：何以治之？岐伯曰：所谓气虚者，言无常[1]也。尺虚者，行步恇然[2]。脉虚者，不象阴也[3]。如此者，滑则生，涩则死也。

[校勘]

① 脉虚气虚尺虚：原作"脉气上虚尺虚"，据《甲乙》卷七第一中改。

[注释]

[1] 言无常：在此指气虚而言不接续。

[2] 尺虚者，行步恇(kuáng 匡)然：《素问识》云："谓尺肤脆弱。论疾诊尺篇云：尺肉弱者，解㑊安卧。乃与行步恇然同义。"恇，《说文》："怯也。"

[3] 脉虚者，不象阴也：《太素》卷十六虚实脉诊注："寸口之脉虚则手太阴肺虚，阴气不足，故曰不象也。"《类经》十四卷第十六注："气口独为五脏主，脉之要会也。五脏为阴，脏虚则脉虚，脉虚者，阴亏之象，故曰不象阴也。"二注互参，义更明。不象阴也，即阴之象有所不足的意思。

[语译]　黄帝说：什么叫重虚？岐伯说：脉虚、气虚、尺肤虚，这就叫重虚。黄帝说：怎样治疗呢？岐伯说：所谓气虚的，是因精气不足而语音低微，不能接续；尺虚的是尺肤脆弱，行步怯弱无力；脉虚的，是脏阴之象有所不足。以上病证，如果脉现滑利的，仍有生机；如脉现涩象，已无生机，必死。

[原文]　帝曰：寒气暴上，脉满而实何如？岐伯曰：实而滑①则生，实而逆②则死。

帝曰：脉实满，手足寒，头热，何如？岐伯曰：春秋则生，冬夏则死[1]。脉浮而涩，涩而身有热者死③[2]。

帝曰：其形尽满[3]何如？岐伯曰：其形尽满者，脉急大坚，尺涩④而不应也，如是者，故从则生，逆则死。帝曰：何谓从则生，逆则死？岐伯曰：所谓从者，手足温也。所谓逆者，手足寒也。

[校勘]

① 滑:《脉经》卷四第七作"顺滑",《甲乙》卷七第一中作"滑顺"。

② 逆:此后《脉经》卷四第七有"涩"字。

③ 帝曰:脉实满……涩而身有热者死:《甲乙》卷七第一中此段在上文"气虚者,肺虚也……当其时则死"后。"脉浮而涩,涩而身有热者"十一字原在"帝曰:形度骨度脉度筋度,何以知其度也"句后,新校正又据《甲乙》移续于此,亦不甚通。观前后文义,此三十四字似为错简。《太素》卷十六虚实脉诊无"脉浮而涩,涩而身有热者死"十一字,余在上文"余脏皆如此"之后。

④ 涩:新校正云:"按《甲乙经》、《太素》'涩'作'满'。"今本《甲乙》卷七第一中、《脉经》卷四第七林校引《素问》均同新校正。

[注释]

[1] 脉实满……冬夏则死:《太素》卷十六虚实脉诊注:"下则阳虚阴盛,故手足冷也。上则阴虚阳盛,故头热也。春之时,阳气未大,秋时阴气未盛,各处其和,故病者遇之得生。夏日阳盛阴格,则头热加病也。冬时阴盛阳闭,手足冷者益甚也,故病遇此时即死也。"

[2] 脉浮而涩,涩而身有热者死:《类经》十四卷第十六注:"浮而身热,阳邪盛也,涩为气血虚,阴不足也,外实内虚则孤阳不守,故死。"

[3] 其形尽满:有两种解释,一指四形脏实满而言。王冰注:"形尽满,谓四形脏尽满也。"一指身形肿满而言。张志聪注:"肾为水脏,在气为寒,上节论寒气暴上,此复论其水体泛溢,故其形尽满也。形谓皮肤肌腠,盖经脉之内,有有形之血,是以无形之气乘之,肌腠之间,主无形之气,是以有形之水乘之,而为肿胀也。"今从张注。

[语译] 黄帝说:寒气突然上逆,脉盛满而充实的,将会怎

样呢？岐伯说：如果脉象充实中而有滑利之象，说明仍有生机；若脉象盛满而实并兼有涩滞，或实而毫无柔和胃气等逆象出现，说明生机断绝，必死。

黄帝说：脉搏实而盛满，手足寒冷，头部热的，将会怎样呢？岐伯说：这种病在春秋的季节可生；在冬夏的季节必死。如果脉见浮而涩，或涩而出现身发热的，均主死。

黄帝说：身形肿满的将会怎样呢？岐伯说：其身形肿满的，脉搏表现为急大而坚，而尺肤枯涩与脉搏不相适应，在这种情况下，如果有顺证则生，出现逆证则死。黄帝说：什么叫从则生，逆则死呢？岐伯说：所谓从，就是指手足温而言；所谓逆，就是指手足寒冷而言。

[原文] 帝曰：乳子[1]而病热，脉悬小[2]者何如？岐伯曰：手①足温则生，寒则死。帝曰：乳子中风病②热，喘鸣肩息者，脉何如？岐伯曰：喘鸣肩息者，脉实大也，缓则生，急则死。

帝曰：肠澼便血[3]何如？岐伯曰：身热则死，寒则生。帝曰：肠澼下白沫[4]何如？岐伯曰：脉沉则生，脉浮则死。帝曰：肠澼下脓血[5]何如？岐伯曰：脉悬绝则死，滑大则生。帝曰：肠澼之属，身不热，脉不悬绝何如？岐伯曰：滑大者曰生，悬涩者曰死，以脏期之[6]。

帝曰：癫疾何如？岐伯曰：脉搏大滑，久自已；脉小坚急，死不治③。帝曰：癫疾之脉，虚实何如？岐伯曰：虚则可治，实则死。

帝曰：消瘅[7]虚实何如？岐伯曰：脉实大，病久可治；脉悬④小坚，病久不可治⑤。

[校勘]

① 手：新校正云："按《太素》无'手'字。"今本《太素》卷十六虚实脉诊同新校正。

② 病：原脱，据《甲乙》卷十二第十、《太素》卷十六虚实脉诊补。

③ 脉小坚急,死不治:《甲乙》卷十一第二原校云:"一作脉沉小急实死不治;小牢急可治。"《病源》卷二五癫候作"其脉沉小而疾死不治;小牢急亦不可治"。

④ 悬:此后《甲乙》卷十一第六有"绝"字。

⑤ 脉实大……病久不可治:王玉川云:"王注云:'久病血气衰,脉不当实大,故不可治',并置后二句不释。以此观之,王氏所据本必无后二句,而'可治'作'不可治'。今本作'可治'当系传抄之误,而后人添'脉悬小坚,病久不可治'二句也。"

[注释]

[1] 乳子:有两种解释,一指产后以乳哺子之时期而言。如《素问绍识》云:"《脉经》曰:诊妇人新生乳子,因得热病,其脉悬小,四肢温者生,寒清者死。又《说文》:人及鸟生子曰乳,兽曰产。又《张氏医通》曰:乳子言产后以乳哺子时,非婴儿也。此说亦是。"一说指婴儿。如《类经》十五卷第四十七注:"乳子,婴儿也。"今从前说。

[2] 脉悬小:指脉细小。

[3] 肠澼便血:肠澼,亦名滞下,即痢疾。肠澼便血,指赤痢。

[4] 肠澼下白沫:指白痢。

[5] 肠澼下脓血:指赤白痢。

[6] 以脏期之:有两种解释,一是根据五行克胜来判断其脏的死期。如《太素》卷十六虚实脉诊注:"以其脏之病次传为死期也。"王冰注:"肝见庚辛死,心见壬癸死,肺见丙丁死,肾见戊己死,脾见甲乙死,是谓以脏期之。"一是根据真脏脉出现的时间来判断其脏的死期。如张志聪注:"胃气已绝,则真脏之脉见矣,故当以脏期之。肝至悬绝,十八日死,心至悬绝,九日死,肺至悬绝,十二日死,肾至悬绝,七日死,脾至悬绝,四日死。悬绝者,绝无阳明之胃气而真脏孤悬也。"今从前说。

[7] 消瘅:即消渴。《类经》十六卷第六十注:"消瘅者,三消

之总称,谓内热消中而肌肤消瘦也。"

[语译] 黄帝说:产后哺乳期患热病,脉象悬小,其情况将是怎样的呢?岐伯说:手足温暖的,为阳气未绝,则可生;若手足寒冷,为阳气已绝,则主死。黄帝说:产后哺乳期感受风邪患热病,出现喘息摇肩症状的,其脉象是怎样的呢?岐伯说:出现喘息摇肩症状的,其脉应实大,若脉实大之中具有缓和之象的,是有胃气,病邪渐退则可生;若实大之中而兼见急象的,为胃气已绝,则主死。

黄帝说:肠澼便血,其情况将是怎样的呢?岐伯说:若出现身发热的,为阳热盛而营血败,则主死;身寒而不发热的,为营血未伤,则可生。黄帝说:肠澼下白沫的,其情况将是怎样的呢?岐伯说:出现沉脉的为血气内守,则可生;出现浮脉的,为血气外驰,则主死。黄帝说:肠澼下脓血的,其情况将是怎样的呢?岐伯说:脉悬绝的,为胃气已去而真脏脉见,则主死;脉现滑大的,为气血未伤,则可生。黄帝说:肠澼一类的疾病,身不发热,脉象也不悬绝,其情况将会怎样呢?岐伯说:如果脉象滑大的主生,脉象出现悬涩的主死,可根据五脏克胜的时间而判断其死期。

黄帝说:患癫痫病,其情况将会是怎样的呢?岐伯说:其脉来搏指而滑大的,为气血有余,病会慢慢自愈,若脉见小而坚硬急速,是真脏见,为不治的死证。黄帝说:癫痫的脉象,其虚实变化是怎样的呢?岐伯说:脉虚而柔缓的,为邪气微,可以治愈,脉实而弦急的,为邪盛,则主死。

黄帝说:消渴病其虚实变化是怎样的呢?岐伯说:脉现实大的,为真气未伤,病虽久亦可治愈;脉象悬小而坚的,为胃气已绝,病久则不可治。

[按语] 本节在论述癫疾的脉象时,上文云:"脉搏大滑,久自已。"下文云:"虚则可治,实则死。"文义似乎相反,其实并不矛盾,脉搏大滑,与小坚急正好相反,大滑说明胃气尚足,故可自

愈,这与上文"滑则从"的道理是一致的。小坚急说明胃气将绝而真脏脉见,故主死。

[原文] 帝曰:形度[1]骨度脉度筋度,何以知其度也①?

帝曰:春亟治经络,夏亟治经俞,秋亟治六腑[2],冬则闭塞,闭塞者,用药而少针石也。所谓少针石者,非痈疽之谓也,痈疽不得顷时回②[3]。

痛不知所③,按之不应手,乍来乍已,刺手太阴傍三痏④[4]与婴脉⑤各二[5]。掖⑥痈大热,刺足少阳五[7],刺而热不止⑥,刺手心主[8],刺手太阴经络者大骨之会[9]各三。暴痈筋緛[10],随分而痛,魄汗不尽,胞气不足[11],治在经俞⑦。

腹暴⑧满,按之不下,取手⑨太阳经络⑩者[12],胃之募也⑪,少阴俞去脊椎三寸傍五,用员利针⑫。霍乱,刺俞傍五[13],足阳明及上傍三[14]。刺痫惊脉五[15],针手太阴各五[16],刺经太阳五[17],刺手少阴⑬经络傍者一⑭[18],足阳明一⑮[19],上踝五寸[20]刺三针。

[校勘]

① 帝曰:形度骨度脉度筋度,何以知其度也:王冰以为具在《灵枢》中,此处错简也。此文有问无答,错简已久,姑存其旧。

② 顷时回:《甲乙》卷十一第九下作"顷回",《太素》卷三十顺时作"须时","回"作"因",属下读。

③ 痛不知所:《太素》卷三十顺时作"因痛不知不致"。

④ 痏:《甲乙》卷十一第九下、《太素》卷三十顺时均无。

⑤ 脉:《太素》卷三十顺时作"络"。

⑥ 刺而热不止:《太素》卷三十刺腋痈数作"刺痈而热"。

⑦ 掖痈大热……治在经俞:新校正云:"按此二条,旧散在篇中,今移使相从。"

⑧ 暴:此后《甲乙》卷九第七有"痛"字。

⑨ 手:《甲乙》卷九第七、《太素》卷三十刺腹满数均无。《素问识》云:"王注太阳为手太阳也,知'手'字是后人所添。"

⑩ 络:此后《甲乙》卷九第七有"血者"二字。

⑪ 胃之募也:《甲乙》卷九第七作"则已"。

⑫ 针:此后《甲乙》卷九第七有"刺已如食顷,久立已,必视其经之过于阳者数刺之"二十字。

⑬ 手少阴:《甲乙》卷十二第十一作"手足少阴",《太素》卷三十刺痫惊数作"手少阳"。

⑭ 一:《太素》卷三十刺痫惊数作"一寸"。

⑮ 一:《太素》卷三十刺痫惊数作"一寸"。

[注释]

[1] 度:测量的意思。

[2] 春亟[qì 气]治经络,夏亟治经俞,秋亟治六腑;春天治病,宜治其各经之络穴;夏天则治其各经之俞穴;秋天则治六腑的合穴,如胃合三里,大肠合上巨虚,小肠合下巨虚,三焦合委阳,膀胱合委中,胆合阳陵泉。亟,屡次。《素问识》云:"盖孟子亟问亟馈鼎肉之亟,音唭,频数也。"

[3] 不得顷时回:不能迟疑徘徊的意思。《素问识》云:"回,读犹徘徊低徊之回,迟缓之义"。

[4] 手太阴傍三痏[wěi 委]:王冰注:"手太阴傍,足阳明脉,谓胃部气户等六穴之分也。"王注指手太阴胸部脉道内傍之足阳明脉六穴。痏,针灸施术后的穴位瘢痕。此指针刺次数。

[5] 缨脉各二:缨,系在颔下的帽带。缨脉,指胃经近缨之脉。王冰注:"缨脉,亦足阳明脉也,近缨之脉,故曰缨脉,缨谓冠带也。"

[6] 掖:同腋。

[7] 足少阳五:马莳注:"当刺足少阳胆经之穴五痏,宜是胆经之渊液穴。"

[8] 手心主三:马莳注:"宜是天池穴也。"

[9] 大骨之会:即肩贞穴,在肩髃穴后骨解间陷者中。王冰

注:"大骨会,肩也,谓肩贞穴。"

[10] 缓:缩急的意思。《素问识》:"缓,《说文》:衣戚也。《广雅》缩也。熊音,如袞反,缩也。王注缓急,即缩急也。"

[11] 胞气不足:此指膀胱之胞气化不足。《太素》卷三十经输所疗注:"胞气不足者,谓膀胱之胞不足也。"

[12] 取手太阳经络者:指取手太阳经的络穴支正。马莳注:"凡腹中暴满,按之不下,取手太阳经之络穴支正,在手腕后五寸,针三分,灸三壮。"

[13] 刺俞傍五:指刺少阴肾俞旁之志室穴五次。王冰注:"谓取足少阴俞,外去脊椎三寸,两傍穴各五痏也。"

[14] 足阳明及上傍三:指胃俞及其上部之胃仓穴各刺三次。此二穴亦属足太阳膀胱经,因皆属胃穴,故称之为足阳明。

[15] 刺痫惊脉五:王冰注:"谓阳陵泉。"《太素》卷三十刺痫惊数注指下文之五刺,后世多宗此说,当是。

[16] 手太阴各五:王冰指为鱼际穴,马莳指为经渠穴。

[17] 经太阳五:王冰注:"经太阳,谓太阳也……经太阳五,谓承山穴。"《太素》卷三十刺痫惊数注:"足太阳输穴五取之。"马莳注:"刺手太阳小肠经穴各五痏,当是经穴阳谷也。"

[18] 手少阴经络傍者一:王冰注:"手少阴经络傍者,谓支正穴。"

[19] 足阳明一:王冰注:"谓解溪穴。"

[20] 上踝五寸:王冰注:"谓足少阳络光明穴。"马莳注:"即足少阴肾经之筑宾穴也。"

[语译] 黄帝说:形体的盛衰,骨骼的大小,经脉的长短,筋络的强弱,怎样才能测量出来呢?

黄帝说:春天治病,宜治其各经之络穴;夏天则治其各经之俞穴;秋天则治六腑的合穴;冬季天寒地冻是闭藏的季节,人气亦闭藏在内,治病时以药物为主,应少用针刺砭石。所谓少用针石,并不是指痈疽说的,因为痈疽热盛毒深,应该用针石排毒,而不应犹疑徘徊。

痈毒尚未固定,摸又摸不着,亦没有固定的疼痛部位,当刺手太阴肺经旁,如足阳明胃经之穴三次,及近结缨处之脉各二次。腋间生痈而发高烧的,应刺足少阳胆穴五次,如果针刺后热仍不退,宜刺手厥阴心包经穴三次,并刺手太阴经之络穴及大骨之会穴各三次。痈肿暴发,毒气随脉流行,致使筋脉缩急和分肉之间疼痛,由于疼痛较甚而汗出不止,这是因为膀胱之胞气化不足,卫外不固,应该针刺本经的俞穴。

腹部突然胀满,按之亦不消减,应取手太阳经的络穴支正,胃的募穴中脘,少阴肾经俞穴各刺五次,用员利针。霍乱,应针刺肾俞旁的穴五次,并刺胃俞穴及胃仓穴各三次。治痫惊病要针刺五条经脉上的穴位,针手太阴经穴左右各五次,刺太阳经穴左右各五次,刺手少阴经络穴旁一次,刺足阳明经穴一次,上踝五寸刺少阳经穴三次。

[按语] 上述诸病刺法,原文只言其经或部位,而未及其穴,且有的经名,《太素》与本文亦不一致,后世注家所指穴名,亦多有异处,实难定论,故并存之,以资参考。然王冰所指,或更有所本,如注刺霍乱诸穴云:"按《内经明堂》、《中诰图经》悉主霍乱,各具明文。"所言诸书,惜已不存,无从考证。又经文中不言穴者,或有不限于一穴之义,故杨上善注,亦多不言穴,后世亦有"宁失其穴,不失其经"之说,颇具奥义。又,吴昆曰:"凡言其经而不及其穴者,本经皆可取,不必拘其穴也。著某经傍者,非经非穴,取其孙络也。著其所在相去分寸,而不及经穴者,略其穴名也。"此说亦可参。

[原文] 凡治消瘅,仆击[1],偏枯[2],痿厥,气满发逆[3],甘肥贵人,则高梁之疾也。隔塞闭绝,上下不通,则暴忧之病也。暴厥而聋,偏塞闭不通,内气暴薄也。不从内外中风之病,故瘦①留著[4]也。蹠跛[5],寒风湿之病也。

黄帝曰②:黄疸暴痛,癫疾厥狂,久逆之所生也。五脏不平,六腑闭塞之所生也。头痛耳鸣,九窍不利,肠胃之所生也。

[校勘]

① 瘦:《内经评文》云:"痹之讹也。"

② 黄帝曰:《内经评文》云:"三字衍。"

[注释]

[1] 仆击:指卒中风突然仆倒而言。

[2] 偏枯:即半身不遂。

[3] 气满发逆:气急而粗,发为喘逆。

[4] 瘦留著:与三部九候论所谓"留瘦"之义同。王冰注:"病气淹留,形容消瘦。"即指因邪气留著不去,而致形体消瘦。

[5] 蹁跛:行步不正而偏废的意思。张志聪注:"蹁,足也。跛,行不正而偏废也。"

[语译] 凡诊治消渴、卒中风、半身不遂、痿厥、气急而粗发为喘逆等疾病,如肥胖、富贵人得这种病,则是由于贪食肉食厚味过多所致。食饮不下,噎塞闭绝,气阻上下不通,都是由于突然忧愁不解所致。突然发生晕厥,不省人事,耳聋,大小便不通,都是因为情志不遂,阴阳失去平衡,阳气上迫所致。有的病不从内发,而是外中于风邪,邪气留恋不去而化热消灼肌肉。足行步不正而偏跛的,是风寒湿邪侵袭人体所致。

黄帝说:黄疸、突然出现的疼痛、癫病、厥狂等证,都是经气逆上日久所致。五脏不和,是因为六腑气机闭塞不通所致。头痛耳鸣,九窍不利,是因为肠胃痞塞,脉道阻滞所致。

太阴阳明论篇第二十九

新校正云:按全元起本在第四卷。

本篇论述太阴与阳明两经关系及脾胃病异名异状等内容,故篇名太阴阳明论。

[提要] 本篇主要内容有：

一、论述脾胃的表里关系及脾胃因阴阳、虚实、逆从、内外等区别而发生的疾病也不同。

二、脾脏的旺时及其与四肢的关系。

三、脾主为胃行其津液的生理功能及脾病的病机与病候。

[原文] 黄帝问曰：太①阴阳明为表里，脾胃脉也，生病而异者何也？岐伯对曰：阴阳异位[1]，更虚更实[2]，更逆更从[3]，或从内，或从外[4]，所从不同，故病异名也。帝曰：愿闻其异状也。岐伯曰：阳者，天气也，主外；阴者，地气也，主内。故阳道实，阴道虚②[5]。故犯贼风虚邪者，阳受之；食饮不节起居不时者，阴受之。阳受之则入六腑，阴受之则入五脏。入六腑则身热不时卧③[6]，上为喘呼；入五脏则䐜满闭塞，下为飧泄，久为肠澼。故喉主天气，咽主地气[7]。故阳受风气，阴受湿气。故阴气从足上行至头，而下行循臂至指端；阳气从手上行至头，而下行至足。故曰阳病者上行极而下，阴病者下行极而上。故伤于风者，上先受之；伤于湿者，下先受之。

[校勘]

① 太：此前《甲乙》卷七第一上有"足"字。

② 虚：此后《吴注素问》补"阴道实，阳道虚"六字。

③ 不时卧：《甲乙》卷七第一上作"不得眠"。

[注释]

[1] 阴阳异位：《类经》十四卷第十三注："脾为脏，阴也。胃为腑，阳也。阳主外，阴主内，阳主上，阴主下，是阴阳异位也。"

[2] 更虚更实：《太素》卷六脏腑气液注："春夏阳明为实，太阴为虚；秋冬太阴为实，阳明为虚。即更虚实也。"

[3] 更逆更从：《太素》卷六脏腑气液注："春夏太阴为逆，阳明为顺。秋冬阳明为逆，太阴为顺也。"此指凡于阳为从者，则于阴为逆；于阴为从者，则于阳为逆。所以说更逆更从。

[4] 或从内，或从外：内、外，即下文"阳者，天气也，主外。阴者，地气也，主内"之义。从内者，指伤于饮食不节，起居不时；从外者，指伤于贼风虚邪。

[5] 阳道实，阴道虚：《太素》卷六脏腑气液注："阳为天气，主外，故阳道实也。阴为地气，主内，故阴道虚也。"《类经》十四卷第十三注："阳刚阴柔也。又外邪多有余，故阳道实。内伤多不足，故阴道虚。"后说义长，从之。

[6] 不时卧：即不能以时卧，不得眠的意思。

[7] 喉主天气，咽主地气：喉呼吸天阳之气，故曰主天气；咽主受纳水谷之气，故曰咽主地气。《类经》十四卷第十三注："喉为肺系，所以受气，故上通于天；咽为胃系，所以受水谷，故下通于地。"

[语译] 黄帝问道：太阴和阳明两经互为表里，也就是脾和胃的经脉，但所主的疾病不同，是什么道理呢？岐伯回答说：太阴属阴经，阳明属阳经，二经所主的上下内外部位不同，四时中虚实交替，顺逆交替，其疾病的发生，或从内生，或从外入，所以病名也就不相同。黄帝说：我想听你讲讲其生病后的不同表现。岐伯说：属阳者，有如天气，主卫护于外；属阴者，有如地气，主营养于内。所以阳刚阴柔，阳气常有余，阴气常不足。因而当受到虚邪贼风的侵犯时，阳气首先受到侵犯。饮食没有节制，起居没有规律，则阴气首先受到损伤。阳受邪则传入六腑；阴受邪则传入五脏。邪入六腑，则出现全身发热，不得安卧，气上逆喘急；病入五脏，则出现胀满，痞塞不通，下而大便泄泻，完谷不化，日久则成为肠澼病。所以喉司呼吸而主天气，咽司受纳水谷而主地气。所以阳经易受风邪侵袭，阴经易受湿邪侵袭。三阴经脉之气，由足上行至头部，再向下行循臂至手指之端；三阳经脉之气，从手上行至头部，而向下行至足部。所以说：阳经感受病邪之后，先向上行到顶端的头部之后再转向下行；阴经感受病邪之后，先行到下部再向上行顶端的头部。所以伤于风邪的，上部先

受病；伤于湿邪的，下部先受病。

[按语] 本篇"故犯贼风虚邪者，阳受之；食饮不节，起居不时者，阴受之。阳受之，则入六腑；阴受之，则入五脏"一节，与阴阳应象大论"天之邪气，感则害人五脏；水谷之寒热，感则害人六腑"一节，文义似相反，《素问释义》注则认为两节虽然相反而义实则相成，注云："以形气言，邪气无形故入脏，水谷有形故入腑；以表里言，腑阳主外，故贼风虚邪从外而受，脏阴主内，故食饮不节从内而受；实则脏腑皆当有之。盖内外之邪，病情万变，非一端可尽，故广陈其义耳。"

[原文] 帝曰：脾病而四肢不用何也？岐伯曰：四支皆禀气于胃，而不得至经①，必因于脾，乃得禀也[1]。今脾病不能为胃行其津液，四支不得禀水谷气，气日以衰，脉道不利，筋骨肌肉，皆无气以生，故不用焉。帝曰：脾不主时何也？岐伯曰：脾者土也，治中央，常以四时长四脏，各十八日寄治，不得独主于时也[2]。脾脏者常著[3]胃土之精也，土者生万物而法天地，故上下至头足，不得主时也[4]。

[校勘]

① 至经：《太素》卷六脏腑气液作"径至"。《素问识》云："至经，从《太素》作'径至'为胜。"

[注释]

[1] 四支皆禀气于胃……乃得禀也：马莳注："盖四肢之各经，必因于脾气之所运，则胃中水谷之气，化为精微之气者，乃得至于四肢也。"禀，承受的意思。

[2] 脾者土也……不得独主于时也：《类经》三卷第七注："五脏所主，如肝木主春而王于东；心火主夏而王于南；肺金主秋而王于西；肾水主冬而王于北。惟脾属土而蓄养万物，故位居中央，寄王四时各一十八日，为四脏之长，而不得独主于时也。考之历法，凡于辰、戌、丑、未四季月，当立春、立夏、立秋、立冬之前，各土王用事十八日，一岁共计七十二日。"寄，在此有暂居的

意思。土之正位在中央,而每个季节又暂治于该时十八日。所以能为四脏之长。

[3] 著:杨上善训为"在也"。王冰训为"约著"。马莳训为"依著"。吴昆训为"彰显"。似均不甚妥。著,贮或字。《集韵》:"贮,积也,或作著。"

[4] 土者生万物而法天地……不得主时也:《类经》三卷第七注:"脾胃皆属乎土,所以生成万物,故曰法天地。土为万物之本,脾胃为脏腑之本,故上至头,下至足,无所不及,又岂得独主一时而已哉。平人气象论曰:人无胃气曰逆,逆者死,脉无胃气亦死。此所以四时五脏,皆不可一日无土气也。"

[语译] 黄帝说:脾病则四肢不能正常的活动,这是什么道理呢?岐伯说:四肢都是承受胃气的濡养而发挥作用,但胃气不能直接到达四肢,必须依靠脾的运化,四肢才能得到胃气的濡养。现在脾发生病变后不能将胃的津液输送出去,四肢就得不到水谷精气的濡养,到达四肢的水谷精气一日比一日衰减,致脉道不通利,筋骨肌肉也得不到胃气的濡养,所以四肢也就失去其正常的功能活动。黄帝说:脾脏不能主旺在一个季节,是什么原因呢?岐伯说:脾在五行属土,在五方之中主中央,它在四季当中分别旺于四脏主治之时,所以为四脏之长,各于季终暂治十八日,所以脾不专主于一时。脾脏贮藏胃的精气,而为胃行其津液,以营养四肢百骸,脾土的这种作用,就好像天地养育万物一样,所以它能从上到下,从头至足,输送水谷精微,无处不到,而不专主于一时。

[原文] 帝曰:脾与胃以膜相连①耳,而能为之行其津液何也?岐伯曰:足太阴者三阴也②[1],其脉贯胃属脾络嗌,故太阴为之行气于三阴[2]。阳明者表也,五脏六腑之海也,亦为之行气于三阳[3]。脏腑各因其经而受气于阳明[4],故为胃行其津液。四支不得禀水谷气,日以益衰,阴道不利[5],筋骨肌肉无气以生,故不用焉③。

[校勘]

① 以膜相连:《太素》卷六脏腑气液作"以募相逆"。杨注:
"一曰相连。"

② 三阴也:据下文"阳明者,表也"一句,似应作"里也"
为妥。

③ 四支不得禀水谷气……故不用焉:《素问绍识》以为此二
十八字与上文重复,是为衍文。此说可参。

[注释]

[1] 足太阴者三阴也:三阴指太阴而言。厥阴为一阴,少阴
为二阴,太阴为三阴。

[2] 太阴为之行气于三阴:指脾为胃行气于三阴,就是运输
阳明胃气入于太阴、少阴、厥阴三阴。之,胃的代词。

[3] 亦为之行气于三阳:吴昆注:"为之,为脾也。行气于三
阳,运太阴之气入于诸阳也"。《类经》十四卷第十三注:"阳明
者,太阴之表也。主受水谷以溉脏腑,故为五脏六腑之海。虽阳
明行气于三阳,然亦赖脾气而后行,故曰亦也。"

[4] 脏腑各因其经而受气于阳明:《类经》十四卷第十三注:
"因其经,因脾经也。脏腑得禀于阳明者,以脾经贯胃,故能为胃
行其津液也。"张志聪注:"三阴三阳所以受气于太阴阳明者,气
也,如脏腑四肢受水谷之津液者,各因其经脉而通于太阴阳明
也。"当以后说为是。此指脏腑并非直接从太阴与阳明二经接受
精气,而是依据其经脉以接受太阴阳明输送的精气而传之于脏
腑。因,依据。

[5] 阴道不利:高士宗注:"即脉道不利也。"

[语译] 黄帝说:脾与胃仅仅以一膜相连,但脾能为胃运行
津液,这是什么道理呢?岐伯说:足太阴脾经为三阴,它的经
脉通贯于胃,连属于脾,络于咽嗌,所以脾能为胃运行其气入
于三阴。足阳明胃经,是足太阴脾经之表,胃能受纳水谷,供
给五脏六腑的营养物质,而为五脏六腑之海,阳明行气于三

阳,亦赖脾气的运化。五脏六腑都是依靠其本经的经脉,而接受阳明胃的水谷精微以为营养,所以脾能为胃运行津液。如果四肢得不到水谷精气的营养,一天比一天衰弱,脉道运行亦不通利,筋骨肌肉都得不到胃气的营养,所以就失去了正常的功能活动。

阳明脉解篇第三十

新校正云:按全元起本在第三卷。

本篇以解释阳明经脉所发生病证为中心内容,故篇名阳明脉解篇。

[提要] 本篇主要内容有:

一、阐明阳明发病恶木、恶人、恶火的道理。

二、说明阳明经脉实热所出现的不食,以及登高而歌、弃衣而走等症状表现及其病理变化。

[原文] 黄帝问曰:足①阳明之脉病,恶[1]人与火,闻木音则惕然而惊,钟鼓不为动,闻木音而惊何也?愿闻其故。岐伯对曰:阳明者胃脉也,胃者土也,故闻木音而惊者,土恶木也。帝曰:善。其恶火何也? 岐伯曰:阳明主肉,其脉②血气盛,邪客之则热,热甚则恶火。帝曰:其恶人何也? 岐伯曰:阳明厥则喘而惋③[2],惋③则恶人。帝曰:或喘而死者,或喘而生者,何也? 岐伯曰:厥逆连脏则死,连经则生[3]。

[校勘]

① 足:《太素》卷八阳明脉解无。

② 阳明主肉,其脉:新校正云:"按《甲乙》'脉'作'肌'。"今本《甲乙》卷七第二作"阳明主肌肉,其"。

③ 惋:《甲乙》卷七第二作"闷"。《太素》卷八阳明脉解作"惋"。义同。

[注释]

[1] 恶:厌恶的意思。

[2]悗:烦闷。或作心中郁结而不舒畅。《素问识》云:"悗,《甲乙》作闷,释音,悗,乌贯切。简按《集韵》:悗、懑、宛、愸同,音郁,心所郁积也。"

[3]厥逆连脏则死,连经则生:王冰注:"经,谓经脉。脏,谓五神脏。所以连脏则死者,神去故也。"此指逆气连及神脏,神伤而去则死;连及经脉者,病尚较轻浅,故生。厥逆,在此指气逆而言。

[语译] 黄帝问道:足阳明的经脉发生病变,则厌恶人与火光,听到木器响动的声音则恐惧,但听到打钟或击鼓的声音反而无动于衷,为什么听到木音就惊惧呢?我想听你讲讲其中的道理。岐伯回答说:足阳明是胃的经脉,胃在五行属土,其所以听到木音而惊惧的原因,是因为土恶木克。黄帝说:好。为什么恶火呢?岐伯说:足阳明主肌肉,其经脉多气多血,气血均盛,外邪侵袭而不去则发热,热甚因而恶火。黄帝说:为什么恶人呢?岐伯说:阳明脉厥逆则喘促而烦闷,烦闷则厌恶见人。黄帝说:有的阳明厥逆喘促而死,有的虽然厥逆喘促而不死,这是为什么呢?岐伯说:厥逆连脏则病深重,脏伤神去则死;厥逆连经脉则病轻浅,故可生。

[原文] 帝曰:善。病甚则弃衣而走,登高而歌,或至不食数日,逾垣[1]上屋,所上之处,皆非其素[2]所能也,病反能者何也?岐伯曰:四支者诸阳之本也,阳盛①则四支实,实则能登高②也。帝曰:其弃衣而走者何也?岐伯曰:热盛于身,故弃衣欲走也。帝曰:其妄言③骂詈[3]不避亲疏而歌④者何也?岐伯曰:阳盛则使人妄言骂詈不避亲疏⑤而不欲食,不欲食故妄走也⑥。

[校勘]
① 阳盛:《甲乙》卷七第二、《太素》卷八阳明脉解均作"邪盛"。

② 高:此后《甲乙》卷七第二有"而歌"二字。

③ 妄言:《太素》卷八阳明脉解无。

④ 而歌:据《甲乙》卷七第二似当在上文"登高"之后,疑错简于此。

⑤ 妄言骂詈不避亲疎:《太素》卷八阳明脉解无。

⑥ 而不欲食,不欲食故妄走也:《甲乙》卷七第二无此十一字。《太素》卷八阳明脉解作"不欲食故妄言"。《吴注素问》改为"而歌也"。按:据黄帝问语,此文疑衍。吴注改文,于义较长。今仍其旧,待考。

[注释]

[1] 逾垣:越墙而过。逾,越。垣,墙。

[2] 素:向来、往常的意思。

[3] 骂詈:《素问识》云:"《韵会》:正斥曰骂,旁及曰詈。《一切经音义》云:詈,亦骂也。今解,恶言及之曰骂,诽谤咒诅曰詈。"在此皆指骂人。

[语译] 黄帝说:好。病情严重的时候,则把衣服扔掉乱跑,登高歌唱,或者几天不吃饭,越墙上房,所能上去的地方,都是平素所不能的,而病后却能做到,这是什么原因呢?岐伯说:四肢是阳气的根本,阳气盛则四肢被阳气充实,四肢阳气实则能登高。黄帝说:病人扔掉衣服乱走,这是为什么呢?岐伯说:由于病人感到身上过于热了,所以才去掉衣服乱跑。黄帝说:病人胡言乱语骂人,不避远近亲疏的关系,又歌又唱,是什么原因呢?岐伯说:阳气亢盛,使其神志失常,所以胡言乱语,骂人,不避远近亲疏,也不知道吃饭,不想吃饭,所以到处乱跑。

[按语] 本篇大义,是对《灵枢》经脉篇的部分内容进行解释,可互相参阅。本篇内容重点论述了阳明热盛发狂的病理变化,它与前篇通评虚实论所提到的"癫疾"、"厥狂"、"痫惊"在病理变化上的区别,张志聪的一段注解很值得参考,他说:"夫三部九候之道,总不外于脏腑阴阳,血气虚实,是以通评虚实论曰癫

疾、曰厥狂、曰痫惊。盖癫疾者，三阴之实证也，厥狂者三阳之热狂也，痫惊者阴阳五行之实邪也，是以此篇复论其阳盛之狂焉……"

根据本书体例，文中有君臣问答者，当称"论"，而本篇题名无"论"字。疑有脱误。

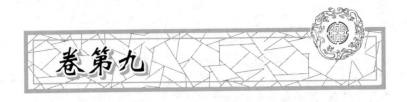

卷第九

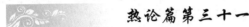

热论篇第三十一

新校正云：按全元起本在第五卷。

本篇以论述伤寒热病之六经病变为中心，故篇名热论。

[提要]　本篇主要内容有：

一、六经热病的症状、传变规律、病愈情况及一般治疗原则。

二、两感的症状和预后。

三、热病已愈，时有所遗的病理、症状、治则及热病的禁忌。

[原文]　黄帝问曰：今夫热病者，皆伤寒之类也，或愈或死，其死皆以六七日之间，其愈皆以十日以上者何也？不知其解，愿闻其故。岐伯对曰：巨阳者，诸阳之属也[1]，其脉连于风府[2]，故为诸阳主气也①[3]。人之伤于寒也，则为病热，热虽甚不死；其两感[4]于寒而病者，必不免于死。

[校勘]

① 巨阳者……故为诸阳主气也：《读素问钞》将此二十一字移于"伤寒一日，巨阳受之"之下。《素问识》云："徐本同，文义顺承，为胜。"《甲乙》卷七第一上"巨阳"作"太阳"，下同。

[注释]

[1] 巨阳者，诸阳之属也：巨阳，即太阳。此指太阳统率诸阳。《类经》十五卷第三十九注："太阳为六经之长，统摄阳分，故诸阳皆其所属。"

[2]风府:穴名,在项上入发际一寸,属督脉,为足太阳、督脉、阳维之会。

[3]故为诸阳主气也:《太素》卷二十五热病决注:"诸阳者,督脉、阳维脉也。督脉,阳脉之海,阳维维诸阳脉,总会风府,属于太阳,故足太阳脉为诸阳主气。"《类经》十五卷第三十九注:"太阳经脉,覆于巅背之表,故主诸阳之气分。"

[4]两感:指相为表里的阴阳两经同时受病,如太阳、少阴同病,阳明、太阴同病,少阳、厥阴同病。

[语译] 黄帝问道:现在所说的外感发热的疾病,都属于伤寒一类,其中有的痊愈,有的死亡,死亡的都在六七日之间,痊愈的都在十日以上,这是什么道理呢?我不知如何解释,想听听其中的道理。岐伯回答说:太阳经为六经之长,统摄阳分,故诸阳皆隶属于太阳,太阳的经脉连于风府,与督脉、阳维相会,循行于巅背之表,所以太阳为诸阳主气,主一身之表。人感受寒邪以后,就要发热,发热虽重,一般不会死亡;如果阴阳二经,表里同时感受寒邪而发病,就难免于死亡了。

[按语] 本节指出,凡因感受外在六淫邪气而引起的各种热病,均属于伤寒范围。由此可以看出,这里所说的伤寒,是广义的伤寒。同时由于太阳为诸阳主气,主一身之表,所以外在六淫邪气侵袭人体,都是从太阳开始,而逐步深入到脏腑。当邪气仅是中人皮腠经络,尚未损及脏腑时,如能及时地予以恰当的治疗,发热虽重,一般是没有什么危险的,若阴阳表里同时受邪,则为内外俱伤的两感证,病比较危重。

[原文] 帝曰:愿闻其状。岐伯曰:伤寒一日,巨阳受之,故头项痛腰脊强①。二日阳明受之,阳明主肉,其脉侠鼻络于目,故身热[1]目疼而鼻干,不得卧也。三日少阳受之,少阳主骨②,其脉循胁络于耳,故胸胁痛而耳聋。三阳经络③皆受其病,而未入于脏④者,故可汗而已[2]。四日太阴受之,太阴脉布胃中络于嗌,故腹满而嗌干。五日少阴受之,少阴脉贯肾络于⑤肺,系舌

本,故口燥舌干而渴。六日厥阴受之,厥阴脉循阴器而络于肝,故烦满而囊缩⑥[3]。三阴三阳,五脏六腑皆受病,荣卫不行,五⑦脏不通,则死矣。

[校勘]

① 故头项痛腰脊强:新校正云:"按《甲乙经》及《太素》作'头项与腰脊皆痛'。"今本《甲乙》卷七第一上作"故头项痛,腰脊背强。"今本《太素》卷二十五热病决作"故头项腰脊皆痛"。与林校小异。

② 骨:原作"胆",新校正云:"按全元起本'胆'作'骨',元起注云:少阳者肝之表,肝候筋,筋会于骨,是少阳之气所荣,故言主骨。《甲乙经》、《太素》等并作骨。"今本《甲乙》卷七第一上、《太素》卷二十五热病决、《病源》卷七伤寒候均作"骨"。《素问校勘记》云:"以上文阳明主肉证之,'骨'字是也。"《素问识》云:"如阳明不云主胃,而云主肉,则理宜于少阳亦云主骨,盖太阳主皮肤,阳明主肉,少阳主骨,从外而内,殆是半表半里之部分,故改胆作骨,于义为长。"据以上所云,参以《灵枢》经脉篇胆足少阳之脉"是主骨所生病者"句,似作"骨"为是,据改。

③ 经络:《甲乙》卷七第一上、《太素》卷二十五热病决均无此二字。《甲乙》原校云:"《素》下有'经络'二字。"

④ 脏:新校正云:"按全元起本'脏'作'腑'。《太素》亦作腑。"今本《甲乙》卷七第一上、《太素》卷二十五热病决同新校正。

⑤ 于:《甲乙》卷七第一上、《太素》卷二十五热病决均无。

⑥ 缩:此后《吴注素问》补"三阴经络者皆受病,已入于腑,可下而已"十六字。

⑦ 五:《太素》卷二十五热病决作"府"。

[注释]

[1] 身热:《类经》十五卷第三十九注:"伤寒多发热,而独此云身热者,盖阳明主肌肉,身热尤甚也。"

[2] 三阳经络皆受其病……故可汗而已:三阳经络皆受邪

而发病,是病仍在形体之表,尚未入里入阴,故均可通过发汗而病愈。张志聪注:"脏者,里也,阴也。"

[3] 烦满而囊缩:心中烦闷而阴囊收缩。满,在此同懑,闷的意思。

[语译] 黄帝说:我想知道伤寒的症状。岐伯说:伤寒病一日,为太阳经感受寒邪,足太阳经脉从头下项,侠脊抵腰中,所以头项痛,腰脊强直不舒。二日阳明经受病,阳明主肌肉,足阳明经脉侠鼻络于目,下行入腹,所以身热目痛而鼻干,不能安卧。三日少阳经受病,少阳主骨,足少阳经脉,循胸胁而上络于耳,所以胸胁痛而耳聋。若三阳经络皆受病,尚未入里入阴的,都可以发汗而愈。四日太阴经受病,足太阴经脉散布于胃中,上络于咽,所以腹中胀满而咽干。五日少阴经受病,足少阴经脉贯肾,络肺,上系舌本,所以口燥舌干而渴。六日厥阴经受病,足厥阴经脉环阴器而络于肝,所以烦闷而阴囊收缩。如果三阴三阳经脉和五脏六腑均受病,以致营卫不能运行,五脏之气不通,人就要死亡了。

[按语] 本节所论述的六经热病,系循经络发病,均属热证、实证,与《伤寒论》之三阳属热,三阴属虚寒的三阳三阴病不同。其中之三阳病,病变部位基本在体表,三阴病,病变部位虽在里,但仍为热证实证。故文中云:"三阳经络皆受其病,而未入于脏者,故可汗而已"。下文又云:"其未满三日者,可汗而已;其满三日者,可泄而已。"至于文中之"一日、二日……六日",是指伤寒热病循经发病的一般次第,及其约略日数而言,决不能计日以限病。

[原文] 其不两感于寒者,七日巨阳病衰,头痛少愈[1];八日阳明病衰,身热少愈;九日少阳病衰,耳聋微闻;十日太阴病衰,腹减如故,则思饮食;十一日少阴病衰,渴止不满①,舌干已而嚏②;十二日厥阴病衰,囊纵少腹微下,大气[2]皆去,病日已矣。帝曰:治之奈何? 岐伯曰:治之各通其脏脉[3],病日衰已矣,

其未满三日者,可汗而已;其满三日者,可泄而已[4]。

[校勘]

① 不满:《甲乙》卷七第一上无此二字。《素问识》云:"《甲乙》、伤寒例,并无'不满'二字。简按上文,不言腹满,此必衍文。"但若据下文"病一日则巨阳与少阳俱病,则头痛口干而烦满",则上文似阙"烦满"二字。

② 舌干已而嚏:《甲乙》卷七第一上作"舌干乃已"。《太素》卷二十五热病决、《病源》卷七伤寒候作"舌干而已咳"。

[注释]

[1] 七日巨阳病衰,头痛少愈:王冰注:"邪气渐退,经气渐和,故少愈。"

[2] 大气:王冰注:"大气,谓大邪之气也。"

[3] 治之各通其脏脉:《太素》卷二十五热病决注:"量其热病在何脏之脉,知其所在,即于脉以行补泻之法。"此言治疗时应根据病在何脏经脉,分别通其脏脉,亦即随经分治之意。

[4] 其未满三日者,可汗而已,其满三日者,可泄而已:此处所说的"可汗"与"可泄",均系指针刺法而言。即用针刺以发汗或泄热。

[语译] 如果病不是阴阳表里两感于寒邪的,则第七日太阳病衰,头痛稍愈;八日阳明病衰,身热稍退;九日少阳病衰,耳聋将逐渐能听到声音;十日太阴病衰,腹满已消,恢复正常,而欲饮食;十一日少阴病衰,口不渴,不胀满,舌不干,能打喷嚏;十二日厥阴病衰,阴囊松弛,渐从少腹下垂,至此大邪之气尽去,病也逐渐痊愈。黄帝说:怎么治疗呢? 岐伯说:治疗时,应根据病在何脏经脉,分别予以施治,病将日渐衰退而愈。对这类病的治疗原则,一般病未满三日,而邪犹在表的,可发汗而愈;病已满三日,邪已入里的,可以泻之而愈。

[按语] 本节又论述了由于邪气渐退,经气渐和而伤寒热病逐日自愈的情况,此亦系约略而言。对于六经热病,我们不能

机械地看待，又不可消极等待，应及时地予以相应的治疗。至于"其未满三日者，可汗而已；其满三日者，可泄而已"，也只是原则性地说明邪在经络未入里者，应发其汗，病已入里者，可泄而愈的治疗大法。临证时，还应根据病情而随证施治，同样也不能计日以限病。至于可汗可泄，是指用针刺疗法而言，不是用药物以发汗或攻下，如王玉川云："可汗可泄，诸家注释多以发汗、攻下为解，然而与经文原意未必相符。须知《素问》热论所谓可汗可泄，乃指针刺疗法而言。汗，谓用针补泻以出汗；泄，谓泄其气也。如《素问》刺热篇有'刺手阳明太阴而汗出'，'刺项太阳而汗出'，'刺足阳明而汗出……'《灵枢》寒热病亦云：'病始于手臂者，先取手阳明太阴而汗出，病始于头首者，先取项太阳而汗出，病始于足胫者，先取足阳明而汗出。臂太阴可汗出，足阳明可汗出。故取阴而汗出甚者，止之于阳。取阳而汗出甚者，止之于阴。'是针刺既能发汗，又能止汗；邪在三阳者可汗，邪在手太阴经者亦可发汗。《灵枢》热病云：'热病三日，而气口静，人迎躁盛者，取之诸阳，五十九刺，以泻其热，而出其汗，实其阴以补其不足……其可刺者，急取之，不汗出则泄。'又，程郊倩云：'汗泄二字，俱是刺法，刺法有浅深，故云可汗可泄'（见顾尚之《素问校勘记》引），这一点，对于正确理解热论是很重要的。"此说颇有道理。

[原文]　帝曰：热病已愈，时有所遗[1]者何也？岐伯曰：诸遗者，热甚而强食之，故有所遗也。若此者，皆病已衰而热有所藏，因其谷气相薄，两热相合[2]，故有所遗也。帝曰：善。治遗奈何？岐伯曰：视其虚实，调其逆从[3]，可使必已矣。帝曰：病热当何禁之？岐伯曰：病热少愈，食肉则复[4]，多食则遗，此其禁也。

[注释]

[1] 遗：此指伤寒热病虽愈后，由于邪未尽去，胃气未尽复，而病有所遗留。《太素》卷二十五热病决注："遗，余也。大气虽去犹有残热在脏腑之内外，因多食，以谷气，热与故热相薄，重发

热病,名曰余热病也。"

[2] 两热相合:是指病之余热,与新食谷气之热相合。

[3] 视其虚实,调其逆从:诊察病人经脉的虚实,然后根据其虚实进行补泻,以调治其阴阳的逆从。

[4] 食肉则复:王冰注:"是所谓戒食劳也。热虽少愈,犹未尽除,脾胃气虚,故未能消化,肉坚食驻,故热复生。复,谓旧病也。"

[语译] 黄帝说:热病已经痊愈,常有余邪不尽,是什么原因呢?岐伯说:凡是余邪不尽的,都是因为在发热较重的时候强进饮食,所以有余热遗留。像这样的病,都是病势虽然已经衰退,但尚有余热蕴藏于内,如勉强病人进食,则必因饮食不化而生热,与残存的余热相薄,则两热相合,又重新发热,所以有余热不尽的情况出现。黄帝说:好。怎样治疗余热不尽呢?岐伯说:应诊察病的虚实,或补或泻,予以适当的治疗,可使其病痊愈。黄帝说:发热的病人在护理上有什么禁忌呢?岐伯说:当病人热势稍衰的时候,吃了肉食,病即复发,如果饮食过多,则出现余热不尽,这都是热病所应当禁忌的。

[按语] 本节指出热病愈后,时有所遗的原因,是因为发热而强进饮食所致。此与《伤寒论》所谓之"食复"、"劳复"是一致的。临床上某些高热病人,常因吃了肉类或粘腻的食物,而使热不易消退,或在病愈后,因饮食不节而使热复发。由此可见,对热病患者,必须注意其饮食上的护理。

[原文] 帝曰:其病两感于寒者,其脉应与其病形何如?岐伯曰:两感于寒者,病一日则巨阳与少阴俱病,则头痛口干而烦满;二日则阳明与太阴俱病,则腹满身热,不欲食谵言[1];三日则少阳与厥阴俱病,则耳聋囊缩而厥,水浆不入,不知人,六日死。

[注释]

[1] 谵(zhān 沾)言:王冰注:"谵言,谓妄谬而不次也。"或作病中说胡话解。

[语译]　黄帝说:表里同伤于寒邪的两感证,其脉和症状是怎样的呢?岐伯说:阴阳两经表里同时感受寒邪的两感证,第一日为太阳与少阴两经同时受病,其症状既有太阳的头痛,又有少阴的口干和烦闷;二日为阳明与太阴两经同时受病,其症状既有阳明的身热谵言妄语,又有太阴的腹满不欲食;三日为少阳与厥阴两经同时受病,其症状既有少阳之耳聋,又有厥阴的阴囊收缩和四肢发冷。如果病势发展至水浆不入,神昏不知人的程度,到第六天便死亡了。

[原文]　帝曰:五脏已伤,六腑不通,荣卫不行,如是之后,三日乃死何也?岐伯曰:阳明者,十二经脉之长也,其血气盛,故不知人,三日其气乃尽,故死矣。

[语译]　黄帝说:病已发展至五脏已伤,六腑不通,荣卫不行,像这样的病,要三天以后死亡,是什么道理呢?岐伯说:阳明为十二经之长,气血最盛,故病至昏迷而不知人,三天以后,阳明的气血已经竭尽,所以就要死亡。

[按语]　本节指出阳明为十二经脉之长,若其气尽,则人即死亡。这是因为阳明为水谷气血之海,胃气之所出,其气血最盛,诸经均受气于阳明,故为十二经脉之长。若阳明之气尽,则气血之化源绝,诸经亦无所受气,人也就死亡了。

[原文]　凡病伤寒而成温[1]者,先夏至日者为病温,后夏至日者为病暑,暑当与汗皆出,勿止①。

[校勘]

① 凡病伤寒而成温者……勿止:新校正云:"按'凡病伤寒'已下,全元起本在奇病论中,王氏移于此。"

[注释]

[1] 温:在此指温热病而言。

[语译]　凡是伤于寒邪而成为温热病的,病发于夏至日以前的为病温,病发于夏至日以后的为病暑。暑病汗出,可使暑热从汗散泄,所以暑病汗出,不要制止。

[按语]　本节所说的病温、病暑，都是指的因感受寒邪而发的热病，只是因为发病时间不同，故有病温、病暑之分。

 刺热篇第三十二

新校正云：按全元起本在第五卷。

本篇以论述热病刺法为中心，故篇名刺热篇。

[提要]　本篇主要内容有：

一、五脏热病的症状、色诊、愈期、预后和刺治方法。

二、根据热病始发症状的病位而确定刺法，及热病五十九刺的应用。

三、治疗热病的气穴之取穴方法。

[原文]　肝热病者，先小便黄①，腹痛多卧[1]身热。热争则狂言及惊，胁满痛，手足躁，不得安卧[2]，庚辛甚，甲乙大汗[3]，气逆则庚辛死[4]。刺足厥阴、少阳。其逆则头痛员员[5]，脉引冲头也。

[校勘]

① 先小便黄：原作"小便先黄"。《素问识》云："据下文四脏之例，'先'字当在'小便'上。"据下文文例，丹波氏之说是，据改。

[注释]

[1] 腹痛多卧：吴昆注："肝脉抵少腹，故腹痛，肝主筋，筋痿故多卧。"

[2] 热争则狂言及惊……不得安卧：《太素》卷二十五五脏热病注："肝动语言也，故热争狂言及惊也。其脉属肝络胆，故胁痛也。肝脉出足上连手厥阴，今热故手足躁也。"热争，在此指热邪与正气相争。《类经》十五卷第四十四注："热入于脏，则邪正相胜，故曰争。"不得安卧，是因肝热而手足躁扰，故不能安卧。

[3] 庚辛甚，甲乙大汗：肝主木，庚辛为金，金克木，故肝病逢庚辛日则病重。甲乙为木，肝病逢甲乙日则气旺，正气胜邪，

大汗出而热退。此据五行生克之理,推测疾病的转化。以下四脏仿此。

[4] 气逆则庚辛死:气逆,此指因病甚而正气逆乱。正气已逆乱,又逢庚辛日,木受金克,故死。

[5] 头痛员员:即头痛而晕。《通雅》:"头痛员员,正谓作晕,故今人言头悬。"

[语译] 肝脏发生热病,先出现小便黄、腹痛、多卧、身发热等证。当热邪入脏,与正气相争时,则狂言惊骇,胁部满痛,手足躁扰不得安卧,逢到庚辛日,则因木受金克而病重,若逢甲乙日木旺时,便大汗出而热退,若病重而正气逆乱,将在庚辛日死亡。治疗时,应刺足厥阴肝脉和足少阳胆脉。若肝气上逆,则见头痛眩晕,这是因热邪循肝脉上冲于头所致。

[原文] 心热病者,先不乐,数日乃热。热争则卒心痛,烦闷善呕,头痛面赤无汗[1],壬癸甚,丙丁大汗,气逆则壬癸死。刺手少阴、太阳。

[注释]

[1] 心热病者……头痛面赤无汗:《类经》十五卷第四十四注:"心者神明之所出,邪不易犯,犯必先觉之,故热邪将入于脏,则先有不乐之兆。热与心气分争,故卒然心痛而烦闷,心火上炎,故善呕。头者精明之府,手少阴之脉上出于面,故头痛面赤。汗为心之液,心热则液亡,故无汗。"

[语译] 心脏发生热病,先觉得心中不愉快,数天以后始发热。当热邪入脏与正气相争时,则突然心痛,烦闷,时呕,头痛,面赤,无汗,逢到壬癸日,则因火受水克而病重,若逢丙丁日火旺时,便大汗出而热退,若病重而正气逆乱,就在壬癸日死亡。治疗时,应刺手少阴心脉和手太阳小肠脉。

[原文] 脾热病者,先头重颊痛,烦心颜青①,欲呕身热[1]。热争则腰痛不可用俯仰,腹满泄,两颔痛[2],甲乙甚,戊己大汗,气逆则甲乙死。刺足太阴、阳明。

[校勘]

① 先头重颊痛,烦心颜青:新校正云:"按《甲乙经》、《太素》云:脾热病者,先头重颜痛。无颜青二字也。"今本《太素》卷二十五五脏热病同新校正。杨上善云:"(颜痛)一曰颊。"《甲乙》卷七第一上作"先头重颊痛,烦心。"

[注释]

[1] 脾热病者……欲呕身热:《太素》卷二十五五脏热病注:"脾腑之阳明脉,循发际至额颅,故头重颜痛……足太阴注心中,故心烦也。足阳明下循喉咙,下膈属胃络脾,主肌,故欲呕,身热腹满泄也。"颜,即额部。

[2] 热争则腰痛不可用俯仰,腹满泄,两颔痛:《类经》十五卷第四十四注:"腰者肾之府,热争于脾,则土邪乘肾,必注于腰,故为腰痛不可俯仰,太阴之脉,入腹属脾络胃,故腹满而泄。阳明脉循颐后下廉出大迎,故两颔痛。"用,以也。如《诗经》小雅:"谋夫孔多是用不集。"颔,腮下处。

[语译] 脾脏发生热病,先感觉头重,面颊痛,心烦,额部发青,欲呕,身热。当热邪入脏,与正气相争时,则腰痛不可以俯仰,腹部胀满而泄泻,两颔部疼痛,逢到甲乙日木旺时,则因土受木克而病重,若逢戊己日土旺时,便大汗出而热退,若病重而正气逆乱,就在甲乙日死亡。治疗时,刺足太阴脾脉和足阳明胃脉。

[原文] 肺热病者,先淅然厥,起毫毛①,恶风寒,舌上黄身热[1]。热争则喘咳,痛走胸膺背,不得大息,头痛不堪②,汗出而寒[2],丙丁甚,庚辛大汗,气逆则丙丁死。刺手太阴、阳明,出血如大豆,立已③。

[校勘]

① 先淅然厥,起毫毛:《甲乙》卷七第一上作"先悽悽然厥,起毫毛"。《太素》卷二十五五脏热病作"先淅然起毛",连下句读。

② 不堪：《甲乙》卷七第一上、《太素》卷二十五五脏热病均作"不甚"。

③ 出血如大豆，立已：《素问直解》将此七字移于下文肾热病刺足少阴、太阳之下。《素问识》云："余脏热病，不言出血，独于肺热病而言之，实为可疑，高说近是。"

[注释]

[1] 肺热病者……舌上黄身热：王冰注："肺主皮肤，外养于毛，故热中之，则先淅然恶风寒，起毫毛也。肺之脉，起于中焦，下络大肠，还循胃口。今肺热入胃，胃热上升，故舌上黄而身热。"

[2] 热争则喘咳……汗出而寒：《类经》十五卷第四十四注："热争于肺，其变动则为喘为咳。肺者，胸中之脏，背者，胸中之府，故痛走胸膺及背，且不得太息也。喘逆在肺，气不下行，则三阳俱壅于上，故头痛不堪。热邪在肺，则皮毛不敛，故汗出而寒。"胸膺，胸之两傍高起处叫膺，两膺之间为胸。

[语译] 肺脏发生热病，先感到体表淅淅然寒冷，毫毛竖立，畏恶风寒，舌上发黄，全身发热。当热邪入脏，与正气相争时，则气喘咳嗽，疼痛走窜于胸膺背部，不能太息，头痛的很厉害，汗出而恶寒，逢丙丁日火旺时，则因金受火克而病重，若逢庚辛日金旺时，便大汗出而热退，若病重而正气逆乱，到丙丁日死亡。治疗时，刺手太阴肺脉和手阳明大肠脉，刺出其血如大豆样大，则热邪去而经脉和，病可立愈。

[原文] 肾热病者，先腰痛骱痠，苦渴数饮身热[1]。热争则项痛而强，骱寒且痠，足下热，不欲言[2]，其逆则项痛员员淡淡①然[3]，戊己甚，壬癸大汗，气逆则戊己死。刺足少阴、太阳。诸汗者，至其所胜日汗出也②。

[校勘]

① 淡淡：《甲乙》卷七第一上无此二字。原校云："《素问》下有澹澹二字。"

② 诸汗者,至其所胜日汗出也:《太素》卷二十五五脏热病无此十一字。《素问直解》云:"此衍文也,下文云'诸当汗者,至其所胜日,汗大出也,'误重于此。"此说似可从。

[注释]

[1] 肾热病者……苦渴数饮身热:王冰注:"膀胱之脉,从肩髆内侠脊抵腰中,又腰为肾之府,故先腰痛也。又肾之脉,自循内踝之后上腨内,出腘内廉;又直行者,从肾上贯肝鬲入肺中,循喉咙侠舌本,故胻痠苦渴数饮身热。"

[2] 热争则项痛而强……不欲言:高士宗注:"邪正相持而热争,争于上,则项痛而强,争于下,则胻寒且痠,争于中,则不欲言。"

[3] 其逆则项痛员员淡淡然:王冰注:"肾之筋,循脊内侠膂上至项,结于枕骨,与膀胱之筋合。膀胱之脉,又并下于项,故项痛员员然也。淡淡,为似欲不定也。"淡,《广韵》:"水貌。或作澹。"淡淡,水摇动荡貌。潘岳《金谷集作诗》:"绿池泛淡淡,青柳何依依。"在此形容头项动摇不定。

[语译] 肾脏发生热病,先觉腰痛和小腿发痠,口渴的很厉害,频频饮水,全身发热。当邪热入脏,与正气相争时,则项痛而强直,小腿寒冷痠痛,足心发热,不欲言语。如果肾气上逆,则项痛头眩晕而摇动不定,逢到戊己日土旺时,则因水受土克而病重,若逢壬癸日水旺时,便大汗出而热退,若病重而正气逆乱,就到戊己日死亡。治疗时,刺足少阴肾脉和足太阳膀胱脉。以上所说的诸脏之大汗出,都是到了各脏气旺之日,正胜邪却,即大汗出而热退病愈。

[按语] 以上五节,叙述五脏热病的症状、预后和刺法。此处所论五脏热病的发病规律,是邪热先侵入经络,然后循经络侵入五脏,最后因病重而使正气逆乱,所以在症状的叙述上,便据此分成三个阶段,即文中之"先病"、"热争"、"气逆"。至于对预后的推测,则是根据五行生克规律推断的,即均是"至其所生而

愈","至其所不胜而甚","自得其位而起"。至于治疗,则以刺法为主,采用了表里两经并刺法,以泻其邪热。

[原文] 肝热病者,左颊先赤;心热病者,颜先赤;脾热病者,鼻先赤;肺热病者,右颊先赤;肾热病者,颐先赤。病虽未发,见赤色者刺之,名曰治未病。热病从部所[1]起者,至期而已[2];其刺之反者[3],三周[4]而已;重逆[5]则死。诸当汗者,至其所胜日,汗大出也。

[注释]

[1] 部所:此指五脏的病色反映于面部的部位而言,如本节文中之心颜、脾鼻、肾颐等。

[2] 至期而已:指至其当旺之日而病愈,如肝病至甲乙日,心病至丙丁日等。期,在此指当旺之日。

[3] 刺之反者:谓刺法有误,如补实泻虚为反。

[4] 三周:诸说不一,如《类经》十五卷第四十四注:"三周者,谓三遇所胜之日而后已。"王冰注:"三周,谓三周于三阴三阳之脉状也。"《素问经注节解》注:"三周,言重复也。"高士宗注:"三周,三日也。"未知孰是,姑从《类经》注。

[5] 重逆:一误再误的意思。

[语译] 肝脏发生热病,左颊部先见赤色;心脏发生热病,额部先见赤色;脾脏发生热病,鼻部先见赤色;肺脏发生热病,右颊部先见赤色;肾脏发生热病,颐部先见赤色。病虽然还没有发作,但面部已有赤色出现,就应予以刺治,这叫做"治未病"。热病只在五脏色部所在出现赤色,并未见到其他症状的,为病尚轻浅,若予以及时治疗,则至其当旺之日,病即可愈;若治疗不当,应泻反补,应补反泻,就会延长病程,需通过三次当旺之日,始能病愈;若一再误治,势必使病情恶化而造成死亡。诸脏热病应当汗出的,都是至其当旺之日,大汗出而病愈。

[按语] 本节强调了治未病的重要性。文中指出通过面部色诊,早期诊测出疾病所在,予以恰当治疗,病可迅速治愈。反

之,治疗不及时或治疗不当,便可导致病情加重,延长病程,须三周而已,或使病势恶化,造成死亡。这充分体现治未病的重要意义。

[原文] 诸治热病,以^①饮之寒水乃刺之,必寒衣之,居止寒处,身寒而止也^[1]。

[校勘]

① 以:《甲乙》卷七第一上作"先"。《太素》卷二十五五脏热病作"已"。

[注释]

[1] 诸治热病……身寒而止也:《类经》十五卷第四十四注:"先饮寒水而后刺,欲其阴气自内达表,而热泄于外也,故必寒衣寒处,皆欲其避温就凉耳。"

[语译] 凡治疗热病,应在喝些清凉的饮料之后,再进行针刺,并且要病人衣服穿的单薄些,居住于凉爽的地方,这样可使热退身凉而病愈。

[原文] 热病先胸胁痛,手足躁,刺足少阳,补足太阴^{①[1]},病甚者为五十九刺^[2]。热病始手臂痛者^②,刺手阳明、太阴而汗出止^③。热病始于头首,刺项太阳而汗出止。热病始于足胫者,刺足阳明而汗出止^④。热病先身重骨痛,耳聋好瞑^[3],刺足少阴,病甚为五十九刺。热病先眩冒而热,胸胁满,刺足少阴、少阳。

[校勘]

① 足太阴:新校正云:"详'足太阴',全元起本及《太素》作'手太阴'。杨上善云:'手太阴上属肺,从肺出腋下,故胸胁痛。'又按《灵枢经》云:'热病而胸胁痛,手足躁,取之筋间,以第四针,索筋于肝,不得,索之于金。'金、肺也。以此决知作'手太阴'者为是。"可参。

② 热病始手臂痛者:《灵枢》寒热病、《太素》卷二十六寒热杂说均作"病始手臂者"。《甲乙》卷七第一中作"热病始于手臂

者"。《太素》五脏热病同本经,唯"始"作"先"。

③ 止:《灵枢》寒热病、《甲乙》卷七第一中、《太素》卷二十五五脏热病、卷二十六寒热杂说均无此字,下同。

④ 热病始于足胫者,刺足阳明而汗出止:新校正云:"按此条《素问》本无,《太素》亦无,今按《甲乙经》添入。"

[注释]

[1] 刺足少阳,补足太阴:王冰注:"此则举正取之例。然足少阳木病,而泻足少阳之木气,补足太阴之土气者,恐木传于土也。胸胁痛,丘虚主之……然补足太阴之脉,当于井荥取之也。"

[2] 五十九刺:刺治热病的五十九个穴位,详见水热穴论篇。

[3] 热病先身重骨痛,耳聋好瞑:《类经》十五卷第四十四注:"肾主骨,在窍为耳,热邪居之,故为身重骨痛耳聋,热伤真阴,则志气昏倦,故好瞑。"

[语译]　热病先出现胸胁痛,手足躁扰不安的,是邪在足少阳经,应刺足少阳经以泻阳分之邪,补足太阴经以培补脾土,病重的就用五十九刺的方法。热病先手臂痛的,刺手阳明、太阴二经之穴,汗出则热止。热病开始发于头部的,刺足太阳经项部的穴位,汗出则热止。热病开始发于足胫部的,刺足阳明经穴,汗出则热止。热病先出现身体重,骨节痛,耳聋,昏倦嗜睡的,是发于少阴的热病,刺足少阴经之穴,病重的用五十九刺的方法。热病先出现头目眩晕昏冒、发热、胸胁满的,是病发于少阳,并涉及少阴,使阴阳枢机失常,刺足少阴和足少阳二经,以枢转邪气外出。

[原文]　太阳之脉,色荣颧骨[1],热病也,荣未夭①[2],曰②今且得汗,待时[3]而已③。与厥阴④脉争见者,死期不过三日[4],其热病⑤内连肾,少阳之脉色也⑥。少阳之脉,色荣颊前⑦,热病也,荣未夭①,曰②今且得汗,待时而已③,与少阴⑧脉争见者,死期不过三日⑨[5]。

[校勘]

① 荣未夭：原作"荣未交"，义难通。新校正云："按《甲乙经》《太素》作'荣未夭'，下文'荣未交'亦作'夭'。"《脉经》卷七第二十、《甲乙》卷七第一上、《太素》卷二十五五脏热病均同新校正，故据改。

② 曰：《太素》卷二十五五脏热病作"日"。

③ 而已：《脉经》卷七第二十、《甲乙》卷七第一上、《太素》卷二十五五脏热病均作"自已"。

④ 厥阴：《素问释义》云："'厥阴'当作'少阴'。若与少阴脉争见，则是一日腑脏俱病，三日遍六经而死。"

⑤ 病：此后《脉经》卷七第二十、《甲乙》卷七第一上、《太素》卷二十五五脏热病均有"气"字。

⑥ 少阳之脉色也：新校正云："旧本无'少阳之脉色也'六字，乃王氏所添。"《脉经》卷七第二十、《甲乙》卷七第一上、《太素》卷二十五五脏热病均无，疑衍。

⑦ 前：新校正云："按《甲乙经》《太素》'前'字作'筋'。"今本《太素》卷二十五五脏热病同新校正，《甲乙》卷七第一上仍作"前"。

⑧ 少阴：新校正云："详或者欲改'少阴'作'厥阴'。"《素问释义》云："当作厥阴。"

⑨ 期不过三日：新校正云："旧本及《甲乙经》《太素》并无'期不过三日'五字，此是王氏足成此文也。"今本《甲乙经》卷七第一上、《太素》卷二十五五脏热病同新校正。又，《素问识》认为此后当阙"阳明、太阴之争"条。

[注释]

[1] 色荣颧骨：指赤色出现于颧骨部。荣，《类经》十五卷第四十四注："荣，发见也。"颧骨，王冰注："颧骨，谓目下当外眦也。"

[2] 荣未夭：指色泽尚未变为枯晦。夭，玉机真脏论篇王冰

注:"夭,谓不明而恶。"

　　[3] 待时:指当旺之时,即上文所云之"所胜日",如肝病待甲乙,心病待丙丁等。

　　[4] 与厥阴脉争见者,死期不过三日:《太素》卷二十五五脏热病注:"足太阳水也,足厥阴木也,水以生木,木盛水衰,故太阳水色见时,有木争见者,水死,以其热病内连于肾,肾为热伤,其数至三日故死也。"见,音义同现。

　　[5] 与少阴脉争见者,死期不过三日:《太素》卷二十五五脏热病注:"少阳为木,少阴为水,少阳脉见之时,少阴争见者,是母胜子,故肝木死。"

　　[语译]　太阳经脉之病,赤色出现于颧骨部的,这是热病,若色泽尚未暗晦,病尚轻浅,可以得到汗出,待至其当旺之时病愈。若同时又见厥阴脉色现于颧骨部,此为木盛水衰的死证,死期不过三日,这是因为热病已连于肾,兼见少阳脉色的缘故。少阳经脉之病,赤色出现于面颊的前方,这是热病,若色泽尚未暗晦,可以得到汗出,待至其当旺之时病愈。若同时又见少阴脉色现于颊部,是母胜其子的死证,其死期不过三日。

　　[按语]　本节之"少阳之脉色也"一句,义颇费解,新校正认为系王冰所添,今本《甲乙》及《太素》亦均无此六字,疑此处有衍误。但亦有认为系注文误植为正文者,如王玉川云:"今详文意,疑上文'其热病内连肾',与'此少阳之脉色也'二句,是一个完整的意思,并为后人旁注。盖《灵枢》本输有'少阳属肾'之说也……因疑本节原文'太阳之脉',在最初当是'少阳之脉',少阳属肾,又主骨所生病,故'色荣颧骨',且少阳与厥阴为表里之经,少阳'与厥阴脉争见者',乃热论之两感也,故'死期不过三日'。下文'少阳之脉',在最初原本当是'太阳之脉',太阳与少阴为表里之经,太阳'与少阴脉争见者',亦热论之两感也,故其死期亦'不过三日'。"王氏之说可参。但"少阳属肾",《甲乙》卷一第三、《太素》卷十一本输均作"少阴属肾",亦存另义。故语译对此句

只作了顺文释义,存疑待考。

[原文] 热病气穴:三椎下间主胸中热,四椎下间主鬲中热①,五椎下间主肝热,六椎下间主脾热,七椎下间主肾热,荣在骶也②[1]。项上三椎,陷者中也[2]。颊下逆颧[3]为大瘕③[4],下牙车[5]为腹满,颧后为胁痛,颊上者鬲上也。

[校勘]

① 鬲中热:《甲乙》卷七第一上作"胃中热"。《太素》卷二十五五脏热病作"鬲热"。

② 荣在骶也:《太素》卷二十五五脏热病无"骶也"二字。

③ 颊下逆颧为大瘕:《太素》卷二十五五脏热病作"颊下逆椎为大瘦"。

[注释]

[1] 荣在骶也:王冰注:"脊节之谓椎,脊穷之谓骶,言肾热之气,外通尾骶也。"吴昆注:"脊凡二十一椎,此独刺上之七椎,而不及下者,盖以上之七椎阳分也,故主热病,下之七椎阴分也,所以主营血,刺之则虚其阴,故曰荣在骶也,有不可伤之意。"《类经》十五第四十四注:"盖既取阳邪于上,仍当补阴于下,故曰荣在骶也。"高士宗注:"盖气为阳,主上,荣为阴,主下,若荣血之热病,其穴在脊骨尽处,故曰荣在骶也。"本句义颇费解,姑引以上诸家之注,以作参考。

[2] 项上三椎,陷者中也:王冰注:"此举数脊椎大法也。言三椎下间主胸中热者,何以数之?言皆当以陷者中为气发之所。"吴昆注:"此风府穴也,言有取项上三椎者,则陷中为是。"《类经》十五卷第四十四注:"此取脊椎之大法也。项上三椎者,乃项骨三节,非脊椎也。三椎之下陷者中,方是第一节,穴名大椎,由此而下数之,则诸椎循次可得矣。"本句义颇费解,姑引以上诸家之注,以作参考。

[3] 颊下逆颧:指赤色自颊部上至颧部。《素问经注节解》注:"逆,自下而上也。颊在颧下,逆颧谓由颊上至于颧。"

　　[4] 大瘕：此似指大瘕泄，为泄泻病的一种。从《难经》五十七难"大瘕泄者，里急后重，数至圊而不能便，茎中痛"来看，很象湿热痢疾一类疾患。

　　[5] 牙车：亦名辅车，即下颌骨。参看气府论注。

　　[语译]　治疗热病的气穴：第三脊椎下方主治胸中的热病，第四脊椎下方主治膈中的热病，第五脊椎下方主治肝热病，第六脊椎下方主治脾热病，第七脊椎下方主治肾热病，又应刺尾骶骨处。项部第三椎凹陷处的中央部位，由此开始向下数脊椎。面部之色，可以诊察出某些疾病，如颊部赤色由下向上到颧骨部，为有大瘕泄病，颊车部见赤色，为腹部胀满，赤色见于颧骨后侧，为胁痛，赤色见于颊上，为病在膈上。

　　[按语]　本节阐述两个内容，一是刺脊椎治热病，一是察面色辨胸腹疾病。但文中部分内容颇难理解，历代注家对此也曾有所怀疑，如王冰注云："椎间所主神脏之热，又不正当其脏俞，而云主疗，在理未详。"但在临床上，有的尿路感染患者，于第七胸椎棘突下至阳穴处，多有较剧之压痛，刺之每收疗效，此又说明这些穴位，似与内脏有一定的联系，由于我们缺乏更多的实践来验证，姑提出以供参考。

评热病论篇第三十三

　　新校正云：按全元起本在第五卷。

　　本篇评论了某些发热病证，故篇名评热病论。

　　[提要]　本篇主要内容是论述阴阳交、风厥、劳风、风水等病证之病机、症状、治法以及预后。

　　[原文]　黄帝问曰：有病温者，汗出辄[1]复热，而脉躁疾[2]不为汗衰，狂言不能食，病名为何？岐伯对曰：病名阴阳交[3]，交者死也。帝曰：愿闻其说。岐伯曰：人之所以汗出者，皆生于谷，谷生于精[4]，今邪气交争于骨肉而得汗者，是邪却而精胜也，精

胜则当能食而不复热。复热者,邪气也,汗者精气也,今汗出而
辄复热者,是邪胜也,不能食者,精无俾①[5]也,病而留者②,其寿
可立而倾[6]也。且夫《热论》[7]曰:汗出而脉尚躁盛者死。今脉
不与汗相应,此不胜其病也,其死明矣。狂言者是失志,失志者
死。今见三死[8],不见一生,虽愈必死也。

[校勘]

① 俾:《甲乙》卷七第一中作"裨"。《太素》卷二十五热病说
作"痒"。杨注:"精液无者,唯有热也。"

② 病而留者:《脉经》卷七第十八作"汗出而热留者"。《甲
乙》卷七第一中作"热而留者"。新校正云:"详'热而留者',按王
注'病'当作'疾'。又按《甲乙经》作'而热留者'。"

[注释]

[1] 辄(zhé 哲):犹即也。

[2] 脉躁疾:脉象躁动急疾。

[3] 阴阳交:指热邪(阳邪)交入阴分,阴精被劫夺,而热邪
仍不退,阳邪盛而阴精竭,故为死证。王冰注:"交,谓交合。"

[4] 人之所以汗出者,皆生于谷,谷生于精:此言人之出汗,
是来自水谷所化的精气。王冰注:"言谷气化为精,精气胜乃
为汗。"

[5] 精无俾:精气不能继续补益。《说文》:"俾,益也。"可引
申为补益的意思。

[6] 倾:危也。《荀子》儒效:"齐一天下而莫能倾。"

[7] 《热论》:王冰注:"谓上古《热论》也。"

[8] 三死:指文中之汗出复热不能食、汗出脉躁盛、狂言
三证。

[语译] 黄帝问道:有的温热病患者,汗出以后,随即又发
热,脉象急疾躁动,其病势不仅没有因汗出而衰减,反而出现言
语狂乱,不进饮食等症状,这叫什么病? 岐伯回答说:这种病叫
阴阳交,阴阳交是死证。黄帝说:我想听听其中的道理。岐伯

说：人所以能够出汗，是依赖于水谷所化生的精气，水谷之精气旺盛，便能胜过邪气而汗出，现在邪气与正气交争于骨肉之间，能够得到汗出的是邪气退而精气胜，精气胜的应当能进饮食而不再发热。复发热是有邪气，汗出是精气胜，现在汗出后又复发热，是邪气胜过精气，不进饮食，则精气得不到继续补益，邪热又逗留不去，这样发展下去，病人的生命就会立即发生危险。《热论》中也曾说：汗出而脉仍躁盛，是死证。现在其脉象不与汗出相应，是精气已经不能胜过邪气，死亡的征象已是很明显的了。狂言乱语，是神志失常，神志失常，是死证。现在已出现了三种死证，却没有一点生机，病虽可能因汗出而暂时减轻，但终究是要死亡的。

[原文] 帝曰：有病身热汗出烦满，烦满不为汗解，此为何病？岐伯曰：汗出而身热者风也，汗出而烦满不解者厥[1]也，病名曰风厥。帝曰：愿卒闻之。岐伯曰：巨阳主气，故先受邪，少阴与其为表里也，得热则上从之[2]，从之则厥也。帝曰：治之奈何？岐伯曰：表里刺之[3]，饮之服①汤。

[校勘]

① 服：《脉经》卷七第十三、《太素》卷二十五热病说均无此字。观王冰注，似亦不当有"服"字，疑衍。

[注释]

[1] 厥：在此指下气上逆。

[2] 得热则上从之：《类经》十五卷第三十注："巨阳主气，气言表也。表病则里应，故少阴得热，则阴分之气，亦从阳而上逆，逆则厥矣。"此处之"上从之"是指少阴之气，随从太阳之气上逆。故"厥"系指少阴气逆。

[3] 表里刺之：指刺太阳、少阴两经。《类经》十五卷第三十注："阳邪盛者阴必虚，故当泻太阳之热，补少阴之气，合表里而刺之也"。

[语译] 黄帝说：有的病全身发热，汗出，烦闷，其烦闷并不

因汗出而缓解,这是什么病呢？岐伯说:汗出而全身发热,是因感受了风邪;烦闷不解,是由于下气上逆所致,病名叫风厥。黄帝说:希望你能详尽地讲给我听。岐伯说:太阳为诸阳主气,主人一身之表,所以太阳首先感受风邪的侵袭,少阴与太阳相为表里,表病则里必应之,少阴受太阳发热的影响,其气亦从之而上逆,上逆便成为厥。黄帝说:怎么治疗呢？岐伯说:治疗时应并刺太阳、少阴表里两经,即刺太阳以泻风热之邪,刺少阴以降上逆之气,并内服汤药。

[按语] 风厥一证,在《内经》凡三见,其义不同。《类经》十五卷第三十注:"如本篇者,言太阳、少阴病也,其在阴阳别论者,云二阳一阴发病,名曰风厥,言胃与肝也……在五变篇者,曰人之善病风厥漉汗者,肉不坚,腠理疏也……俱当参辨其义。"张氏此说,可供参考。

[原文] 帝曰:劳风[1]为病何如？岐伯曰:劳风法在肺下[2],其为病也,使人强上冥视①[3],唾出若涕[4],恶风而振寒,此为劳风之病。帝曰:治之奈何？岐伯曰:以救俯仰[5],巨阳引精者②三日,中年者五日,不精者七日③[6],咳出④青黄涕,其状如脓,大如弹丸,从口中若鼻中出,不出则伤肺,伤肺则死也。

[校勘]

① 冥视:新校正云:"《千金方》冥视作目眩。"今本《千金》卷八第一作"目脱"。

② 巨阳引精者:《千金》卷八第一、《病源》卷二风热候均无此五字。

③ 三日,中年者五日,不精者七日:新校正云:"按《甲乙经》作三日中若五日。《千金方》作候之三日及五日中不精明者是也。与此不同。"今本《甲乙经》卷十一第七同本经。《千金方》卷八第一同新校正。《病源》卷二风热候作"候之三日内及五日内,不精明者是也。"

④ 咳出:《千金》卷八第一、《病源》卷二风热候均作"七八日

微有"。《太素》卷二十五热病说作"微出"。

[注释]

[1] 劳风：《太素》卷二十五热病说注："劳中得风为病，名曰劳中，亦曰劳风。"

[2] 法在肺下：指劳风的受邪部位常在肺下。法，《尔雅》释诂："常也。"

[3] 强上冥视：强上，指头项强直而俯仰不能自如。脉解篇云："所谓强上引背者，阳气大上而争，故强上也。"王冰注："强上，谓颈项噤强也。"冥视，目视物不明。《素问识》："盖冥视，即目眩之谓。"

[4] 唾出若涕：唾出痰液若鼻涕一样黏稠，此系因肺中津液被风热煎灼所致。

[5] 以救俯仰：劳风，其上则头项强直，中则肺下有风热邪气，而使肺气壅滞，故俯仰皆不利，治疗时，应先治其不得俯仰之症，意指应利肺气，散风热邪气。

[6] 巨阳引精三日……不精者七日：引，《太素》卷二十五热病说认为即针引，指针刺而言。吴昆注："巨阳与少阴肾相表里，肾者精之府，精，阴体也，不能自行，必巨阳之气引之，乃能施泄，故曰巨阳引精，是为少壮人也，水足以济火，故三日可愈。中年者，精虽未竭，比之少壮则弱矣，故五日可愈。老年之人，天癸竭矣，故不精，不精者真阴衰败，水不足以济火，故治之七日始愈。"《类经》十五卷第三十注："风邪之病肺者，必由足太阳膀胱经，风门肺俞等穴，内入于脏。太阳者水之府，三阳之表也，故当引精上行，则风从咳散。若巨阳气盛，引精速者，应在三日，中年精衰者，应在五日，衰年不精者，应在七日，当咳出青黄痰涕而愈。"此段文字，诸本不一，疑有误，姑引以上诸注，以作参考。

[语译] 黄帝说：劳风的病情是怎样的呢？岐伯说：劳风的受邪部位常在肺下，其发病的症状，使人头项强直，头目昏眩而视物不清，唾出黏痰似涕，恶风而寒栗，这就是劳风病的发病情

况。黄帝说:怎样治疗呢? 岐伯说:首先应治疗其俯仰不能自如。肾精充盛的青年人,太阳之气能引肾精外布,则水能济火,可三日而愈,中年人精气稍衰,须五日可愈,老年人精气已衰,水不济火,须七日始愈。本证愈时,咳出青黄色黏痰,其状似脓,大小如弹丸,从口中或鼻中排出,如果不能咳出,则必伤其肺,肺伤则死。

[按语] 劳风病,马莳认为系劳证,叶文龄认为系痉之属,王好古认为系肺痿,诸说不一。《病源》列为风热候,云:"风热之气,先从皮毛入于肺也。肺为五脏上盖,候身之皮毛,若肤腠虚,则风热之气,先伤皮毛,乃入肺也。其状……若不出则伤肺,变咳嗽唾脓血也。"《素问经注节解》云:"详求其义,始终则是肺病。盖肺合皮毛,人劳则毛窍开豁,风邪入而伏于肺,结为秽液,如涕如脓,所以得出则生,不出则伤肺而死。"此说颇有参考价值。

又,此节经文,有的注家认为原文有错讹,如《素问经注节解》云:"自以救起至七日,凡二十一字,殊无意义,此中必有错误,阙疑可也。"在句读方面,凌耀星认为"巨阳引精"以下应为"巨阳引,精者三日,中年者五日,不精者七日",并认为"巨阳引",指针刺足太阳经穴位。此说可参。总之,此节经文,义颇费解,存疑待考。

[原文] 帝曰:有病肾风者,面胕痝然壅,害于言[1],可刺不[2]? 岐伯曰:虚不当刺,不当刺而刺,后五日其气必至[3]。帝曰:其至何如? 岐伯曰:至必少气时热,时热①从胸背上至头,汗出手热,口干苦渴,小便黄,目下肿,腹中鸣,身重难以行,月事不来,烦而不能食,不能正偃[4],正偃则咳甚,病名曰风水,论在《刺法》[5]中。

[校勘]

① 时热:《太素》卷二十九风水论、《甲乙》卷八第五均无此二字。

[注释]

[1] 面胕瘇(māng)然壅,害于言:面目浮肿,妨害言语。王冰注:"瘇然,肿起貌。壅,谓目下壅,如卧蚕形也。肾之脉,从肾上贯肝膈,入肺中,循喉咙侠舌本,故妨害于言语。"胕,浮肿。《山海经》西山经:"浴之已疥,又可以已胕。"郭璞注:"治胕肿也。"

[2] 不:同否。

[3] 虚不当刺,不当刺而刺,后五日其气必至:《类经》十五卷第三十一注:"虚者本不当刺,若谓肿为实,以针泻之,则真气愈虚,邪必乘虚而至,后五日者,脏气一周而复至其所伤之脏,病气因而甚矣。"气,在此指病气。至,指病气来至。

[4] 正偃(yǎn 演):即仰卧。

[5] 刺法:王冰注:"篇名,今经亡。"《类经》十五卷第三十一注:"即水热穴论也。"当以王注为是。

[语译]　黄帝说:有患肾风的人,面部浮肿,目下壅起,妨害言语,这种病可以用针刺治疗吗?岐伯说:虚证不应当刺,如果不应当刺而误刺,必伤其真气,而使其脏气虚,五天以后,则病气复至而病势加重。黄帝说:病气至时怎样呢?岐伯说:病气至时,病人必感到少气,时发热,时常觉得热从胸背上至头,汗出,手热,口干渴甚,小便色黄,目下浮肿,腹中鸣响,身体沉重,行动困难,妇女则月经闭止,心烦而不能饮食,不能仰卧,仰卧就咳嗽的很厉害,病名叫风水,在《刺法》中有所论述。

[原文]　帝曰:愿闻其说。岐伯曰:邪之所凑[1],其气必虚,阴虚者阳必凑之,故少气时热而汗出也[2]。小便黄者,少腹中有热也。不能正偃者,胃中不和也。正偃则咳甚,上迫肺也。诸有水气者,微肿先见于目下也。帝曰:何以言?岐伯曰:水者阴也,目下亦阴也[3],腹者至阴之所居,故水在腹者,必使目下肿也。真气上逆,故口苦舌干[4],卧不得正偃,正偃则咳出清水也。诸水病者,故①不得卧,卧则惊,惊则咳甚也。腹中鸣者,病本于胃

也。薄脾②则烦不能食,食不下者,胃脘隔也。身重难以行者,胃脉在足也。月事不来者,胞脉闭也,胞脉者属心而络于胞中,今气上迫肺,心气不得下通,故月事不来也③[5]。帝曰:善。

[校勘]

① 故:《甲乙》卷八第五作"皆"。

② 薄脾:《太素》卷二十九风水作"薄肝"。

③ 故月事不来也:此后王冰注:"考上文所释之义,未解热从胸背上至头,汗出手热,口干苦渴之义,应古论简脱,而此差谬之尔。"

[注释]

[1] 湊(còu 腠):聚合。

[2] 阴虚者阳必湊之,故少气时热而汗出也:张志聪注:"风邪伤肾,精气必虚,阴虚则阳往乘之,故时时发热。肾为生气之原,故少气也。阳加于阴则汗出。"

[3] 目下亦阴也:《灵枢》大惑论云:"肌肉之精为约束。"约束即眼胞,为肌肉之精,脾主肌肉,脾为阴,故目下亦阴也。张志聪注:"太阴者至阴也,水邪上乘于腹,始伤胃而渐及于脾,故微肿先见于目下,脾主约束也。"

[4] 真气上逆,故口苦舌干:张志聪注:"真气者,脏真之心气也,心属水而恋水邪,水气上乘,则迫其心气上逆,是以口苦舌干。"

[5] 月事不来者……故月事不来也:《类经》十五卷第三十一注:"胞即子宫,相火之所在也,心主血脉,君火之所居也。阳气上下交通,故胞脉属心,而络于胞中以通月事。今气上迫肺,则阴邪遏绝阳道,心气不得下行,故胞脉闭而月事断矣。"

[语译] 黄帝说:我想听听其中的道理。岐伯说:邪气所以能够聚集发病,是由于其正气先虚,故当肾阴虚时,阳邪必乘虚而聚集,因而少气,时时发热而汗出。小便色黄,是因为腹中有热。不能仰卧,是因为邪气上乘于胃,而胃中不和。仰卧则咳嗽

加剧,是因为邪气上迫于肺。凡是有水气病的,目下部先出现微肿。黄帝说:为什么这样说呢?岐伯说:水是属阴的,目下也是属阴的部位,腹部也是至阴所在之处,所以腹中有水的,必使目下部位微肿。水邪之气上泛凌心,迫使脏真心火之气上逆,所以口苦咽干,不能仰卧,仰卧则水气上逆而咳出清水。凡是有水气病的人,都因水气上乘于胃而不能卧,卧则水气上凌于心而惊,惊则咳嗽加剧。腹中鸣响,是胃肠中有水气窜动,其病本在于胃。若水迫于脾,则心烦不能食,若饮食不下,是由于水气阻隔于胃脘。身体沉重而行动困难,是因为胃的经脉下行于足,水气随经下流所致。妇女月经不来,是因水气阻滞,胞脉闭塞,胞脉属于心而络于胞中,现水气上迫于肺,使心气不得下通,所以胞脉闭而月经不来。黄帝说:好。

[按语]　以上两节所论之风水证,系肾风不当刺而刺的变证,与大奇论篇、水热穴论篇所说的风水证,虽均与肾有关,而证候稍异。此处之风水证,系肾阴虚而风热邪气伤肾所致,其主要症状,均是由于风邪扰动肾水,使水气上溢泛滥形成,如文中之"不能正偃"、"正偃则咳甚"、"腹中鸣"、"食不下"、"月事不来"等。病由风而动其水,故名曰风水。

文中之"邪之所凑,其气必虚"一语,是祖国医学中一个极其重要的论点,说明凡邪气所聚集之所,其正气必虚,此与"正气内存,邪不可干"相互发明。

 ## 逆调论篇第三十四

新校正云:按全元起本在第四卷。

本篇主要论述由于阴阳、营卫等功能失调而引起的疾病,故篇名逆调论。

[提要]　本篇主要内容有:

一、阴阳逆调而引起的寒热。

二、水火逆调而引起的肉烁、挛节。

三、营卫逆调而引起的肉苛。

四、经络之气逆调而引起的喘息不得卧。

[原文] 黄帝问曰:人身非常温[1]也,非常热[1]也,为之热①而烦满者何也?岐伯对曰:阴气少而阳气胜[2],故热而烦满也。帝曰:人身非衣寒[3]也,中非有寒气也,寒从中生[4]者何?岐伯曰:是人多痹气[5]也,阳气少,阴气多,故身寒如从水中出。

[校勘]

① 为之热:新校正云:"按《甲乙经》无'为之热'三字。"今本《甲乙》卷七第一上同新校正。

[注释]

[1] 非常温、非常热:有两种解释,一是本证的热,不是指一般的温热之病在表,也不是在里。王冰注:"异于常候,故曰非常。"一是本证不是因衣温而温,或因衣热而热,如王玉川云:"《香草续校书》云:'常本裳字。《说文》巾部云:常,下帬也,或体作裳。是常裳二字,书传多以常为恒常义,而下帬之义乃习用裳,鲜用常,故王注于此误谓异于常候,故曰非常,而不知下云人身非衣寒也,以彼衣寒例此常温常热,则其即裳温裳热明矣……裳衣本可通称,裳温裳热,犹衣温衣热也。此言裳,下文言衣,变文耳。'按脏气法时论云:病在心,禁温衣。病在肺,禁寒饮食寒衣。病在肾,禁犯焠㶇热食温炙衣。彼之热衣,即此之常热也,彼之温炙衣,即此之谓常温也。于邤之说,于义为胜,王注不可从也。"李今庸亦云:"这里常字应读为裳,与下文衣字为对文。"今从王、李二氏之注。

[2] 阴气少而阳气胜:马莳注:"阴气者,诸阴经之气及营气也,阳气者,诸阳经之气及卫气也。"

[3] 衣寒:衣服单薄。

[4] 寒从中生:病人自觉寒冷似从内生。

[5] 痹气:在此指因阳虚气少,气痹而不畅,致血不能运而

凝涩脉不通。吴昆注："痹气者,气不流畅,而痹著也。"

[语译] 黄帝问道:有的病人,既不是因衣温而温,也不是因衣热而热,却出现发热而烦闷,是什么原因呢?岐伯回答说:这是由于阴气少而阳气胜,所以发热而烦闷。黄帝说:有的人穿的衣服并不单薄,也没有为寒邪所中,却总觉得寒气从内而生,这是什么原因呢?岐伯说:是由于这种人多痹气,阳气少而阴气多,所以经常感觉身体发冷,像从冷水中出来一样。

[按语] 以上所说的两种情况,都是由于自身阴阳失调所致,并不是外伤于邪气而形成。如阴气少而阳气多,则阳胜而阴不足,阳盛生外热,阴虚生内热,故热而烦闷。若阳气少而阴气多,则阴胜而阳不足,阴盛生内寒,阳虚生外寒,故觉身寒如从水中出。此属阴阳偏盛偏衰之证。

[原文] 帝曰:人有四肢热,逢风寒如炙如火①[1]者何也?岐伯曰:是人者阴气虚,阳气盛。四支者阳也,两阳相得[2],而阴气虚少,少水不能灭②盛火[3],而阳独治,独治者不能生长[4]也,独胜而止耳,逢风③而如炙如火④者,是人当肉烁[5]也。

[校勘] ① 如炙如火:新校正云:"按全元起本无如火二字。《太素》云:'如炙于火'。当从《太素》之文。"今本《太素》卷三十肉烁同新校正,义长。

② 灭:《太素》卷三十肉烁作"减"。

③ 风:此后按上文问语,似当有"寒"字。

④ 如炙如火:新校正云:"详'如炙如火',当从《太素》作'如炙于火'。"今本《太素》卷三十肉烁作"如炙火"。

[注释] [1] 如炙如火:如炙,是自觉热甚;如火,是他人感其热甚。吴昆注:"如炙,自苦其热如熏炙也;如火,人探其热如探火也。"

[2] 两阳相得:此指风属阳,四肢亦属阳,四肢逢风寒邪气,故云两阳相得。相得,《韵会》:"与人契合曰相得。"在此即相合

的意思。

[3]少水不能灭盛火:少水,指阴气虚;盛火,指阳气盛。阴气虚而阳气盛,是阴不能胜阳,故云少水不能灭盛火。

[4]独治者不能生长:独治,在此指阴虚之极,而阳气独旺。独阴不生,独阳不长。今阳独治,故不能生长。

[5]肉烁(shuò 朔):肌肉消瘦。王冰注:"烁,言消也,言久久此人当肉消削也。"

[语译] 黄帝说:有的人四肢发热,一遇到风寒,便觉得身如热熏火烧一样,这是什么原因呢?岐伯说:这种人多因素体阴虚而阳气盛,四肢属阳,风邪也属阳,四肢发热,又感受风寒邪气,是两阳相并,则阳气更加亢盛,阳气益盛则阴气日益虚少,致衰少的阴气不能熄灭旺盛的阳火,形成了阳气独治的局面。现阳气独治,便不能生长,因阳气独胜而生机不全,所以凡四肢热,逢风而热得如灸如火的,其人必然肌肉逐渐消瘦。

[原文] 帝曰:人有身寒,汤火不能热,厚衣不能温,然不冻栗,是为何病?岐伯曰:是人者,素肾气盛,以水为事[1],太阳气衰,肾脂枯不长,一水不能胜两火①,肾者水也,而生于②骨,肾不生则髓不能满,故寒甚至骨也。所以不能冻栗者,肝一阳也,心二阳也,肾孤脏也,一水不能胜二火,故不能冻栗[2],病名曰骨痹,是人当挛节[3]也。

[校勘]
① 一水不能胜两火:《素问直解》云:"七字在下,惧重于此,衍文也。"《素问释义》亦以此七字为衍文。此说似可从。

② 生于:《甲乙》卷十第一下,《太素》卷二十八痹论均作"主"。

[注释]
[1]以水为事:有三种解释,一是指房事过度,如王冰注:"以水为事,言盛欲也。"一是指工作及生活环境经常接近水湿,如痿论王冰注:"业惟近湿,居处泽下,皆水为事也。"一是认为其

人平素即水寒之气盛,如张志聪注:"肾气盛者,肾水之气胜也。以水为事者,膀胱之水胜也,谓其人水寒之气偏胜。"未知孰是,姑从第二说。

[2] 肝一阳也……故不能冻栗:《类经》十五卷第四十五注:"肝有少阳之相火,心为少阴之君火,肾一水也,一水已竭,二火犹存,是阴气已虚于中,而浮阳独胜外,故身骨虽寒而不至冻栗。"肝为阴中之阳,故为一阳,心为阳中之阳,故为二阳。肾主水,本证系二阳火盛而一阴水衰,故肾为孤脏,孤脏即指一水。

[3] 挛节:骨节拘挛。

[语译] 黄帝说:有的人身体寒凉,虽近汤火不能使之热,多穿衣服也不能使之温,但却不恶寒战栗,这是什么病呢?岐伯说:这种人平素即肾水之气盛,又经常接近水湿,致水寒之气偏盛,而太阳之阳气偏衰,太阳之阳气衰,则为孤阴,孤阴不生,故肾脂枯竭不长,一水不能胜两火,肾是水脏,主生长骨髓,肾脂不生则骨髓不能充满,故寒冷至骨。其所以不恶寒战栗,是因为肝是一阳,心是二阳,肾是孤脏,一个独阴的肾水,胜不过心肝二阳之火,所以不恶寒战栗,这种病叫骨痹,病人必骨节拘挛。

[按语] 此两节亦是论述由于患者自身阴阳水火失调而导致的病变。上节是阳气多阴气少的火盛水衰证,下节是阴气多阳气少的水盛火衰证,故一则因火盛水衰而成肉烁,一则因水盛火衰而成骨痹。

[原文] 帝曰:人之肉苛[1]者,虽近衣絮,犹尚苛也,是谓何疾?岐伯曰:荣气虚,卫气实也①,荣气虚则不仁[2],卫气虚则不用[2],荣卫俱虚,则不仁且不用,肉如故也②,人身与志不相有[3],曰死③。

[校勘]

① 荣气虚,卫气实也:《素问识》云:"下文云,营气虚则不仁,卫气虚则不用,营卫俱虚,则不仁且不用。则此七字不相冒,恐是衍文。"此说可参。

② 肉如故也:《甲乙》卷十二第三作"肉加苢也"。《太素》卷二十八痹论作"肉如苢也"。《太素》义长。

③ 曰死:新校正云:"按《甲乙经》'曰死'作'三十日死也'。"今本《甲乙》卷十二第三同新校正。

[注释]

[1] 苢:《类经》十五卷第四十五注:"苢者,顽木沉重之谓。"

[2] 不仁、不用:《类经》十五卷第四十五注:"不仁,不知痛痒寒热也。不用,不能举动也。"

[3] 人身与志不相有:指外在的形体和内在的神志活动已不相协调。《类经》十五卷第四十五注:"人之身体在外,五志在内,虽肌肉如故,而神气失守,则外虽有形,而中已无主,若彼此不相有也,故当死。"

[语译] 黄帝说:有的人皮肉麻木沉重,虽穿上棉衣,仍然如故,这是什么病呢?岐伯说:这是由于营气虚而卫气实所致。营气虚弱则皮肉麻木不仁,卫气虚弱,则肢体不能举动,营气与卫气俱虚,则既麻木不仁,又不能举动,所以皮肉麻木沉重。若人的形体与内脏的神志不能相互为用,就要死亡。

[按语] 肉苢病,似属严重的肌肉麻木不仁和肢体不用的疾病。由于卫气不能"温分肉,充皮肤,肥腠理",营气不能泌津化血以营四肢,所以肌肉和四肢完全失去了知觉和运动。《病源》卷一风不仁候云:"风寒入于肌肉,使气血行不宣流,其状搔之皮肤,如隔衣是也。"与本证相似。《圣惠方》称之为"顽麻风",亦同此类。在治疗方面,《圣济总录》和《圣惠方》大多以养血和络祛风为主,可资临床参考。

[原文] 帝曰:人有逆气不得卧而息有音者,有不得卧而息无音者,有起居如故而息有音者,有得卧行而喘者,有不得卧不能行而喘者,有不得卧卧而喘者,皆何脏使然? 愿闻其故。岐伯曰:不得卧而息有音者,是阳明之逆也,足三阳者下行,今逆而上行,故息有音也[1]。阳明者胃脉也,胃者六腑之海,其气亦下行,

阳明逆不得从其道,故不得卧也。《下经》[2]曰:胃不和则卧不安。此之谓也。夫起居如故而息有音者,此肺之络脉逆也,络脉不得随经上下,故留经而不行,络脉之病人也微,故起居如故而息有音也[3]。夫不得卧卧则喘者,是水气之客也,夫水者循津液而流①也,肾者水脏,主津液,主卧与喘也②[4]。帝曰:善。

[校勘]

① 流:《甲乙》卷十二第三作"留"。

② 主卧与喘也:此后王冰注:"寻经所解之旨,有不得卧而息无音,有得卧行而喘,有不得卧不能行而喘,此三义悉阙而未论,亦古之脱简也。"

[注释]

[1] 不得卧而息有音者……故息有音也:《太素》卷三十卧息喘逆注:"阳明为三阳之长,故气下行顺而息调,失和上行逆而有音。"

[2]《下经》:王冰注:"上古经也"。

[3] 夫起居如故息有音者……故起居如故而息有音也:《太素》卷三十卧息喘逆注:"夫络脉循经脉上下而行,络脉受邪,注留于经,病人也甚,故起居不安息亦有声。今络脉气逆,不循于经,其病也微,所以起居如故息有音也。"

[4] 夫不得卧卧则喘者……主卧与喘也:《类经》十八卷第八十二注:"水病者,其本在肾,其末在肺,故为不得卧,卧则喘者,标本俱病也。"

[语译] 黄帝说:人病气逆,有的不能安卧而呼吸有声,有的不能安卧而呼吸无声,有的起居如常而呼吸有声,有的能够安卧,行动则气喘,有的不能安卧,也不能行动而气喘,有的不能安卧,卧则气喘,是哪些脏腑发病,使之这样呢?我想知道是什么缘故所致。岐伯说:不能安卧而呼吸有声的,是阳明经脉之气上逆,足三阳的经脉,从头至足,都是下行的,现在足阳明经脉之气上逆而行,所以呼吸有声。阳明是胃脉,胃是六腑之海,胃气亦

以下行为顺,若阳明经脉之气逆,胃气便不得循常道而下行,所以不能安卧。《下经》曾说:胃不和则卧不安。就是这个意思。起居如常而呼吸有声的,这是由于肺之络脉上逆,络脉不能随着经脉往来上下,故留滞于经脉而不行,但络脉生病是比较轻微的,所以起居如常而呼吸有声。不能安卧,卧则气喘的,是由于水气侵犯所致,水气是循着津液所行的道路而流动的,肾是水脏,主持津液,如肾病不能主水,水气上逆而犯肺,则人即不能安卧而气喘,所以肾病主不能安卧与气喘。黄帝说:好。

[按语] 本节论述了由于气逆而喘息不得卧的病变,这些病变主要与脾、胃、肾三脏有关。但文中所问者有六,所答者仅三,注家对此看法颇不一致,王冰、吴昆等以为经文有脱简(吴昆还补充了三条)。张介宾、张志聪等以为义有同类,故不复答。若据原文之意,其义虽有相类之处,但不尽同,当以王说为是。

本文所云之"胃不和则卧不安"一语,系指因阳明经脉之气逆,致胃气不能下行而不得安卧,后世据此有所发挥,将多种因素导致胃气不和而不能安卧,以致影响睡眠的病证,均归纳为"胃不和则卧不安"之类。

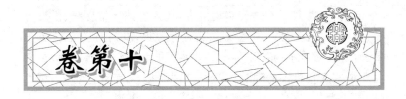

卷第十

疟论篇第三十五

新校正云：按全元起本在第五卷。

本篇专论疟疾的病因、病机、症状和治疗等方面的问题，故篇名疟论。

[提要]　本篇主要内容有：

一、疟疾日作和间作、日晏和日早的病机。

二、寒疟、温疟、瘅疟在病因、病机和症状上的区别。

三、风证和疟疾的病理区别。

四、疟疾的治疗原则和"坚束四末"的治疗方法。

五、疟应四时与反四时的病理特点。

[原文]　黄帝问曰：夫痎疟①[1]皆生于风，其蓄作有时者②何也？岐伯对曰：疟之始发也，先起于毫毛，伸欠[2]乃作，寒栗鼓颔[3]，腰脊俱痛；寒去则内外皆热，头痛如破，渴欲冷饮。

[校勘]

① 痎疟：《甲乙》卷七第五作"疟疾"，《太素》卷二十五疟解作"瘤疟"。按：瘤同痎。

② 其蓄作有时者：《甲乙》卷七第五作"其以日作，以时发者"，《太素》卷二十五疟解同本经，唯无"者"字。

[注释]

[1] 痎（jiē 阶）疟：诸说不一，主要有以下几种不同的理解：一指夏伤于暑，疟邪未尽而复发于四时者。《病源》卷十一痎疟候云："夫痎疟者，夏伤于暑也，其病秋则寒甚，冬则寒轻，春则恶

风,夏则多汗。"二指老疟、久疟。王冰云:"痎,犹老也,亦瘦也。"《医学纲目》卷六疟寒热云:"痎疟者,久疟也。"三指夜病、阴病为痎,昼病、阳病为疟。吴昆云:"夜病者为痎,昼病者为疟。"高士宗云:"痎,阴疟也;疟,阳疟也。"四指间日疟。《说文》:"痎,二日一发疟。"五指疟疾的通称。马莳云:"痎疟者,疟之总称也。"《类经》十六卷第四十八云:"痎,皆也;疟,残疟之谓。疟症虽多,皆谓之疟,故曰痎疟。"按:据本篇文义,痎疟似以疟疾通称之说为是。

[2] 伸欠:伸,四肢伸展;欠,呵欠。《类经》十六卷第四十八注:"伸者,伸其四体,邪动于经也;欠,呵欠也,阴阳争引而然。"

[3] 寒栗鼓颔:因寒冷而全身发抖,下颌骨也随之鼓动。栗,战栗。颔,下颌骨。鼓,鼓动。

[语译] 黄帝问道:疟疾都是由于感受了风邪,但病的休止及发作却有一定的时间,这是什么道理呢?岐伯回答说:疟疾在开始发作的时候,先起于毫毛,使汗毛直竖,然后伸展四肢,呵欠乃作,恶寒战栗,两颔鼓动,腰和脊背等处俱痛;及至寒冷过去,则全身内外发热,头痛有如破裂,口渴欲饮冷水。

[原文] 帝曰:何气使然?愿闻其道。岐伯曰:阴阳上下交争[1],虚实更作[2],阴阳相移也。阳并于阴,则阴实而阳虚,阳明虚则寒栗鼓颔也[3];巨阳虚则腰背头项痛①[4];三阳俱虚则阴气胜,阴气胜则骨寒而痛;寒生于内,故中外皆寒;阳盛则外热,阴虚则内热,外内皆热,则喘而渴,故欲冷饮也。此皆得之夏伤于暑,热气盛,藏于皮肤之内,肠胃之外,此荣气之所舍也[5]。此令人汗空疏②,腠理开,因得秋气,汗出遇风,及得之以浴③,水气舍于皮肤之内,与卫气并居。卫气者,昼日行于阳,夜行于阴,此气得阳而外出,得阴而内薄,内外相薄④,是以日作[6]。

[校勘]

① 痛:《读素问钞》云:"此下当有少阳虚一节。"《疟疟论疏》云:"不列少阳形证者,以太阳为开,阳明为合,少阳为枢,而开之

能开,合之能合,枢转之也。"

② 汗空疎:新校正云:"按全元起本作汗出空疎,《甲乙经》、《太素》并同。"今本《甲乙》卷七第五、《太素》卷二十五疟解同新校正。

③ 及得之以浴:《甲乙》卷七第五作"得欲",《太素》卷二十五疟解作"乃得之以浴"。

④ 内外相薄:《太素》卷二十五疟解、《病源》卷十一痎疟候均无此四字。

[注释]

[1] 阴阳上下交争:《类经》十六卷第四十八注:"阳气者,下行极而上,阴气者,上行极而下,邪气入之,则阴阳上下交争矣。"

[2] 虚实更作:因为阴阳交争,阴胜则阳虚,阳胜则阴虚,疟疾发作时,阴阳更替相胜,故虚实更作。

[3] 阳明虚则寒栗鼓颔也:阳明主肌肉,故虚则恶寒战栗。其脉自交承浆,分行循颐后下廉出大迎,其支别者,从大迎前下人迎。故气不足,则颐颔振动。

[4] 巨阳虚则腰背头项痛:巨阳即太阳。足太阳脉从头别下项,循肩髆内挟脊抵腰中。故气不足,则腰背头项痛。

[5] 此荣气之所舍也:皮肤之内,肠胃之外,乃经脉通行之处。荣行脉中,故曰此荣气之所舍。

[6] 是以日作:《类经》十六卷第四十八注:"风寒自表而入,则与卫气并居,故必随卫气以为出入,卫气一日一周,是以新感之疟,亦一日一作。"

[语译] 黄帝说:这是什么原因引起的呢?我想听听其中的道理。岐伯说:这是由于阴阳上下相争,虚实交替发作,阴阳互相更移所致。阳气并入于阴分,则阴气实而阳气虚,阳明经气虚则寒栗鼓颔;太阳经气虚,则腰背头项疼痛;三阳经气都虚,则阴气过胜,阴胜则寒,因而骨节寒冷而疼痛;由于阳虚于外而外寒,阴胜于内而内寒,所以内外皆寒;如阴气并于阳分,则阳气实

而阴气虚,阳胜则外热,阴虚则内热,内外皆热,热壅于肺则喘促,热伤津液则口渴,所以欲饮冷水。这都是由于夏季伤于暑邪,热气过盛,邪气留藏于皮肤之内,肠胃之外,此为经脉所过之处,亦即荣气所居的部位。由于暑热内伏,使人汗孔疏松,腠理开泄,到了秋天,又感受了秋令清肃之气,或汗出遇到风邪,或洗澡时感受水气,风邪水气停留于皮肤之内,与卫气相合。卫气是白天行于阳分,夜间行于阴分,邪气随卫气循行于阳分时则外出,循行于阴分时则内入,阴阳内外相迫,所以每日发作。

[原文] 帝曰:其间日而作者何也? 岐伯曰:其气之舍深,内薄于阴,阳气独发,阴邪内著,阴与阳争不得出,是以间日而作也。帝曰:善。其作日晏与其日早者,何气使然? 岐伯曰:邪气客于风府,循膂[1]而下,卫气一日一夜大①会于风府,其明日日下一节,故其作也晏[2],此先客于脊背也,每至于风府则腠理开,腠理开则邪气入,邪气入则病作,以此日作稍益晏也。其出于风府②,日下一节,二十五日下至骶骨,二十六日入于脊内③,注于伏膂④之脉,其气上行,九日出于缺盆之中[3],其气日高,故作日益早也。其间日发者,由邪气内薄于五脏,横连募原⑤[4]也,其道远,其气深,其行迟,不能与卫气俱行,不得皆⑥出,故间日乃作也⑦。

[校勘]

① 大:此前《灵枢》岁露论、《病源》卷十一疟病候均有"常"字。

② 其出于风府:《灵枢》岁露论、《病源》卷十一疟病候均作"卫气之行风府"。

③ 二十五日下至骶骨,二十六日入于脊内:新校正云:"按全元起本二十五日作二十一日,二十六日作二十二日,《甲乙经》、《太素》并同。"今本《甲乙》卷七第五、《太素》卷二十五疟解、《灵枢》岁露论、《病源》卷十一疟病候均同新校正。《类经》十六卷第四十九注:"盖彼兼项骨为言,此则单言脊椎也。"另,"骶骨",《灵枢》作"尾底",《病源》作"尾骶"。义同。

④ 伏脊:《灵枢》岁露论、《病源》卷十一疟病候均作"伏冲"，《甲乙》卷七第五作"太冲"，《素问识》云:"太冲、伏冲、伏脊，皆一脉耳。"

⑤ 募原:新校正云:"按全元起本募作膜，《太素》、巢元方并同，举痛论亦作膜原。"今诸本同新校正。

⑥ 皆:《甲乙》卷七第五作"偕"。音义均同。

⑦ 其间日发者……故间日乃作也:《素问直解》将此四十四字移前"帝曰:其间日而作者何也"句后。《素问识》云:"此一节乃前节答语，其为错简明矣。"

[注释]

[1] 脊(lǔ 吕):一指脊椎骨。一指脊椎骨两侧的肌肉群。此指前者。

[2] 故其作也晏:《类经》十六卷第四十八注:"卫气每至明旦，则出于足太阳之晴明穴，而大会于风府，此一日一夜卫气周行之常度也。若邪气客于风府，必循脊而下，其气渐深，则日下一节，自阳就阴，其会渐迟，故其作渐晏也。"晏，晚的意思。

[3] 缺盆之中:指左右两缺盆的中间。缺盆有二:一为穴名，属足阳明胃经。一为锁骨上窝。此指后者。《灵枢》本输篇云:"缺盆之中，任脉也，名曰天突。"

[4] 募原:王冰注:"谓膈募之原系。"《素问识》云:"膜本取义于帷幕之幕，膜间薄皮，遮隔浊气者，犹幕之在上，故谓之幕，因从肉作膜。"按:募原亦称膜原。如举痛论之膜原，《太素》卷二十七邪客则作"募原"，《灵枢》百病始生篇、《太素》卷二十七邪传、《甲乙》卷八第二均作"募原"。是知募、膜为通假字。

[语译] 黄帝说:疟疾有隔一天发作一次的是什么道理呢?岐伯说:是因为邪气居留之处较深，向内迫及阴分，阳气独发于外，阴邪留着于内，阴与阳争不能即出，所以隔一日发作一次。黄帝说:好。但疟疾发作的时间，有的逐日推迟，有的逐日提前，是什么原因引起的呢?岐伯说:这是因为邪气从风府侵入人体，

循着脊骨逐日向下，人身的卫气一日一夜大会于风府，当卫气会于风府时，与邪气相遇，正邪分争病就发作，由于邪气每日向下移行一节，所以发作的时间一天比一天晚，这种情况多是邪气先客于脊背，卫气每至风府时，则腠理开，腠理开则邪气内入，邪气内入则病即发作，因邪气日下一节，所以发作的时间就逐日向后推移了。邪气从风府开始，循脊骨每日向下移行一节，至二十五日下至骶骨，二十六日再入脊内，转注于伏膂之脉，邪气循伏膂之脉上行，至九日上出于两缺盆的中间，由于邪气逐日升高，所以发作的时间也就一天比一天早。至于隔日发作一次的，是由于邪气向内迫近于五脏，横连于募原，它所行走的道路较远，邪气深藏，循行迟缓，不能和卫气并行，因而不能与卫气同时外出，所以隔一天才能发作一次。

[按语]　本节阐明疟疾间日而作和日晏日早的道理。据原文所述，间日发作是由于邪气之舍深，内迫五脏募原，不能和卫气每日相会，所以要隔日发作；日晏、日早是由于邪气循脊骨和伏膂之脉移行时，有向下向上的不同，所以发作的时间有日晏和日早的区别。有人证明：疟疾病人在脊柱间确有一定的压痛点，在此处施针治疗也有一定疗效。至于经文中"日下一节"之说，因缺乏临床验证，有待进一步探讨。

[原文]　帝曰：夫子言卫气每至于风府，腠理乃发，发则邪气入，入则病作。今卫气日下一节，其气之发也不当风府，其日作者奈何？岐伯曰：此邪气客于头项循膂而下者也，故虚实不同，邪中异所，则不得当其风府也。故邪中于头项者，气至头项而病；中于背者，气至背而病；中于腰脊者，气至腰脊而病；中于手足者，气至手足而病。卫气之所在，与邪气相合，则病作。故①风无常府，卫气之所发②，必开其腠理，邪气之所合，则其府也③。

[校勘]
①　此邪气客于头项循膂而下者也……故：新校正云："按全

元起本及《甲乙经》、《太素》自'此邪气客于头项至下则病作,故'八十八字并无。"今本《甲乙》卷七第五、《太素》卷二十五疟解、《灵枢》岁露论、《病源》卷十一疟病候均无《素问识》云:"八十八字《外台》有,此疑古注文。"

② 发:《灵枢》岁露论、《病源》卷十一疟病候作"应"。《素问识》云:"下文云:卫气应乃作。发当作应。"

③ 合,则其府也:《灵枢》岁露论作"舍节,则其府也",《甲乙》卷七第五作"合,则其病作",《病源》卷十一疟病候作"舍,则其病作"。

[语译] 黄帝说:先生说卫气每至于风府时,则腠理开发,腠理开发则邪气袭入,邪气袭入则疟疾发作。现在卫气是每日向下移行一节,疟疾发作时,其邪气并不在风府穴处,但疟疾还是每日发作一次,这是什么道理呢? 岐伯说:这是由于邪气客于头项,循着脊骨下行的缘故,人体有虚实的不同,邪中的部位也不一样,所以邪气所客,不一定都在风府穴处。故邪中于头项的,卫气行至头项与邪气相合而发病;邪中于背部的,则卫气行至背部而发病;邪中于腰脊的,卫气行至腰脊而发病;邪中于手足的,卫气行至手足而发病。凡卫气循行至邪留着之处,与邪气相合,则病即发作。所以说风邪侵袭人体没有一定的部位,凡卫气外发之处,必然开泄腠理,邪气因而袭入与卫气在此相合,此处即是风之府。

[按语] 本节指出风府有两个含义,一指项后风府穴处而言,一指风邪留舍之处而言。所谓"风无常府",即为后者。

[原文] 帝曰:善。夫风之与疟也,相似①同类[1],而风独常在,疟得有时而休者何也? 岐伯曰:风气留其处,故常在;疟气随经络沉[2]以内薄②,故卫气应乃作。

[校勘]
① 似:《灵枢》岁露论、《病源》卷十一疟病候、《外台》卷五疗疟方均作"与"。

② 沉以内薄:《甲乙》卷七第五作"次以内传"。

[注释]

[1] 夫风之与疟也,相似同类:此风指风证而言,痎疟亦生于风,二者都有寒热症状,故言相似同类。

[2] 沉:深也。《庄子》外物:"慰暋沉屯。"

[语译] 黄帝说:好。但风证与疟疾,相似而同类,为什么风证常持续存在,而疟疾却发作有时呢?岐伯说:风邪致病是常留于所中之处,所以症状持续存在;疟邪则是循着经络深入,内迫五脏,横连募原,必须与卫气相遇才能发病,故发作有时。

[原文] 帝曰:疟先寒而后热者何也?岐伯曰:夏伤于大暑,其汗大出,腠理开发,因遇夏气凄沧[1]之小寒迫之①,藏于腠理皮肤之中,秋伤于风,则病成②矣。夫寒者阴气也,风者阳气也,先伤于寒而后伤于风,故先寒而后热也,病以时作,名曰寒疟。帝曰:先热而后寒者何也?岐伯曰:此先伤于风而后伤于寒,故先热而后寒也,亦以时作,名曰温疟。其但热而不寒者,阴气先绝[2],阳气独发,则少气烦冤[3],手足热而欲呕,名曰瘅[4]疟。

[校勘]

① 小寒迫之:原作"水寒"。《甲乙》卷七第五作"小寒迫之",《太素》卷二十五三疟作"小寒寒迫之"。今据《甲乙》改。

② 成:《太素》卷二十五三疟作"盛"。

[注释]

[1] 凄沧:寒凉的意思。气交变大论王冰注:"凄沧,薄寒也。"

[2] 阴气先绝:《素问经注节解》注:"先绝,非谓阴气败绝也,言火邪炽盛,纯阳独胜,若无阴然。"

[3] 烦冤:心烦郁闷的意思。冤,《太素》卷二十五三疟作"悗",义同,郁闷也。

[4] 瘅:王冰注:"瘅,热也,极热为之也。"

[语译] 黄帝说:疟疾发作先寒后热的,是什么道理呢?岐

伯说:夏天感受了严重的暑热,人体汗出过多,使腠理开泄,这时如果遇到微寒外迫,邪气藏在腠理皮肤之内,及至秋天又为风邪所伤,疟疾因而形成。寒邪属阴,风邪属阳,因先伤于寒邪,后伤于风邪,所以先寒而后热,这种疟疾发作有一定的时间,名叫寒疟。黄帝说:先热而后寒的是什么道理呢? 岐伯说:这是先伤于风邪,后伤寒邪,所以先热而后寒,这种疟疾也是按一定的时间发作,名叫温疟。若但发热而不恶寒的,这是由于阴气虚弱较甚,阳气独发于外,因热盛伤气,内扰神明,故少气烦闷;内外俱热,故手足热而欲吐,这叫做瘅疟。

[按语] 本文是根据疟疾的临床表现,将其分为三大类型。先寒后热,寒重热轻,发作有定时的,称做寒疟;先热后寒,热重寒轻,发作亦有定时的,称为温疟;但热不寒,高烧严重,发作无定时的,称作瘅疟。这种分类法,对于指导临床辨证施治,具有一定的意义。

[原文] 帝曰:夫经言[1]有余者泻之,不足者补之。今热为有余,寒为不足。夫疟者之寒,汤火不能温也,及其热,冰水不能寒也,此皆有余不足之类。当此之时,良工不能止,必须①其自衰乃刺之,其故何也? 愿闻其说。岐伯曰:经言无刺熇熇之热②[2],无刺浑浑之脉[3],无刺漉漉之汗[4],故为其病逆③未可治也。夫疟之始发也,阳气并于阴,当是之时,阳虚而阴盛,外无气[5],故先寒栗也。阴气逆极,则复出之阳,阳与阴复并于外,则阴虚而阳实,故先④热而渴。夫疟气者,并于阳则阳胜,并于阴则阴胜,阴胜则寒,阳胜则热。疟者,风寒之气不常也,病极则复至⑤[6]。病之发也,如火之热,如风雨不可当也。故经言曰:方其盛时,勿敢毁伤⑥,因其衰也,事必大昌[7],此之谓也。夫疟之未发也,阴未并阳,阳未并阴,因而调之,真气得安,邪气乃亡。故工不能治其已发,为其气逆也。

[校勘]
① 须:《甲乙》卷七第五作"待"。

② 热:新校正云:"按全元起本及《太素》热作气。"今本《太素》卷二十五三疟同新校正。

③ 故为其病逆:《甲乙》卷七第五无"故"字,《太素》卷二十五三疟作"故其为病逆"。

④ 先:《吴注素问》改作"后"。《内经评文》以为应作"复"。按:作"复"字义长。

⑤ 疟者,风寒之气不常也,病极则复至:原"至"字连下句读。新校正云:"按《甲乙经》作疟者,风寒之暴气不常,病极则复至。全元起本及《太素》作疟,风寒气也,不常,病极则复至。至字连上句,与王氏之意异。"今本《甲乙》卷七第五、《太素》卷二十五三疟同新校正。据改。

⑥ 勿敢毁伤:原作"必毁",语短韵不协,《太素》卷二十五三疟作"无敢必毁"。《灵枢》逆顺篇作"勿敢毁伤",今据改。

[注释]

[1] 经言:指古医经所言。张介宾以为指《灵枢》逆顺篇。查今本《灵枢》经文,与本文所引略同。

[2] 熇熇(hèhè 赫赫)之热:热势炽盛的样子。熇熇,热炽盛。《诗经》大雅:"多将熇熇。"《疏》:"熇熇,是气热之盛,故为炽盛也。"

[3] 浑浑之脉:脉来急速的样子。

[4] 漉漉(lùlù 鹿鹿)之汗:王冰注:"言汗大出也。"漉,渗滤已极的意思。扬雄《方言》云:"渗漉竭尽也。"

[5] 外无气:《素问经注节解》注:"人之无病也,阳卫外,阴守中。及邪中于身而为病也,阴阳之气,随之而乱矣。是故邪入于阴,则阳气亦随之而并于阴,唯并于阴,于是阳在内而不在外,故外无气。"

[6] 病极则复至:指疟疾的发作是阴阳之气相并而盛极,盛极则又会复发。

[7] 方其盛时,勿敢毁伤,因其衰也,事必大昌:《类经》十六

卷第四十八注:"病邪方盛之时,真气正衰,辄加以刺,必致毁伤,故当因其衰止而后取之,则邪气去而事大昌矣。"大昌,顺利的意思。

[语译] 黄帝说:经云有余的应当泻,不足的应当补。今发热为有余,发冷为不足。而疟疾的寒冷,虽用热水和炭火也不能使之温暖,及至发热时,虽用冰水也不能使之凉爽,这都是属于有余不足之类的病。当其寒热正在发作的时候,虽是好的医生也无法制止,必须等到病势自行衰退之后才可以施用针刺治疗,这是什么原因呢?我愿意听听其中的道理。岐伯说:经云:高热的时候不能刺,脉搏急速的时候不能刺,大汗出的时候不能刺,因为这正是邪盛气逆的时候,故不可立即针刺治疗。疟疾刚开始发作时,阳气并于阴分,当此之时,阳气虚而阴气盛,阳气随疟邪入里而表虚,所以先发生寒栗。当阴气逆乱已极,物极必反,则复出于阳分,阳与阴相并于外,则阴分虚而阳分实,所以先热而口渴。关于疟邪,并于阳时则阳盛,并于阴时则阴盛,阴盛则发冷,阳盛则发热。疟疾感受的风寒之气并不常在,其发作是由于阴阳相并而盛极时,则病又重复发作。当其病发作的时候,好像火一样剧烈,又像暴风骤雨势不可挡。故经书上说:当邪气正盛的时候,切不可攻邪,在邪势自衰的时候,治疗效果良好,就是这个意思。因此治疗疟疾,应该在疟疾尚未发作之时,此时阴气未并于阳分,阳气未并于阴分,因而加以调治,则可使正气安定,邪气乃得消亡。所以医生不能在疟疾发作的时候进行治疗,是由于此时正是正邪交争气机逆乱的缘故。

[原文] 帝曰:善。攻之奈何?早晏何如?岐伯曰:疟之且发也,阴阳之且移也,必从四末始也[1],阳已伤,阴从之,故①先其时坚束其处[2],令邪气不得入,阴气不得出,审候见之在孙络盛坚而血者皆取之,此真往[3]而②未得并者也。

[校勘]
① 故:此后《甲乙》卷七第五有"气未并"三字。

② 真往而:《甲乙》卷七第五作"其往而",《太素》卷二十五三疟作"直往而取"。《素问识》:"《太素》作直往似是。"

[注释]

[1] 疟之且发也……必从四末始也:《太素》卷二十五三疟注:"夫疟之作也,必内阴外阳相入相并相移乃作,四肢为阳,脏腑为阴,疟之将作,阳从四肢而入,阴从脏腑而出,二气交争,阴胜为寒,阳胜为热。"马莳注:"方疟之将发,阴阳将移,必从四末而移,四末者,手足之指也,四末为十二经井荥俞经合之所行,故阴阳相移,必从此始。"

[2] 先其时坚束其处:《太素》卷二十五三疟注:"疗之二气未并之前,以绳束四肢病所来处,使二气不得相通,必邪见孙络,皆刺去血。"《千金》卷十第六云:"先其时一食顷,用细左索紧束其手足十指,令邪气不得入,阴气不得出,过时乃解。"

[3] 真往:马莳注:"真气自往。"吴昆注:"真,正邪也。"此文疑有误,姑从马注。

[语译] 黄帝说:好。那么如何治疗呢?时间的早晚怎样掌握呢?岐伯说:疟疾将要发作之时,正是阴阳将要更移之时,它必然从四肢末端开始,如果阳气已被邪伤,则阴气亦必往而从之,所以应当在阴阳二气尚未相并的时候,即在疟疾发作之前,以绳索紧束其四肢末端,使邪气不得内入,阴气不得外出,两者不能更移,然后详细观察,若发现孙络坚实充盛而有瘀血者,都要刺出其血,这样就会使真气虽往而不能与邪气相并,则疟疾不能发作。

[按语] 本节指出用绳索紧束四肢末端刺血的治疟方法,明人吴昆曾曰:"今北人行之。"说明当时在我国北方尚有用此法治疟者。但今已不用,究其疗效如何,有待于临床上进一步观察。

[原文] 帝曰:疟不发,其应何如? 岐伯曰:疟气①者,必更盛更虚,当②气之所在也。病在阳,则热而脉躁;在阴,则寒而脉

静;极则阴阳俱衰,卫气相离,故病得休;卫气集,则复病也。

[校勘]

① 气:《甲乙》卷七第五无。

② 当:《甲乙》卷七第五、《太素》卷二十五三疟均作"随"。

[语译] 黄帝说:疟疾在不发作的时候,它的情况是怎样的呢?岐伯说:疟疾的发作,必然是阴阳虚实交替出现,这种情况一般是适值卫气所在的部位。病在阳分时,则发热而脉搏躁急;病在阴分时,则发冷而脉搏沉静;病势发展到了极点,物极必反,则阴阳俱衰,邪气与卫气分离,所以疟疾也就停止发作;若卫气与邪气再度相合时,则疟疾又会发作了。

[原文] 帝曰:时有间二日或至数日发,或渴或不渴,其故何也?岐伯曰:其间日者,邪气与卫气客于六腑,而有时相失①,不能相得,故休数日乃作也[1]。疟者,阴阳更胜也,或甚或不甚,故或渴或不渴[2]。

[校勘]

① 邪气与卫气客于六腑,而有时相失:《吴注素问》将此改为"邪气客于六腑,而有时与卫气相失"。另,"客于六腑",《素问识》云:"考上文,并无客于六腑之说,疑是风府之讹。"

[注释]

[1] 邪气与卫气客于六腑……故休数日乃作也:张志聪注:"六腑者,谓六腑之募原也,六腑之募原者,连于肠胃之脂膜也。相失者,不与卫气相遇也。"高士宗注:"邪气与卫气并客于六腑,卫气入腑,周时不能外出,而有时相失矣。有时相失,不能与病气相得,故间二日、或休数日乃作也。"客,在此作会讲,《类经》十六卷第四十八注:"客,犹言会也。"

[2] 疟者……故或渴或不渴:《太素》卷二十五三疟注:"阴胜寒甚不渴,阳胜热甚故渴也。"王冰注:"阳胜阴甚则渴,阳胜阴不甚则不渴也。胜,谓强盛于彼之气也。"今从杨注。

[语译] 黄帝问:有的疟疾隔二日或隔数日发作一次,发作

时有的渴,有的不渴,这是什么原因呢?岐伯说:疟疾之所以隔日而发,是因为邪气客于六腑之募原,卫气亦因之入腑与邪气相会,不能外出,卫气与邪气有时相失,不能每日相会,所以要隔二日或停数日才能发作。疟疾病,是由于阴阳更替相胜造成的,如果阳胜于阴,则热甚而渴;阴胜于阳,则寒甚而不渴。故疟疾发作时有的渴有的不渴。

[原文] 帝曰:论[1]言①夏伤于暑,秋必病疟②,今疟不必应者何也? 岐伯曰:此应四时者也。其病异形者,反四时也[2]。其以秋病者寒甚[3],以冬病者寒不甚[4],以春病者恶风[5],以夏病者多汗[6]。

[校勘]

① 论言:四库本作"论疟者"。

② 病疟:生气通天论、阴阳应象大论均作"痎疟",《太素》卷二十五三疟作"痎疟"。

[注释]

[1] 论:似指生气通天论及阴阳应象大论。

[2] 其病异形者,反四时也:《类经》十六卷第四十八注:"夏伤于暑,秋必病疟,此应四时者也。其于春夏冬而病疟者,则病形多异,正以四时之气,寒热各有相反,皆能为疟也。"

[3] 以秋病者寒甚:王冰注,"秋气清凉,阳气下降,热藏肌肉,故寒甚也。"

[4] 以冬病者寒不甚:王冰注:"冬气严冽,阳气伏藏,不与寒争,故寒不甚。"

[5] 以春病者恶风:春气温和,阳气外泄,肉腠开发,故恶于风。

[6] 以夏病者多汗:夏气暑热,津液充盈,外泄皮肤,故多汗出。

[语译] 黄帝说:论言夏天伤于暑热之邪,秋天就要发生疟疾,现在有些疟疾的发作,与此说并不符合,是什么道理呢? 岐

伯说:夏伤于暑,秋必病疟,这是应于四时发病的一般规律。有些发病情况与此不同的,则是由于与四时发病情况相反。如疟疾发于秋天则寒冷较重,发于冬天的寒冷较轻,发于春天的病多恶风,发于夏天的出汗很多。

[按语]　本节指出疟疾的发生有两种情况:一种是与四时相应的疟疾,一般在夏秋季节发生,也最常见。另一种是与四时不相应的疟疾,四季皆可发生,但比较少见。这种情况是符合临床实际的。

[原文]　帝曰:夫病温疟与寒疟①而皆安舍? 舍于何脏? 岐伯曰:温疟者,得之冬中于风寒,气②藏于骨髓之中,至春则阳气大发,邪气不能自出,因遇大暑,脑髓烁[1],肌肉消,腠理发泄,或③有所用力,邪气与汗皆出,此病藏于肾,其气先从内出之于外也。如是者,阴虚而阳盛,阳盛则热矣,衰则气复反入,入则阳虚,阳虚则寒矣,故先热而后寒,名曰温疟。

[校勘]

① 寒疟:《内经评文》云:"按寒似当作瘅。"下文所论皆言温疟与瘅疟,并未涉及寒疟,此说似是。而马莳、张介宾、张志聪、高士宗等人则以为寒疟已悉于前,故不复论。

② 气:此前《甲乙》卷七第五、《病源》卷十一温疟候均有"寒"字。

③ 或:《太素》卷二十五三疟、《病源》卷十一温疟候均作"因"。

[注释]

[1] 脑髓烁:指暑热之气上熏于脑,使脑髓受到消耗,出现精神疲倦,头昏等症状。烁,消熔的意思。

[语译]　黄帝说:温疟和寒疟,其邪气都留止于什么地方? 藏于何脏? 岐伯说:温疟是由于冬天感受了风寒之邪,邪气藏于骨髓之中,到了春天阳气发生的时候,由于邪气潜藏较深,不能随阳气自行外出,到了夏天又因感受暑热之气,热气上熏,使人

脑髓消烁,精神疲倦,热气外迫而肌肉消瘦,腠理发泄,或因劳力过甚,邪气与汗同时外出,此病邪原是藏之于肾,留止于骨髓,故邪气先从内而出之外。这样的病,多是阴虚而阳盛,阳盛所以就发热,热极而衰则邪气复入阴分,复入阴分则阴盛而阳虚,阳虚就要发冷了,因这种病是先热而后寒,所以名叫温疟。

[按语] 本篇经文对温疟的论述有两处,前论先伤于风后伤于寒为温疟,乃指天地阴阳邪气为病;此论先出之阳后入于阴为温疟,乃指人体阴阳出入为病。文义虽殊,其理则合,而且皆有先热后寒之症,故可两相参照。

[原文] 帝曰:瘅疟何如?岐伯曰:瘅疟者,肺素有热气盛于身,厥逆上冲①[1],中气实而不外泄,因有所用力,腠理开,风寒舍于皮肤之内、分肉之间而发,发则阳气盛,阳气盛而不衰则病矣。其气不及于阴②,故但热而不寒[2],气内藏于心,而外舍于分肉之间,令人消烁脱肉③,故命曰瘅疟[3]。帝曰:善。

[校勘]

① 厥逆上冲:《甲乙》卷七第五、《外台》卷五温疟方均作"厥气逆上"。

② 不及于阴:新校正云:"按全元起本及《太素》作'不反之阴',巢元方作'不及之阴'。"今本《太素》卷二十五三疟、《甲乙》卷七第五同新校正。《病源》卷十一瘅疟候同本经。《素问直解》"及"改作"反",注云:"反,旧本误及,今改。"按:"及"、"反"二字均通。

③ 脱肉:《病源》卷十一瘅疟候作"肌肉"。

[注释]

[1] 厥逆上冲:肺主一身之气,肺素有热,则热气充斥于全身,此热不能外出皮毛,则厥逆而冲上。厥,逆也。

[2] 其气不及于阴,故但热而不寒:《类经》十六卷第四十八注:"肺素有热者,阳盛气实之人也,故邪中于外,亦但在阳分而不及于阴,则但热不寒也。"

[3] 名曰瘅疟：马莳注："此热气者，内藏于心肺而外舍于分肉，令人消烁脱肉，病名曰瘅疟，由此观之，则瘅疟之所舍者，肺与心耳。"

[语译] 黄帝说：瘅疟的情况是怎样的呢？岐伯说：瘅疟是由于肺中素有郁热，肺主一身之气，故热气充斥全身，此热不能外出皮毛，故逆而冲上，致使气实于内不能外泄，适因劳力过甚，腠理开泄，风寒之邪乘机侵入于皮肤之内、肌肉之间而发病，发则阳气偏盛，阳气盛如不见衰减，就会发生疟疾。由于邪气不能入于阴分，所以但热而不寒，这种病邪内藏于心脏，外留于肌肉之间，能使人肌肉消瘦，所以叫瘅疟。黄帝说：好。

[按语] 本篇对瘅疟的论述有两种说法。一由外因引起，一由内因外因相兼为病。二者虽都有但热不寒之主症，但病机、兼症却不相同。前者是"阴气先绝，阳气独发"，其症"少气烦冤，手足热而欲呕"；后者是热邪藏于心肺，外舍于皮肤分肉之间，"其气不及于阴"，其症"消烁脱肉"。学习时必须互相参照，才能有全面的理解。

刺疟篇第三十六

新校正云：按全元起本在第六卷。

本篇着重论述针刺治疗疟疾的方法，故名刺疟篇。

[提要] 本篇主要内容有：

一、六经疟、五脏疟、胃疟等十二种疟疾的症状及刺治方法。

二、提出"先其发时如食顷而刺之"的刺疟基本法则，及"病之所先发者，先刺之"的刺疟方法。并举例说明治疗疟疾从权达变、灵活刺治的重要性。

三、风疟、温疟、胕髓病、疟疾渴与不渴等病证的针刺方法。

[原文] 足太阳之疟，令人腰痛头重，寒从背起[1]，先寒后

热,熇熇喝喝[2]然,热止汗出①,难已,刺郄中②[3]出血。

[校勘]

① 先寒后热,熇熇喝喝然,热止汗出:新校正云:"按全元起本并《甲乙经》、《太素》、《巢元方并作》'先寒后热渴,渴止汗出'。与此文异。"今本《太素》卷二十五十二疟同新校正,《甲乙》卷七第五"汗"后有"乃"字。

② 郄中:《甲乙》卷七第五作"腘中"。

[注释]

[1] 足太阳之疟……寒从背起:足太阳之脉,从巅入络脑,还出别下项,循肩髆内挟脊抵腰中;其支别者,从髆内左右别下贯胂,故足太阳之疟,令人腰痛头重,寒从背起。

[2] 喝(hē 喝)喝:形容发热之状。喝,《集韵》:"热也。"

[3] 郄中:即委中穴,在膝弯中央横纹处。

[语译] 足太阳经的疟疾,使人腰痛头重,感觉寒冷从脊背而起,先寒后热,热势炽盛,热止而汗出,此为邪气盛而正气虚,故难以痊愈,治疗时可刺委中出血。

[原文] 足少阳之疟,令人身体解㑊[1],寒不甚,热不甚,恶见人,见人心惕惕然①[2],热多汗出甚,刺足少阳[3]。

[校勘]

① 恶见人,见人心惕惕然:按《灵枢》经脉篇及本经阳明脉解篇文义,此症似属足阳明经。

[注释]

[1] 解㑊(xiè yì 懈亦):《太素》卷二十五十二疟注:"足少阳脉羁终身之肢节,故此脉病,身体解㑊。"详见平人气象论注。

[2] 惕惕然:恐惧的样子。惕,惧也。

[3] 刺足少阳:王冰注:"侠溪主之。侠溪在足小指次指岐骨间本节前陷者中,少阳之荥。"

[语译] 足少阳经的疟疾,使人身体因倦懈怠,恶寒发热均不甚厉害,厌恶见人,见人则心中感到恐惧,发热的时候较多,汗

出也很严重,治疗时,可刺足少阳经的荥穴侠溪。

[原文] 足阳明之疟,令人先寒,洒淅洒淅[1],寒甚①久乃热,热去汗出,喜见日月②光火气乃快然③[2],刺足阳明跗上[3]。

[校勘]

① 洒淅洒淅,寒甚:《外台》五脏及胃疟方作"洒洒淅淅,寒甚",《圣济总录》足阳明胃疟作"洒淅,寒甚",李今庸云:"洒淅,寒甚为上一洒淅注语,误入正文。"

② 月:《病源》卷十一疟病候无。

③ 令人先寒……喜见日月光火气乃快然:《素问释义》曰:"此与少阴节错简,当在足少阴其病难已之上,阴病多寒,喜见日月光火气者,阳虚故也。"

[注释]

[1] 洒淅(xiǎn xī 鲜希):恶寒战栗的样子。

[2] 喜见日月光火气乃快然:阳明脉解篇云:"足阳明之脉病,恶人与火。"盖阳明本多气多血,又感受阳邪,故恶见火热;今因胃气虚,又感阴邪,故喜见日月光及火气,见之乃快然。

[3] 刺足阳明跗上:即刺足阳明之冲阳穴。王冰注:"跗上,冲阳穴也。在足跗上同身寸之五寸骨间动脉上,去陷谷同身寸之三寸,阳明之原。"跗上,即足背。

[语译] 足阳明经的疟疾,使人先觉得发冷,恶寒战栗,寒冷逐渐加剧,时间很久则发热,热退时汗出,喜见日月光及火热之气,见到了就感到痛快,治疗时,可刺足阳明跗上的冲阳穴。

[原文] 足太阴之疟,令人不乐,好大息[1],不嗜食,多寒热①汗出,病至则善呕,呕已乃衰,即取之②[2]。

[校勘]

① 多寒热:《甲乙》卷七第五作"多寒少热"。

② 之:此后《甲乙》卷七第五有"足太阴"三字。

[注释]

[1] 大息:即太息,指深长的呼吸。古无太字,大即太。

[2]　足太阴之疟……即取之:《太素》卷二十五十二疟注:
"足太阴脉,从胃别上膈,注心中,故疟令人不乐,好太息也。脾
胃主食,故脾脉病不嗜食,其脉入腹属脾络胃,上膈挟咽,故病将
极喜呕,呕已乃衰,时即宜取之也。"王冰注:"即取之井俞及公孙
也。公孙在足大指本节后,同身寸之一寸,太阴络也。"

[语译]　足太阴经的疟疾,使人心中闷闷不乐,喜太息,不
思饮食,多发寒热而汗出,疟疾发作时则多呕吐,呕吐之后病即
减轻,治疗应在其衰时,立即刺足太阴经的络穴公孙和井穴
隐白。

[原文]　足少阴之疟,令人呕吐甚,多寒热,热多寒少①,欲
闭户牖而处②,其病难已③[1]。

[校勘]

①　多寒热,热多寒少:《甲乙》卷七第五作"多寒少热"。

②　令人呕吐甚……欲闭户牖而处:《素问释义》云:"此阳明
疟脱文也,胃逆则呕吐,阳盛故热多,阳明病恶人与火,故欲闭户
牖而处。"此说可参。

③　难已:此后《甲乙》卷七第五有"取太溪"三字。

[注释]

[1]　足少阴之疟……其病难已:《类经》十六卷第五十注:
"肾脉上贯肝膈,入肺中,循喉咙,阴邪上冲,故为呕吐甚;肾病则
阴虚,阴虚故热多寒少;病在阴者喜静,故欲闭户牖而处;肾为至
阴之脏而邪居之,故病深难已。"

[语译]　足少阴经的疟疾,使人发生严重的呕吐,多发寒
热,且热多寒少,喜欢关闭门窗独居,这种疟疾因病在至阴,故难
以治愈。

[原文]　足厥阴之疟,令人腰痛少腹满[1],小便不利如癃
状①,非癃也,数便,意恐惧②,气不足,腹中悒悒[2],刺足厥阴[3]。

[校勘]

①　癃状:四库本作"是状"。

② 数便，意恐惧：《甲乙》卷七第五作"数噫恐惧"，《太素》卷二十五二疟、《病源》卷十一疟病候、《外台》卷五五脏及胃疟方均作"数小便，意恐惧"，于义较明。

［注释］

［1］令人腰痛少腹满：足厥阴脉，循股阴入毛中，环阴器抵少腹，故足厥阴之疟，令人腰痛少腹满。

［2］小便不利如癃状……腹中悒悒（yì yì 意意）：张志聪注："水液如癃非癃，而小便频数不利者，厥阴之气不化。志意者，所以御精神、收魂魄，经云：肝气虚则恐，盖肝脏之神魂不足，故意恐惧也。木主春生之气，厥阴受邪，故生气不足。木郁不达，故腹中悒悒也。"癃，小便不利。悒悒，不畅貌。

［3］刺足厥阴：王冰注："太冲主之。在足大指本节后同身寸之二寸陷者中，厥阴俞也。"

［语译］ 足厥阴经的疟疾，使人腰痛，少腹胀满，小便不利好像癃病，却又不是癃病，只是小便次数多而不爽，心中有恐惧感，气觉不足，腹中悒悒不畅，治疗时，应刺足厥阴经的俞穴太冲。

［按语］ 上述六节经文，主要论述足三阳三阴六经疟疾的不同症状和治疗方法。这些症状之所以不同，主要是与经络的循行部位以及所在脏腑的功能有关。因此，只有掌握了它们的不同特点，才可以正确的进行治疗。文中足阳明与足少阴之疟，历代注家多随文注释，在理论上甚为费解，疑二节互相错简，因"令人呕吐甚，多寒热，热多寒少，欲闭户牖而处"等症，很象阳明病；而"令人先洒淅洒淅，寒甚久乃热，热去汗出，喜见日月光火气乃快然"，颇似少阴病。故此提出，存疑待考。

［原文］ 肺疟者，令人心寒，寒甚热，热间①善惊，如有所见者，刺手太阴阳明[1]。心疟者，令人烦心甚，欲得清水，反寒多，不甚热②，刺手少阴[2]。肝疟者，令人色苍苍然，太息，其状若死者，刺足厥阴见血[3]。脾疟者，令人寒，腹中痛，热则肠中鸣，鸣

已汗出,刺足太阴[4]。肾疟者,令人洒洒然[5],腰脊痛宛转[6],大便难,目眴眴然[7],手足寒,刺足太阳少阴[8]。胃疟者,令人且病也③,善饥而不能食,食而支满腹大,刺足阳明太阴横脉出血[9]。

[校勘]

① 寒甚热,热间:《太素》卷二十五十二疟、《病源》卷十一疟病候均作"寒甚热间"。

② 反寒多,不甚热:《太素》卷二十五十二疟作"及寒多,寒不甚热甚",于义为胜。

③ 且病也:《甲乙》卷七第五作"且病寒",《太素》卷二十五十二疟作"疽病也"。

[注释]

[1] 肺疟者,令人心寒……刺手太阴阳明:《类经》十六卷第五十注:"肺者心之盖也,以寒邪而乘所不胜,故肺疟者令人心寒。寒甚复热,而心气受伤,故善惊如有所见。当刺其表里二经。"王冰注:"列缺主之。列缺在手腕后同身寸之一寸半,手太阴络也……阳明穴,合谷主之。合谷在手大指次指歧骨间,手阳明脉之所过也。"

[2] 反寒多,不甚热,刺手少阴:心虽阳脏,但因疟邪所干,则阳虚阴盛,故反寒多,不甚热。刺手少阴,王冰注:"神门主之。神门在掌后锐骨之端陷者中,手少阴俞也。"

[3] 刺足厥阴见血:王冰注:"中封主之。中封在足内踝前同身寸之一寸半陷者中,仰足而取之,伸足乃得之,足厥阴经也,刺出血止。"

[4] 刺足太阴:王冰注:"商丘主之。商丘在足内踝下微前陷者中,足太阴经也。"

[5] 洒洒然:寒栗貌。

[6] 宛转:马莳注:"宛转而难于转身也。"

[7] 眴眴(xuān xuān 眩眩)然:《太素》卷二十五十二疟注:"又或为眩,肾腑膀胱足太阳脉起目内眦,故令目眩也。"马莳注:

"目眴眴然,水亏则火盛,故目不明也。"按:眴、眩二字古通,当以《太素》注为是。

[8]刺足太阳少阴:据本节及足少阴疟王冰注,当指足太阳委中穴及足少阴大钟穴。大钟在足内踝后陷中,为少阴络穴。

[9]刺足阳明太阴横脉出血:王冰注:"厉兑、解溪、三里主之。厉兑在足大指次指之端,去爪甲如韭叶,阳明井也……解溪在冲阳后同身寸之三寸半腕上陷者中,阳明经也……三里在膝下同身寸之三寸,骺骨外廉两筋肉分间,阳明合也……然足阳明取此三穴,足太阴刺其横脉出血也。横脉,谓足内踝前斜过大脉,则太阴之经脉也。"

[语译] 肺疟,使人心中感到发冷,冷到极点又发热,在发热的时候容易发惊,好像见到了可怕的东西一样,治疗时应刺手太阴经的列缺和手阳明经的合谷穴。心疟,使人心烦较甚,想喝冷水,但身上反觉寒重而不甚热,治疗时应刺手少阴经的神门穴。肝疟,使人面色青,喜太息,状如死人,治疗时,应取足厥阴经的中封穴刺出其血。脾疟,使人发冷,腹中痛,待转为热时则脾气行而肠鸣,鸣后阳气外达即汗出,治疗时应刺足太阴经的商丘穴。肾疟,使人洒洒寒冷,腰脊痛转侧不利,大便困难,目眩,手足寒冷,治疗时应刺足太阳经的委中穴和足少阴经的大钟穴。胃疟,当其发病的时候,使人感到饥饿但又不能吃东西,吃东西就要胀满而腹部膨大,治疗时应刺足阳明经的厉兑、解溪、三里穴和取足太阴经横脉刺出其血。

[按语] 本节主要论述五脏疟和胃疟的症状及刺治方法。根据以前经文对疟疾的论述,一般地说,邪入于五脏六腑募原之间,不直接侵犯脏腑的,则形成间日疟或数日疟;邪入于三阴三阳六经为主,间接波及脏腑的,则形成六经之疟;邪气直接侵犯脏腑而引起的疟疾,则为五脏六腑之疟。

[原文] 疟发身方热,刺跗上动脉[1],开其空,出其血①,立寒。疟方欲寒,刺手阳明太阴、足阳明太阴[2]。

[校勘]

① 出其血:《太素》卷二十五十二疟无此三字。

[注释]

[1] 刺跗上动脉:指足阳明胃经之冲阳穴。胃为五脏六腑之长,阳明为多气多血之经,故阳盛身热,可取其穴刺之出血,以泻其热。

[2] 刺手阳明太阴、足阳明太阴:王冰注:"当随四经之井俞而刺之。"即刺手阳明经井穴商阳、俞穴三间;手太阴经井穴少商、俞穴太渊:足阳明经井穴厉兑、俞穴陷谷;足太阴经井穴隐白、俞穴太白。

[语译] 疟疾始发而身体刚要发热的时候,可刺足背动脉处的冲阳穴,并开大针孔,使之出血,则可立即热退身凉。疟疾将要发冷而尚未发冷的时候,可刺手阳明、手太阴、足阳明、足太阴的井穴和俞穴进行治疗。

[原文] 疟脉满大急,刺背俞[1],用中针,傍伍胠俞[1]各一,适肥瘦出其血也。疟脉小实急,灸胫少阴、刺指井[2]。疟脉满大急,刺背俞,用五胠俞、背俞各一,适行至于血也①[3]。疟脉缓大虚,便宜②用药,不宜用针[4]。

[校勘]

① 疟脉满大急,刺背俞,用五胠俞背俞各一,适行至于血也:新校正云:"详此条从疟脉满大至此注(指王冰注)终,文注共五十五字,当从删削,经文与次前经文重复,王氏随而注之,别无义例,不若士安(即皇甫谧)之精审不复出也。"《甲乙》卷七第五无此条。元刻本、道藏本无"至"字。

② 宜:元刻本、朝鲜刻本无。

[注释]

[1] 背俞、五胠(qū 区)俞:背俞,指脊椎两旁各一寸五分之五脏俞,即肺俞、肝俞、心俞、脾俞、肾俞。五胠俞,诸说不一。杨上善指为"两胁下胠中之输有疗疟者"。王冰、马莳均指为谚譆。

吴昆指为魄户、神堂、谚谲、鬲关、魂门五穴。张介宾、张志聪均指为魄户、神堂、魂门、意舍、志室五穴。不知孰是，今并存之。

[2] 灸胻少阴，刺指井：王冰注："灸胻少阴，是谓复溜。复溜在内踝上同身寸之二寸陷者中，足少阴经也……刺指井，谓刺至阴。至阴在足小指外侧去爪甲如韭叶，足太阳井也。"

[3] 适行至于血也：即根据病人胖瘦行针，以至出血。张志聪注："适其肥瘦以行其针，而至于出血也。"

[4] 疟脉缓大虚，便宜用药，不宜用针：疟脉缓大虚，是气血两虚，故不宜针刺再伤气血，而宜用药物滋补之。《灵枢》脉度篇云："盛者泻之，虚者饮药以补之。"与此义同。

[语译] 疟疾而脉搏满大急疾的，是阳邪盛实，应刺背部的五脏俞穴，以及两旁的五胠俞，用中等针，各刺一次，以泻阳邪，在针刺的时候，应根据患者体质的胖瘦，确定针刺出血的多少。疟疾而脉搏小实急疾的，是阴邪盛实，当灸胻部足少阴经的复溜穴以散其寒，刺足太阳经的井穴至阴以泻邪气。疟疾而脉搏满大急疾的，应取背部的俞穴，刺五胠俞和背俞各一次，并根据患者的胖瘦行针至以出血。疟疾而脉搏缓大虚弱的，是气血两亏，宜用药物治疗，不宜用针刺。

[原文] 凡治疟，先发如食顷乃可以治，过之则失时也①。

[校勘]

① 过之则失时也：新校正云："详从前疟脉满大至此，全元起本在第四卷中，王氏移续于此。"《甲乙》此八十九字在十二疟之前，《太素》在卷三十刺疟节度。足证为王冰所移。

[语译] 凡是治疗疟疾，一般应在病还没有发作之前约一顿饭的时间进行治疗，过了这个时间则会失去治疗时机。

[按语] 本节提出治疗疟疾的一个重要原则，即"先发如食顷乃可以治"。因为此时真邪异居，故可治。若疟疾已发，则真邪相合，攻之易伤正气。所以疟论篇云："疟之未发也，阳未并阴，阴未并阳，因而调之，真气得安，邪气乃亡。故工不能治其已

发,为其气逆也。"

[原文] 诸疟而脉不见,刺十指间出血[1],血去必已,先视身之赤如小豆者尽取之[2]。十二疟[3]者,其发各不同时,察其病形,以知其何脉之病也。先其发时如食顷而刺之,一刺则衰,二刺则知,三刺则已。不已,刺舌下两脉出血;不已,刺郄中盛经出血,又刺项已下侠脊者[4],必已。舌下两脉者,廉泉也[5]。

[注释]

[1] 诸疟而脉不见,刺十指间出血:诸疟而脉不见,乃因阳热盛实,阻遏于中不得外达,故脉不外现。治此当刺十指间井穴出血,以通阳泻热,交通内外。吴昆注:"脉不见者,阳亢而脉反伏也,故刺十指间以泻阳。"

[2] 视身之赤如小豆者尽取之:疟热内盛,迫及营血,血渗出皮肤之外,则为紫斑赤如小豆。治之,可视紫斑处刺之出血。

[3] 十二疟:指上文五脏疟、六经疟、及胃疟而言。

[4] 项已下侠脊者:王冰、马莳、张介宾等以为足太阳之大杼、风门;杨上善以为大杼、谚语;吴昆、张志聪以为背俞、胠俞。不知孰是,姑从后说。

[5] 舌下两脉者,廉泉也:王冰、马莳、张介宾、张志聪等均以为任脉之廉泉穴。《素问识》:"诸家为任脉之廉泉非也。任脉廉泉只一穴,不宜言两脉,此言足少阴廉泉也。气府论云:足少阴舌下各一。王注:足少阴舌下二穴,在人迎前陷中动脉前,是曰舌本,左右二也。根结篇云:少阴根于涌泉,结于廉泉。可以互证。"今从后说。

[语译] 各种疟疾,如果阳盛阻遏于中,不得外达,以致脉伏而不外现的,当刺十指间井穴出血,出血后则病必愈,同时在未刺以前如果看到患者身上有赤如小豆的出血点,也都要刺出其血。上述十二种疟疾,其发病时间虽各有不同,但诊察其症状,就可以明确属哪一经脉发病。治疗时,应在其发病之前约一顿饭的时候给予针刺,刺一次病气即衰,刺两次病即觉轻,刺三

次病可痊愈。若病不愈,可刺舌下两脉出血;若病仍不愈,再刺委中充血的经脉出血,又刺项以下挟脊椎两旁的背俞、五胠俞等穴,就必然会痊愈。所谓舌下两脉,是指足少阴经的廉泉穴。

〔按语〕　本节提出了两种治疗疟疾的方法。一是在一般情况下的治疗方法,即上节和本节都曾提出的"先其发时如食顷而刺之"。但疾病是复杂的,疟疾也不例外,如果正当疟疾发作,由于阳热盛极阻遏于中不得外达,出现脉伏不见、皮肤紫斑等严重症状时,又应立即采取紧急措施,如针刺十指间井穴出血等,以使邪热外泄,内外调和,转危为安。这又是一种从权达变的治疗方法,临床亦不可忽视。

〔原文〕　刺疟者,必先问其病之所先发者,先刺之。先头痛及重者,先刺头上及两额两眉间出血。先项①背痛者,先刺之。先腰脊痛者,先刺郄中出血。先手臂痛者,先刺手少阴阳明②十指间[1]。先足胫痠痛者,先刺足阳明十指间出血[2]。

〔校勘〕
① 项:周对峰本作"头"。
② 手少阴阳明:新校正云:"按别本作'手阴阳',全本亦作'手阴阳'。"《太素》卷二十五十二疟作"阴阳"。

〔注释〕
[1] 手少阴阳明十指间:《类经》十六卷第五十注:"手少阴阳明,皆以井穴为言,又刺十指间者,各随其所病之经也,亦取井穴。"张志聪注:"手少阴阳明十指间者,谓十指间之少冲、商阳也。"按:手臂痛须观其经脉分布,然后循经取刺井穴,不应拘泥于少冲、商阳,故以前说为是。

[2] 足阳明十指间出血:马莳注:"先足胫痠痛者,先刺足阳明胃经、及足十指间之井穴以出其血。"张志聪注:"足阳明十指间者,足十指间之厉兑也。"二注不同,似当以前说为是。即各以邪居之经,取井穴以泻其实邪。

〔语译〕　凡刺疟疾,必先问明开始发病时最先感觉的症状和部位,先给予针刺。如果先发现头痛头重的,当先刺头部的上星、百会等穴,及两额的悬颅、两眉间的攒竹穴,都刺之出血。先发现项背疼痛的,就先刺项之风池、风府及背之大杼、神道等穴。先发现腰脊痛的,就先刺委中出血。先手臂痛的,就先刺手少阴经的井穴少冲和手阳明经的井穴商阳,并根据邪居的部位,循经取刺其他经的井穴。先发现足胫部痠痛的,当先刺足阳明经的井穴厉兑,然后根据邪居的部位,循经取刺其他经的井穴,并刺出其血,以泻实邪。

[原文]　风疟,疟发则汗出恶风,刺三阳①经背俞之血者[1]。骬痠痛甚,按之不可,名曰胕髓病[2],以镵针针绝骨出血[3],立已。身体小痛,刺②诸阴之井,无出血,间日一刺。疟不渴,间日而作,刺足太阳③。渴而间日作,刺足少阳④。温疟汗不出,为五十九刺[4]。

[校勘]

① 三阳:《甲乙》卷七第五作"足三阳"。

② 刺:此后原有"至阴"二字,《甲乙》卷七第五、《太素》卷二十五十二疟均无此二字,以此于义为顺,据删。

③ 足太阳:新校正云:"按《九卷》云:'足阳明'。《太素》同。"今本《灵枢》杂病篇同新校正,《太素》卷二十五十二疟同本经。

④ 足少阳:新校正云:"按《九卷》云:'手少阳'。《太素》同。"今本《灵枢》杂病篇作"手阳明",《太素》卷二十五十二疟同本经。

[注释]

[1] 刺三阳经背俞之血者:即取足太阳经在背部的俞穴,并刺出其血。王冰注:"三阳,太阳也。"张志聪注:"背俞,太阳之经俞也。盖太阳之气主表,邪伤太阳,则表气虚而恶风,故宜泻太阳之邪。"

[2] 胕髓病:《类经》十六卷第五十注:"其邪深伏,故名曰胕

髓病。"

　　[3] 以镵(chán 蝉)针针绝骨出血:用镵针针刺足少阳胆经之绝骨穴,并使之出血。镵针,古时九针之一,长一寸六分,头部膨大而锐,形如箭头,用于浅刺。绝骨,也叫悬钟穴,位足外踝上三寸动脉中。

　　[4] 五十九刺:为治热病的五十九个俞穴。详见刺热篇及水热穴论。

　　[语译]　风疟,在病发作时则出汗恶风,应刺足太阳经在背部的俞穴使之出血。胫部酸痛得很厉害,不敢按压的,名叫胕髓病,可以用镵针刺绝骨穴出血,其痛能立刻停止。如果身体只觉得轻微疼痛,可选刺手、足三阴经的井穴,但不要出血,并隔一天针一次。疟疾口不渴而间日发作一次的,是邪在太阳之表,应刺足太阳经。若口渴而间日发作一次的,是邪近于里,应刺足少阳经。温疟而汗不出的,可以用"五十九刺"的刺法。

　　[按语]　针灸治疗疟疾,是我国人民在与疾病作斗争的实践中总结出来的经验,临床确有一定疗效,至于其机理,尚有待于进一步研究。

气厥论篇第三十七

　　新校正云:按全元起本在第九卷,与厥论相并。

　　本篇重点讨论了五脏六腑寒热相移所引起的各种病变,因这些病变是由脏气厥逆引起,故篇名气厥论。

　　[提要]　本篇主要内容有:

　　一、五脏寒邪相移引起的病变。

　　二、脏腑热邪相移引起的病变。

　　[原文]　黄帝问曰:五脏六腑,寒热相移者何? 岐伯曰:肾移寒于脾①,痈肿少气[1]。脾移寒于肝,痈肿筋挛。肝移寒于心,狂[2]隔中[3]。心移寒于肺,肺消[4],肺消者饮一溲二,死不

治。肺移寒于肾,为涌水[5],涌水者,按②腹不坚,水气客于大肠,疾行则鸣濯濯[6]如囊裹浆,水之病也③。

[校勘]

① 脾:原作"肝",新校正云:"按全元起本云:肾移寒于脾。"《甲乙》卷六第十、《太素》卷二十六寒热相移均作"脾",据改。

② 按:此后《甲乙》卷六第十有"其"字。

③ 水之病也:新校正云:"按《甲乙经》水之病也,作治主肺者。"今本《甲乙》卷六第十、《太素》卷二十六寒热相移均同新校正。

[注释]

[1] 痈肿少气:《类经》十五卷第四十六注:"痈者,壅也。肾以寒水之气反传所胜,侵侮脾土,故壅为浮肿⋯⋯少气者,寒盛则阳虚于下,阳虚则无以化气也。"

[2] 狂:王冰注:"心为阳脏,神处其中,寒迫之则神乱离,故狂也。"

[3] 隔中:王冰注:"阳气与寒相迫,故隔塞而不通也。"隔中又为病名,《灵枢》邪气脏腑病形篇云:"脾脉⋯⋯微急为隔中,食饮入而还出,后沃沫。"此指前者。

[4] 肺消:病名。《太素》卷二十六寒热相移注:"心将寒气与肺,肺得寒发热,肺焦为渴,名曰肺消。"

[5] 涌水:病名。《类经》十五卷第四十六注:"涌水者,水自下而上,如泉之涌也。水者阴气也,其本在肾,其末在肺,肺移寒于肾,则阳气不化于下,阳气不化,则水泛为邪,而客于大肠,以大肠为肺之合也。"

[6] 濯濯(zhuó zhuó 浊浊):水激荡之声。此指肠鸣。王冰注:"肠鸣则濯濯有声。"

[语译] 黄帝问道:五脏六腑寒热相移的情况是怎样的呢?岐伯说:肾的寒邪移传于脾,则气血壅滞而为肿,元气亏损而少气。脾的寒邪移传于肝,则气血凝滞而为肿,筋脉受寒而拘挛。

肝的寒邪移传于心，则损伤心阳而神乱无主发为狂，阳被寒抑隔塞不通而为隔中。心的寒邪移传于肺，则发热而渴为肺消，肺消病是饮水一分而小便两分，属不可治的死症。肺的寒邪移传于肾，则阳虚水泛为涌水，涌水病，其腹部按之不甚坚硬，是水气留居于大肠，故快走时肠中濯濯鸣响，好像用袋子盛着水浆，这是水气所形成的疾病。

[原文] 脾移热于肝，则为惊衄。肝移热于心，则死。心移热于肺，传为鬲消[1]。肺移热于肾，传为柔痓①[2]。肾移热于脾，传为虚②，肠澼死，不可治。胞移热于膀胱[3]，则癃溺血。膀胱移热于小肠，鬲肠不便，上为口糜。小肠移热于大肠，为虙瘕③，为沉④[4]。大肠移热于胃，善食而瘦入⑤，谓之食亦[5]。胃移热于胆，亦曰食亦。胆移热于脑，则辛頞[6]鼻渊，鼻渊者，浊涕下不止也，传为衄衊[7]瞑目。故得之气厥[8]也。

[校勘]

① 痓：《甲乙》卷六第十同，《太素》卷二十六寒热相移作"痉"。按：痓与痉在此义同。又如厥论"喑肿痓"，新校正云："按全元起本痓作痉。"《金匮》痓湿暍病脉证第二均作"痉"。注云："一作痓。"

② 虚：《素问释义》以为衍文。

③ 虙瘕：《太素》卷二十六寒热相移作"密疝"。

④ 沉：此后《素问直解》有"痔"字。《灵枢》邪气脏腑病形篇有"微涩为不月、沉痔"之文，似以作"沉痔"义胜。

⑤ 入：新校正云："按《甲乙经》入作又……读连下文。"今本《甲乙》卷六第十无"又"字。

[注释]

[1] 鬲消：病名。《类经》十五卷第四十六注："肺属金，其化本燥，心复以热移之，则燥愈甚而传为鬲消。鬲消者，鬲上焦烦，饮水多而善消也。"

[2] 柔痓(chì 翅)：属痓病的一种，主要症状是头项强急，角

弓反张,四肢抽搐,发热汗出等。《素问经注节解》注:"痉者,筋脉抽掣,木之病也,木养于水,今肾受肺热,水枯不能养筋,故令抽搦不已,但比刚痉稍缓,故曰柔也。"

[3] 胞移热于膀胱:《太素》卷二十六移热移寒注:"胞,女子胞也。女子胞中有热,传于膀胱尿胞。"王冰注:"膀胱为津液之府,胞为受纳之司,故热入膀胱,胞中外热,阴络内溢,故不得小便而溺血也。"马莳注:"王安道曰:膀胱固为津液之府,又有胞居膀胱之中。《灵枢》五味篇曰:膀胱之胞薄以懦。《类纂》曰:膀胱者胞之室。今胞中热极,乃移热于膀胱。"据以上诸说,胞有女子之胞,有膀胱之胞,本处文义,当指膀胱之胞。

[4] 为虙瘕(fújiǎ 服假),为沉:古韵虙通伏,瘕为腹中积块。积块沉伏在内,故称虙瘕。《类经》十五卷第四十六注:"小肠之热下行,则移于大肠,热结不散,则或气或血,留聚于曲折之处,是为虙瘕。"沉,指沉痔而言。张志聪注:"沉,痔也。小肠主火,大肠主金,火热淫金,则为肠痔。"一指闭塞不通,大便秘结。阴阳类论云:"九窍皆沉。"王冰注:"九窍沉滞而不通利。"姑从张注。

[5] 食亦:病名。其症消谷善食,而身体消瘦无力。张志聪注:"胃主受纳水谷,大肠为传导之官,大肠热邪反逆乘于胃,是以胃热则消谷善食,阳明燥热,则荣卫津液不生,故虽能食而瘦,亦懈㑊也。"

[6] 辛頞(è 饿):鼻梁处有辛辣的感觉。吴昆注:"脑通于頞,頞通于鼻,惟脑受其热,故令頞中辛辣。"頞,鼻梁凹陷处。

[7] 衄衊(miè 灭):皆指鼻中出血。衊,《篇海》:"鼻出血也。"

[8] 故得之气厥:此总结全篇之义,盖诸症皆由气逆所致。气厥,气上逆厥。

[语译] 脾的热邪移传于肝,则风热交炽而为惊骇、鼻衄。肝的热邪移传于心,风火相煽则阳极神绝而死。心的热邪移传

于肺,则火灼肺金津液耗伤而为鬲消。肺的热邪移传于肾,则水枯不能养筋而为柔痉。肾的热邪移传于脾,则脾肾阴亏而为虚损;若湿热相搏则为肠澼下利脓血,日久不愈,脾肾俱败,成为不可治的死症。胞的热邪移传于膀胱,水被火灼,则为小便不利或尿血。膀胱的热邪移传于小肠,热邪闭塞肠道则大便不通;其热上蒸则为口疮糜烂。小肠的热邪移传于大肠,气血留滞不行则为虑瘕,或为沉痔。大肠的热邪移传于胃,胃热则消谷,虽能食而肌肉消瘦,病名叫食亦。胃的热邪移传于胆,胆热薰蒸也叫食亦病。胆的热邪移传于脑,则鼻梁内感觉辛辣发为鼻渊,鼻渊的症状是鼻流浊涕而不止,如果日久不愈,则转成鼻中出血和头目不清的症状。以上各症都是由于寒热之气厥逆,在脏腑中互相移传的结果。

[按语] 以上两节主要介绍了寒热之邪都可以引起脏气厥逆,其厥逆之气不但可使本脏致病,而且可以在脏腑之间互相移传,影响其他脏腑。因此,在治疗疾病时,不但要考虑本脏腑的疾病,而且要注意脏腑之间的相互影响,只有这样,才能全面地把握病情,收到预期的治疗效果。

 咳论篇第三十八

新校正云:按全元起本在第九卷。

本篇重点讨论了咳嗽的病因、病机、症状和治疗原则,故篇名咳论。

[提要] 本篇主要内容有:

一、咳嗽的病因病机与四时、五脏的关系。

二、五脏六腑咳的具体症状和相互传变的关系。

三、咳嗽的治疗原则。

[原文] 黄帝问曰:肺之令人咳何也? 岐伯对曰:五脏六腑皆令人咳,非独肺也。帝曰:愿闻其状。岐伯曰:皮毛者,肺之合也,皮毛先受邪气,邪气以从其合也。其寒饮食入胃,从肺脉上

至于肺则肺寒,肺寒则内外合邪因而客之,则为肺咳[1]。五脏各以其时受病,非其时①,各传以与之[2]。

[校勘]

① 非其时:《素问释义》云:"非其时三字衍。"《素问绍识》云:"此说当考。"

[注释]

[1] 其寒饮食入胃……则为肺咳:肺脉起于中焦,下络大肠,还循胃口,上膈属肺。故寒饮食入胃,则寒气循肺脉上入肺中,而与外寒相合。肺恶寒,故发为肺咳。所谓形寒寒饮则伤肺,就是指此而言。

[2] 五脏各以其时受病,非其时,各传以与之:张志聪注:"乘春则肝先受邪,乘夏则心先受邪,乘秋则肺先受邪,是五脏各以所主之时而受病,如非其秋时,则五脏之邪,各传于肺而为之咳也。"如春季肝先受邪,然后传于肺脏而发生咳嗽等。

[语译] 黄帝问道:肺脏有病能使人咳嗽,这是什么道理呢?岐伯回答说:五脏六腑有病都能使人咳嗽,不独肺脏是如此。黄帝说:我想听听各种咳嗽的症状。岐伯说:皮毛与肺相合,皮毛先感受了外邪,邪气就会直接影响肺脏。如果又吃了寒冷的饮食,寒气由胃循着肺脉上行于肺,则肺又受寒,这样就使内外寒邪相合而停留于肺脏,就成为肺咳。一般地讲,五脏是各在其所主的时令受病,如果咳嗽不是在肺所主的秋天发生,则是由于其他脏腑有病传给肺脏引起的。

[原文] 人与天地相参[1],故五脏各以治时[2]感于寒则受病,微则为咳,甚者为泄为痛①。乘秋则②肺先受邪,乘春则肝先受之[3],乘夏则心先受之,乘至阴③[4]则脾先受之,乘冬则肾先受之。

[校勘]

① 痛:此后《太素》卷二十九咳论有"黄帝曰:五脏之咳奈何?岐伯曰:五脏之久咳乃移于腑"二十一字。按:"五脏之久咳

乃移于腑"九字,本经在"脾咳不已"之前已具,当系《太素》错简。

② 乘秋则:新校正云:"按全元起本及《太素》无乘秋则三字,疑此文误多也。"今本《太素》卷二十九咳论同新校正。

③ 至阴:《病源》卷十咳嗽候作"季夏",义较明。

[注释]

[1] 相参:相合相应的意思。

[2] 治时:指五脏在一年中分别所主的时令。如肝主春,心主夏,脾主长夏,肺主秋,肾主冬等。

[3] 先受之:首先受邪的意思。吴昆注:"先受之,则次传及乎肺,而为咳矣。"

[4] 至阴:农历六月为至阴,亦称长夏或季夏。

[语译] 人和自然界是相应的,故五脏各在其所主的时令感受了寒邪,就要得病,轻微者则上乘于肺而为咳嗽,严重者则内入于里而为腹泻,或寒伤肌肉经络而为疼痛。所以秋天感寒则肺先受邪,春天感寒则肝先受邪,夏天感寒则心先受邪,至阴感寒则脾先受邪,冬天感寒则肾先受邪。

[按语] 以上两节主要讨论了咳嗽的病因病机。指出咳嗽是肺脏病变的反映,其病因是形寒与饮冷,其病机是内外合邪停留于肺脏。同时指出,人与自然界相应,脏腑之间也相互影响,五脏六腑各以其时受病后,都可以影响肺脏而发生咳嗽。这对于指导临床辨证,是个很大的启发。

[原文] 帝曰:何以异之? 岐伯曰:肺咳之状,咳而喘息有音,甚则唾血[1]。心咳之状,咳则心痛,喉中介介①[2]如梗状,甚则咽肿喉痹[3]。肝咳之状,咳则两胁下痛②,甚则不可以转,转则两胠③下满。脾咳之状,咳则右胁④下痛,阴阴[4]引肩背,甚则不可以动,动则咳剧。肾咳之状,咳则腰背相引而痛,甚则咳涎[5]。

[校勘]

① 介介:《甲乙》卷九第三、《病源》卷十四咳嗽候均作"喝

喝"。

② 两胁下痛:《甲乙》卷九第三作"胠痛",《太素》卷二十九咳论作"两胠下痛"。

③ 胠:《甲乙》卷九第三作"胁"。

④ 胁:《甲乙》卷九第三作"胠"。

[注释]

[1] 唾血:血随咳唾而出,病在肺。

[2] 介介:吴昆注:"坚梗而有妨碍之意。"

[3] 喉痹:病名。指咽喉阻塞肿痛一类的病。吴昆注:"喉痹,喉肿而痛也。"

[4] 阴阴:即隐隐。王冰注:"脾气主右,故右胠下阴阴然深慢痛也。"

[5] 咳涎(xián 咸):即咳吐痰涎。

[语译] 黄帝说:怎样区别这些咳嗽呢? 岐伯说:肺咳的症状是:咳而气喘,呼吸有音,病重时则唾血。心咳的症状是:咳嗽则心痛,咽喉好像有东西梗塞一样,病重时则出现咽喉肿痛不利。肝咳的症状是:咳嗽则两侧胁下作痛,病重时使人不能转侧,转侧则两胁下胀满。脾咳的症状是:咳嗽则右胁下痛,隐隐然牵引肩背也痛,病重时则不能活动,活动就会使咳嗽加重。肾咳的症状是:咳嗽则腰部和背部互相牵引作痛,病重时则咳吐痰涎。

[原文] 帝曰:六腑之咳奈何? 安所受病? 岐伯曰:五脏之久咳,乃移于六腑。脾咳不已,则胃受之,胃咳之状,咳而呕,呕甚则长虫[1]。肝咳不已,则胆受之,胆咳之状,咳呕胆汁。肺咳不已,则大肠受之,大肠咳状,咳而遗矢①[2]。心咳不已,则小肠受之,小肠咳状,咳而失气,气与咳俱失。肾咳不已,则膀胱受之,膀胱咳状,咳而遗溺。久咳不已,则三焦受之,三焦咳状,咳而腹满,不欲食饮[3]。此皆聚于胃,关于肺,使人多涕唾而面浮肿气逆也[4]。

[校勘]

① 遗矢:原作"遗失",《甲乙》卷九第三、《太素》卷二十九咳论均作"遗矢"。据改。《病源》卷十四咳嗽候作"遗屎",义同。

[注释]

[1] 呕甚则长虫出:《类经》十六卷第五十二注:"脾与胃合,故脾咳不已,胃必受之,胃不能容,则气逆为呕。长虫,蛔虫也,居肠胃之中,呕甚则随气而上出。"

[2] 遗失:大便失禁的意思。矢同屎,即大便。

[3] 三焦咳状,咳而腹满,不欲食饮:《类经》十六卷第五十二注:"久咳不已,则上中下三焦俱病,出纳升降皆失其和,故腹满不能食饮。"

[4] 此皆聚于胃,关于肺,使人多涕唾而面浮肿气逆也:《类经》十六卷第五十二注:"此下总结诸咳之证,而并及其治也。诸咳皆聚于胃,关于肺者,以胃为五脏六腑之本,肺为皮毛之合,如上文所云皮毛先受邪气,及寒饮食入胃者,皆肺胃之候也。阳明之脉起于鼻,会于面,出于口,故使人多涕唾而面浮肿。肺为脏腑之盖而主气,故令人咳而气逆。"

[语译] 黄帝说:六腑咳嗽的症状是怎样的呢?又是如何受病的?岐伯说:五脏的咳嗽日久不愈,则移传于六腑。脾与胃合,脾咳不愈,则胃受病,胃咳的症状是:咳而呕吐,甚则呕出蛔虫。肝与胆合,肝咳不愈,则胆受病,胆咳的症状是:咳而呕吐胆汁。肺与大肠合,肺咳不愈,则大肠受病,大肠咳的症状是:咳而大便失禁。心与小肠合,心咳不愈,则小肠受病,小肠咳的症状是:咳而失气,并且咳嗽和失气同时出现。肾与膀胱合,肾咳不愈,则膀胱受病,膀胱咳的症状是:咳而遗尿。以上各种咳嗽如经久不愈,则使三焦受病,三焦咳的症状是:咳而腹部胀满,不想饮食。总之,咳嗽的病变都是邪气聚于胃,而关系到肺,故使人多涕唾而面部浮肿、咳嗽气逆。

[原文] 帝曰:治之奈何? 岐伯曰:治脏者治其俞,治腑者

治其合,浮肿者治其经[1]。帝曰:善。

[注释]

[1] 治脏者治其俞……浮肿者治其经:俞、合、经,均为十二经脉在四肢的俞穴。《灵枢》九针十二原云:"所出为井,所溜为荥,所注为俞,所行为经,所入为合。"马莳注:"五脏必治其俞穴,六腑必治其合穴,浮肿必治其脏腑之经穴也。五脏俞穴者,肺俞太渊,脾俞太白,心俞神门,肾俞太溪,肝俞太冲是也。六腑合者,大肠合曲池,胃合三里,小肠合小海,膀胱合委中,三焦合天井,胆合阳陵泉是也。若脏腑之咳,而面皆浮肿,则随脏腑之经穴,而各分治之。肺之经穴经渠,大肠之经穴阳溪,胃之经穴解溪,脾之经穴商丘,心之经穴灵道,小肠之经穴阳谷,膀胱之经穴昆仑,肾之经穴复溜,心包络之经穴间使,三焦之经穴支沟,胆之经穴阳辅,肝之经穴中封是也。"

[语译] 黄帝说:如何进行治疗呢?岐伯说:治五脏的咳嗽取其俞穴,治六腑的咳嗽取其合穴,因咳而致面浮肿的,取各脏腑的经穴而分治之。黄帝说:好!

[按语] 以上三节主要讨论了五脏六腑咳的具体症状和针刺治疗原则。五脏六腑皆能令人咳,故临床必须结合兼症辨证施治。如肺咳之状,咳而喘息有音,甚则唾血,应当取手太阴经的俞穴太渊治疗。若兼有浮肿,再取手太阴经的经穴经渠。肺合大肠,肺咳日久不愈即可移传大肠,大肠咳必兼有大便失禁,诊断明确后,即可按上述原则取穴治疗,如针刺手阳明经的合穴曲池等。当然,在针刺治疗方面,本文仅提出了一条原则,临床上还必须根据具体情况灵活掌握。

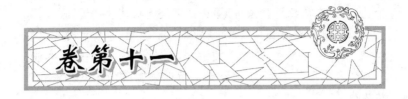

卷第十一

 举痛论篇第三十九

新校正云:按全元起本在第三卷,名五脏举痛。

本篇着重论述各种疼痛发生的病因、病机和基本特征,故篇名举痛论。

[提要] 本篇主要内容有:

一、五脏卒痛的各种特征、病因和病机。

二、问、望、切诊对痛证的临床应用。

三、九气为病的症状和病机。

[原文] 黄帝问曰:余闻善言天者,必有验于人;善言古者,必有合于今;善言人者,必有厌于己[1]。如此,则道不惑而要数极,所谓明也[2]。今余问于夫子,令言而可知,视而可见,扪而可得[3],令验于己而发蒙解惑[4],可得而闻乎? 岐伯再拜稽首对曰:何道之问也? 帝曰:愿闻人之五脏卒痛,何气使然? 岐伯对曰:经脉流行不止,环周不休,寒气入经而稽迟①[5],泣而不行,客于脉外则血少,客于脉中则气不通,故卒然而痛。

[校勘]

① 入经而稽迟:《太素》卷二十七邪客作"入焉,经血稽迟"。

[注释]

[1] 善言天者……必有厌于己:《类经》十七卷第六十六注:"天与人一理,其阴阳气数,无不相合,故善言天者必有验于人。古者今之鉴,欲察将来,须观既往,故善言古者,必有合于今。彼

之有善,可以为法,彼之有不善,可以为戒,故善言人者,必有厌于己。"厌,合的意思,《国语》周语:"克厌天心。"注:"厌,合也。"

[2] 道不惑而要数极,所谓明也:道,道理,事物运动变化的规律。要数,即要理,最重要的道理。《太素》卷二十七邪客注:"如此,人有三善之行,于道不惑。所以然者,得其要理之极,明达故也。"

[3] 言而可知,视而可见,扪而可得:指通过问诊、望诊、切诊等方法能够得知病情。言,即指问诊。视,即望诊。扪,即切诊。

[4] 发蒙解惑:启发蒙昧,解除迷惑。

[5] 稽迟:留滞不行的意思。稽,《说文》:"留止也。"

[**语译**]　黄帝问道:我听说善于谈论天道的,必能应验于人事;善于谈论历史的,必能应合于今事;善于谈论人事的,必能结合自己的情况。这样,才能掌握事物的规律而不迷惑,了解事物的要领极其透彻,这就是所谓明达事理的人。现在我想请教先生,将问诊所知,望诊所见,切诊所得的情况告诉我,使我有所体验而发蒙解惑,你能否告诉我呢? 岐伯再次跪拜回答说:你要问的是哪些道理呢? 黄帝说:我想听听人体的五脏突然作痛,是什么邪气造成的呢? 岐伯回答说:人体经脉中的气血流行不止,如环无端,如果寒邪侵入了经脉,则经脉气血的循行迟滞,凝涩而不畅行,故寒邪侵袭于经脉内外,则使经脉凝涩而血少,脉气留止而不通,所以突然作痛。

[**按语**]　经脉是气血运行的渠道,在正常情况下,气血循经脉流行不止,环周不休,以营养全身。若寒邪乘间侵入经脉之中,则会使经脉凝缩,气血运行不畅,出现疼痛。后世医家根据本节论述,明确提出"不通则痛"的论点,作为临床诊治各种痛证的指导原则。

本节末尾"客于脉外则血少,客于脉中则气不通",二句为互词,应结合理解,不能割裂。

[原文] 帝曰：其痛或卒然而止者，或痛甚不休者，或痛甚不可按者，或按之而痛止者，或按之无益者，或喘动应手[1]者，或心与背相引而痛者，或胁肋与少腹相引而痛者，或腹痛引阴股[2]者，或痛宿昔[3]而成积者，或卒然痛死不知人有少间复生者，或痛而①呕者，或腹痛而后泄者，或痛而闭不通者，凡此诸痛，各不同形，别之奈何？岐伯曰：寒气客于脉外则脉寒，脉寒则缩踡[4]，缩踡则脉绌急[5]，绌急则外引小络，故卒然而痛，得炅[6]则痛立止。因重中于寒，则痛久矣。寒气客于经脉之中，与炅气相薄则脉满，满则痛而不可按也，寒气稽留，炅气从上②，则③脉充大而血气乱，故痛甚不可按也。寒气客于肠胃之间，膜原之下，血④不得散，小络急引故痛，按之则血⑤气散，故按之痛止。寒气客于侠脊之脉[7]则深，按之不能及，故按之无益也。寒气客于冲脉，冲脉起于关元，随腹直上，寒气客则脉不通，脉不通则气因之，故喘动应手矣。寒气客于背俞之脉[8]则脉泣，脉泣则血虚，血虚则痛，其俞注于心，故相引而痛。按之则热气至，热气至则痛止矣⑥。寒气客于厥阴之脉，厥阴之脉者，络阴器系于肝，寒气客于脉中，则血泣脉急，故胁肋与少腹相引痛矣。厥气客于阴股，寒气上及少腹，血泣在下相引，故腹痛引阴股。寒气客于小肠膜原⑦之间，络血之中，血泣不得注于大经，血气稽留不得行，故宿昔而成积矣。寒气客于五脏，厥逆上泄，阴气竭，阳气未入，故卒然痛死不知人，气复反则生矣[9]。寒气客于肠胃，厥逆上出，故痛而呕也。寒气客于小肠，小肠不得成聚[10]，故后泄腹痛矣。热气留于小肠，肠中痛，瘅热焦渴⑧则坚干不得出，故痛而闭不通矣。

[校勘]

① 而：此后《太素》卷二十七邪客有"悗悗"二字。

② 上：疑"之"字之误。

③ 满则痛而不可按也，寒气稽留，炅气从上，则：《素问绍识》云："史载之方引删'满则'以下十七字，盖以为重复也。"

④ 血:《太素》卷二十七邪客作"而"字。

⑤ 血:《太素》卷二十七邪客无。

⑥ 按之则热气至,热气至则痛止矣:马莳以为此二句为注文而误入正文。《素问钞》卷上之四云:"以上十三字,不知何所指。"高士宗将此十三字移于上文"按之则血气散,故按之痛止"之文下,似较为贯通。

⑦ 小肠膜原:《太素》卷二十七邪客作"肠膜关元"。

⑧ 渴:《太素》卷二十七邪客作"竭"。义长。

[注释]

[1] 喘动应手:指痛处跳动应手。喘,在此与揣义同,动也。

[2] 阴股:大腿内侧近前阴处。《太素》卷二十七邪客注:"髀内为股,阴下之股为阴股也。"

[3] 宿昔:经久的意思。如《论衡》感虚:"师旷能鼓清角……宿昔习弄,非直一再奏也。"

[4] 缩踡(quán 全):收缩不伸。踡,踡曲不伸,不舒展貌。

[5] 绌(chù 触)急:屈曲拘急的样子。绌,屈曲也。急,拘急也。

[6] 炅(jiǒng 炯):王冰注:"炅,热也。"《通雅》:"灵素之炅,当与热同。"

[7] 侠脊之脉:王冰注:"侠脊之脉者,当中督脉也,次两旁足太阳脉也。"因督脉循脊里,太阳脉贯膂筋,故邪客之则深,而按之不能及。

[8] 背俞之脉:指足太阳脉。背俞为五脏在背部足太阳经的俞穴。

[9] 厥逆上泄……气复反则生矣:《太素》卷二十七邪客注:"寒气入五脏中,厥逆上吐(吐,出也),遂令阴气竭绝,阳气未入之间,卒痛不知人,阳气入脏还生也。"上泄,上越的意思。反,为返的同音假借字。

[10] 小肠不得成聚:《类经》十七卷第六十六注:"小肠为丙

火之府，而寒邪胜之，则阳气不化，水谷不得停留，故为后泄腹痛。"

[语译]　黄帝说：其疼痛有突然停止的，有痛得很剧烈而不停止的，有痛得很剧烈而不能按压的，有按压而疼痛停止的，有按压也不见缓解的，有疼痛跳动应手的，有心和背部相互牵引而痛的，有胁肋和少腹相互牵引而痛的，有腹痛牵引阴股的，有疼痛日久而成积聚的，有突然疼痛昏厥如死不知人事稍停片刻而又清醒的，有痛而呕吐的，有腹痛而后泄泻的，有痛而大便闭结不通的，以上这些疼痛的情况，其病形各不相同，如何加以区别呢？岐伯说：寒邪侵袭于脉外，则经脉受寒，经脉受寒则经脉收缩不伸，收缩不伸则屈曲拘急，因而牵引在外的细小脉络，内外引急，故突然发生疼痛，如果得到热气，则疼痛立刻停止。假如再次感受寒邪，卫阳受损就会久痛不止。寒邪侵袭经脉之中，和人体本身的热气相互搏争，则经脉充满，脉满为实，不任压迫，故痛而不可按。寒邪停留于脉中，人体本身的热气则随之而上，与寒邪相搏，使经脉充满，气血运行紊乱，故疼痛剧烈而不可触按。寒邪侵袭于肠胃之间，膜原之下，以致血气凝涩而不散，细小的络脉拘急牵引，所以疼痛，如果以手按揉，则血气散行，故按之疼痛停止。寒邪侵袭于侠脊之脉，由于邪侵的部位较深，按揉难以达到病所，故按揉也无济于事。寒邪侵袭于冲脉之中，冲脉是从小腹关元穴开始，循腹上行，如因寒气侵入则冲脉不通，脉不通则气因之鼓脉欲通，故腹痛而跳动应手。寒邪袭于背俞足太阳之脉，则血脉流行滞涩，脉涩则血虚，血虚则疼痛，因足太阳脉循脊当心入散，故心与背相引而痛，按揉能使热气来复，热气来复则寒邪消散，故疼痛即可停止。寒邪侵袭于足厥阴之脉，足厥阴之脉循股阴入毛中，环阴器抵少腹，布胁肋而属于肝，寒邪侵入于脉中，则血凝涩而脉紧急，故胁肋与少腹牵引作痛。寒厥之气客于阴股，寒气上行少腹，气血凝涩，上下牵引，故腹痛引阴股。寒邪侵袭于小肠膜原之间，络血之中，使络血凝涩不能流注于大

的经脉,血气留止不能畅行,故日久便可结成积聚。寒邪侵袭于五脏,迫使五脏之气逆而上行,以致脏气上越外泄,使阴气竭于内,阳气不得入,阴阳暂时相离,故突然疼痛昏厥如死不知人事,如果阳气复返,阴阳相接,则可以苏醒。寒邪侵袭于肠胃,迫使肠胃之气逆而上行,故出现疼痛而呕吐。寒邪复袭于小肠,小肠为受盛之腑,因寒而阳气不化,水谷不得停留,故泄泻而腹痛。如果是热邪留蓄于小肠,也可发生肠中疼痛,由于内热伤津而唇焦口渴,粪便坚硬难以排出,故腹痛而大便闭结不通。

[按语]　本节主要说明寒邪侵犯经脉脏腑所引起的疼痛,由于邪侵的部位和程度不同,其痛亦有不同,故在临床问诊时,要善于抓住疾病的本质,对各种复杂的症状进行具体分析,才能辨证不误,治疗有方。后世张介宾对本节注解议论颇精,今录之以备参考。张介宾云:"痛证亦有虚实,治法亦有补泻,其辨之之法,不可不详。凡痛而胀闭者多实,不胀不闭者多虚;痛而拒按者为实,可按者为虚;喜寒者多实,爱热者多虚;饱而甚者多实,饥而甚者多虚;脉实气粗者多实,脉虚气少者多虚;新病壮年者多实,愈攻愈剧者多虚;痛在经者脉多弦大,痛在脏者脉多沉微。必兼脉证而察之,则虚实自有明辨。"

[原文]　帝曰:所谓言而可知者也①。视而可见奈何? 岐伯曰:五脏六腑固尽有部[1],视其五色,黄赤为热,白为寒,青黑为痛[2],此所谓视而可见者也。

[校勘]

① 帝曰:所谓言而可知者也:高式国、马继兴均以为根据前后文例,"所谓言而可知者也",乃前节结语,应在"帝曰"之前为妥。此说可参。

[注释]

[1] 五脏六腑固尽有部:指五脏六腑在面部各有一定的分部。马莳注:"盖五脏六腑,虽在于内,而面上分部,皆尽有之。"

[2] 黄赤为热,白为寒,青黑为痛:《类经》十七卷第六十六

注:"黄赤色者,火动于经,故为热;白色者,阳气衰微,血不上荣,故为寒;青黑色者,血凝气滞,故为痛。"

[语译] 黄帝说:以上所说从问诊中可以了解。至于望诊可见又是怎样的呢?岐伯说:五脏六腑在面部各有所属的部位,望面部五色的变化就可以诊断疾病,如黄色赤色主热,白色主寒,青色黑色主痛,这就是通过望诊可以了解的。

[原文] 帝曰:扪而可得奈何? 岐伯曰:视其主病之脉,坚而血①及陷下者[1],皆可扪而得也。

[校勘]

① 血:在此义难通,疑"盛"字蚀脱。

[注释]

[1] 坚而血及陷下者:《类经》十七卷第六十六注:"脉坚者,邪之聚也。血留者,络必盛而起也。陷下者,血气不足,多阴候也。"

[语译] 黄帝说:用手切诊而知病情是怎样的呢?岐伯说:看他主病的经脉,然后以手循按,如果脉坚实的,是有邪气结聚;属气血留滞的,络脉必充盛而高起;如果脉陷下的,是气血不足,多属阴证。这些都是可以用手扪切按循而得知的。

[原文] 帝曰:善。余知①百病生于气[1]也,怒则气上,喜则气缓,悲则气消,恐则气下,寒则气收,炅则气泄,惊②则气乱,劳则气耗,思则气结,九气不同,何病之生? 岐伯曰:怒则气逆,甚则呕血及飧泄③[2],故气上矣。喜则气和志达,荣卫通利,故气缓矣[3]。悲则心系急,肺布叶举[4],而上④焦不通,荣卫不散,热气在中,故气消矣。恐则精⑤却[5],却则上焦闭,闭则气还,还则下焦胀,故气下行⑥矣。寒则腠理闭,气不行⑦,故气收矣[6]。炅则腠理开,荣卫通,汗大泄,故气泄。惊②则心无所倚,神无所归,虑无所定,故气乱矣。劳则喘息⑧汗出,外内皆越,故气耗矣[7]。思则心有所存,神有所归,正⑨气留而不行,故气结矣。

[校勘]

① 知:《太素》卷二九气作"闻"。

② 惊:《太素》卷二九气、《病源》卷十三九气候均作"忧"。

③ 飧泄:《甲乙》卷一第一、《太素》卷二九气均作"食而气逆",义长。

④ 上:《甲乙》卷一第一、《太素》卷二九气均作"两",义长。

⑤ 精:《甲乙》卷一第一作"神"。

⑥ 气下行:原作"气不行"。新校正云:"详'气不行'当作'气下行'也。"按:气下行与帝问合,据改。

⑦ 寒则腠理闭,气不行:新校正云:"按《甲乙经》'气不行'作'营卫不行'。"今本《甲乙》卷一第一同新校正。刘衡如按:"营卫不行与下文炅则腠理开,营卫通,相对为文,义长。"

⑧ 息:元刻本、道藏本、《甲乙》卷一第一均作"且",《太素》卷二九气作"喝"。

⑨ 归,正:《甲乙》卷一第一、《太素》卷二九气均作"止"。于义为胜。

[注释]

[1] 百病生于气:《类经》十五卷第二十六注:"气之在人,和则为正气,不和则为邪气,凡表里虚实,逆顺缓急,无不因气而至,故百病皆生于气。"

[2] 怒则气逆,甚则呕血及飧泄:怒伤肝则肝气上逆,血随气逆,故甚则呕血。肝气横逆,克乘脾土,故为飧泄。飧泄,指完谷不化的泄泻证。

[3] 喜则气和志达,荣卫通利,故气缓矣:《类经》十五卷第二十六注:"气脉和调,故志畅达,荣卫通利,故气徐缓,然喜甚则气过于缓,而渐至涣散……本神篇曰:喜乐者,神惮散而不藏。义可知也。"

[4] 肺布叶举:布,张也;举,起也。张志聪注:"肺脏布大,而肺叶上举。"

[5] 精却：精气退缩的意思。《类经》十五卷第二十六注：
"恐惧伤肾则伤精，故致精却。却者，退也。"

[6] 寒则腠理闭，气不行，故气收矣：王冰注："腠，为津液渗
泄之所；理，谓文理逢会之中；闭，谓密闭；气，谓卫气；行，谓流
行；收，谓收敛也。身寒则卫气沉，故皮肤文理及渗泄之处，皆闭
密而气不流行，卫气收敛于中而不发散也。"

[7] 劳则喘息汗出，外内皆越，故气耗矣：马莳注："人有劳
役，则气动而喘息，其汗必出于外。夫喘则内气越，汗出则外气
越，故气以之而耗散也。"

[语译] 黄帝说：好。我已知道许多疾病的发生，都是由气
机失调引起的，如暴怒则气上逆，喜则气舒缓，悲哀则气消沉，恐
惧则气下却，寒冷则气收敛，火热则气外泄，受惊则气紊乱，过劳
则气耗散，思虑则气郁结，这九种气的变化各不相同，会发生怎
样的疾病呢？岐伯说：大怒则使肝气上逆，血随气逆，甚则呕血，
或肝气乘脾发生飧泄，所以说是气上。喜则气和顺而志畅达，荣
卫之气通利，所以说是气缓。悲哀太过则心系急迫，但悲为肺
志，悲伤肺则肺叶张举，上焦随之闭塞不通，营卫之气得不到布
散，热气郁闭于中而耗损肺气，所以说是气消。恐惧伤肾则使精
气下却，精气下却则升降不交，故上焦闭塞，上焦闭塞则气还归
于下，气郁于下则下焦胀满，所以说是气下行。寒冷之气侵袭人
体，则使腠理闭密，荣卫之气不得畅行而收敛于内，所以说是气
收。火热之气能使人腠理开放，荣卫通畅，汗液大量外出，致使
气随津泄，所以说是气泄。受惊则心悸动无所依附，神志无所归
宿，思虑无所决定，所以说是气乱。劳役过度则气动喘息，汗出
过多，喘则内气越，汗出过多则外气越，内外之气皆泄越，所以说
是气耗。思则精力集中，心有所存，神归一处，以致正气留结而
不运行，所以说是气结。

[按语] 本节说明许多疾病的发生，是由于情志过激、寒热
偏盛、过度疲劳等因素，引起脏腑气机失调而产生的，故曰"百病

皆生于气",习惯上称为九气为病。如因情志刺激引起的,则有气上、气缓、气消、气下、气乱、气结等情况;因寒热偏盛引起的,则有气收、气泄等情况;因过度劳倦引起的,则致气耗。正如张介宾所说:"气之在人,和则为正气,不和则为邪气。"一般说来,情志伤人,首先影响人体的气机,使气机升降失常,气血功能紊乱,然后伤及人体的内脏,即阴阳应象大论所谓"怒伤肝"、"喜伤心"、"思伤脾"、"悲伤肺"、"恐伤肾"等。但"心为五脏六腑之主"、"精神之所舍",故情志的异常变化,应是先伤心,再影响其他脏腑。如《灵枢》口问篇说:"悲哀愁忧则心动,心动则五脏六腑皆摇。"所以有关情志致病之说,应当互相参照,全面理解。

关于本篇篇名"举痛论",历代医家认识不一。新校正云:"所以名举痛之义未详,按本篇乃黄帝问五脏卒痛之疾,疑举乃卒字之误也。"吴昆据王冰注亦改为"卒痛论"。但马莳以为首节悉举诸痛以为问,故名篇。"《札迻》卷十一云:"按林说非也。举者,辨议之言,此篇辨议诸痛,故以举痛为名。"不知孰是,并存以供参考。

 腹中论篇第四十

新校正云:按全元起本在第五卷。

本篇重点讨论了鼓胀、血枯、伏梁、热中、消中、厥逆等病的病因、症状、治法及注意事项等。由于这些疾病都生于腹中,故篇名腹中论。

[提要] 本篇主要内容有:

一、鼓胀病的病因、症状及用鸡矢醴治疗的方法。

二、血枯病的病因、症状及用四乌鲗骨一藘茹丸治疗的方法。

三、伏梁病的病因、症状和治疗原则。

四、热中、消中病的病因、病机及禁忌。

五、厥逆病的症状、病机及治疗原则。

六、妊娠与腹中疾病的区别。

七、外邪入里,病热而头痛腹胀的病机与脉象。

[原文] 黄帝问曰:有病心腹满,旦食则不能暮食,此为何病? 岐伯对曰:名为鼓①胀[1]。帝曰:治之奈何? 岐伯曰:治之以鸡矢②醴[2],一剂知,二剂已。帝曰:其时有复发者何也? 岐伯曰:此饮食不节,故时有病③也。虽然其病且已时,故当病④气聚于腹也[3]。

[校勘]

① 鼓:新校正云:"按《太素》鼓作谷。"今本《太素》卷二十九胀论仍作"鼓"。

② 矢:《太素》卷二十九胀论无。

③ 病:《太素》卷二十九胀论作"痛"。

④ 时,故当病:《甲乙》卷八第四作"因当风",《太素》卷二十九胀论作"时当痛"。参《甲乙》、《太素》,或当作"故时当病"。

[注释]

[1] 鼓胀:即臌胀。其症心腹胀满,其形如鼓,故名鼓胀。

[2] 鸡矢醴:治疗臌胀的药酒方。《太素》卷二十九胀论注:"可取鸡粪作丸,熬令烟盛,以清酒一斗半沃之,承取汁,名曰鸡醴,饮取汗。"《类经》十六卷第五十五注:"鸡矢醴法,按《正传》云:用羯鸡矢一升,研细,炒焦色,地上出火毒,以百沸汤淋汁,每服一大盏,调木香、槟榔末各一钱,日三服,空腹服,以平为度。又按《医鉴》等书云:用干羯鸡矢八合,炒微焦,入无灰好酒三碗,共煎,干至一半许,用布滤取汁,五更热饮,则腹鸣,辰巳时行二三次,皆黑水也,次日觉足面渐有皱纹,又饮一次,则渐皱至膝上而病愈矣。此二法,似用后者为便。"又曰:"鸡矢之性,能消积下气,通利大小二便,盖攻伐实邪之剂也。一剂可知其效,二剂可已其病。凡鼓胀由于停积及湿热有余者,皆亦用之。若脾肾虚寒发胀,及气虚中满等症,最所忌也,误服则死。"

[3] 虽然其病且已时,故当病气聚于腹也:马莳注:"其愈后

有腹胀者,特以饮食不节故耳。正以病将愈时,而饮食复伤,则邪气复聚于腹,所以为之再胀也。"

[语译] 黄帝问道:有一种心腹胀满的病,早晨吃了饭晚上就不能再吃,这是什么病呢? 岐伯回答说:这叫鼓胀病。黄帝说:如何治疗呢? 岐伯说:可用鸡矢醴来治疗,一剂就能见效,两剂病就好了。黄帝说:这种病有时复发是什么原因呢? 岐伯说:这是因为饮食不注意,所以病有时复发。这种情况多是正当疾病将要痊愈时,而又复伤于饮食,使邪气复聚于腹中,因此鼓胀就会再发。

[原文] 帝曰:有病胸胁支满者,妨于食,病至则先闻腥臊臭,出清液①,先唾血,四肢清,目眩,时时前后血[1],病名为何? 何以得之? 岐伯曰:病名血枯[2],此得之年少时,有所大脱血,若醉入房,中气竭,肝伤[3],故月事衰少不来也。帝曰:治之奈何? 复以何术? 岐伯曰:以四乌鲗骨[4]—蘆茹②[5],二物并合之,丸以雀卵[6],大如小豆,以五丸为后饭[7],饮以鲍鱼[8]汁,利肠中③及伤肝也。

[校勘]

① 液:《甲乙》卷十一第七作"涕"。

② 蘆茹:新校正云:"按《甲乙经》及《太素》蘆茹作藘茹,详王冰性味乃藘茹,当改蘆作藘。"今本《甲乙》卷十一第七、《太素》卷三十血枯均同新校正。张介宾、张志聪、高士宗均以为蘆茹当作"茹蘆"。如《类经》十七卷第六十三注:"《甲乙经》及《太素》、新校正,俱作藘茹者非,盖藘茹有毒,岂血枯者所宜。"《素问识》:"血枯所用,当是茹蘆。"按:《本草经》及《本草纲目》均无"蘆茹"之名,而《本草纲目》载茜草一名"茹蘆"。茹蘆亦见于《诗经》,曰:"茹蘆在阪"。据《本草经》茜草性味功效,似与本文相符。故张介宾云:"蘆茹亦名茹蘆,即茜草也。"当是。

③ 肠中:新校正云:"按别本一作伤中。"《太素》卷三十血枯作"胁中"。按:据上文"中气竭",竭犹伤也。当以作"伤中"

义长。

[注释]

[1] 有病胸胁支满者……时时前后血：张志聪注："此论腹中血脱，所伤在肝也。"肝脉布胁肋，肝病不荣经脉，故胸胁支满；肝主疏泄，助脾运化，肝病不能助脾，故妨于饮食；肝臭臊，肺臭腥，肺虚不能制肝，则肝肺之气俱逆，浊气不降，故闻腥臊；肺开窍于鼻，肺气虚则出清冷鼻液；肝病不能藏血，血随逆气上出，故先唾血；气血亏虚不能温养肢体，故四肢清；肝开窍于目，肝病血少，目失所养，故目眩；肝血不藏，随经而下，故时常前、后阴出血。

[2] 血枯：病名。《类经》十七卷第六十三注："血枯者，月水断绝也。"

[3] 若醉入房，中气竭，伤肝：《类经》十七卷第六十三注："醉后行房，血盛而热，因而纵肆，则阴精尽泄，精去则气去，故中气竭也。夫肾主闭藏，肝主疏泄，不惟伤肾，而且伤肝。"

[4] 乌鲗骨：即乌贼骨，一名海螵蛸。《本草经》云："味咸微温，主女子漏下赤白经汁，血闭。"

[5] 蘆茹：即茜草。《本草经》云："味苦寒，补中。"《本草纲目》云："苦寒无毒。治月经不止，带下，扑损瘀血，通经脉，活血行血。久服益精气。"

[6] 雀卵：王冰注："味甘温平无毒，主治男子阴萎不起，强之令热，多精有子"。

[7] 为后饭：先吃药，后吃饭，谓之后饭。

[8] 鲍鱼：王冰注："味辛臭温平无毒，主治瘀血血痹在四肢不散者。"《本草纲目》曰："治女子血枯病伤肝，利肠。"

[语译] 黄帝说：有一种胸胁胀满的病，妨碍饮食，发病时先闻到腥臊的气味，鼻流清涕，先唾血，四肢清冷，头目眩晕，时常前阴及大便出血，这种病叫什么名字？是什么原因引起的？岐伯说：这种病的名字叫血枯，得病的原因是在少年的时候患过

大的失血病,使内脏有所损伤,或者是醉后肆行房事,使肾气竭,肝血伤,所以月经闭止而不来。黄帝说:怎样治疗呢?要用什么方法使其恢复?岐伯说:用四份乌贼骨,一份藘茹,二药混合,以雀卵为丸,制成如小豆大的丸药,每次服五丸,饭前服药,饮以鲍鱼汁,然后再吃饭。这个方法可以通利肠道,补益损伤的肝脏。

[原文] 帝曰:病有少腹盛,上下左右皆有根,此为何病?可治不?岐伯曰:病名曰伏梁[1]。帝曰:伏梁何因而得之?岐伯曰:裹大脓血,居肠胃之外,不可治,治之①每切按之致死[2]。帝曰:何以然?岐伯曰:此下则因阴,必下脓血,上则迫胃脘,出②膈,侠③胃脘内痈[3],此久病也,难治。居脐上为逆,居脐下为从[4],勿动亟夺[5]。论在《刺法》中④。帝曰:人有身体髀股胻皆肿,环脐而痛,是为何病?岐伯曰:病名伏梁⑤,此风根[6]也。其气溢于大肠而著于肓,肓之原在脐下[7],故环脐而痛也⑥。不可动之[8],动之为水溺[9]涩之病⑦。

[校勘]

① 不可治,治之:《甲乙》卷八第二作"不可治之"。

② 出:原作"生",《太素》卷三十伏梁病作"出",王冰注:"生当为出,传文误也。"据改。

③ 侠:《太素》卷三十伏梁病作"使"。

④ 病有少腹盛……论在《刺法》中:《甲乙》卷八第二无"论在《刺法》中"五字。《素问释义》云:"此节讹缺,甚不可读。"

⑤ 帝曰:人有身体髀股胻皆肿……病名伏梁:王冰注云:"此二十六字错简在奇病论中,若不有此二十六字,则下文无据也。"《甲乙》卷八第二、《太素》卷三十伏梁病,此句均在上文"帝曰:病有少腹盛"之前。按:据《甲乙》、《太素》之文,《素问》本篇原有此文,而王冰据本又脱,故曰错简于奇病论中,复移于此,但仍与《甲乙》、《太素》之文排列不一,似以《甲乙》、《太素》之文义胜。

⑥ 其气溢于大肠而著于肓……故环脐而痛也:此句《甲乙》

卷八第二在上文"勿动亟夺"之下,《太素》卷三十伏梁病在"论在《刺法》中"之下。

⑦ 不可动之,动之为水溺涩之病:《甲乙》卷八第二、《太素》卷三十伏梁病,此二句均接前"此风根也"之后。"水溺涩之病",《太素》作"水溺清之府"。

[注释]

[1] 伏梁:其病伏藏于腹中,如强梁之坚硬,故名。《类经》十七卷第七十三注:"伏,藏伏也;梁,强梁坚硬之谓。"王冰注:"正当冲脉带脉之部分也……故病当其分,则少腹盛,上下左右皆有根也。以其上下坚盛,如有潜梁,故曰病名伏梁不可治也。"

[2] 治之每切按之致死:王冰注:"以裹大脓血,居肠胃之外,按之痛闷不堪,故每切按之致死也。"

[3] 此下则因阴……侠胃脘内痈:王冰注:"以冲脉下行者络阴,上行者循腹,故此上则迫近于胃脘,下则因薄于阴器也。若因薄于阴,则便下脓血。若迫近于胃,则病气上出于膈,复侠胃脘内长其痈也。何以然哉?以本有大脓血在肠胃之外故也。"

[4] 居脐上为逆,居脐下为从:王冰注:"若裹大脓血居脐上,则渐伤心脏,故为逆。居脐下,则去心稍远,犹得渐攻,故为从。从,顺也。"

[5] 勿动亟(qì 气)夺:即不可动用屡次攻夺的方法治疗。亟,屡次的意思。夺,攻去的意思。《太素》卷三十伏梁病注:"不可辄动数夺,夺之致死。"

[6] 风根:《太素》卷三十伏梁病注:"此伏梁病,以风为本也。"《类经》十七卷第七十三注:"风根,即寒气也,如百病始生篇曰:积之始生,得寒乃生,厥乃成积。即此谓也。"

[7] 肓之原在脐下:王冰注:"脐下,谓脖胦,在脐下同身寸之二寸半。《灵枢经》云:肓之原名曰脖胦。"脖胦,一名下肓,即脐下气海。

[8] 不可动之:即不可用药物攻下以击动之。

[9]水溺:指小便而言。吴昆注:"水溺,小便也。"

[语译] 黄帝说:病有少腹盛满,上下左右都有根,这是什么病呢? 可以治疗吗? 岐伯说:病名叫伏梁。黄帝说:伏梁病是什么原因引起的? 岐伯说:小腹部裏藏着大量脓血,居于肠胃之外,所以不可用按摩的方法治疗,如果用这种方法治疗,往往引起病处发生剧烈疼痛而有闷乱欲死的感觉。黄帝说:为什么会这样呢? 岐伯说:此下为小腹及二阴,按摩则使脓血下出;此上是胃脘部,按摩则上迫胃脘,出于膈肌,发生围绕胃脘的内部痛肿,根深病久,故难治疗。一般地说,这种病生在脐上的为逆症,生在脐下的为顺症,不可用屡次攻下的方法治疗,以免损伤正气。关于本病的治法,在《刺法》中有所论述。黄帝说:有人身体髀、股、胻等部位都发肿,且环绕脐部疼痛,这是什么病呢? 岐伯说:病的名字叫伏梁,这是由于宿受风寒厥而上逆所致。风寒之气充溢于大肠而留着于肓,肓的根源在脐下气海,所以绕脐而痛。这种病不可用攻下的方法治疗,如果误用攻下,就会发生小便涩滞不利的病。

[按语] 伏梁病是指患病日久腹中坚硬一类的积聚病。本节所言两则伏梁,病情是不相同的。一是久病不治,邪居肠胃之外所引起,症见少腹硬满有根,裹大脓血而下溢上迫。一是宿受风寒,气溢大肠而著于脐下所引起,症见髀、股、胻皆肿,环脐而痛。此外,《灵枢》与《难经》亦有论述,如《灵枢》邪气脏腑病形篇云:"心脉⋯⋯微缓为伏梁,在心下,上下行,时唾血。"《难经》五十六难云:"心之积名曰伏梁,起脐上,大如臂,上至心下,久不愈,令人烦心。"此则是由于五脏传邪,留止不能再传所引起的心积病。以上虽然都叫伏梁病,但病情殊异,故在诊断治疗上,应当详加分辨。一九七二年甘肃省出土的《武威汉代医简》,其中记有"治伏梁里脓在胃肠之外治方",说明有的伏梁病可能是指体内痈肿一类疾病,古代文献亦多有记载。

[原文] 帝曰:夫子数言热中消中[1],不可服高粱①芳草石

药[2],石药发瘨②,芳草发狂[3]。夫热中消中者,皆富贵人也,今禁高粱①,是不合其心,禁芳草石药,是病不愈[4],愿闻其说。岐伯曰:夫芳草之气美,石药之气悍,二者其气急疾坚劲,故非缓心和人,不可以服此二者[5]。帝曰:不可以服此二者,何以然? 岐伯曰:夫热气慓悍[6],药气亦然,二者相遇,恐内伤脾[7],脾者土也而恶木,服此药者,至甲乙日更论③[8]。

[校勘]

① 高粱:《甲乙》卷十一第六作"膏粱",义同。

② 瘨:《甲乙》卷十一第六作"疽"。

③ 更论:《甲乙》卷十一第六作"当愈甚"。

[注释]

[1] 热中消中:王冰注:"多饮数溲,谓之热中;多食数溲,谓之消中。"

[2] 高粱芳草石药:《类经》十六卷第六十注:"高粱,厚味也;芳草,辛香之品也;石药,煅炼金石之类也。三者皆能助热,亦能销阴,凡病热者,所当禁用。"

[3] 石药发瘨(diān 颠),芳草发狂:瘨,同癫。癫狂均系精神错杂失常的疾病。王冰注:"多喜曰瘨,多怒曰狂。"张志聪注:"芳草之气,升散为阳,故令人发狂;金石之药,沉重为阴,故令人发癫也。"

[4] 今禁高粱……是病不愈:张志聪注:"富贵之人,形乐而志苦,华食而纵淫,夫四体不劳则血气留滞,心志烦苦则中气内伤,膏粱华食则脾胃有亏,放纵淫欲则精血耗竭,是以热中消中,多生于富贵之人。如不丰美其食,是不合其心,留中之病,宜于上下分消,若禁芳草石药,故病不能愈。"

[5] 故非缓心和人,不可以服此二者:王冰注:"脾气溢而生病,气美则重盛于脾,消热之气躁疾气悍,则又滋其热。若人性和心缓,气候舒匀,不与物争,释然宽泰,则神不躁迫,无惧内伤。故非缓心和人,不可以服此二者。"

[6] 慓悍：轻疾峻猛的意思。慓，《博雅》："急也。"悍，《说文》："勇也。"

[7] 恐内伤脾：《类经》十六卷第六十注："脾者，阴中之至阴也，阳盛则伤阴，故二热合气，必致伤脾。"

[8] 至甲乙日更论：即至甲日和乙日其病必甚。因脾伤者畏木，据干支纪日法，甲日和乙日均属木。更论，更当别论的意思。

[语译] 黄帝说：先生屡次说患热中消中病的，不能吃肥甘厚味，也不能吃芳香药草和金石药，因为金石药物能使人发癫，芳草药物能使人发狂。患热中消中病的，多是富贵之人，现在如禁止他们吃肥甘厚味，则不适合他们的心理，不使用芳草石药，又治不好他们的病，这种情况如何处理呢？我愿意听听你的意见。岐伯说：芳草之气多香窜，石药之气多猛悍，这两类药物的性能都是急疾坚劲的，故不是性情和缓的人，不可以服用这两类药物。黄帝说；不可以服用这两类药物，是什么道理呢？岐伯说：因为这种人平素嗜食肥甘而生内热，内热之气本身是慓悍的，药物的性能也是这样，两者遇在一起，恐怕会损伤人的脾气，脾属土而恶木，所以服用这类药物，在甲日和乙日肝木主令时，病情就会更加严重。

[按语] 本节指出热中消中之病，是由久食肥甘厚味所致，热气留滞于脾，本应服芳草辛散于上，金石重镇于下，上下分消，方能治愈其病。但在服药的同时，需禁食肥甘美味，又需情志和缓，否则芳草石药即属禁忌。如果误服，则致内热炽盛，发为癫狂，医生和患者都应该注意。

[原文] 帝曰：善。有病膺①肿颈痛胸满腹胀，此为何病？何以得之？岐伯曰：名厥逆[1]。帝曰：治之奈何？岐伯曰：灸之则瘖[2]，石[3]之则狂，须其气并[4]，乃可治也。帝曰：何以然？岐伯曰：阳气重上，有余于上，灸之则阳气入阴，入则瘖[5]；石之则阳气虚，虚则狂[6]；须其气并而治之，可使全也。

[校勘]

①膺:《甲乙》卷十一第九下、《太素》卷二十六痈疽均作"痛"。

[注释]

[1]厥逆:病症名,所指不同,此其一者,因病机而得名。《类经》十五卷第三十八注:"膺肿颈痛胸满腹胀,皆在上中二焦,此以阴并于阳,下逆于上,故病名厥逆。"

[2]瘖(yin音):失音不能言语。《释名》释疾病:"瘖,唵然无声也。"

[3]石:指砭石、针石。

[4]气并:指阳气厥逆之后,阳降阴升,阴阳之气渐次合并。马莳注:"必须其阳气从上而降,阴气从下而升,阴阳相并,然后治之,或灸或针,可使全也。"

[5]阳气重上……入则瘖:《类经》十五卷第三十八注:"阳气有余于上,而复灸之,是以火济火也,阳极乘阴,则阴不能支,故失声为瘖。"

[6]石之则阳气虚,虚则狂:《类经》十五卷第三十八注:"阳并于上,其下必虚,以石泄之,则阳气随刺而去,气去则上下俱虚,而神失其守,故为狂也。"

[语译] 黄帝说:好。有人患膺肿、颈痛、胸满、腹胀,这是什么病呢?是什么原因引起的?岐伯说:病名叫厥逆。黄帝说:怎样治疗呢?岐伯说:这种病如果用灸法便会失音,用针刺就会发狂,必须等到阴阳之气上下相合,才能进行治疗。黄帝说:为什么呢?岐伯说:上本为阳,阳气又逆于上,重阳在上,则有余于上,若再用灸法,足以火济火,阳极乘阴,阴不能上承,故发生失音;若用砭石针刺,阳气随刺外泄则虚,神失其守,故发生神志失常的狂证;必须在阳气从上下降,阴气从下上升,阴阳二气交并以后再进行治疗,才可以获得痊愈。

[原文] 帝曰:善。何以知怀子之且生[1]也?岐伯曰:身有

病而无邪脉也[2]。

[注释]

[1] 怀子之且生:指从怀孕至临产的一个全过程。之,至也。

[2] 身有病而无邪脉也:《类经》十七卷第六十二注:"身有病,谓经断恶阻之类也。身病者脉亦当病,或断续不调,或弦涩细数,是皆邪脉,则真病也。若六脉和滑,而身有不安者,其为胎气无疑矣。"

[语译] 黄帝说:好。妇女怀孕直至生产是如何知道的呢?岐伯说:身体虽有某些病的证候,但不见有病脉,就可以诊为妊娠。

[原文] 帝曰:病热而有所痛者何也? 岐伯曰:病热者,阳脉也,以三阳之动①也[1],人迎一盛少阳,二盛太阳,三盛阳明,入阴也②。夫阳入于阴,故病在头与腹,乃䐜胀而头痛也[2]。帝曰:善。

[校勘]

① 动:《甲乙》卷七第一中作"盛"。

② 入阴也:《甲乙》卷七第一中无此三字。

[注释]

[1] 病热者,阳脉也,以三阳之动也:三阳属表,故外邪侵及体表而病发热者,必于三阳之脉动甚。

[2] 夫阳入于阴……乃䐜胀而头痛也:马莳注:"三阳既毕,则入之三阴经分矣。阳入于阴,故头主阳,腹主阴,在阴当腹䐜胀,而在阳当头痛也。"

[语译] 黄帝说:有病发热而兼有疼痛的是什么原因呢?岐伯说:阳脉是主热证的,外感发热是三阳受邪,故三阳脉动甚。若人迎大一倍于寸口,是病在少阳;大两倍于寸口,是病在太阳;大三倍于寸口,是病在阳明。三阳既毕,则传入于三阴。病在三阳,则发热头痛,今传入于三阴,故又出现腹部胀满,所以病人有腹胀和头痛的症状。黄帝说:好。

刺腰痛篇第四十一

新校正云：按全元起本在第六卷。

本篇重点论述诸经病变发生腰痛的症状和针刺治疗方法，故篇名刺腰痛。

[提要]　本篇主要内容有：

一、足三阴、足三阳、奇经八脉病变发生腰痛的不同兼症及循经取穴的针刺方法。

二、腰痛兼有痛上寒、痛上热、少腹满等症的针刺方法。

[原文]　足太阳脉令人腰痛，引项脊尻背如重①状[1]，刺其郄中[2]，太阳正经[3]出血。春无见血[4]。

[校勘]

① 重：《甲乙》卷九第八作"肿"。

[注释]

[1] 足太阳脉令人腰痛，引项脊尻背如重状：王冰注："足太阳脉，别下项，循肩髆内，挟脊抵腰中，别下贯臀，故令人腰痛，引项脊尻背如负重之状也。"尻，此指脊骨末端。

[2] 郄中：即委中穴。王冰注："在膝后屈处腘中央约纹中动脉，足太阳脉之所入也。"

[3] 太阳正经：有二说。一指昆仑穴。一指委中穴，因足太阳之正，别入腘中。今从后说，即取委中穴处刺出其血。

[4] 春无见血：王冰注："太阳合肾，肾旺于冬，水衰于春，故春无见血也。"

[语译]　足太阳经脉发病使人腰痛，痛时牵引项脊尻背，好像担负着沉重的东西一样，治疗时应刺其合穴委中，即在委中穴处刺出其恶血。若在春季不要刺出其血。

[原文]　少阳①令人腰痛，如以针刺其皮中，循循然不可以俯仰，不可以顾②[1]，刺少阳成骨[2]之端出血，成骨在膝外廉之

骨独起者,夏无见血[3]。

[校勘]

① 少阳:此后按文例当有"之脉"二字。下"阳明"、"少阴"同。

② 顾:《甲乙》卷九第八作"左右顾"。

[注释]

[1] 少阳令人腰痛……不可以顾:足少阳之脉,循胁里,出气街,绕毛际,横入髀厌中,故可令人腰痛。少阳属火主于夏,夏气在皮肤,故皮中如针刺。循循然,依次貌。足少阳脉行身之侧,故不可以俯仰。其脉起于目锐眦,上抵头角,下耳后,循颈下胸中,故不可以顾。顾,回首也。

[2] 成骨:又名骭骨,即胫骨。因能成立其身,故名成骨。王冰注:"成骨,谓膝外近下,骭骨上端……骭骨所成柱膝髀骨,故谓之成骨也。"

[3] 夏无见血:王冰注:"少阳合肝,肝旺于春,木衰于夏,故无见血。"

[语译] 足少阳经脉发病使人腰痛,有如用针刺于皮肤中,逐渐加重不能前后俯仰,并且不能左右回顾。治疗时应刺足少阳经在成骨的起点出血,成骨即外侧高骨独起处,若在夏季则不要刺出其血。

[原文] 阳明令人腰痛,不可以顾,顾如有见者,善悲[1],刺阳明于骱①前三痏,上下和之出血[2],秋无见血[3]。

[校勘]

① 骱:新校正云:"按《甲乙经》'骱'作'骭'。"今本《甲乙》卷九第八仍作"骱"。《太素》卷三十腰痛作"骭"。

[注释]

[1] 阳明令人腰痛……善悲:足阳明之筋,上循胁属脊,故阳明脉病可以令人腰痛。其脉循喉咙入缺盆,故不可以回顾。阳明为水谷之海,气血营卫皆由此生,阳明病则神气虚乱,故目

见怪异而善悲哀。

[2] 刺阳明于骺(héng 衡)前三痏,上下和之出血:诸注不同。《太素》卷三十腰痛注:"足阳明……下循胻外廉,故刺之以和上下。"王冰注:"刺骺前三痏,则正三里穴也。"马莳同此注。《类经》二十二卷第四十九注:"骺前三痏,即三里也。上下和之,兼上下巨虚而言也。"高士宗注:"骺前三痏,三里、上廉、下廉也,故曰上下和之,乃三里合上廉、下廉以和之,而出其血也。"按:以《类经》注义较明,今从之。骺骨,为小腿胫、腓骨之通称。《医宗金鉴》正骨心法要旨云:"其骨二根,在前者名成骨,其形粗;在后者名辅骨,其形细,又俗名劳堂骨。"足三里穴,在膝下三寸,胫骨外侧两筋之间。上巨虚,即巨虚上廉,在足三里下三寸处。下巨虚,即巨虚下廉,在足三里下六寸处。

[3] 秋无见血:王冰注:"阳明合脾,脾旺长夏,土衰于秋,故秋无见血。"

[语译] 阳明经脉发病而使人腰痛,颈项不能转动回顾,如果回顾则神乱目花犹如妄见怪异,并且善于悲伤,治疗时应刺足阳明经在胫骨前的足三里穴三次,并配合上、下巨虚穴刺出其血,秋季则不要刺出其血。

[原文] 足①少阴令人腰痛痛引脊内廉②[1],刺少阴③于内踝上[2]二痏,春无见血[3]。出血太多,不可复也[4]。

[校勘]

① 足:新校正云:"此前少足太阴腰痛证并刺足太阴法,应古文脱简也。"

② 脊内廉:新校正云:"按全元起本'脊内廉'作'脊内痛'。《太素》亦同。"今本《太素》卷三十腰痛同新校正。

③ 少阴:《甲乙》卷九第八、《太素》卷三十腰痛均作"足少阴"。

[注释]

[1] 足少阴令人腰痛,痛引脊内廉:足少阴脉贯脊属肾,腰

为肾之府,故其病如是。

[2] 少阴于内踝上:即复溜穴。在内踝上同身寸二寸。

[3] 春无见血:马莳注:"春时木旺则水衰,故春无见血。"

[4] 不可复也:马莳注:"肾气不可复也。"《素问识》云:"据《甲乙》,谓血虚不可复也。"少阴脉属肾,气血外泄,必伤肾气,当以前说为是。

[语译] 足少阴脉发病使人腰痛,痛时牵引到脊骨的内侧,治疗时应刺足少阴经在内踝上的复溜穴两次,若在春季则不要刺出其血。如果出血太多,就会导致肾气损伤而不易恢复。

[原文] 厥阴①之脉令人腰痛,腰中如张弓弩弦[1],刺厥阴①之脉②,在腨踵鱼腹之外,循之累累然[2],乃刺之,其病令人言③默默然不慧[3],刺之三痏④。

[校勘]

① 厥阴:《太素》卷三十腰痛作"居阴"。王冰注:"厥阴一经作居阴,是传写草书厥字为居也。"

② 脉:新校正云:"按经云'厥阴之脉令人腰痛',次言'刺厥阴之脉',注言'刺厥阴之络',经注相违,疑经中'脉'字,乃'络'字之误也"。

③ 言:此前原有"善"字,《太素》卷三十腰痛无。新校正云:"按经云'善言默默然不慧',详'善言'与'默默'二病难相兼,全元起本无'善'字,于义为允。"据删。

④ 其病令人言默默然不慧,刺之三痏:《素问识》云:"其病云云以下十五字,与前四经腰痛之例不同,恐是衍文。"

[注释]

[1] 厥阴之脉令人腰痛,腰中如张弓弩弦:足厥阴脉,其支者与太阳、少阳之脉同结于腰踝下中髎、下髎之间,故厥阴之脉病则令人腰痛。肝主筋,肝足厥阴之脉病则筋急,筋急则腰部强直拘急,故如新张弓弩之弦。

[2] 腨踵鱼腹之外,循之累累然:王冰注:"腨踵者,言脉在

腨外侧，下当足跟也。腨形势如卧鱼之腹，故曰鱼腹之外也。循其分肉，有血络累累然，乃刺出之。此正当蠡沟穴分，足厥阴之络，在内踝上五寸。"腨，腿肚。踵，足跟。累累然，如串珠之状。

[3] 言默默然不慧：指沉默寡言而精神不爽。

[语译] 厥阴经脉发病使人腰痛，腰部强急如新张的弓弩弦一样，治疗时应刺足厥阴的经脉，其部位在腿肚和足跟之间鱼腹之外的蠡沟穴处，摸之有结络累累然不平者，就用针刺之，这种病常使人沉默寡言而精神抑郁不爽，可以针刺三次。

[按语] 以上五节主要介绍了六经（缺太阴经）腰痛的症状及针刺部位。它们虽然都有腰痛，但由于经脉的循行部位及所主的脏腑不同，兼症也不一样，故在治疗时，应辨证分经取治，才能收到预期的效果。

[原文] 解脉令人腰痛，痛引肩，目䀮䀮然，时遗溲[1]，刺解脉，在膝筋肉分间郄外廉之横脉出血，血变而止[2]。

解脉①令人腰痛如引带②，常如折腰状，善恐③[3]，刺解脉，在郄中结络如黍米，刺之血射以黑，见赤血而已。

[校勘]

① 解脉：新校正云："按全元起云：有两解脉，病源各异，恐误未详。"《医学读书记》云："详本篇备举诸经腰痛，乃独遗带脉，而重出解脉，按带脉起于少腹之侧，季胁之下，环身一周，如束带然，则此所谓腰痛如引带，常如折腰状者，自是带脉为病，云解脉者，传写之误也。"此说可参。

② 引带：《甲乙》卷九第八作"裂"，《太素》卷三十腰痛作"别"。

③ 恐：《甲乙》卷九第八、《太素》卷三十腰痛均作"怒"。

[注释]

[1] 解脉令人腰痛……时遗溲：王冰注："解脉，散行脉也，言不合而别行也。此足太阳之经，起于目内眦，上额交巅上，循肩髆侠脊抵腰中，入循膂，络肾属膀胱，下入腘中。故病斯候也。

又其支别者,从髀内别下贯肿,循髀外后廉而下合于腘中。两脉如绳之解股,故名解脉也。"昕昕然,不明貌。溲,小便。

[2] 膝筋肉分间郄外廉之横脉出血,血变而止:膝筋肉分间指委中穴处,亦即郄中。此外侧之横脉,指委阳穴处。王冰注:"膝后两旁,大筋双上,股之后,两筋之间,横纹之处,努肉高起,则郄中之分也……当取郄外廉有血络横见,迢然紫黑而盛满者,乃刺之,当见黑血,必候其血色变赤乃止。"《医学纲目》卷二十八腰痛注:"膝外廉筋肉分间,即委阳穴是也。"

[3] 令人腰痛如引带,常如折腰状,善恐:足太阳之脉,其支者从腰中下挟脊,贯臀入腘中,故其痛如引带,如腰折。其脉络肾,肾志为恐,故善恐。

[语译] 解脉发病使人腰痛,痛时会牵引到肩部,眼睛视物不清,时常遗尿,治疗时应取解脉在膝后大筋分肉间(委中穴)外侧的委阳穴处,有血络横见,紫黑盛满,要刺出其血直到血色由紫变红才停止。

解脉发病使人腰痛,好像有带子牵引一样,常好像腰部被折断一样,并且时常有恐惧的感觉,治疗时应刺解脉,在郄中有络脉结滞如黍米者,刺之则有黑色血液射出,等到血色变红时即停止。

[原文] 同阴之脉[1]令人腰痛,痛如小锤①居其中,怫然肿[2],刺同阴之脉,在外踝上绝骨之端[3],为三痏。

[校勘]
① 小锤:《太素》卷三十腰痛作"小针"。

[注释]
[1] 同阴之脉:王冰注:"足少阳之别络也,并少阳经上行,去足外踝上同身寸之五寸,乃别走厥阴,并经下络足跗,故曰同阴脉也。"

[2] 怫然肿:肿起之状。怫,《说文》:"郁也。"黄元御注:"怫然,肿貌。"

[3] 绝骨之端:指足少阳经之阳辅穴,在足外踝上四寸。

[语译]　同阴之脉发病使人腰痛,痛时胀闷沉重,好像有小锤居于其中,病处怫然肿胀,治疗时应刺同阴之脉,在外踝上绝骨之端的阳辅穴处,针三次。

[原文]　阳维之脉令人腰痛,痛上怫然肿,刺阳维之脉,脉与太阳合腨下间,去地一尺所[1]。

[注释]

[1] 脉与太阳合腨下间,去地一尺所:指承山穴处。《类经》二十二卷第四十九注:"阳维脉气所发,别于金门而上行,故与足太阳合于腨下间。去地一尺所,即承山穴也。"

[语译]　阳维之脉发病使人腰痛,痛处怫然肿胀,应刺阳维脉的承山穴,因为阳维脉与足太阳脉会合于腿肚下端的中间,即离地一尺左右的承山穴。

[原文]　衡络①[1]之脉令人腰痛,不可以俯仰②,仰则恐仆,得之举重伤腰,衡络绝③,恶血归之[2],刺之在郄阳筋之间④,上郄数寸,衡居⑤为二痏出血[3]。

[校勘]

① 衡络:《太素》卷三十腰痛作"冲绝"。王冰注云:"一经作'衡(疑"冲")绝之脉',传写鱼鲁之误也。若是衡(疑"冲")脉,《中诰》不应取太阳脉委阳、殷门之穴也。"

② 不可以俯仰:《甲乙》卷九第八作"得俛不得仰"。按下文句,似以《甲乙》义胜。

③ 衡络绝:《太素》卷三十腰痛作"冲绝络",《甲乙》卷九第八作"衡络绝伤"。

④ 筋之间:《甲乙》卷九第八作"之筋间"。

⑤ 衡居:《太素》卷三十腰痛作"冲居"。

[注释]

[1] 衡络:王冰注:"衡,横也,谓太阳之外络,自腰中横入髀外后廉,而下与中经合于腘中者。"

[2]举重伤腰，衡络绝，恶血归之：《类经》二十二卷第四十九注："若举重伤腰，则横络阻绝，而恶血归之，乃为腰痛。"

[3]郄阳筋之间，上郄数寸，衡居为二痏出血：郄阳，指委阳穴。郄阳筋间上行数寸，乃殷门穴处。当视其血络横居盛满者，针刺二次，使之出血。衡，横也。殷门，《外台》卷三十九第十一膀胱腑人："主腰痛得俛不得仰，仰则痛，得之举重，恶血归之。"正与本文合。

[语译]　衡络之脉发病使人腰痛，不可以前俯和后仰，后仰则恐怕跌倒，这种病大多得之于用力举重伤及腰部，使横络阻绝不通，瘀血留滞在里，治疗时应刺委阳大筋间上行数寸处的殷门穴，视其血络横居盛满者针刺二次，令其出血。

[按语]　本条刺法，王冰注云："横居二穴，谓委阳、殷门，平视横相当也。郄阳，谓浮郄穴上侧委阳穴也。筋之间，谓膝后腘上两筋之间殷门穴也。二穴各去臀下横纹同身寸之六寸，故曰上郄数寸也。"后世如马莳、张介宾等，亦皆指为委阳、殷门二穴。考王注乃是以《中诰》"取太阳脉委阳殷门之穴也"之说为本。然所述二穴位置云"各去臀下横纹同身寸之六寸"，与今委阳穴位置不符。而《甲乙》、《千金》、《外台》则均与王注同，可证古医书既有此记载，并非王氏杜撰。新校正指出王注有误，明楼英亦指出："王注谓郄阳之间，衡居二痏，为委阳、殷门二穴者非也。"考《甲乙》"浮郄"穴云"在委阳上一寸"，又，《灵枢》邪气脏腑病形篇云："三焦合入于委阳。"而六腑下合穴皆在膝关节以下，是委阳穴当在膝后腘窝外侧，亦与《甲乙》"浮郄在委阳上一寸"之说合，故《针灸聚英》改为"承扶下一尺六寸"，当是。王氏所本，或脱"一尺"二字。据此，则本文"二痏"，应指针二次而言，非指二穴。

[原文]　会阴之脉[1]令人腰痛，痛上漯漯然①汗出，汗干令人欲饮，饮已欲走[2]，刺直阳②之脉[3]上三痏，在跷上郄下五寸③横居[4]，视其盛者出血。

[校勘]

① 漯漯然:《甲乙》卷九第八作"濈然",原校作"濈濈然"。

② 直阳:《太素》卷三十腰痛注:"刺直阳者,有本作会阳,乔上郄下横络也。"

③ 五寸:《太素》卷三十腰痛作"三寸所",《甲乙》卷九第八作"三所"。

[注释]

[1] 会阴之脉:有二说。一是认为指足太阳之中经。王冰注:"足太阳之中经也,其脉循腰下会于后阴,故曰会阴之脉。"姚止庵同此说。二是认为指任督之脉,二脉会于前后二阴的会阴穴处,故名会阴之脉。马莳注:"会阴者,本任脉经之穴名,督脉由会阴而行于背,则会阴之脉,自腰下会于后阴。"高士宗注:"会阴在大便之前,小便之后,任督二脉相会于前后二阴间,故曰会阴。"吴昆、张介宾、张志聪等均同此说,不知孰是,姑从王注。

[2] 令人腰痛……饮已欲走:太阳之脉行身之背,挟脊抵腰中,故令人腰痛。太阳为巨阳热盛,阳热迫津外泄,故痛上漯漯然汗出。汗干阴液消亡,故令人饮水自救。饮已正复,正邪又相交争,故令人烦躁而欲奔走。漯(tà踏)漯然,汗出貌。

[3] 直阳之脉:诸说不一。一指太阳之脉。王冰注:"直阳一脉则太阳之脉,侠脊下行贯臀,下至腘中,下循腨,过外踝之后,条直而行者,故曰直阳之脉也。"马莳、吴昆、张介宾、姚止庵等同此说。二指督脉。张志聪注:"直阳之脉,督脉也,督脉总督一身之阳,贯脊直上,故曰直阳。"三指太阳与督脉相合之脉。高士宗注:"直阳,太阳与督相合之脉也。"不知孰是,姑从王注。

[4] 跻上郄下五寸横居:诸说不一。王冰注:"跻为阳跻所生申脉穴,在外踝下也。郄下,则腘下也。言此刺处在腘下同身寸之五寸,上承郄中之穴,下当申脉之位,是谓承筋穴,即腨中央如外陷者中也,太阳脉气所发,禁不可刺,可灸三壮。今云刺者,谓刺其血络之盛满者也。"张介宾同此说。高士宗注:"跻上郄

下,各相去五寸之承山,皆有血络横居,视其盛者,刺出其血……不必拘于穴也。"不知孰是,姑从王注。

[语译]　会阴之脉发病使人腰痛,痛处漯漯然汗出,汗止则欲饮水,饮水后又欲奔走,治疗时应刺直阳之脉上三次,其部位在阳跷申脉穴上、足太阳郄中穴下五寸的承筋穴处,视其左右有络脉横居、血络盛满的,刺出其血。

[按语]　本条经文,诸注说法不一。一者,会阴与直阳,同体而异名,如新校正云:"详此直阳之脉,即会阴之脉也,文变而事不殊。"《素问识》云:"直阳之脉……任脉与督脉相合之脉,盖直值通用,遇也,即两脉会遇之义。新校正:直阳之脉,即会阴之脉。王注骨空论云:任脉、冲脉、督脉者,一源而三岐也。以任脉循背者,谓之督脉,自少腹直上者,谓之任脉,是以背腹阴阳,别为名目尔。知是二脉分岐之处,即其会遇之地,故名之会阴,亦名直阳耳。"而今存文献,已无所考,即杨上善注,亦略而不释,王冰是否另有所本,亦不可知,今姑从之。一者本条有脱误,张志聪云:"按会阴节后,当有刺条,刺直阳前,宜有腰痛,或脱简与?"又,《太素》杨注云:"刺直阳者,有本作会阳。"或"会阳"为"会阴"之误。从前后文例看,除本条与后"昌阳之脉"条外,皆何经腰痛刺何经,而昌阳腰痛未云刺何经,本条则前曰会阴,后曰直阳,与前后文例不一,据以上各点,则脱简之说,亦不无可能。存疑待考。

[原文]　飞阳①之脉[1]令人腰痛,痛上怫怫然②[2],甚则悲以恐[3],刺飞阳之脉,在内踝上二寸③,少阴之前,与阳维之会[4]。

[校勘]

① 飞阳:《太素》卷三十腰痛注:"有本'飞'作'蜚'。"飞,蜚,同音通假。

② 怫怫然:原作"拂拂然",《甲乙》卷九第八作"怫然",吴昆、张介宾、高士宗等均改为"怫怫然",为是,据改。《太素》卷三

十腰痛作"弗弗然"。义同。

③ 二寸:原作"五寸",《甲乙》卷九第八、《太素》卷三十腰痛均作"二寸"。另王冰注云:"内踝后上同身寸之五寸复溜穴。"复溜穴,气穴论王冰注云:"在足内踝上同身寸之二寸。"本注"五寸",乃"二寸"之误。又,王冰注为二穴,乃复溜与筑宾,其筑宾,取其"与阴维之会",其所以并有复溜穴者,经文"五寸",原亦当是"二寸",故新校正云:"今此经注都与《甲乙》不合者,疑经注中'五寸'字当作'二寸'。"今据《甲乙》、《太素》改。

[注释]

[1] 飞阳之脉:诸说不一。《太素》卷三十腰痛注:"足太阳别,名曰飞阳……太阳去外踝上七寸,别走足少阴。"《太素》卷九十五络脉注:"此太阳络,别走向少阴经,迅疾如飞,故名飞阳也。"王冰注:"是阴维之脉也,去内踝上同身寸之五寸[疑"二寸"之误]腨分中,并少阴经而上也。"《类经》二十二卷第四十九注:"飞阳,足太阳之络穴,别走少阴者也。"《素问识》云:"考经脉篇,飞阳在去踝七寸,且在少阴之后,而下文云,在内踝上五寸,又云少阴之前,乃知飞阳非太阳经之飞阳也。下文云阴维之会,亦知飞阳是非阴维之脉也。盖此指足厥阴蠡沟穴。"张志聪注:"足太阳之别名曰飞阳,去踝七寸,别走少阴。阴维之脉,起于足少阴筑宾穴,为阴维之郄。故名飞阳者,谓阴维之原,从太阳之脉,走少阴而起者也。"姑从杨、王及张志聪等注。

[2] 怫怫然:黄元御注:"气郁而不行也。"

[3] 悲以恐:悲者生于心肺,恐者生于肾。足少阴脉属肾,从肾上贯肝膈入肺中,其支别者,从肺出络心,故其脉病,甚则悲以恐。

[4] 在内踝上二寸,少阴之前,与阴维之会:王冰注:"内踝后上同身寸之二寸(原作五寸,据气穴论注改)复溜穴,少阴脉所行,刺可入同身寸之三分。内踝后筑宾穴,阴维之郄……少阴之前阴维之会,以三脉会在此穴分也……今《中诰》经文,正同

此法。"

[语译]　飞阳之脉发病使人腰痛,痛处的筋脉肿胀,严重时出现情志悲哀而恐惧,治疗时应刺飞阳之脉,其部位是在内踝上二寸,足少阴之前,与阴维相会之处的筑宾穴。

[按语]　本条经文,注家说法亦颇不一,姑从王冰之说以释之。又据前文有阳维腰痛一条,则此处或脱刺飞阳之法,并脱阴维腰痛之文,待考。

[原文]　昌阳之脉[1]令人腰痛,痛引膺,目䀮䀮然,甚则反折,舌卷不能言[2],刺内筋[3]为二痏,在内踝上大筋前太阴后,上踝二寸①所。

[校勘]
①　二寸:《太素》卷三十腰痛作"三寸"。

[注释]
[1]　昌阳之脉:王冰、高士宗以为阴跷脉。马莳、张介宾、吴昆以为足少阴肾脉。马莳注:"昌阳,系足少阴肾经穴名,又名复溜。"《甲乙》卷三第三十二:"复溜者,金也,一名伏白,一名昌阳。"据此,当以后说为是。

[2]　昌阳之脉令人腰痛……舌卷不能言:足少阴脉属肾,腰为肾之府,故为腰痛。肾脉注胸中,故痛引膺。肾之精为瞳子,故目䀮䀮然。少阴经合于太阳,太阳脉行于脊背,故甚则反折。肾脉循喉咙,挟舌本,故舌卷不能言。

[3]　内筋:《类经》二十二卷第四十九注:"内筋,筋之内也,即复溜穴,在足太阴经之后,内踝上二寸所。"

[语译]　昌阳之脉发病使人腰痛,疼痛牵引胸膺部,眼睛视物昏花,严重时腰背向后反折,舌卷短不能言语,治疗时应取筋内侧的复溜穴刺二次,其穴在内踝上大筋的前面,足太阴经的后面,内踝上二寸处。

[原文]　散脉[1]令人腰痛而热,热甚生烦,腰下如有横木居其中,甚则遗溲[2],刺散脉,在膝前骨肉分间,络外廉[3],束脉为

三痏。

[注释]

[1] 散脉：诸说不一。一云足厥阴、足少阳脉，杨上善注："散脉在膝前肉分间者，十二经脉中唯足厥阴、足少阳在膝前，主溲，故当是此二经之别名。"一云足太阴之别络，王冰注："散脉，足太阴之别也，散行而上，故以名焉。"张介宾同此说。一云冲脉，张志聪注："冲脉者，起于胞中，上循背里，为经络之海，其浮而外者，循腹右上行至胸中，而散灌于皮肤，渗于脉外，故名散脉也。"高士宗同此说。一云阳明别络，吴昆注："散脉，阳明别络之散行者也。"姑从张志聪冲脉之说。

[2] 令人腰痛而热……甚则遗溲：张志聪注："冲脉为十二经脉之原，心主血脉，故痛而热，热甚生烦。其循于腹者，出于气街，侠脐下两旁各五分，至横骨一寸，经脉阻滞于其间，故腰下如有横木居其中。起于胞中，故甚则遗溺。"

[3] 刺散脉……络外廉：张志聪注："其俞上在于大杼，下出于巨虚之上下廉，故取膝前外廉者，取冲脉之下俞也。"巨虚上下廉，即上、下巨虚穴，其穴在膝前下方外侧骨肉分间。

[语译] 散脉发病使人腰痛而发热，热甚则生心烦，腰下好像有一块横木梗阻其中，甚至会发生遗尿，治疗时应刺散脉下俞之巨虚上廉和巨虚下廉，其穴在膝前外侧骨肉分间，看到有青筋缠束的脉络，即用针刺三次。

[原文] 肉里之脉[1]令人腰痛，不可以咳，咳则筋缩急①[2]，刺肉里之脉为二痏，在太阳之外，少阳绝骨之后②[3]。

[校勘]

① 筋缩急：《甲乙》卷九第八作"筋挛"，《太素》卷三十腰痛作"筋挛急"。

② 后：《甲乙》卷九第八作"端"。

[注释]

[1] 肉里之脉：王冰注："肉里之脉，少阳所生，则阳维之脉

气所发也。"据王冰注文之义,肉里当指分肉穴之里。

[2] 不可以咳,咳则筋缩急:少阳主筋,其脉循胸过季胁,故病则不能咳,咳则相引而痛,且筋脉拘急挛缩。

[3] 在太阳之外,少阳绝骨之后:王冰注:"如指曰,在太阳之外,少阳绝骨之后也。分肉穴在足外踝直上绝骨之端如后,同身寸之二分,筋肉分间,阳维脉气所发。"按:足少阳在足太阳经的外侧前,故云在太阳之外。以太阳经而论,则分肉穴又在绝骨之后矣。

[语译] 肉里之脉发病使人腰痛,痛得不能咳嗽,咳嗽则筋脉拘急挛缩,治疗时应刺肉里之脉二次,其穴在足太阳的外前方,足少阳绝骨之端的后面。

[按语] 肉里之脉腰痛一条,注家说法亦不一致,今从王冰之说。王注中所指分肉穴,针灸诸书皆无。气穴论载"分肉二穴",王冰注云:"在足外踝上绝骨之端,同身寸之三分,筋肉分间,阳维脉气所发。"与本注略有不同。究系何穴不详,故新校正云:"按《甲乙经》无分肉穴,详处所,疑是阳辅,在足外踝上辅骨前绝骨端如前三分所。"据《外台》卷三十九第四胆腑人阳辅穴云:"在外踝上四寸,辅骨前绝骨之端如前三分许……主寒热腰痛,如小锥居其中,沸然肿,不可以咳,咳则筋缩急……"与本条所治腰痛症相似,故新校正之说可参。

[原文] 腰痛侠脊而痛至头几几然[1][1],目眈眈欲僵仆,刺足太阳郄中出血。

[校勘]
① 几几然:《太素》卷三十腰痛作"沉沉然"。

[注释]

[1] 腰痛侠脊而痛至头几(shū 殳)几然:马莳注:"此言腰痛之证,有关于足太阳者,当即其本经而刺之也。足太阳膀胱经之脉,起于目内眦,上额交巅,其直者从巅入络脑,还出别下项,循肩膊内,侠脊抵腰中,故腰痛之疾,有侠脊而痛者至头。几几然,

拘强不舒貌。

[语译] 腰痛挟脊背而痛,上连头部拘强不舒,眼睛昏花,时欲跌仆,治疗时应刺足太阳经的委中穴出血。

[原文] 腰痛上寒,刺足太阳、阳明;上热,刺足厥阴;不可以俯仰,刺足少阳;中热而喘,刺足少阴[1],刺郄中出血①。

[校勘]

① 郄中出血:《甲乙》卷九第八作"郄中血络",《灵枢》杂病作"腘中血络"。

[注释]

[1] 腰痛上寒……刺足少阴:《类经》二十二卷第四十九注:"上寒上热,皆以上体言也。寒刺阳经,去阳分之阴邪;热刺厥阴,去阴中之风热也。少阳脉行身之两侧,故俯仰不利者当刺之。少阴主水,水病无以制火,故中热;少阴之脉贯肝膈入肺中,故喘,当刺足之少阴,涌泉、大钟悉主之。"

[语译] 腰痛时上部有寒冷感觉的,应刺足太阳经和足阳明经,以散阳分之阴邪;上部有火热感觉的,应刺足厥阴经,以去阴中之风热;腰痛不能俯仰的,应刺足少阳经,以转枢机关;若内热而喘促的,应刺足少阴经,以壮水制火,并刺委中的血络出血。

[原文] 腰痛,上寒不可顾,刺足阳明;上热,刺足太阴[1];中热而喘,刺足少阴。大便难,刺足少阴[2]。少腹满,刺足厥阴[3]。如折不可以俯仰,不可举,刺足太阳[4]。引脊内廉,刺足少阴①[5]。

[校勘]

① 腰痛……刺足少阴:新校正云:"按全元起本及《甲乙经》并《太素》自腰痛上寒至此并无,乃王氏所添也。"今本《太素》卷三十腰痛虽有此一段居于篇末,但文字与本经颇有出入,亦疑为后人所加。张志聪、高士宗均以为衍文。

[注释]

[1] 腰痛……刺足太阴:足阳明脉上络头项,故病则不可以

顾。腰痛上寒,为阳分阴邪盛,故刺足阳明以散其阴邪。上热,为阴分阳热盛,故刺足太阴以泻其阳热。王冰注:"上寒,阴市主之……不可以顾,三里主之……上热,地机主之。"

[2] 大便难,刺足少阴:肾开窍于二阴,肾病关门不利,故大便难,应刺足少阴肾经。王冰注:"涌泉主之。"

[3] 少腹满,刺足厥阴:足厥阴脉环阴器抵少腹,故病则少腹胀满,应刺足厥阴经。王冰注:"太冲主之。"

[4] 如折不可以俯仰,不可举,刺足太阳:足太阳之脉循腰背,故其病如是,应刺足太阳。王冰注:"如折,束骨主之。不可以俯仰,京骨、昆仑悉主之。不可举,申脉、仆参悉主之。"

[5] 引脊内廉,刺足少阴:足少阴循行脊内廉,故腰痛引脊内廉者,应刺足少阴经。王冰注:"复溜主之。"

[语译]　腰痛时,感觉上部寒冷,头项强急不能回顾的,应刺足阳明经;感觉上部火热的,应刺足太阴经;感觉内里发热兼有气喘的,应刺足少阴经。大便困难的,应刺足少阴经。少腹胀满的,应刺足厥阴经。腰痛有如折断一样不可前后俯仰,不能举动的,应刺足太阳经。腰痛牵引脊骨内侧的,应刺足少阴经。

[原文]　腰痛引少腹控䏚[1],不可以仰①,刺腰尻交者[2],两髁胂[3]上,以月生死为痏数[4],发针立已,左取右,右取左②。

[校勘]

① 不可以仰:新校正云:"按《甲乙经》作不可以俯仰。"今本《甲乙》卷九第八同本经。

② 左取右,右取左:《甲乙》卷九第八、《太素》卷三十腰痛均无。此后新校正云:"详此腰痛引少腹一节,与缪刺论重。"

[注释]

[1] 控䏚(miǎo 秒):控,牵引的意思。䏚,季胁之下髂嵴之上空软处。

[2] 腰尻交者:指下髎穴。王冰注:"谓髁下尻骨两旁四骨空,左右八穴,俗呼此骨为八髎骨也。此腰痛取腰髁下第四髎,

即下髎穴也。足太阴、厥阴、少阳三脉,左右交结于中,故曰腰尻交者也。"

[3] 髁(kē 稞)胂(shèn 申):髁,即髋骨,由髂骨、坐骨和耻骨组成。胂,指高起丰满的肌肉群,如脊椎两旁或髂嵴以下的肌肉等是。王冰注:"两髁胂,谓两髁骨下坚起肉也。"

[4] 以月生死为痏数:即以月亮的圆缺变化作为计算针刺的次数。详见缪刺论。

[语译] 腰痛时牵引少腹上控胁部,不能后仰的,治疗时应刺腰尻交处的下髎穴,其部位在两踝骨下挟脊两旁的坚肉处,针刺时以月亮的盈缺计算针刺的次数,针后会立即见效,并采用左痛刺右侧、右痛刺左侧的方法。

[按语] 本篇主要论述腰痛病的辨证及针刺方法。腰为肾之府,且与经络的联系极为密切,故凡内伤肾气,或邪入经络,均可引起腰痛。但因受邪的经脉不同,兼证亦各不相同,治疗时必须详辨病因,察清病位,才能收到良好的治疗效果。

文中"刺郄中出血"曾多次论及,这是我国人民针刺治疗的经验之一,即"腰背委中求"是也,至今仍是治疗腰痛的要诀。

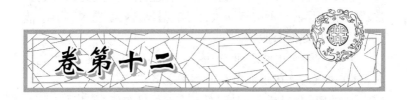

卷第十二

 风论篇第四十二

新校正云：按全元起本在第九卷。

本篇重点论述了风邪侵入人体后所引起的各种疾病的病机、症状及诊察方法，故篇名风论。

[提要]　本篇主要内容有：

一、风邪伤人，发为寒热、热中、寒中、疠风、偏枯的病机，及不同季节伤于风邪所引起的风病。

二、五脏风、胃风以及首风、漏风、内风、肠风、泄风等病的病机、症状和诊察方法。

[原文]　黄帝问曰：风之伤人也，或为寒热，或为热中[1]，或为寒中①[2]，或为疠风[3]，或为偏枯②[4]，或为风也③，其病各异，其名不同，或内至五脏六腑，不知其解，愿闻其说。岐伯对曰：风气藏于皮肤之间，内不得通，外不得泄①，风者善行而数变，腠理开则洒然寒，闭则热而闷[5]，其寒也则衰食饮，其热也则消肌肉，故使人怢栗⑤[6]而不能食⑥，名曰寒热。

[校勘]

① 寒中：此后《吴注素问》补"或为疡，或为不仁"七字。

② 偏枯：《读素问钞》卷四病能云："'偏枯'，当作'偏风'，下文以春甲乙云云，则为偏风是也。"

③ 或为风也：《太素》卷二十八诸风数类作"或为贼风也"。《甲乙》卷十第二上"或"字作"其"。《千金》卷八第一作"或为贼

439

风"。《读素问钞》云:"'或当作均'。"高士宗注:"或为风病之无常。"《素问识》云:"下文有脑风、目风、漏风、内风、首风、肠风、泄风,恐'为风'之间有脱字。"

④ 风气藏于皮肤之间……外不得泄:《素问释义》云:"此错简,当在风气与太阳俱入节其道不利之下。"

⑤ 怢栗:新校正云:"详'怢栗'全元起本作'失味',《甲乙经》作'解㑊'。"今本《甲乙》卷十第二上同新校正。

⑥ 而不能食:《甲乙》卷十第二上作"闷而不能食"。

[注释]

[1] 热中:病名。此指风邪侵入人体,因腠理致密,邪气不得外泄,表现为内热目黄的病症。详见下节。

[2] 寒中:病名。此指素体阳虚,风邪侵入人体后,阳气外泄,表现为内寒泣出的病症。详见下节。

[3] 疠风:病名,即麻风。详见下节。

[4] 偏枯:病名,即半身不遂。多为中风后遗症,症见一侧上下肢偏废不用,或兼疼痛,久则患侧肌肉枯瘦,故名偏枯。

[5] 腠理开则洒然寒,闭则热而闷:《类经》十五卷第二十八注:"风本阳邪,阳主疏泄,故令腠理开,开则卫气不固,故洒然而寒;若寒胜则腠理闭,闭则阳气内壅,故烦热而闷。"

[6] 怢(tū 突)栗:王冰注:"卒振寒貌。"《素问经注节解》注:"谓寒热相激而不自知也。"

[语译] 黄帝问道:风邪伤害人体,有的发为寒热,有的发为热中,有的发为寒中,有的成为疠风,有的成为偏枯,有的成为风病,它们虽然都是由风邪引起的,但产生的疾病各不一样,病名也不相同,有的甚至向内侵及五脏六腑,不知道如何解释,我想听听其中的道理。岐伯回答说:当人体腠理开放时,风邪便侵入人体,藏于皮肤腠理之间,向内不能通,向外不得泄,风为阳邪,喜动而多变,若卫气不固,腠理开时,就觉得洒洒然而寒冷,若腠理闭时则阳气内郁,就觉得发热而烦闷,其寒胜时,

阳气必衰,胃气不振,则饮食减少,其热胜时,阴气必亏,津液耗损,则肌肉消瘦,所以使人突然寒栗而不能饮食,这叫做寒热。

[原文] 风气与阳明入胃,循脉而上至目内眦,其人肥则风气不得外泄,则为热中而目黄;人瘦则外泄而寒,则为寒中而泣出[1]。风气与太阳俱入,行诸脉俞,散于分肉之间①,与卫气相干,其道不利,故使肌肉愤䐜而有疡,卫气有所凝而不行,故其肉有不仁也[2]。疡者,有②荣气热胕,其气不清,故使其鼻柱坏而色败,皮肤疡溃③,风寒客于脉而不去,名曰疠风[3],或名曰寒热④[4]。

[校勘]

① 间:此后《甲乙》卷十第二上有"卫气悍,邪时"五字,《太素》卷二十八诸风数类有"冲气淫邪"四字。

② 有:《太素》卷二十八诸风数类无,疑衍。

③ 疡者……皮肤疡溃:此二十四字疑有错简,按文例似当在下文"名曰寒热"之后。

④ 或名曰寒热:《素问钞》删此五字。《素问识》云:"此衍文,诸注属强解。"

[注释]

[1] 风气与阳明入胃……则为寒中而泣出:《类经》十五卷第二十八注:"风气客于阳明,则入于胃,胃居中焦,其脉上行系于目系,人肥则腠理致密,邪不得泄,留为热中,故目黄;人瘦则肌肉疏浅,风寒犯之,阳气易泄,泄则寒中而泣出。"与(yù预),《正韵》:"干也。"即犯的意思。

[2] 风气与太阳俱入……故其肉有不仁也:《类经》十五卷第二十八注:"风由太阳经入者,自背而下,凡五脏六腑之俞皆附焉,故邪必行诸脉俞,而散于分肉也,分肉者,卫气之所行也,卫气昼行于阳,自足太阳始,风与卫气相薄,俱行于分肉之间,故气道涩而不利,不利则风邪抟聚,故肌肉肿如愤䐜而为疮疡,或卫

不行则体有不仁,故凡于痛痒寒热,皆有所弗知也。"分肉之间,指肌肉与肌肉之间的分界处。愤膜,胀满肿起的样子。愤,《广雅》释诂:"盈也。"

[3] 疠者,有荣气热胕……名曰疠风:王冰注:"荣行脉中,故风入脉中,内攻于血,与荣气合,合热而血胕坏也,其气不清,言溃乱也。然血脉溃乱,荣复挟风,阳脉尽上于头,鼻为呼吸之所,故鼻柱坏而色恶,皮肤破而溃烂也。脉要精微论曰:脉风盛(今脉要精微论作"成")为疠。"胕,同腐。

[4] 或名曰寒热:王冰注:"始为寒热,热成曰疠风。"

[语译]　风邪干犯阳明经而入于胃,循着经脉上行至目内眦,若其人体质肥胖,则腠理致密,风邪不能外泄,郁而成热,即为热中而目珠发黄;若其人体质瘦弱,则腠理疏松,阳气易于外泄而寒冷,即为寒中而不时流泪。风邪干犯太阳经脉而侵入人体,自背而下,行走于五脏六腑诸经脉的俞穴之处,散布于分肉之间,而与卫气相互干扰,致使卫气循行的道路不畅,邪气壅滞不散,因而使肌肉胀满肿起而成为疮疡,同时,由于卫气受到邪气的阻塞,凝涩而不流行,因而使其肌肉麻木不仁而不知痛痒。疠风,是由于风邪侵入经脉,与荣气合而为热,血脉腐坏,致使气也溃乱不清,所以使鼻柱损坏而颜色败恶,皮肤发生疮疡溃烂,因为病是由于风寒之邪侵入血脉稽留不去而成,故名叫疠风,也叫做寒热。

[按语]　疠风,又叫大风、癞病、麻风,是一种慢性传染病。病由麻风杆菌引起,初起患处麻木不仁,次成红斑,继则肿溃,久之蔓延全身肌肤,出现眉落、目损、鼻柱塌陷、唇裂、指趾变形等症。从本节经文中可以看出,祖国医学对此病的病因、病理和症状早已有所认识,这是难能可贵的。

[原文]　以春甲乙伤于风者为肝风[1],以夏丙丁伤于风者为心风,以季夏[2]戊己伤于邪①者为脾风,以秋庚辛中于邪②者为肺风,以冬壬癸中于邪者为肾风。

[校勘]

① 邪：《甲乙》卷十第二上作"风"。

② 中于邪：《甲乙》卷十第二上作"伤于风"。

[注释]

[1] 以春甲乙伤于风者为肝风：春指春季，甲乙指甲日和乙日。春季属木，甲日和乙日亦属木，皆为木应之时。肝属木，故此时伤于风者为肝风。下心风、脾风、肺风、肾风同此义。高士宗注："五脏合四时，四时合五行，春夏秋冬，四时之五行也。甲乙丙丁戊己庚辛壬癸，十日之五行也。肝心脾肺肾，五脏之五行也。各以五行之时日受邪，而五脏之气应之，则为五脏之风。"

[2] 季夏：农历六月称季夏，亦即长夏。

[语译] 春季甲日或乙日伤于风邪的，为肝风；夏季丙日或丁日伤于风邪的，为心风；长夏戊日或己日伤于风邪的，为脾风；秋季庚日或辛日中于风邪的，为肺风；冬季壬日或癸日中于风邪的，为肾风。

[按语] 本节以五行结合四时、十干日为理论基础，联系到相应的脏器，以命名五脏之风。此说验之临床，并不十分准确，故应灵活掌握，不可拘泥。至于文中"伤于风"与"中于邪"之语，本是互言，亦非轻重之属。《甲乙》、《千金要方》均作"伤于风"。《类经》十五卷第二十八注云："按本节以四时十干之风，分属五脏，非谓春必甲乙而伤肝，夏必丙丁而伤心也，凡一日之中，亦有四时之气，十二时之中，亦有十干之分，故得春之气则入肝，得甲乙之气亦入肝，当以类求，不可拘泥，诸气皆然也。又如本节曰伤曰中，本为互言，初无轻重之别，后世以中风为重，伤风为轻，原非经旨，亦牵强矣。"

[原文] 风中五脏六腑之俞，亦为脏腑之风，各入其门户所中^①，则为偏风[1]。

[校勘]

① 所中：《甲乙》卷十第二上作"风之所中"，《太素》卷二十

八诸风数类作"之中"。

[注释]

[1] 各入其门户所中,则为偏风:门户,此指俞穴而言,俞穴为气血出入之门户,故名。风邪随左侧或右侧的俞穴偏中人体,则为偏风。马莳注:"风中五脏六腑之俞穴,各入其门户,则或左或右,或上或下,偏于一所,是之谓偏风也。"

[语译] 风邪侵入于五脏六腑的俞穴,内传于脏腑,也能成为五脏六腑之风,它们各从其相应的俞穴偏中于一处,则为偏风。

[原文] 风气循风府而上,则为脑风[1]。风入系头①,则为目风,眼②寒[2]。饮酒中风,则为漏风[3]。入房汗出中风,则为内风[4]。新沐[5]中风,则为首风。久风入中,则为肠风飧泄[6]。外在腠理,则为泄风。故风者百病之长也,至其变化乃为他病也,无常方,然致③有风气也。

[校勘]

① 系头:《素问识》云:"《甲乙》注一本作头系……简按:若不作'头系',则'头'字无着落,今据《甲乙》注改头系。'头系',乃头中之目系。"今本《甲乙》卷十第二上无此注,疑指正统本《甲乙经》。

② 眼:《太素》卷二十八诸风数类作"眠"。

③ 致:新校正云:"按全元起本及《甲乙经》'致'字作'故攻'。"今本《甲乙》卷十第二上、《太素》卷二十八诸风数类作"故",义长。

[注释]

[1] 风气循风府而上,则为脑风:风府为督脉穴,风邪循风府而上,则入脑户穴,并由此入脑,故称脑风。

[2] 风入系头,则为目风,眼寒:足太阳之脉起于目内眦,上额交巅入络脑,还出别下项,故风入系头,则合于足太阳脉,太阳受邪,累及目系,故为目风。目受风气,故眼寒而畏风。

〔3〕饮酒中风,则为漏风:王冰注:"热郁腠理,中风汗出,多如液漏,故曰漏风。"漏风,病能论谓之酒风。

〔4〕入房汗出中风,则为内风:王冰注:"内耗其精,外开腠理,因内风袭,故曰内风。"张志聪注:"入房则阴精内竭,汗出则阳气外弛,是以中风则风气直入于内,而为内风矣。"二说当合参。

〔5〕沐:洗头。《说文》:"濯发也。"

〔6〕久风入中,则为肠风飧泄:《类经》十五卷第二十八注:"久风不散,传变而入于肠胃之中,热则为肠风下血,寒则水谷不化,而为飧泄泻痢。"肠风,当指今之痔疮一类疾病,或便血症。飧泄,指完谷不化的腹泻症。王冰注:"飧泄者,食不化而出也。"

〔语译〕 风邪侵入风府循经而上入于脑,则为脑风。风邪入头侵犯目系,则为目风,两眼畏惧风寒。饮酒之后中于风邪,汗出如漏,则为漏风。若因房事汗出而中于风邪,则为内风。刚洗过头毛孔尚开,风邪乘机侵入头部,则为首风。外中风邪日久不愈,内传于肠胃,则可成为大便下血的肠风病,或成为完谷不化的飧泄病。风邪外客于腠理,卫气不固,不时汗出,则为泄风。所以说风邪,是引起许多疾病的致病因素,故称"百病之长",它侵入人体以后不断变化,就形成其他疾病,虽然这些病情的变化没有一定,但其致病的原因却都是由于风邪引起。

〔原文〕 帝曰:五脏风之形状不同者何?愿闻其诊及其病能[1]。岐伯曰:肺风之状,多汗恶风[2],色胼[3]然白,时咳短气,昼日则差,暮则甚[4],诊在眉上[5],其色白。心风之状,多汗恶风,焦绝善怒吓[6],赤色①,病甚则言不可快②[7],诊在口,其色赤。肝风之状,多汗恶风,善悲[8],色微苍,嗌干善怒,时憎女子[9],诊在目下,其色青。脾风之状,多汗恶风,身体怠惰,四肢不欲动,色薄微黄,不嗜食,诊在鼻上[10],其色黄。肾风之状,多汗恶风,面痝然[11]浮肿,腰③脊痛不能正立,其色炲[12],隐曲不利[13],诊在颐④上,其色黑。

[校勘]

① 嚇,赤色:《甲乙》卷十第二上无"嚇"字,《太素》卷二十八诸风状论作"赫者赤色"。按:"赫",《说文》:"火赤貌。"参上下文义,似应作"赫赤色"为是。

② 病甚则言不可快:《甲乙》卷十第二上作"病甚则言不快",《太素》卷二十八诸风状论作"痛甚则不可快"。

③ 腰:原无,据《甲乙》卷十第二上、《太素》卷二十八诸风状论补。

④ 颐:原作"肌",据《甲乙》卷十第二上、《太素》卷二十八诸风状论改。

[注释]

[1] 病能:即病态。能,音义同态。

[2] 多汗恶风:风邪入内,郁而为热,热开腠理,故多汗;因伤于风邪,故恶风。

[3] 㿠(píng 平):浅白色。

[4] 昼日则差,暮则甚:王冰注:"昼则阳气在表,故差。暮则阳气入里,风内应之,故甚也。"差,同瘥,病情减轻的意思。

[5] 眉上:此指两眉间的阙庭部位,为肺所主。

[6] 焦绝善怒嚇:张志聪注:"心为火脏,风淫则火盛,故唇舌焦而津液绝也。风化木,木火交炽,故善为怒嚇。"焦绝,说法不一,张注依王冰注,姑从之。又,焦通憔,或指面色憔悴至极;一云焦躁烦乱的意思。善怒嚇,指时常发怒而吓人。

[7] 病甚则言不可快:心主舌,病甚则言语不流畅。

[8] 善悲:王冰注:"肝病则心脏无养,心气虚,故善悲。"

[9] 时憎女子:《吴注素问》注:"肝脉环阴器,肝气治则悦色而欲女子,肝气衰则恶色而憎女子。"

[10] 诊在鼻上:王冰注:"脾气合土,主中央,鼻于面部亦居中,故诊在焉。"

[11] 痝(máng 忙)然:臃肿貌。王冰注:"言肿起也。"

[12] 炱（tái 台）：烟气凝积而成的黑灰，亦称烟子。《玉篇》："炱，煤烟尘也。"

[13] 隐曲不利：隐曲，此指生殖器官。隐曲不利，即生殖机能衰退。王冰注："隐曲者，谓隐蔽委曲之处也。肾藏精，外应交接，今脏被风薄，精气内微，故隐蔽委曲之事，不通利所为也。"

[语译] 黄帝说：五脏风所表现的症状有哪些不同呢？我想听听对此应如何诊断及其具体的病态。岐伯说：肺风的症状是：多汗而恶风，面色浅白，时时咳嗽气短，白天减轻，夜晚加重，诊察的外候是两眉之间的阙庭部位，其色变白。心风的症状是：多汗而恶风，唇舌焦燥津液枯绝，善怒而嚇人，面色发赤，病重时则言语不流利，诊察的外候是口舌，其色变赤。肝风的症状是：多汗而恶风，好悲哀，面色微青，咽喉干燥而善愤怒，时时憎恶女子，诊察的外候是两目下，其色变青。脾风的症状是：多汗而恶风，身体倦怠懒惰，四肢不愿活动，面色淡薄微黄，不思饮食，诊察的外候是鼻上，其色变黄。肾风的症状是：多汗而恶风，面部痝然浮肿，腰脊疼痛不能直立，面色黑如煤烟，隐曲之事不利，诊察的外候是颐部，其色变黑。

[原文] 胃风之状，颈多汗恶风，食饮不下，隔塞不通，腹善满，失衣则䐜胀，食寒则泄，诊形瘦而腹大[1][1]。首风之状，头面多汗恶风，当先风一日则病甚，头痛不可以出内，至其风日则病少愈[2]。漏风之状，或多汗[3]，常不可单衣[4]，食则汗出，甚则身汗[2]，喘息恶风，衣常濡，口干善渴，不能劳事[5]。泄风[3]之状，多汗，汗出泄衣上，口中干，上渍[6]，其风不能劳事，身体尽痛则寒[4]。帝曰：善。

[校勘]

① 食寒则泄，诊形瘦而腹大：《圣济总录》卷第一十七胃风作"食寒则泄注，形瘦而腹大"。

② 身汗：《素问直解》作"自汗"。《素问释义》云："身汗二字衍。"《圣济总录》卷第一十三漏风作"身寒"。

③ 泄风:新校正云:"按孙思邈云:新房室竟取风为内风,其状恶风,汗流沾衣裳。疑此泄风乃内风也。按本论前文先云漏风内风首风,次言入中为肠风,在外为泄风。今有泄风而无内风,孙思邈载内风乃此泄风之状,故疑此'泄'字,'内'之误也。"

④ 汗出泄衣上,口中干,上渍,其风不能劳事,身体尽痛则寒:《内经评文》云:"'汗出泄衣上'句,无义理。'上渍其风'与'则寒',均疑有误字。"《素问释义》云:"其风二字衍。"《素问识》以为"上渍其风"四字义不详,疑为衍文。

[注释]

[1]胃风之状……诊形瘦而腹大:《类经》十五卷第二十八注:"胃脉从大迎前下人迎,循喉咙入缺盆,故胃风之状,颈必多汗恶风。胃主受纳水谷,而风邪居之,故食饮不下,隔塞不通。胃脉循腹里,故善满,失衣则阳明受寒于外,故为膜胀。食寒则胃气受伤于内,故为泄泻。胃者肉其应,胃病故形瘦,腹者胃所居,邪实故腹大。"失衣,衣服减少。失,在此有减去或减少的意思。

[2]首风之状……至其风日则病少愈:《类经》十五卷第二十八注:"首为诸阳之会,因沐中风,则头面之皮腠疏,故多汗恶风。凡患首风者,止作无时,故凡于风气将发,必先风一日而病甚头痛,以阳邪居于阳分,阳性先而速也。先至必先衰,是以至其风日则病少愈。内,谓房室之内。不可出者,畏风寒也。"

[3]漏风之状,或多汗:漏风乃饮酒中风得之,风邪挟酒致阳气散越,故多汗。此病饮酒及吃饭时则多汗,余时则汗少,故言或多汗也。

[4]常不可单衣:《太素》卷二十八诸风状论注:"衣单则寒。"高士宗注:"多汗表虚,欲着复衣,故常不可单衣也。"

[5]食则汗出……不能劳事:酒入于胃,气聚于脾,脾胃内热,散发于外,故食则汗出。热甚则上迫于肺,肺合皮毛,故身汗、喘息、恶风。汗出过多,故衣服常湿。濡,湿也。汗多津液内

竭,故口干渴。气随津泄,气虚故不能烦劳于事。

[6]上渍:身半以上汗多如水浸渍。

[语译] 胃风的症状是:颈部多汗恶风,饮食不下,隔塞不通,腹部时常胀满,衣服减少则腹部䐜胀,吃寒冷的饮食则大便泄泻,诊察的要点是形体消瘦而腹部胀大。首风的症状是:头面部多汗恶风,每当外界风气将要发生的前一天,则病情加重,头痛得不敢离开室内,到风气已经发生的一天,则病情渐有好转。漏风的症状是:有时汗出过多,有时不甚出汗,常常衣服穿得不能过于单薄,吃饭时即汗出,甚则上迫于肺出现全身出汗,及喘息恶风等症,衣服常常被汗液浸湿,口干善渴,不能操劳事务。泄风的症状是:多汗,汗出湿衣,口中干燥,上半身如水浸渍,患这种风病的人,由于津亏气虚,所以不能操劳,全身疼痛,身发寒冷。黄帝说:好。

[按语] 风为百病之长,善行数变,故人体感受风邪,则可发生许多疾病。本篇以五脏风、胃风、首风、漏风、泄风等为例,进一步阐明了这一道理。但对文中所谈各种风证,今天已难以确定属何疾病,《病源》《千金》有五脏中风病候,所列症状与本经颇有出入,《圣济总录》将本文与《病源》《千金》综合一起,列为五脏中风之病,且有治法,可以作为学习本文的参考。

另外,从本篇前后经文来看,似有脱误之处。如前言风内至五脏六腑,而后则仅谈及五脏风及胃风,余则缺论。前言脑风、目风、内风、肠风飧泄等,而后文并未论及,经文似有亡佚。

 痹论篇第四十三

新校正云:按全元起本在第八卷。

本篇重点论述了各种痹病的成因及其特征,故篇名痹论。

[提要] 本篇主要内容有:

一、指出痹病的病因为风寒湿之气,以及三气偏胜所出现的行、痛、着痹。

二、四时受邪引起的骨、筋、脉、肌、皮等五体之痹。

三、五体之痹病久不愈,复感于邪,内传五脏所引起的五脏痹的症候特征。

四、荣卫之气不发生痹病的原因。

五、痹病的病机及治疗原则。

[原文] 黄帝问曰:痹之①安生?岐伯对曰:风寒湿三气杂至,合而为痹也。其风气胜者为行痹[1],寒气胜者为痛痹[2],湿气胜者为著痹[3]也。

[校勘]

① 之:《甲乙》卷十第一上作"将",《太素》卷二十八痹论无。

[注释]

[1] 行痹:也叫风痹。表现为肢节疼痛,游走不定。《太素》卷二十八痹论注:"三中风多名为行痹,谓其痹病转移不住,故曰行痹。"《类经》十七卷第六十七注:"风者善行数变,故为行痹,凡走注、历节疼痛之类皆是也。"

[2] 痛痹:也叫寒痹。表现为四肢关节疼痛较重,得热则减,遇冷加重,很少移动。《类经》十七卷第六十七注:"阴寒之气,客于肌肉筋骨之间,则凝结不散,阳气不行,故痛不可当。"

[3] 著痹:也叫湿痹。表现为肢体疼痛重着,固定不移,或肌肤麻木不仁。《太素》卷二十八痹论注:"三中湿气多,住而不移转,故曰著痹。著,住也。"《类经》十七卷第六十七注:"着痹者,肢体重着不移,或为疼痛,或为顽木不仁,湿从土化,病多发于肌肉。"著,通着。

[语译] 黄帝问道:痹病是怎样发生的呢?岐伯回答说:风、寒、湿三种邪气错杂而至,相合侵入人体,则成为痹病。其风气偏胜的叫行痹,寒气偏胜的叫痛痹,湿气偏胜的叫着痹。

[原文] 帝曰:其有[1]五者何也?岐伯曰:以冬遇此者为骨痹,以春遇此者为筋痹,以夏遇此者为脉痹,以至阴①[2]遇此者

为肌痹,以秋遇此者为皮痹。

[校勘]

① 至阴:《素问释义》云:"当作季夏。"

[注释]

[1] 有:又也。

[2] 至阴:此指长夏。

[语译] 黄帝说:痹病又可分为五种是什么道理呢?岐伯说:风寒湿三气侵袭人体的季节不同,痹病的名称也不一样。肾应冬主骨,在冬季遇此三气而成痹病,叫骨痹;肝应春主筋,在春季遇此三气而成痹病,叫筋痹;心应夏主脉,在夏季遇此三气而成痹病,叫脉痹;脾应长夏主肌肉,在长夏遇此三气而成痹病,叫肌痹;肺应秋主皮毛,在秋季遇此三气而成痹病,叫皮痹。

[按语] 上节言风寒湿三气杂至合而为痹,且由于三气的偏胜不同,而分行痹、痛痹、着痹。本节言由于三气伤人的季节与部位不同,又分为骨痹、筋痹等五痹。此并非三痹之外又分五痹,而是仅就五个季节受邪的部位不同,命名亦异。故楼英云:"皆以所遇之时,所客之处命名,非此行痹、痛痹、着痹之外,又别有骨痹、筋痹、脉痹、肌痹、皮痹也。"

[原文] 帝曰:内舍[1]五脏六腑,何气使然?岐伯曰:五脏皆有合[2],病久而不去者,内舍于其合也。故骨痹不已,复感于邪,内舍于肾。筋痹不已,复感于邪,内舍于肝。脉痹不已,复感于邪,内舍于心。肌痹不已,复感于邪,内舍于脾。皮痹不已,复感于邪,内舍于肺。所谓痹者,各以其时[3]重感于风寒湿之气也。

[注释]

[1] 内舍:病邪深居于内部的意思。《类经》十七卷第六十七注:"舍者,邪入而居之也。"

[2] 五脏皆有合:合,应合的意思。五脏生成篇曰:"心之合脉也,肺之合皮也,肝之合筋也,脾之合肉也,肾之合骨也。"即属

此义。

[3] 各以其时:指各以本脏气旺之时。如肝旺于春,心旺于夏,脾旺于长夏,肺旺于秋,肾旺于冬等。

[语译] 黄帝说:痹病内舍于五脏六腑,是什么病气使其这样的呢? 岐伯说:五脏与皮肉筋骨脉内外相合,假如病在五体日久而不去,便内舍于其所合的脏器。所以骨痹不愈,再感受邪气,则内居于肾。筋痹不愈,再感受邪气,则内居于肝。脉痹不愈,再感受邪气,则内居于心。肌痹不愈,再感受邪气,则内居于脾。皮痹不愈,再感受邪气,则内居于肺。因此这些痹病,都是在各个相应的季节里再次感受了风寒湿三气造成的。

[原文] 凡痹之客五脏者,肺痹者,烦①满喘而呕[1]。心痹者,脉不通,烦则心下鼓,暴上气而喘,嗌干善噫,厥气上则恐[2]。肝痹者,夜卧则惊,多饮数小便,上为引如怀②[3]。肾痹者,善胀③,尻以代踵,脊以代头④[4]。脾痹者,四肢解㑊,发咳呕汁,上为大塞⑤[5]。肠痹者,数饮而出不得⑥,中气喘争,时发飧泄[6]。胞痹者,少腹膀胱按之内痛⑦,若沃以汤,涩于小便,上为清涕[7]。

[校勘]

① 烦:此前《圣济总录》卷第一十九肺痹有"胸背痛甚,上气"六字。

② 上为引如怀:《太素》卷三阴阳杂说作"上为演坏",《病源》卷一风痹候无此五字。

③ 胀:《太素》卷三阴阳杂说肖延平按:"胀下袁刻有足挛二字,原钞无。"

④ 头:《太素》卷三阴阳杂说作"项"。

⑤ 塞:《太素》卷三阴阳杂说作"寒"。

⑥ 出不得:《素问校勘记》云:"《圣济总录》出字在不得下,于文为顺。"今本《圣济总录》卷第二十肠痹同本经。

⑦ 内痛:新校正云:"按全元起'内痛'二字作'两髀'。"《太

素》卷三阴阳杂说亦作"两髀"。

[注释]

[1] 肺痹者,烦满喘而呕:肺主气,司呼吸,其治宜肃降,肺痹则肺气不降而气上逆,故烦满喘息;肺脉起于中焦,还循胃口,肺痹则胃气不降,因而呕吐。

[2] 心痹者……厥气上则恐:心主血脉,心痹故脉不通;邪气内扰于心,故心烦;烦则心气躁动,故心下鼓动;心脉起于心中,其支者上挟咽,其直者却上肺,故心痹干肺,则突然上气喘息,咽喉干燥;心主噫,心气上逆则嗳气;心气逆不与肾交,肾虚故恐惧。噫,即嗳气。

[3] 肝痹者……上为引如怀:肝藏魂,肝痹则魂不安,故夜卧惊骇;肝主疏泄,其经脉下者过阴器抵少腹,上者循喉咙之后上入颃颡,肝痹疏泄失常,气郁化火,消灼津液,故多饮,饮多则小便次数亦多;肝郁气滞,则腹部胀满如怀孕之状。上为引,王玉川云:"考诸家仍王注以'引'为牵引之义,依下文'上为大塞'、'上为清涕'例之,'引'当是病状,而'如怀'乃'引'之形容词。'引'之本义为开弓,开弓使满曰'引如满月',斟酒至满,亦称为'引'。盖'引'有盈满之义焉。'引如怀',谓腹部膨大如引满之弓,而有似怀孕之状也。肝痹之状,下为数小便,上为腹满如怀孕。故曰:数小便,上为引如怀也。"今从之。

[4] 肾痹者……脊以代头:肾为胃之关,肾痹关门不利,胃气不转,故腹部善胀;肾脉入跟中,贯脊属肾,肾主骨,肾痹气衰,骨失其养,下肢弯曲不伸,故以尾骨代足而行,颈骨前曲,头项倾俯,脊骨高出而代头。尻,尾骨。踵,足跟,此指足言。王冰注:"尻以代踵,谓足挛急也。脊以代头,谓身踡屈也。"

[5] 脾痹者……上为大塞:脾主四肢,脾痹不能荣于四肢,故四肢懈惰;其脉属脾络胃,上膈挟咽,脾不能为胃行其津液,胃气上逆故呕汁;脾气散精上归于肺,脾病则肺失所养,气行不畅,故胸中阻塞而发为咳嗽。解惰,即懈惰。

[6] 肠痹者……时发飧泄：张志聪注："肠痹者，兼大小肠而言，小肠为心之腑，而主小便，邪痹于小肠，则火热郁于上而为数饮，下为小便不得出也。大肠为肺之腑，而主大便，邪痹于大肠，故上则为中气喘争，而下为飧泄也。"中气喘争，指肠胃之气上迫于肺致喘息气急。

[7] 胞痹者……上为清涕：胞，此指膀胱之脬。张志聪注："胞者，膀胱之室，内居少腹，邪闭在胞，故少腹膀胱，按之内痛；水闭不行，则蓄而为热，故若沃以汤，且涩于小便也；膀胱之脉，从巅入脑，脑渗则为涕。上为清涕者，太阳之气，痹闭于下，不能循经而上升也。"

[语译]　凡痹病侵入到五脏的，病变随脏腑而不同，肺痹的症状是：烦闷胀满，喘息而呕吐。心痹的症状是：血脉不通，烦躁而心下鼓动，突然上气喘息，咽喉干燥，嗳气，厥气上逆则为恐惧。肝痹的症状是：夜卧则惊惧，饮水多而小便次数亦多，上为腹满如怀孕之状。肾痹的症状是：腹部好发胀，由于肢体挛急屈而不伸，以尾骨代足，颈曲头倾，脊骨高出，以脊代头。脾痹的症状是：四肢懈惰无力，咳嗽，呕吐清水，上部胸膈闭塞。肠痹的症状是：经常饮水而小便不畅，肠胃气逆迫肺以致喘息气急，时而发生完谷不化的飧泄症。膀胱痹的症状是：手按少腹，内有痛感，且腹中觉热，好像被热汤浇灌一样，小便涩滞不爽，上为鼻流清涕。

[原文]　阴气者，静则神藏，躁则消亡。饮食自倍，肠胃乃伤[1]。

[注释]

[1] 阴气者……肠胃乃伤：《类经》十七卷第六十七注："阴气者，脏气也。五脏者所以藏精神魂魄志意者也，人能安静，则邪不能干，故精神完固而内藏。若躁扰妄动，则精气耗散，神志消亡（原作忘，据文义改）。故外邪得以乘之，五脏之痹，因而生矣。六腑者，所以受水谷而化物者也，若过用不节，致伤肠胃，则

六腑之痹,因而生矣。"王冰注:"脏以躁动致伤,腑以饮食见损,皆谓过用越性,则受其邪。"

[语译] 五脏之气,安静则使精神内藏,躁动则气易消亡。六腑之气,受盛水谷而化生营养,若饮食过量,肠胃就要受到损伤。

[原文] 淫气喘息,痹聚在肺[1];淫气忧思,痹聚在心;淫气遗溺①,痹聚在肾;淫气乏竭[2],痹聚在肝;淫气肌绝,痹聚在脾②。诸痹不已,亦益内也[3]。其风气胜者,其人易已也。

[校勘]

① 遗溺:《太素》卷三阴阳杂说作"呕脱"。

② 痹聚在脾:《太素》卷三阴阳杂说作"痹聚在胃",此后并有"淫气壅塞,痹聚在脾"八字。

[注释]

[1] 淫气喘息,痹聚在肺:淫气,有二义:一为名词,指淫乱之气,亦即风寒湿邪。一为动宾句,指邪气浸淫。可两参其义。凡皮肉筋骨脉之痹,日久不愈,邪气浸淫入里,则成五脏之痹。若出现喘息,则是肺气上逆之故,故为痹聚在肺。后心、肾、肝、脾仿此。

[2] 乏竭:阴血亏耗,疲乏力竭的意思。

[3] 诸痹不已,亦益内也:指上述诸痹日久不愈,则日深一日,以致难以治愈。益内,逐渐向内发展的意思。益,渐也。《礼记》坊记:"故乱益亡(通无)。"

[语译] 邪气浸淫入里引起呼吸喘促的,是痹邪聚集在肺的肺痹病;邪气浸淫入里引起的忧愁思虑,是痹邪聚集在心的心痹病;邪气浸淫入里引起的遗尿症,是痹邪聚集在肾的肾痹病;邪气浸淫入里引起阴血亏耗疲乏力竭的,是痹邪聚集在肝的肝痹病;邪气浸淫入里引起肌肉竭绝消瘦的,是痹邪聚集在脾的脾痹病。若上述各种痹病日久不愈,痹邪就会日深一日,逐渐向内发展。风气较胜的痹病,因为发无定处不能停聚,所以病人容易

痊愈。

[按语] 本节"痹聚在脾"后,新校正云:"详从上'凡痹之客五脏者'至此,全元起本在阴阳别论中,此王氏之所移也。"

[原文] 帝曰:痹①,其时有死者,或疼久者,或易已者,其故何也? 岐伯曰:其入脏者死,其留连筋骨间者疼久,其留皮肤间者易已。

[校勘]

① 痹:《甲乙》卷十第一上、《太素》卷二十八痹论均无。

[语译] 黄帝说:痹病,有能引起死亡的,有疼久不愈的,有容易痊愈的,这是什么缘故呢? 岐伯说:痹病若传入于五脏,致使脏气闭结的则死;若留连于筋骨之间,邪不易出的则疼久难愈;若留连于皮肤之间,邪浅易散的则容易痊愈。

[原文] 帝曰:其客于六腑者何也? 岐伯曰:此亦①其食饮居处,为其病本也。六腑亦各有俞,风寒湿气中其俞,而食饮应之,循俞而入,各舍其腑也。

[校勘]

① 亦:此后《太素》卷二十八痹论有"由"字。

[语译] 黄帝说:痹病侵入于六腑的是什么原因呢? 岐伯说:这也是饮食不节、起居失常,为其发病的根源。六腑在背部各有俞穴,风寒湿三气外中其俞,而饮食所伤在内应之,病邪循俞穴入里,各舍其本府,则成为六腑痹。

[原文] 帝曰:以针治之奈何? 岐伯曰:五脏有俞[1],六腑有合[2],循脉之分,各有所发[3],各治①其过[4],则病瘳[5]也。

[校勘]

① 治:原作"随",据《甲乙》卷十第一上、《太素》卷二十八痹论改。

[注释]

[1] 五脏有俞:此指五脏经脉在四肢的俞穴,即肝经之俞太冲,心经之俞大陵,脾经之俞太白,肺经之俞太渊,肾经之俞

太溪。

　　[2] 六腑有合:此指六腑在下肢的合穴,即胃合于足三里,大肠合于巨虚上廉,小肠合于巨虚下廉,三焦合于委阳,膀胱合于委中央,胆合于阳陵泉。

　　[3] 循脉之分,各有所发:有二说。一云循脏腑经脉所分布的部位,各有发病的经脉可察。如马莳注:"循脏腑经脉所行之分,各有所发病之经。"一云循经脉所行之处,各有脉气所发。吴昆注:"各循行其脉之部分,各有脉气所发。"《类经》十七卷第六十七注:"各有所发,即所出为井也。"《太素》卷二十八痹论注:"脏腑输合,皆有脏腑脉气所发。"今取吴注、杨注合参,即在经脉循行之处,五脏之俞、六腑之合,各有脏腑脉气所发。

　　[4] 过:过失。

　　[5] 瘳(chōu 抽):病愈的意思。

　　[语译]　黄帝说:怎样用针刺治疗呢?岐伯说:五脏有俞穴,六腑有合穴,循着经脉所行的部位,脏腑脉气各有所发,因此可根据脏腑病气所在的部位,分别针刺其相应的俞穴或合穴,病就可以痊愈了。

　　[原文]　帝曰:荣卫之气亦令人痹乎?岐伯曰:荣者,水谷之精气也,和调[1]于五脏,洒陈[2]于六腑,乃能入于脉也,故循脉上下,贯五脏,络六腑也。卫者,水谷之悍气[3]也,其气慓疾[4]滑利,不能入于脉也,故循皮肤之中,分肉之间,熏于肓膜[5],散①于胸腹。逆其气则病,从其气则愈。不与风寒湿气合,故不为痹。

　　[校勘]
　　① 散:《甲乙》卷十第一上作"聚"。
　　[注释]
　　[1] 和调:调和的意思。
　　[2] 洒陈:散布的意思。洒,散也。《礼记》内则云:"屑桂与姜,以洒诸上而盐之。"陈,布也。《国语》周语:"陈锡载周。"

　　〔3〕悍气:《类经》十七卷第六十七注:"卫气者,阳气也,阳气之至,浮盛而疾,故曰悍气。"悍,盛疾滑利之谓。

　　〔4〕慓(piào漂)疾:急疾的意思。慓,急也。

　　〔5〕肓膜:《类经》十七卷第六十七注:"凡腔腹肉里之间,上下空隙之处,皆谓之肓……膜,筋膜也。"

　　[语译]　黄帝说:荣气和卫气也能使人发生痹病吗? 岐伯说:荣是水谷所化的精气,能够调和营养于五脏,散布精气于六腑,乃能行于经脉之中,故循经脉上下运行,贯通五脏,联络六腑,发挥其营养作用。卫是水谷所化的悍气,其气急疾滑利,不能入于脉中,故循行于皮肤之中,腠理之间,熏蒸于肓膜,散布于胸腹。荣卫循行周身,周而复始。如果荣卫气逆,失去平衡协调,就会生病,只有调其荣卫,使之顺行,病才能痊愈。由于荣卫循行不止,不能与风寒湿三气相合,所以不发生痹病。

　　[原文]　帝曰:善。痹或痛,或不痛,或不仁,或寒,或热,或燥,或湿,其故何也? 岐伯曰:痛者,寒气多也,有寒故痛也[1]。其不痛不仁者,病久入深,荣卫之行涩,经络时疏,故不痛①[2],皮肤不营,故为不仁。其寒者,阳气少,阴气多,与病相益[3],故寒也。其热者,阳气多,阴气少,病气胜,阳遭②阴[4],故为痹③热。其多汗④而濡者,此其逢湿甚也,阳气少,阴气盛,两气相感,故汗出而濡⑤也。

　　[校勘]

　　① 痛:原作"通",据《甲乙》卷十第一下、《太素》卷二十八痹论改。

　　② 遭:《甲乙》卷十第一下作"乘",于义为长。

　　③ 痹:《甲乙》卷十第一下无。

　　④ 多汗:《甲乙》卷十第一下、《太素》卷二十八痹论均作"多寒汗出"。

　　⑤ 汗出而濡:《甲乙》卷十第一下作"寒汗而濡",《太素》卷二十八痹论作"寒汗出濡"。

[注释]

[1] 有寒故痛也:寒性收引凝敛,易使气血凝滞不通,故痛。上文云:"寒气胜者为痛痹",即是此意。

[2] 其不痛不仁者……故不痛:《素问经注节解》注:"此不痛,是顽木不知痛痒,即是不仁,故不痛与不仁兼言也。病久之人,气血衰弱,运行滞涩,惟滞涩,故经络顽痹而不知痛也。"《类经》十七卷第六十七注:"疏,空虚也,荣卫之行涩,而经络时疏,则血气衰少,血气衰少则滞逆亦少,故为不痛。"二注当合参。

[3] 与病相益:与病气相增益而加重其病的意思。《素问集注》张兆璜注:"与病相益者,言人之阴气多,而益其病气之阴寒也。"

[4] 病气胜,阳遭阴:由于人体阳气多阴气少,邪得阳气之助,故病气强盛。盛阳与阴邪相逢,阴不能胜之,则化而为热,故为痹热。遭,逢的意思。

[语译] 黄帝说:好。痹病有的痛,有的不痛,有的肌肤麻木不仁,有的身寒,有的身热,有的皮肤干燥,有的皮肤湿润,这是什么缘故呢?岐伯说:痛是寒气偏多,有寒所以才痛。其不知痛痒而麻木不仁的,是患病日久,邪气深入,荣卫运行涩滞,致使经络有时空虚,气血衰少,所以不知痛痒,皮肤得不到营养,所以麻木不仁。其身寒的,是由于平素身体阳气不足,阴气有余,阴气与病邪相合而加重其寒,所以身上感觉寒冷。其身热的,是由于平素身体阳气有余,阴气不足,阳气与病邪相逢,阴不能胜过阳气,遂化而为热,所以成为痹热。其多汗而湿润的,是因为感受湿邪太甚,体内的阳气不足,阴气有余,外在的湿邪与体内的阴气两相感召,外开腠理,所以汗出而湿润。

[原文] 帝曰:夫痹之为病,不痛何也?岐伯曰:痹在于骨则重,在于脉则血凝而不流,在于筋则屈不伸,在于肉则不仁,在于皮则寒。故具此五者,则不痛也。凡痹之类,逢寒则急①,逢热则纵[1]。帝曰:善。

[校勘]

① 急：原作"虫"，《甲乙》卷十第一下、《太素》卷二十八痹论均作"急"，顾观光《素问校勘记》云："急字是"，故据改。又，孙诒让云："虫当为痋之借字，《说文》疒部云：痋，动病也，从疒虫省声，故古书痋或作虫，段玉裁《说文》注谓痋即疼字……巢氏《诸病源候论》云：凡痹之类，逢热则痒，逢寒则痛。痛与疼义亦相近。王注训为虫行，皇甫谧作急，顾校从之，并非也。"此说亦可参。

[注释]

[1] 逢寒则急，逢热则纵：《类经》十七卷第六十七注："盖逢寒则筋挛，故急；逢热则筋弛，故缓也。"急，拘急。纵，弛缓。

[语译] 黄帝说：痹病有不痛的，是什么原因呢？岐伯说：痹在骨则身重，痹在脉则血凝涩而不畅，痹在筋则屈不能伸，痹在肌肉则麻木不仁，痹在皮肤则发冷，故具有这五种症状的痹病，则不会有疼痛的感觉。大凡痹病之类，遇到寒冷则筋脉拘急，遇到温热则筋脉弛缓。黄帝说：好。

[按语] 本篇指出风寒湿三气杂至是形成痹病的主要原因。但由于三气的偏重不同，邪侵的部位以及发病的不同季节等差异，形成的痹病也不一样。从病因上说，可分为三类，即风气偏胜的为行痹，寒气偏胜的为痛痹，湿气偏胜的为着痹。若从四时受邪部位上分类，则春为筋痹，夏为脉痹，长夏为肌痹，秋为皮痹，冬为骨痹。如果上述五体之痹日久不愈，内传所合的五脏，或病邪由五脏六腑之俞侵入体内，则又可形成五脏六腑之痹，本篇所论计有肝痹、心痹、脾痹、肺痹、肾痹、肠痹、胞痹等。

此外，《灵枢》周痹篇还介绍了周痹与众痹的情况。《灵枢》经筋篇介绍了仲春痹、孟春痹、季春痹等与四时有关的十二经筋痹病，可作为学习本篇的参考。

因为风寒湿三邪侵袭人体，易于阻滞经脉，使气血循行不畅，故痹病疼痛者居多。如果患痹病而不痛，根据临床所见，多为气血虚衰正气无力抗拒病邪所致,此类痹病较之有痛者似更为难治。

痿论篇第四十四

新校正云:按全元起本在第四卷。

本篇重点论述痿证的病因、病机和治疗原则,故篇名痿论。

[提要] 本篇主要内容有:

一、五脏与五体的关系,发生痿躄、脉痿、筋痿、肉痿、骨痿的病因和病机。

二、五种痿证的诊察特点。

三、治痿独取阳明的道理及其他治痿的原则。

[原文] 黄帝问曰:五脏使人痿[1]何也? 岐伯对曰:肺主身之皮毛,心主身之血脉,肝主身之筋膜[2],脾主身之肌肉,肾主身之骨髓。故肺热叶焦①,则皮毛虚弱急薄②,著则生痿躄也[3]。心气热,则下脉厥而上,上则下脉虚,虚则生脉痿,枢折挈③,胫纵④而不任地也[4]。肝气热,则胆泄口苦筋膜干,筋膜干则筋急而挛,发为筋痿[5]。脾气热,则胃干而渴,肌肉不仁,发为肉痿[6]。肾气热,则腰脊不举,骨枯而髓减,发为骨痿[7]。

[校勘]

① 肺热叶焦:《甲乙》卷十第四作"肺气热则叶焦",且"焦"下更重"焦"字,连下句读。《太素》卷二十五五脏痿作"肺气热叶焦"。

② 薄:此后《甲乙》卷十第四有"著"字。

③ 挈:《甲乙》卷十第四作"瘦"。

④ 纵:《甲乙》卷十第四作"肿",校云:"《素问》'肿'作'疭'。"《太素》卷二十五五脏痿亦作"疭"。

[注释]

[1] 痿:病名。由于致病原因以及邪侵的部位不同,又分各

种痿证。

[2] 筋膜:《类经》十七卷第七十一注:"盖膜犹幕也,凡肉里脏腑之间,其成片联络薄筋,皆谓之膜,所以屏障血气者也。凡筋膜所在之处,脉络必分,血气必聚。"

[3] 故肺热叶焦……著则生痿躄(bì 壁)也:肺中有热,则津液耗伤,故肺叶焦槁。肺主身之皮毛,肺热津伤不能输精于皮毛,则皮毛虚弱拘急不适。热气日久留著于肺,则气血津液不能敷布,筋脉骨肉无以滋养,故发生足弱不能行走的痿证。焦,燥也。薄,迫也。躄,足弱不能行走。

[4] 心气热……胫纵而不任地也:《类经》十七卷第七十一注:"心气热则火独上炎,故三阴在下之脉,亦皆厥逆而上,上逆则下虚,乃生脉痿。脉痿者,凡四肢关节之处,如枢纽之折,而不能提挈,足胫纵缓,而不能任地也。"枢,此指四肢关节之处,其动如枢纽,故名。挈,提的意思。

[5] 肝气热……发为筋痿:肝合胆,肝气热则胆汁溢泄,故口苦;肝主身之筋膜,肝热耗伤阴血,筋膜失养,故筋膜干燥,拘急挛缩,发为筋痿证。

[6] 脾气热……发为肉痿:脾合胃,开窍于口,脾气热则胃液受灼,故胃中干燥。津液不足,故口渴。脾主肌肉四肢,脾热津亏,四肢肌肉失养,故发为肌肉不仁、四肢痿弱的肉痿证。

[7] 肾气热……发为骨痿:肾藏精,主骨,生髓,腰为肾之府,其脉贯脊,肾气热则耗精,精髓不足,骨失所养,故骨枯髓减而腰脊不举,发为痿软无力的骨痿证。

[语译] 黄帝问道:五脏能使人发生痿证是什么道理呢?岐伯回答说:肺主全身的皮毛,心主全身的血脉,肝主全身的筋膜,脾主全身的肌肉,肾主全身的骨髓。所以肺中有热,则津液耗伤而肺叶干燥,肺不能输精于皮毛,则皮毛虚弱急迫不适,热气日久留着于肺,则发生下肢痿弱不能行走的痿躄证。心气热,则下部之脉厥而上行,上行则下部脉虚,脉虚则发生脉痿,四肢

关节弛缓如折,不能提举,足胫纵缓不能站立于地。肝气热,则胆汁外泄而口苦,阴血耗伤不能滋养筋膜而使其干燥,筋膜干燥则筋脉拘急而挛缩,发为筋痿证。脾气热,则耗伤胃中津液而口渴,肌肉失于营养而麻痹不仁,发为肉痿证。肾气热,则精液耗竭,髓减骨枯而腰脊不能举动,发为骨痿证。

[原文] 帝曰:何以得之? 岐伯曰:肺者,脏之长也[1],为心之盖也。有所失亡[2],所求不得,则发肺鸣,鸣则肺热叶焦。故曰:五脏因肺热叶焦①,发为痿躄。此之谓也②。悲哀太甚,则胞③络绝[3],胞③络绝则阳气内动,发则心下崩、数溲血也[4]。故《本病》[5]曰:大经空虚,发为脉④痹,传为脉痿。思想无穷,所愿不得,意淫于外,入房太甚,宗筋[6]弛纵,发为筋痿,及为白淫[7]。故《下经》[8]曰:筋痿者,生于肝⑤,使内[9]也。有渐[10]于湿,以水为事,若有所留,居处相⑥湿,肌肉濡渍[11],痹而不仁,发为肉痿。故《下经》曰:肉痿者,得之湿地也。有所远行劳倦,逢大热而渴,渴则阳气内伐[12],内伐则热舍⑦于肾,肾者水脏也,今水不胜火,则骨枯而髓虚,故足不任身,发为骨痿。故《下经》曰:骨痿者,生于大热也。

[校勘]

① 五脏因肺热叶焦:《甲乙》卷十第四无此七字。

② 此之谓也:《甲乙》卷十第四无此四字。

③ 胞:新校正云:"按杨上善云:胞络者,心之胞络之脉也。详经注中'胞'字俱当作'包',全本'胞'又作'肌'也。"《素问直解》云:"'包',旧本讹'胞',今改。"此说可参。

④ 脉:原作"肌"。《太素》卷二十五五脏痿作"脉",杨上善注同。据改。

⑤ 于肝:《太素》卷二十五五脏痿无此二字,疑衍。

⑥ 相:《甲乙》卷十第四作"伤"。义长。

⑦ 舍:《甲乙》卷十第四、《太素》卷二十五五脏痿均作"合"。

[注释]

[1] 肺者,脏之长也:肺居心上,为五脏六腑之华盖,朝百脉而行气于脏腑,故为脏腑之长。

[2] 失亡:此指事不随心的意思。

[3] 胞络绝:胞络,说法不一。杨上善、王冰、高士宗指为心包络;马莳、吴昆、张介宾指为女子胞宫络脉;张志聪指为冲脉。当以心包络为是。胞络绝,即心包络阻绝不通。

[4] 悲哀太甚……数溲血也:诸注不同。《太素》卷二十五五脏痿注:"心悲哀太甚,则令心上胞络脉绝,手少阳气内动有伤,心下崩损,血循手少阳脉下尿血。"王冰注:"悲则心系急,肺布叶举,而上焦不通,荣卫不散,热气在中,故胞络绝而阳气内鼓动,发则心下崩数溲血也。心下崩,谓心包内崩而下血也。"高士宗注:"悲哀太甚,则心气内伤,故包络绝。包络,心包之络也。包络绝,则血外溢,而阳热之气内动,其发病也,则心气下崩。下崩则数溲血也。"今从高士宗注。盖悲哀太甚则心气内伤,包络阻绝不通,阳气鼓动于内,致使络破血溢,流于膀胱,随小便而出也。崩,败坏也。《论语》阳货云:"三年不为乐,乐必崩。"

[5] 《本病》:王冰注:"古经论篇名也。"刘衡如按:"《本病论》乃本书卷二十一第七十三篇篇名,已亡佚。王注未能确指。"

[6] 宗筋:筋的会集处。又,前阴亦称宗筋。详见后节按语。

[7] 白淫:指男子败精淋、白浊及女子带下之类的疾病。王冰注:"白淫,谓白物淫衍,如精之状,男子因溲而下,女子阴器中绵绵而下也。"

[8] 《下经》:王冰注:"上古之经名也。"已亡佚。

[9] 使内:指房事。

[10] 渐:浸渍的意思。《诗经》:"渐车帷裳。"

[11] 濡渍:浸润的意思。

[12] 伐:攻伐的意思。

[语译]　黄帝说:痿病是怎样发生的呢?岐伯说:肺为诸脏之长,又为心的上盖,遇有失意的事情,或个人的要求没能达到目的,则肺气郁而不畅,发生肺气喘鸣,喘鸣则气郁为热,致使肺叶干燥,不能敷布营卫气血。所以说,五脏都是因肺热叶焦得不到营养,而发为痿躄证,就是这个意思。悲哀太过则心系急,心包之络脉阻绝不通,则阳气不能外达而鼓动于内,致使心下崩损,络血外溢,时常小便尿血。所以《本病》上说:大的经脉空虚,则发生脉痹,最后转变为脉痿。思想贪欲无穷,愿望又不能达到,意志淫泆于外,房劳过伤于内,致使宗筋弛缓,发为筋痿,以及白淫之病。所以《下经》上说:筋痿之病生于肝,由于房劳过度所致。经常被水湿浸渍,以临水工作为职业,水湿有所留滞,或居处潮湿,肌肉经常受湿邪浸害,久则肌肉麻痹不仁,发生肉痿。所以《下经》上说:肉痿证,是久居湿地造成的。由于远行过于劳累,又适遇气候炎热,汗多伤津而致口渴,津伤口渴则阳气内盛而热气内攻,内攻则热气侵舍于肾,肾属水脏,今水不能胜过火热的攻伐,则骨枯槁而髓空虚,以致两足不能支持身体,发为骨痿证。所以《下经》上说:骨痿证,是由于大热造成的。

[按语]　上节所论五痿的病因病理,主要是由于五脏有热,使津液气血内耗,不能营养皮、肉、脉、筋、骨等组织所致,这仅是发生痿证的一般情况。本节则从情志、气候、居处、色欲等方面,进一步论述了致痿的病因与病理。学习时必须前后合参,才能得到全面的认识。

[原文]　帝曰:何以别之?岐伯曰:肺热者色白而毛败,心热者色赤而络脉溢,肝热者色苍而爪枯,脾热者色黄而肉蠕动[1],肾热者色黑而齿槁。

[注释]

[1]肉蠕(rú 儒)动:指肌肉微微瞤动如虫行。蠕,虫行貌,微动也。

[语译]　黄帝说:五种痿证如何区别呢?岐伯说:肺脏有热

的,面色发白而毛发败坏。心脏有热的,面色发赤而络脉充溢。肝脏有热的,面色发青而爪甲枯槁。脾脏有热的,面色发黄而肌肉蠕动。肾脏有热的,面色发黑而牙齿焦槁。

[按语] 本节主要指出五痿的诊察特点,但这些特点临床上并不一定都可见到,故在诊断时,还必须结合痿证的其他症状,如肺痿之喘鸣,心痿之四肢关节弛缓如折,肝痿之口苦筋急而挛,脾痿之口渴肌肉不仁,肾痿之腰脊不举等。

[原文] 帝曰:如夫子言可矣,论言[1]治痿者独取阳明何也?岐伯曰:阳明者,五脏六腑之海,主润宗筋,宗筋主束骨而利机关也[2]。冲脉者,经脉之海也,主渗灌溪谷[3],与阳明合于宗筋[4],阴阳总宗筋之会,会于气街,而阳明为之长,皆属于带脉,而络于督脉[5]。故阳明虚则宗筋纵,带脉不引,故足痿不用也[6]。

[注释]

[1] 论言:论,一指古代某种医论书籍,吴昆注:"论,亦古论也。"一指《灵枢》根结篇,《类经》十七卷第七十一注:"论言者,即根结篇曰:痿疾者取之阳明。"当以前说为是。

[2] 阳明者……宗筋主束骨而利机关也:《类经》十七卷第七十一注:"阳明,胃脉也,主纳水谷化气血,以滋养表里,故为五脏六腑之海,而下润宗筋。宗筋者,前阴所聚之筋也,为诸筋之会,凡腰脊溪谷之筋,皆属于此,故主束骨而利机关也。"机关,指大关节而言。

[3] 渗灌溪谷:渗灌,渗透灌溉。溪谷,气穴论王冰注:"肉之大会为谷,肉之小会为溪。"

[4] 与阳明合于宗筋:冲脉起于气街,并少阴之经挟脐上行,阳明脉则挟脐两旁下行,二脉在宗筋相会合。

[5] 阴阳总宗筋之会……而络于督脉:《类经》十七卷第七十一注:"宗筋聚于前阴,前阴者,足之三阴、阳明、少阳及冲、任、督、跷,九脉之所会也。九者之中,则阳明为五脏六腑之海,冲为

经脉之海,此一阴一阳,总乎其间,故曰阴阳总宗筋之会也。会于气街者,气街为阳明之正脉,故阳明独为之长。带脉者,起于季胁,围身一周。督脉者,起于会阴,分三岐为任冲而上行腹背,故诸经者,皆连属于带脉,支络于督脉也。"

[6] 故阳明虚则宗筋纵,带脉不引,故足痿不用也:阳明多气多血,为五脏六腑之海,阳明虚则气血少,不能润养宗筋,则宗筋纵缓,纵缓则带脉不能收引,故足痿而不用。此所以治痿独取阳明之故也。

[语译] 黄帝说:先生所谈的痿证我认为是很好的,但医论上说治痿证应独取阳明,是什么道理呢? 岐伯说:阳明属胃,是五脏六腑营养的源泉,能够润养宗筋,宗筋主约束骨骼而使关节滑利。冲脉为十二经脉之海,主输送营养以渗灌滋养肌腠,与阳明经会合于宗筋,故此阴阳二脉总统宗筋诸脉,会合于气街,气街为阳明脉气所发,故阳明为诸经的统领,它们又都连属于带脉,而络系于督脉,所以阳明胃脉亏虚则宗筋纵缓,带脉也不能收引,因而两足痿弱不用。

[按语] 关于"宗筋"的论述,综览《内经》文义,所指有二:一指前阴。如《灵枢》五音五味云:"宦者去其宗筋,伤其冲脉,血泻不复,皮肤内结,唇口不荣,故须不生。"其"宗筋"即指前阴而言。二是指全身诸筋,宗筋即是众筋。如厥论云:"前阴者,宗筋之所聚。"《灵枢》口问云:"目者,宗脉之所聚也。""耳者,宗脉之所聚也。"此"宗筋"、"宗脉"即指全身诸筋诸脉而言。对本节"宗筋"的认识,诸家亦有不同。杨上善以为是"足太阴、少阴、厥阴三阴筋,及足阳明筋"。王冰以为是"阴毛中横骨上下之竖筋"。吴昆以为是"身中之大筋"。张介宾以为是"前阴所聚之筋"。张志聪以为即是前阴。又,王玉川云:"诸注皆以为宗筋指前阴所聚之筋,似乎未及经旨。若如诸家所说,则筋痿只是阴痿而已,则全身诸筋皆痿之病,又将何名?"因而提出此宗筋乃指全身诸筋之说。今姑从张介宾说。

[原文]　帝曰:治之奈何? 岐伯曰:各补其荥而通其俞[1],调其虚实,和其逆顺,筋①脉骨肉,各以其时受月②[2],则病已矣。帝曰:善。

[校勘]

① 筋:此前《甲乙》卷十第四有"则"字。

② 月:《太素》卷二十五五脏痿作"日"。《吴注素问》改作"气"。

[注释]

[1] 各补其荥而通其俞:荥、俞,是经脉在手足末端的位穴,诸经所留为荥,所注为俞。《类经》十七卷第七十一注:"补者,所以致气;通者,所以行气。上文云独取阳明,此复云各补其荥而通其俞,盖治痿者,当取阳明,又必察其所受之经而兼治之也。如筋痿者,取阳明厥阴之荥俞;脉痿者,取阳明少阴之荥俞;肉痿、骨痿亦然。"

[2] 筋脉骨肉,各以其时受月:王冰注:"时受月,谓受气之时月也。如肝旺甲乙,心旺丙丁,脾旺戊己,肺旺庚辛,肾旺壬癸,皆旺气法也。时受月,则正谓五常受气月也。"马莳注:"盖筋脉骨肉,各以其时而有受病之月,如肝受病于春为筋痿,心受病于夏为脉痿,脾受病于至阴为肉痿,肺受病于秋为皮痿,肾受病于冬为骨痿。"张志聪注:"按诊要经终篇曰:正月二月,人气在肝;三月四月,人气在脾;五月六月,人气在头;七月八月,人气在肺;九月十月,人气在心;十一月十二月,人气在肾。故春刺散俞,夏刺络俞,秋刺皮肤,冬刺俞窍,春夏秋冬,各有所刺。谓各随其五脏受气之时月,察其浅深而取之,如皮痿者治皮,而骨痿者刺骨也。"上说当合参。

[语译]　黄帝说:怎样治疗呢? 岐伯说:要根据不同情况,诊察其受病之经而治之,补其荥穴以致气,通其俞穴以行气,再以不同的手法,调其正邪的虚实,和其病情的逆顺,并根据各脏腑受气的时月,治疗筋脉骨肉的痿证,病就可以痊愈。黄帝

说：好。

[**按语**]　痿证的形成，虽有种种原因，但正虚是其主要的原因。阳明为五脏六腑之海，是人体营卫气血的源泉，主润宗筋，阳明不足则筋脉骨肉失养，宗筋纵缓，四肢痿弱不用，故篇中提出"治痿独取阳明"的原则。但痿证由于所侵犯的脏腑不同，症状也不尽相同，故还要辨证施治。本节提出"各补其荣而通其俞"的治痿方法，就是这个意思。这对临床治疗痿证，确有重要意义。

 厥论篇第四十五

新校正云：按全元起本在第五卷。

本篇重点论述了厥证的病因、病机、症状和治疗法则，故篇名厥论。

[**提要**]　本篇主要内容有：

一、寒厥、热厥的病因及病机。

二、六经厥证及十二经厥逆的症状与治疗法则。

[**原文**]　黄帝问曰：厥[1]之寒热者何也？岐伯对曰：阳气衰于下，则为寒厥；阴气衰于下，则为热厥[2]。

帝曰：热厥之为热也，必起于足下者何也？岐伯曰：阳气起于足①五指之表，阴脉者②集于足下而聚于足心，故阳气胜则足下热也[3]。

帝曰：寒厥之为寒也，必从五③指而上于膝者何也？岐伯曰：阴气起于五③指之里，集于膝下而聚于膝上，故阴气胜则从五指至膝上寒[4]，其寒也，不从外，皆从内也。

[**校勘**]

① 起于足：新校正云："按《甲乙经》阳气起于足作走于足，起当作走。"今本《甲乙》卷七第三仍作"起于足"。

② 阴脉者：《太素》卷二十六寒热厥、《病源》卷十二寒热厥候均无此三字。

③ 五：此前按上文例当有"足"字。

[注释]

[1] 厥：此指气逆所致足寒、足热之厥。王冰注："厥，谓气逆上也。"

[2] 阳气衰于下……则为热厥：王冰注："阳，谓足之三阳脉。阴，谓足之三阴脉。下，谓足也。"盖三阳脉气衰于下，则阳气少阴气盛，阴盛则寒，故发为寒厥。三阴脉气衰于下，则阴气少阳气盛，阳盛则热，故发为热厥。

[3] 阳气起于足五指之表……故阳气胜则足下热也：王冰注："大约而言之，足太阳脉出于足小指之端外侧，足少阳脉出于足小指次指之端，足阳明脉出于足中指及大指之端，并循足阳而上，肝脾肾脉集于足下，聚于足心，阴弱故足下热也。"盖阴气弱则阳气胜，阳胜则热，故热厥之热从足下开始发生。指与趾通。

[4] 阴气起于五指之里……故阴气胜则从五指至膝上寒：王冰注："亦大约而言之也，足太阴脉起于足大指之端内侧，足厥阴脉起于足大指之端三毛中，足少阴脉起于足小指之下斜趋足心，并循足阴而上循股阴入腹，故云集于膝下而聚于膝之上也。"阳气虚则阴气胜，阴胜则寒，故寒冷从五趾开始至于膝上。

[语译] 黄帝问道：厥证有寒厥和热厥，它们是怎样发生的？岐伯回答说：阳气衰于下的，则发为寒厥；阴气衰于下的，则发为热厥。

黄帝说：热厥证的发热，必先起于足下是什么原因呢？岐伯说：阳气起于足五趾的表面，阴气则集中在足下而会聚于足心，今阴气虚而阳气胜，故足下先热。

黄帝说：寒厥证的寒冷，必先从足五趾开始向上冷到膝部，这又是什么原因呢？岐伯说：阴气起于足五趾内侧，集中于膝下而聚会于膝上，今阳气虚而阴气胜，故寒冷从足五趾上行到膝部，这种寒冷，不是由体外侵入的寒邪所致，则是由于体内的阳虚所致。

[原文]　帝曰：寒厥何失而然也？岐伯曰：前阴者，宗筋之所聚①，太阴阳明之所合也[1]。春夏则阳气多而阴气少，秋冬则阴气盛而阳气衰。此人者质壮，以秋冬夺于所用[2]，下气上争不能复[3]，精气溢下，邪气因从之而上也，气因于中②，阳气衰[4]，不能渗营其经络[5]，阳气日损，阴气独在，故手足为之寒也。

[校勘]

① 前阴者，宗筋之所聚：新校正云："按《甲乙经》'前阴者，宗筋之所聚'作'厥阴者，众筋之所聚'。全元起云：前阴者，厥阴也。与王注义异，亦自一说。"今本《甲乙》卷七第三同新校正。

② 气因于中：《甲乙》卷七第三作"所中"，《太素》卷二十六寒热厥作"气居于中"。

[注释]

[1] 前阴者，宗筋之所聚，太阴阳明之所合也：《太素》卷二十六寒热厥注："宗，总也。人身大筋总聚以为前阴也。手太阴脉络大肠，循胃口，足太阴脉络胃，手阳明脉属大肠，足阳明脉属胃，手足阴阳之脉，皆主水谷，共以水谷之气资于诸筋，故令足太阴、足少阴、足厥阴、足阳明等诸脉聚于阴器，以为宗筋，故宗筋太阴阳明之所合也。"王冰注："宗筋侠脐，下合于阴器，故云前阴者宗筋之所聚也。太阴者，脾脉。阳明者，胃脉。脾胃之脉，皆辅近宗筋，故云太阴阳明之所合。"宗筋，详见痿论注。

[2] 以秋冬夺于所用：《类经》十五卷第三十四注："质壮者有所恃，当秋冬阴胜之时，必多情欲之用，以夺肾中之精气。"

[3] 下气上争不能复：《类经》十五卷第三十四注："精虚于下，则取足于上，故下气上争也。去者太过，生者不及，故不能复也。"争，《说文》："引也。"段注："凡言争者，谓引之使归于己也。"

[4] 气因于中，阳气衰：指阴寒邪气逆而上行，因而停聚于中焦，使阳气日渐虚衰。《太素》卷二十六寒热厥注："寒邪之气因虚上乘，以居其中，以寒居中，阳气衰虚。"《类经》十五卷第三十四注："阳气者，即阳明胃气也。"

[5] 不能渗营其经络:《类经》十五卷第三十四注:"四肢皆禀气于胃,故阳虚于中,则不能渗营经络。"渗营,渗灌营养之意。

[语译] 黄帝说:寒厥是由于怎样失误而造成的呢? 岐伯说:前阴是宗筋所聚之处,也是足太阴和足阳明经脉所会合的地方。人身的阴阳变化,一般地是春夏季节阳气多而阴气少,秋冬季节阴气盛而阳气衰。如果有人自恃体质壮实,在秋冬阴气旺盛的季节里纵欲无度,强夺肾精,精虚于下,则欲取足于上,故下气上争,虽争而不能复,精气不断溢泄于下,元阳亦随之而虚,阳虚生内寒,阴寒之邪因而随上争之气而上逆,邪气因此停聚于中焦,使脾胃阳气虚衰,不能化水谷以渗灌经络营养四肢,则阳气日渐损伤,阴气独留于内,所以手足为之寒冷。

[原文] 帝曰:热厥何如而然也? 岐伯曰:酒入于胃,则络脉满而经脉虚[1],脾主为胃行其津液者也,阴气虚则阳气入,阳气入则胃不和,胃不和则精气竭,精气竭则不营其四肢也[2]。此人必数醉若饱以入房,气聚于脾中不得散,酒气与谷气相薄,热盛于中,故热遍于身,内热而溺赤也。夫酒气盛而慓悍,肾气有[1]衰,阳气独胜,故手足为之热也。

[校勘]
① 有:《甲乙》卷七第三作"日"。义长。

[注释]
[1] 酒入于胃,则络脉满而经脉虚:酒为熟谷之液,其气悍热,故入于胃,先从卫气行皮肤而充溢于络脉,经与络不能两实,今络脉充满则经脉空虚。

[2] 阴气虚则阳气入……精气竭则不营其四肢也:热厥乃由纵欲嗜酒而得,纵欲则肾精耗伤而阴气虚,嗜酒则胃家受损而阳气盛,阴气虚于下则阳气入乘,阳气入则胃气受扰而不和,脾主为胃行其津液,胃不和则脾气亦衰,水谷不得化生精微,则精气竭绝,而不能营养于四肢。

[语译] 黄帝说:热厥又是怎样造成的呢? 岐伯说:酒气悍

热，入胃以后，从卫气行于皮肤络脉，故络脉充满而经脉空虚，脾为胃输布津液营养，嗜酒损胃则阳气盛阴气虚，阳气乘入，致使胃气受扰而不和，脾也因之虚衰，脾虚不能化生精微，则精气竭绝，精气竭绝则不能营养四肢。患这种病的人必是经常醉后或饱食后嗜行房事，热气聚于脾中不得宣散，酒气与谷气相迫，酝酿成热，热盛于中，流溢于外，所以全身发热，且因于内热而小便色赤。酒气悍盛而猛烈，饮酒过多则热盛，肾气有伤则阴虚，以致阳热之气独盛，所以手足发热。

[按语]　以上两节论述了寒厥和热厥病因，从经文中可以看出，寒厥多是由于纵欲伤肾所致；热厥则是在纵欲伤肾后，又嗜酒无度所致。从这里可以看出，由于肾为先天之本，脾为后天之本，寒热二厥虽有阳衰阴衰的不同，但都与脾肾两脏有着密切的关系。

[原文]　帝曰：厥或令人腹满，或令人暴不知人[1]，或至半日远至一日乃知人者何也？岐伯曰：阴气盛于上则下虚，下虚则腹胀满；阳气盛于上①，则下气重上而邪气逆，逆则阳气乱，阳气乱则不知人也②[2]。

[校勘]

①　阳气盛于上：新校正云："按《甲乙经》'阳气盛于上'五字作'腹满'二字，当从《甲乙经》之说，何以言之？别按《甲乙经》云：'阳脉下坠，阴脉上争，发尸厥。'焉有阴气盛于上而又言阳气盛于上。又按张仲景云：'少阴脉不至，肾气微，少精血，奔气促迫，上入胸膈，宗气反聚，血结心下，阳气退下，热归阴股，与阴相动，令身不仁，此为尸厥。'仲景言阳气退下，则是阳气不得盛于上，故知当从《甲乙经》也。"今本《甲乙》卷七第三同新校正。《太素》卷二十六寒热厥与本经同。《医学读书记》甲乙之误云："此二段乃岐伯分答黄帝问厥或令人腹满，或令人昏不知人二语之辞……《甲乙经》削'阳气盛于上'五字，而增'腹满'二字……林氏云当从《甲乙》，谓未有阴气盛于上而又阳气盛于上者。二公

均未体认分答语辞,故其言如此,殆所谓习而弗察者耶。"此说有理,故仍其旧。

② 不知人也:此后据黄帝问语,似有脱文。故《吴注素问》补"逆之微者半日复,逆之甚者一日复,复则知人矣"十九字。

[注释]

[1] 暴不知人:即突然不知人事。王冰注:"暴犹卒也,言卒然冒闷不醒觉也。不知人,谓闷甚不知识人也,或谓尸厥。"

[2] 阳气盛于上……阳气乱则不知人也:《类经》十五卷第三十四注:"重,并也。邪气,气失常也。阳气盛于上,则下气并而上行,并则逆,逆则乱,阳气乱则神明失守,故暴不知人也。"

[语译] 黄帝说:厥证或者使人腹部胀满,或者使人突然不省人事,少者半天,多者一天才能清醒过来,这是什么道理呢?岐伯说:人的阴气偏盛于上,则上下皆阴而阳气虚,阳气虚于下则阴气不化,故腹部胀满;人的阳气偏盛于上,则下部阳气虚,阴气并而上行,则为邪气,邪气逆于上,阳气紊乱,神明失守,故突然不省人事。

[原文] 帝曰:善。愿闻六经脉之厥状病能也。岐伯曰:巨阳之厥,则肿首头重,足不能行,发为眴仆[1]。阳明之厥,则癫疾欲走呼,腹满不得卧,面赤而热,妄见而妄言。少阳之厥,则暴聋颊肿而热,胁痛,𩩲不可以运。太阴之厥,则腹满䐜胀,后不利,不欲食,食则呕,不得卧。少阴之厥,则口干溺赤,腹满心痛。厥阴之厥,则少腹肿痛,腹胀泾①溲[2]不利,好卧屈膝,阴缩肿②,𩩲内热。盛则泻之,虚则补之,不盛不虚,以经取之。

[校勘]

① 泾:《太素》卷二十六经脉厥无。

② 肿:《甲乙》卷七第三无。

[注释]

[1] 眴(xuàn 眩)仆:眩晕仆倒的意思。眴,音义通眩。《说文》:"目摇也。"仆,猝倒。

[2] 泾溲:调经论王冰注:"泾,大便。溲,小便也。"《素问识》云:"泾溲即是小便。溲者,二便之通称,加泾字,别于大便。"泾,义难解,姑从王注。

[语译] 黄帝说:好。我想听听六经厥证的病状。岐伯说:太阳经所发生的厥证,则头部浮肿而沉重,两足不能行走,若厥气上逆扰及神明,则发生眩晕而仆倒。阳明经所发生的厥证,由于阳热亢盛,则发为癫病而欲狂走呼叫,腹部胀满,不得安卧,面赤而热,神明被阳热所扰,则出现妄见怪异或妄言谵语的症状。少阳经所发生的厥证,则突然耳聋,颊部肿起而发热,胁痛,两腿运转失灵。太阴经所发生的厥证,则腹部胀满,大便不利,不欲饮食,食则呕吐,不得安卧。少阴经所发生的厥证,则出现口干,小便赤,腹满心痛等症。厥阴经所发生的厥证,则少腹肿痛,腹胀,大小便不利,喜欢屈膝而卧,前阴挛缩而肿起,足胫内侧发热。厥证的治疗,邪气盛的就用泻法,正气虚的就用补法,邪气既不太盛正气也不甚虚的,就从其本经取穴治疗。

[按语] 本节主要介绍了六经厥证的症状。这些症状之所以不同,主要是因为经脉循行的路线和所属脏腑的功能不同。如足太阳经脉上额交巅入络脑,其下行者合腘中,贯腨内,故其脉厥逆,则头重且肿,足不能行。足少阳经从耳后入耳中,下颊车,下行身之两侧,过季胁,出膝外廉,循足跗,故其脉厥逆,则暴聋颊肿而热,胁痛,箭不可以运。再如足太阴经属脾络胃,脾主运化,胃主受纳,若经脉厥逆,则脾胃失司,故出现腹满䐜胀,后不利,不欲食,食则呕等症。余可类推。

[原文] 太阴①厥逆,箭急挛,心痛引腹[1],治主病者[2]。少阴②厥逆,虚满呕变,下泄清[3],治主病者。厥阴③厥逆,挛④腰痛,虚满前闭谵言[4],治主病者。三阴俱逆,不得前后,使人手足寒,三日死[5]。太阳⑤厥逆,僵仆呕血善衄[6],治主病者。少阳⑥厥逆,机关不利,机关不利者,腰不可以行,项不可以顾,发肠痛不可治⑦,惊者死[7]。阳明⑧厥逆,喘咳身热,善惊衄呕血⑨[8]。

[校勘]

① 太阴:《太素》卷二十六经脉厥作"足太阴"。

② 少阴:《太素》卷二十六经脉厥作"足少阴"。

③ 厥阴:《太素》卷二十六经脉厥作"足厥阴"。

④ 挛:此上《内经评文》有"急"字。

⑤ 太阳:《太素》卷二十六经脉厥作"足太阳"。

⑥ 少阳:《太素》卷二十六经脉厥作"足少阳"。

⑦ 发肠痈不可治:《素问释义》云:"肠痈五字衍。"

⑧ 阳明:《太素》卷二十六经脉厥作"足阳明"。

⑨ 呕血:此后《甲乙》卷四第一中、《太素》卷二十六经脉厥均有"不可治,惊者死"六字。

[注释]

[1] 太阴厥逆,骺急挛,心痛引腹:足太阴脉,从足上行,循胫骨后,入腹注心中,故其病如是。

[2] 治主病者:《类经》十五卷第三十五注:"谓如本经之左右上下及原俞等穴,各有宜用,当审其所主而刺之也。"下同。

[3] 少阴厥逆,虚满呕变,下泄清:足少阴属肾,肾为胃之关,少阴厥逆,则肾阳衰,不能为脾胃腐化水谷,胃气逆则呕吐,脾气下陷则虚满,下泄清稀。

[4] 厥阴厥逆,挛腰痛,虚满前闭谵言:足厥阴属肝,肝主筋,故病则拘挛腰痛;肝邪乘脾,故为虚满;肝脉环阴器,故为小便不通;肝藏魂,邪扰魂乱,故言语谵妄。

[5] 三阴俱逆……三日死:三阴俱逆,则阳气衰微,气不化津,故小便不通;无力传导,故大便闭结;阳虚不能温煦肢体,故手足寒冷;肝、脾、肾俱衰,故三日而死。此阳明脉解篇所谓厥逆连脏则死之谓。

[6] 太阳厥逆,僵仆呕血善衄:足太阳之脉起于目内眦,挟脊抵腰中,故经脉厥逆则僵直仆倒;血随厥气上逆,则呕血、善衄血。

[7] 少阳厥逆……惊者死：《类经》十五卷第三十五注："足之少阳，胆经也。机关者，筋骨要会之所也。胆者，筋其应，少阳厥逆则筋不利，故为此机关腰项之病。肠痈发于少阳厥逆者，相火之结毒也。故不可治。若有惊者，其毒连脏，故当死。"

[8] 阳明厥逆……善惊衄呕血：足阳明之脉，循喉咙入缺盆，下膈，其脉厥逆，故喘息咳嗽；阳明主肌肉，胃为阳热之腑，故病则全身发热；热甚内扰神明，故发惊骇；厥热上逆，血随气上，故发为鼻衄、呕血之症。

[语译] 足太阴经的经气厥逆，小腿拘急痉挛，心痛牵引腹部，当取本经主病的俞穴治疗。足少阴经的经气厥逆，腹部虚饱胀满，上而呕吐，下而泄利清稀，当取本经主病的俞穴治疗。足厥阴经的经气厥逆，挛急腰痛，腹部虚满，小便不通，胡言乱语，当取本经主病的俞穴治疗。若足三阴经脉都发生厥逆，则大小便闭结不通，使人手足寒冷，三天就要死亡。足太阳经的经气厥逆，身体僵直仆倒，呕血，经常鼻出血，当取本经主病的俞穴治疗。足少阳经的经气厥逆，筋骨关节不利，筋骨关节不利则腰部不能活动，项部不能左右回顾，如果兼发肠痈，就为不可治的危证，如再发惊，就会死亡。阳明经的经气厥逆，喘息咳嗽，全身发热，容易惊骇，且有鼻衄、呕血。

[按语] 本节所论乃足三阴、三阳经脉厥逆所引起的疾病。至于原文中均不加"足"字，考《太素》卷二十六经脉厥均有，且下文手三阴、三阳均带"手"字，疑古经省文，故语译中皆加"足"字以明经义。

[原文] 手太阴厥逆，虚满而咳，善呕沫[1]，治主病者。手心主少阴厥逆，心痛引喉，身热，死不可治①[2]。手太阳厥逆，耳聋泣出，项不可以顾，腰不可以俯仰②[3]，治主病者。手阳明少阳厥逆，发喉痹，嗌肿，痉③[4]，治主病者。

[校勘]

① 身热，死不可治：《甲乙》卷四第一中作"身热者死，不热

477

者可治"，《太素》卷二十六经脉厥同《甲乙》，唯无"者"字。

②腰不可以俯仰：王冰注云："腰不可以俯仰，脉不相应，恐古错简文。"

③痉：新校正云："按全元起本'痉'作'痓'。"《甲乙》卷四第一中作"痛"。

[注释]

[1]手太阴厥逆，虚满而咳，善呕沫：手太阴之脉，起于中焦，下络大肠，还循胃口，上膈属肺，故其经脉厥逆，则胸中虚满而咳嗽，常呕吐涎沫。

[2]手心主少阴厥逆……死不可治：手心主，即手厥阴心包络之脉，其脉起于胸中，出属心包络。手少阴心脉，起于心中，从心系上挟咽，故二脉厥逆则心痛引咽喉；二脉均属火，故全身发热。心为五脏六腑之主，邪侵则十二官危，故病则死不可治。

[3]手太阳厥逆……腰不可以俯仰：手太阳小肠之脉，至目内外眦，且入耳中，故厥则耳聋泣出；其支脉从缺盆循颈，故项不可以顾；《灵枢》四时气篇曰：邪在小肠者，连睾系，属于脊，故腰不可以俯仰。

[4]手阳明少阳厥逆，发喉痹，嗌肿，痉（chì 翅）：手阳明大肠脉和手少阳三焦脉，皆从缺盆上项，故厥逆则发生喉痹、咽肿等病。痉，与痓义通，《太素》卷二十六经脉厥注："身项强直也。"

[语译] 手太阴经的经气厥逆，胸中胀满而咳嗽，常呕吐涎沫，当取本经主病的俞穴治疗。手心主和手少阴经的经气厥逆，心痛连及咽喉，全身发热，是不可治的死证。手太阳经的经气厥逆，耳聋不闻，眼中流泪，头项不能左右回顾，腰不能前后俯仰，当取本经主病的俞穴治疗。手阳明经和手少阳经的经气厥逆，发为喉部痹塞，咽部肿痛，颈项强直，当取本经主病的俞穴治疗。

[按语] 本篇主要论述了厥证的病因、病理、症状和治疗法则。其致病原因，多为房劳伤肾或醉饱伤中。其病理，则为阴阳失调，气机逆乱，或经脉厥逆。其症状有的先起于足下，或寒或

热；有的则先起于经脉，表现为各经的症状，然一般说来，疾病的发展必导致突然晕倒不省人事的危证。其治疗法则，不外乎调其阴阳虚实，节其饮食起居，并根据发病情况，针刺其主病之经。

关于厥证，《内经》论述颇多，历代注家说法不一，今录张介宾说以为参考。《类经》十五卷第三十四注云："按厥证之起于足者，厥发之始也，甚至猝倒暴厥，忽不知人，轻则渐苏，重则即死，最为急候。后世不能详察，但以手足寒热为厥，又有以脚气为厥者，谬之甚也。虽仲景有寒厥热厥之分，亦以手足为言，盖彼以辨伤寒之寒热耳，实非若《内经》之所谓厥也。观大奇论曰：暴厥者不知与人言。调经论曰：血之与气并走于上，则为大厥，厥则暴死，气复返则生，不反则死。缪刺论曰：手足少阴、太阴、足阳明五络俱竭，令人身脉皆重，而形无知也，其状若尸，或曰尸厥。若此者，岂止于手足寒热及脚气之谓耶。今人多不知厥证，而皆指为中风也。夫中风者，病多经络之受伤，厥逆者，直因精气之内夺，表里虚实，病情当辨。"

最后三节经文，既有六经之厥，又有十二经之厥逆，据新校正云："详从太阴厥逆至篇末，全元起本在第九卷，王氏移于此。"可知经文原非一处，乃王冰移文，故有重复之处。

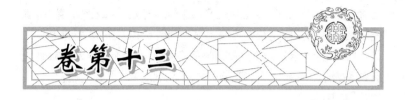

卷第十三

 病能论篇第四十六

新校正云:按全元起本在第五卷。

本篇以胃脘痈、卧不安、不得偃卧、腰痛、颈痛、怒狂、酒风等病的形态为例,有选择地分析了它们的病因、病机、脉象、诊断和治法,故篇名病能(能同态)论。

[提要] 本篇主要内容有:

一、胃脘痈、腰痛的病机及诊脉方法。

二、卧不安、不得偃卧的病因、病机。

三、颈痈的不同治法及同病异治的意义。

四、怒狂、酒风病的病机、诊断及治法。

[原文] 黄帝问曰:人病胃脘痈者,诊当何如?岐伯对曰:诊此者当候胃脉,其脉当沉细①,沉细①者气逆[1],逆②者人迎甚盛,甚盛则热,人迎者胃脉也,逆而盛,则热聚于胃口而不行,故胃脘为痈也。

[校勘]

① 细:《甲乙》卷十一第八作"涩"。

② 逆:此前《甲乙》卷十一第八有"气"字。

[注释]

[1] 沉细者气逆:胃为水谷之海,其经多气多血,脉当洪大,而反见沉细,为胃气之逆,逆则气盛于人迎,寸口脉反见沉细。

[语译] 黄帝问道:有患胃脘痈病的,应当如何诊断呢?岐

伯回答说:诊断这种病,应当诊其胃脉,它的脉搏必然沉细,沉细主胃气上逆,上逆则人迎脉过盛,过盛则有热,人迎属于胃脉,胃气逆则经气盛,热气聚集于胃口而不散,所以胃脘发生痈肿。

[原文] 帝曰:善。人有卧而有所不安者何也?岐伯曰:脏有所伤及,精有所之寄,则安①[1],故人不能悬②[2]其病也。

[校勘]

① 及精有所之寄,则安:《甲乙》卷十二第三、《吴注素问》作,"及情有所倚,则卧不安";《太素》卷三十卧息喘逆作"及精有所乏,倚则不安"。

② 悬:此前《太素》卷三十卧息喘逆有"注"字。

[注释]

[1] 脏有所伤及,精有所之寄,则安:王冰注:"五脏有所伤损及之,水谷精气有所之寄,扶其下则卧安"。张介宾注:"凡五脏受伤,皆能使卧不安,脏有所伤则精有所失,精有所失则神有不安,故心使精复神安,则卧亦安矣"。

[2] 悬:停也,《后汉书》皇甫规传:"悬师之费。"在此可引申为搁置不论。

[语译] 黄帝说:好。有人睡卧不能安宁的,是什么原因呢?岐伯说:五脏有所伤及,精气复得其所,则睡卧不能安宁,这是由于患者不能悬置其病所致。

[原文] 帝曰:人之不得偃卧[1]者何也?岐伯曰:肺者脏之盖也,肺气盛则脉大,脉大则不能偃卧[2]。论在《奇恒阴阳》[3]中。

[注释]

[1] 偃卧:即仰卧。偃,僵也。《说文》段注:"凡仰仆曰偃"。

[2] 肺气盛则脉大,脉大则不得偃卧:《类经》十八卷第八十二注:"盛言邪气实也,故令脉大,邪盛于肺者,偃卧则气促而急,故不能也。"

[3] 《奇恒阴阳》:王冰注:"上古经篇名,世本阙。"

[语译]　黄帝说:人有不能仰卧的是什么原因呢？岐伯说:肺居胸上,为五脏六腑的华盖,如果肺脏为邪气所犯,邪气盛于内则脉大,仰卧时肺气不利呼吸急促,故不能仰卧。在《奇恒阴阳》中有这方面的论述。

[原文]　帝曰:有病厥[1]者,诊右脉沉而紧①,左脉②浮而迟,不知③病主④安在？岐伯曰:冬诊之,右脉固当沉紧①,此应四时,左脉浮而迟,此逆四时,在左当主病⑤在肾,颇关⑥在肺,当腰痛也[2]。帝曰:何以言之？岐伯曰:少阴脉贯肾⑦络肺,今得肺脉,肾为之病,故肾为腰痛之病也。

[校勘]

① 紧:《甲乙》卷九第八作"坚"。

② 脉:《甲乙》卷九第八作"手"。

③ 不知:原作"不然",据《甲乙》卷九第八、《吴注素问》、《类经》十五卷第三十七注改。

④ 主:《甲乙》卷九第八作"生"。

⑤ 病:此后《甲乙》卷九第八、《太素》卷十六杂诊均有"诊"字。

⑥ 关:《甲乙》卷九第八、《太素》卷十六杂诊均无。

⑦ 贯肾:此后《太素》卷十六杂诊有"上胃肓"三字。

[注释]

[1] 厥:此指气逆。

[2] 左脉浮而迟……当腰痛也:冬季为肾之主时,左脉尺部属肾,今冬季左脉异常,故主病在肾。冬季脉应沉紧,今反见浮而迟的肺脉,则是反于四时,而关联于肺脏。腰为肾之府,肾病所以腰痛。《类经》十五卷第三十七注:"今以冬月而肺脉见于肾位,乃肾气不足,故脉不能沉而见浮迟,此非肺病,病在肾也。腰为肾之府,故肾气逆者,当病为腰痛。"

[语译]　黄帝说:有患厥病的,诊得右脉沉而紧,左脉浮而迟,不知主病在何处？岐伯说:因为是冬天诊察其脉象,右脉本

来应当沉紧，这是和四时相应的正常脉象，但左脉浮迟，则是逆四时的反常脉象，因病脉现于左手，又是冬季，所以当主病在肾，浮迟为肺脉，所以与肺脏关联，腰为肾之府，故当有腰痛的症状。黄帝说：为什么这样说呢？岐伯说：少阴的经脉贯肾络于肺，现于冬季肾脉部位诊得了浮迟的肺脉，是肾气不足的表现，虽与肺有关，但主要是肾病，故肾病当主为腰痛。

[原文] 帝曰：善。有病颈痈者，或石治之，或针灸治之，而皆已，其治①安在？岐伯曰：此同名异等[1]者也。夫痈气之息者[2]，宜以针开除去之，夫气盛血聚者，宜石而泻之②，此所谓同病异治也。

[校勘]

① 治：原作"真"，据《甲乙》卷十一第九下改。

② 泻之：此后《吴注素问》补"肤顽内陷者，宜灸以引之"十字。注云："此十字旧本无，以上文有其问，故僭补之。"

[注释]

[1] 同名异等：高士宗注："颈痈之名虽同，而在气在血则异类也。"

[2] 痈气之息者：《类经》十八卷第八十八注："息，止也。痈有气结而留止不散者，治宜用针以开除其气，气行则痈愈矣。"息，王冰注："息，瘜也，死肉也。"《吴注素问》直改为"瘜"，亦通。

[语译] 黄帝说：好。有患颈痈病的，或用砭石治疗，或用针灸治疗，都能治好，其治愈的道理何在？岐伯说：这是因为病名虽同而在气在血有所不同的缘故。颈痈属于气滞不行的，宜用针刺开导以除去其病，若是气盛壅滞而血液结聚的，宜用砭石以泻其瘀血，这就是所谓同病异治。

[按语] 同病异治，是指同一种疾病，由于发病时间、地区、以及患者机体的反应性不同，或处于不同的发展阶段，则所表现的证候不同，因而治法也不一样，是祖国医学诊治疾病的重要原则。如本节所论颈痈，由于有在气在血的不同，所以治疗则有针

刺开导和砭石泻血的不同方法。

[原文]　帝曰:有病怒狂①[1]者,此病安生? 岐伯曰:生于阳也。帝曰:阳何以使人狂? 岐伯曰:阳气者,因暴折而难决,故善怒也,病名曰阳厥[2]。帝曰:何以知之? 岐伯曰:阳明者常动,巨阳少阳不动[3],不动而动大疾,此其候也。帝曰:治之奈何? 岐伯曰:夺②其食即已。夫食入于阴,长气于阳[4],故夺其食即已。使之服以生铁洛[5]为饮③,夫生铁洛者,下气疾④也。

[校勘]

① 怒狂:《甲乙》卷十一第二作“狂怒”,《太素》卷三十阳厥作“喜怒”。

② 夺:《甲乙》卷十一第二、《太素》卷三十阳厥均作“衰”。

③ 生铁洛为饮:新校正云:“按《甲乙经》‘铁洛’作‘铁落’,‘为饮’作‘为后饭’。”今本《甲乙》卷十第二同新校正,唯“饭”作“饮”。《太素》卷三十阳厥“铁洛”亦作“铁落”。下“洛”字同。洛,落,为同音通假字。

④ 疾:《甲乙》卷十第二作“候”。

[注释]

[1] 怒狂:《类经》十七卷第六十四注:“怒狂者,多怒而狂也,即骂詈不避亲疏之谓。”

[2] 阳气者,因暴折而难决……病名曰阳厥:阳气宜于畅达,若突然受到难以忍受的情志刺激,志不得伸,事情又难以决断,则阳气被郁,逆而上行,故善怒。因病由阳气厥逆所生,故病名阳厥。折,挫折。

[3] 阳明者常动,巨阳少阳不动:马莳注:“足阳明经常动者,《灵枢》动输篇言:足阳明独动不休。故凡冲阳、地仓、大迎、下关、人迎、气冲之类,皆有动脉不止,而冲阳为尤甚。彼足太阳膀胱经、足少阳胆经则不动者也。虽膀胱经有天窗、委中、昆仑,胆经有天容、悬钟、听会,而皆不及胃经之尤动也。”

[4] 食入于阴,长气于阳:五味入口由脾运化,脾属阴,故曰

食入于阴。脾气散精,上归于肺,上焦开发,宣五谷味,熏肤充身泽毛,若雾露之溉,是谓气,气属阳,故曰长气于阳。

[5] 生铁洛:即生铁落,为锻铁时在砧上打落之铁屑。《类经》十七卷第六十四注:"生铁洛即炉冶间锤落之铁屑。用水研浸,可以为饮。其属金,其气寒而重,最能坠热开结,平木火之邪,故可以下气疾,除狂怒也。"《本草纲目》:"平肝去怯,治善怒发狂。"

[语译] 黄帝说:有患怒狂病的,这种病是怎样发生的呢?岐伯说:阳气因为受到突然强烈的刺激,郁而不畅,事情又难以决断,阳气厥而上逆,因而使人善怒发狂,由于此病为阳气厥逆所生,故名阳厥。黄帝说:怎样知道是阳气受病呢?岐伯说:在正常的情况下,足阳明经脉是常动不休的,太阳、少阳经脉是不甚搏动的,现在不甚搏动的太阳、少阳经脉也搏动得大而急疾,这就是病生于阳气的征象。黄帝说:如何治疗呢?岐伯说:减少病人的饮食就可以好了。因为饮食物经过脾的运化,能够助长阳气,所以减少病人的饮食,使过盛的阳气得以衰少,病就可以痊愈。同时,再给以生铁洛煎水服之,因为生铁洛有降气开结的作用。

[按语] 本节所论阳厥,实为癫狂一类疾病,故用生铁落治疗。对于本节经文,李时珍《本草纲目》铁落发明条下释之曰:"阳气怫郁而不得疏越,少阳胆木,挟三焦少阳相火、巨阳阴火上行,故使人易怒如狂,其巨阳、少阳之动脉,可诊之也。夺其食,不使胃火复助其邪也。饮以生铁落,金以制木也。木平则火降,故曰下气疾速,气即火也。"生铁落有清热开结、平肝镇静的作用。后世医家据此方意,创造了若干个生铁落饮,以生铁落为君,佐以清心化痰、镇静安神等药,应用于临床确有一定疗效。

[原文] 帝曰:善。有病身热解㑊,汗出如浴,恶风少气,此为何病? 岐伯曰:病名曰酒风[1]。帝曰:治之奈何? 岐伯曰:以泽泻[2]、术[3]各十分,麋衔[4]五分,合,以三指撮[5]为后饭。

[注释]

[1] 酒风:即漏风。风论云:"饮酒中风,则为漏风。"漏风症状与此略同。《类经》十五卷第三十二注:"酒性本热,过饮而病,故令身热;湿热伤于筋,故解㑊;湿热蒸于肤腠,故汗出如浴;汗多则卫虚,故恶风;卫虚则气泄,故少气。因酒得风而病,故曰酒风。"

[2] 泽泻:《本草经》云:"味甘寒,治风寒湿痹,消水,养五脏,益气力。"

[3] 术:《本草经》云:"味苦,温,治风寒湿痹死肌,痉,疸,止汗除热消食。"

[4] 麋衔:一名薇衔。《本草经》云:"味苦,平,治风湿痹,历节痛,惊痫吐舌,悸气贼风,鼠瘘痈肿。"

[5] 三指撮:用三个指头撮药末,以计算药量。《类经》十五卷第三十二注:"用三指撮合,以约其数。"

[语译] 黄帝说:好。有患全身发热,肢体懈怠无力,汗出多得像洗澡一样,恶风,呼吸少气,这是什么病呢?岐伯说:病名叫酒风。黄帝说:如何治疗呢?岐伯说:用泽泻和白术各十分,麋衔五分,合研为末,每次服三指撮,先服药,后吃饭。

[原文] 所谓深之细者,其中手如针也[1],摩之切之[2],聚者坚也,博①者大也。《上经》[3]者,言气之通天也。《下经》[3]者,言病之变化也。《金匮》[3]者,决死生也。《揆度》[3]者,切度之也。《奇恒》[3]者,言奇病也。所谓奇者,使奇病不得以四时死也。恒者,得以四时死也。所谓揆者,方切求之也,言切求其脉理也。度者,得其病处,以四时度之也②[4]。

[校勘]

① 博:疑当作"搏",形近而误。

② 所谓深之细者……以四时度之也:王冰注:"凡言'所谓'者,皆释未了义。今此所谓,寻前后经文,悉不与此篇义相接。似今数句少成文义者,终是别释经文,世本即阙第七二篇,应彼

阙经错简文也。古文断裂,缪续于此。"吴昆注:"此皆释经文未明之义,然有见于经者,有不见于经者,皆残篇也。"高士宗将"所谓深之细者"至"博者大也"二十四字,列在第一节"故胃脘为痈也"句下;将《上经》者"至篇末八十九字,列在第二节"论在《奇恒阴阳》中"句下。《素问释义》云:"王注以为阙经错简文是也。义既无当,应从删削。"

[注释]

[1] 所谓深之细者,其中手如针也:《太素》卷三十经解注:"诊脉所知,中手如针,此细之状也。"

[2] 摩之切之:摩,按摩。切,切循。似指诊脉时手指的动作。

[3] 《上经》、《下经》、《金匮》、《揆度》、《奇恒》:马莳注:"俱古经篇名,今皆失之。"

[4] 《上经》者……以四时度之也:马莳注,"《上经》者,必以卫气为论,如生气通天论之义,故曰言气之通天也。《下经》者,言病之变化。《金匮》疑是藏之金匮,如金匮真言论之类,然其义则决死生也。《揆度》以度病为言,奇病不得以四时而死,如奇病论、大奇论之类。恒病得以四时而死,如脏气法时论,合于四时而死之类。揆以切求其脉理,度以得其病处,遂以四时度之,此皆古经篇之义也。"张志聪注:"《上经》者,谓上古天真、生气通天至六节脏象、脏气法时诸篇,论人之脏腑阴阳,地之九州九野,其气皆通于天气。《下经》者,谓通评虚实以下至于脉解诸篇,论疾病之变化。《金匮》者,如金匮真言、脉要精微、平人气象诸篇,论脉理之要妙,以决死生之分,藏之金匮,非其人勿教,非其真勿授,故曰金匮者,所以决死生也。《揆度》者,切度奇恒之脉病。《奇恒》者,言奇病之异于恒常也。所谓奇者,病五脏之厥逆,不得以四时之气应之。所谓恒者,奇恒之势,乃六十首,亦得以四时之气而为死生之期。《揆度》、《奇恒》,所指不同,故当切求其脉理,而复度其病处,如本篇论五脏之病态,当摩之切之,以脉求

之,如太阳之腰椎肿,少阳之心胁痛,阳明之振寒,太阴之病胀,又当得其病处而以四时度之。"

[语译] 所谓深按而得细脉的,其脉在指下细小如针,必须仔细地按摩切循,凡脉气聚而不散的是坚脉;搏击于指下的是大脉。《上经》是论述人体功能与自然界相互关系的。《下经》是论述疾病变化的。《金匮》是论述疾病诊断决定死生的。《揆度》是论述脉搏以诊断疾病的。《奇恒》是论述特殊疾病的。所谓奇病,就是这些病不受四时季节的影响而决定死生。所谓恒病,就是随着四时气候的变化而决定死生。所谓揆,是说切按脉搏,以推求疾病的所在及其病理。所谓度,是从切脉得其病处,并结合四时气候的变化进行判断,以知道疾病的轻重缓急。

[按语] 本节经文与篇目不符,文义亦上下不相连属,诸注均以为古文错简,今引马莳、张志聪注,姑从其义以释之,存以待考。

奇病论篇第四十七

新校正云:按全元起本在第五卷。

本篇所论疾病,如妇女重身九月而喑、息积、伏梁、胎病癫疾等,都是异于一般的奇病,故篇名奇病论。

[提要] 本篇主要内容有:

一、妇女重身九月而喑的病机,以及"无损不足益有余"的治疗原则。

二、息积、伏梁病的病因、病机、症状、治法及其注意事项。

三、疹筋、癃病、肾风病的症状、病机、脉象及其预后。

四、厥逆头痛、胎病癫疾的病因及病机。

五、脾瘅消渴、胆瘅的病因、病机、症状及治法。

[原文] 黄帝问曰:人有重身[1],九月而喑[2],此为何也?岐伯对曰:胞之络脉绝也[3]。帝曰:何以言之? 岐伯曰:胞络者

系于肾,少阴之脉,贯肾系舌本,故不能言。帝曰:治之奈何? 岐伯曰:无治也,当十月复[4]。《刺法》曰:无损不足益有余,以成其疹①[5]。所②谓无损不足者,身羸瘦,无用镵石[6]也。无益其有余者,腹中有形而泄之,泄之则精出而病独擅中,故曰疹成也③[7]。

[校勘]

① 疹:《甲乙》卷十二第十作"辜"。

② 所:此前原有"然后调之"四字。新校正云:"按《甲乙经》及《太素》无此四字。按全元起注云:'所谓不治者,其身九月而喑……生后复如常也,然后调之。'则此四字,本全元起注文,误书于此,当删去之。"今本《甲乙》卷十二第十、《太素》卷三十重身病均同新校正,故据删。

③ 所谓无损不足者……故曰疹成也:《素问释义》云:"此节盖他经脱文。"疹成,《甲乙》卷十二第十作"成辜"。

[注释]

[1] 重(chóng 虫)身:妇女怀孕称重身。王冰注:"重身,谓身中有身,则怀妊者也。"

[2] 喑(yīn 音):王冰注:"喑,谓不得言语也。妊娠九月,足少阴脉养胎,约气断则喑不能言也。"

[3] 胞之络脉绝也:胞,此指女子胞。《类经》十七卷第六十二注:"胎怀九月,儿体已长,故能阻绝胞中之络脉。"绝,阻绝不通的意思。

[4] 当十月复:王冰注:"十月胎去,胞络复通,肾脉上营,故复旧而言也。"

[5] 疹:此指疾病。《文选》思玄赋云:"思百忧以自疹。"注:"疹,疾也。"《类经》十七卷第六十二注:"不当治而治之,非损不足,则益有余,本无所病,反以成疾。"

[6] 镵石:镵即镵针,九针之一,头大末锐,形如箭头。石,指砭石,亦称箴石,古代石制针刺工具。《山海经》云:"高氏之

山,其上多玉,其下多箴石。"

[7] 无益其有余者……故曰疹成也:高士宗注:"益犹治也……所谓无益其有余者,重身则腹中有形,如腹中有形而泄之,泄之则精出而病独擅中,精出正虚,擅中邪实,故曰疹成也。"擅,据也。《国策》赵策:"五年以擅乎泏。"

[语译] 黄帝问道:有的妇女怀孕,九个月而不能说话的,这是什么缘故呢?岐伯回答说:这是因为胞中的络脉被胎儿压迫,阻绝不通所致。黄帝说:为什么这样说呢?岐伯说:胞宫的络脉系于肾脏,而足少阴肾脉贯肾上系于舌本,今胞宫的络脉受阻,肾脉亦不能上通于舌,舌本失养,故不能言语。黄帝说:如何治疗呢?岐伯说:不需要治疗,待至十月分娩之后,胞络畅通,声音就会自然恢复。《刺法》上说:正气不足的不可用泻法,邪气有余的不可用补法,以免因误治而造成疾病。所谓无损不足,就是怀孕九月而身体瘦弱的,不可再用针石治疗以伤其正气。所谓无益其有余,就是说腹中已经怀孕而又妄用泻法,用泻法则精气耗伤,使病邪独据于中,正虚邪实,所以说疾病形成了。

[按语] 本节所论,即后世所说"子喑"病,乃因胎体膨大,胞之络脉受阻,肾精不能上荣舌本所致,故文中指出,一般不须作不必要的治疗,待分娩之后,则自行恢复。而后世医家认为,有的采取某些治疗,对病情也是有益。若因其他原因引起的妊娠失音,又当根据具体情况辨证施治。清人阎纯玺,对本文解析较明,并对前人的某些论述亦有所评议,其谓:"《经》曰:妇人重身,九月而喑者,胞之络脉绝也,无治,当十月复。盖因孕至九月,儿体已成,胞系于肾,少阴之脉上系舌本,脉道阻绝不通,故不能言语间有之,十月分娩后,自能言,不必加治。若强以通声开发治之,则误矣。夫喑者有言无声,《经》曰不能者,非绝然不语之谓。凡音出于喉咙,发于舌本,因胎气肥大,阻肾上行之经,肾脉入肺,循喉咙系舌本,喉者肺之部,肺主声音,其人切切私语,心虽有言,而人不能听,故曰喑。肺肾子母之脏,故云不必

治。"并对《妇人大全良方》以为心病,张子和"降心火"之说,及马莳"补心肾"之言,均指出不甚切合经旨,而提出如欲治疗时,可用参麦五味饮或六味地黄丸等方助肺肾之气以养胎,不可用化痰开窍通声之药。阎氏之说,可供学习本文时参考。

[原文] 帝曰:病胁下满,气逆①,二三岁不已,是为何病?岐伯曰:病名曰息积②[1],此不妨于食,不可灸刺[2],积为导引③服药,药不能独治也[3]。

[校勘]

① 逆:此后《甲乙》卷八第二、《太素》卷三十息积病均有"行"字。

② 息积:《甲乙》卷八第二作"息贲"。

③ 积为导引:《太素》卷三十息积病作"精为引"。

[注释]

[1] 息积:诸说不一。《太素》卷三十息积病注:"胁下满,肝气聚也,因于喘息则气逆行,故气聚积经二三岁,名曰息积。"王冰注:"腹中无形,胁下逆满,频岁不愈,息且形之,气逆息难,故名息积也。"张介宾以为其病根于脾胃,连于肺脏,"胁满气逆,喘促息难,故为息积。"吴昆、张志聪以为即肺积息贲。高士宗以为是先天经脉受损之奇病。《圣济总录》云:"气聚胁下,息而不消,积而不散,故满逆为病。"综上所述,息积之病似应与肝肺等脏有关,肝主疏泄,其经布胁肋;肺主呼吸,以降为顺。肝郁气滞,则气聚胁下而胀满;肺气不降,则呼吸不利而气逆喘息。且病久稽留不去,故息而成积。

[2] 不可灸刺:病在胁下息积有形,灸之则助火热,刺之则伤精气,故不可灸刺。王冰注:"灸之则火热内烁,气化为风,刺之则必泻其经,转成虚败,故不可灸刺。"

[3] 积为导引服药,药不能独治也:王冰注:"积为导引,使气流行,久以药攻,内消瘀稽,则可矣。若独凭其药,而不积为导引,则药亦不能独治也。"积,渐次、积累的意思。导引,治疗方法

之一,乃是通过调整呼吸,运动肢体等,进行保健与治病。

[语译] 黄帝说:有病胁下胀满,气逆喘促,二三年不好的,是什么疾病呢?岐伯说:病名叫息积,这种病在胁下而不在胃,所以不妨碍饮食,治疗时切不可用艾灸和针刺,必须逐渐地用导引法疏通气血,并结合药物慢慢调治,若单靠药物也是不能治愈的。

[原文] 帝曰:人有身体髀股胻[1]皆肿,环脐而痛,是为何病?岐伯曰:病名曰伏梁,此风根也。其气溢于大肠而著于肓,肓之原在脐下,故环脐而痛也[2]。不可动之,动之为水溺涩之病也[3]。

[校勘]
① 髀股胻:《甲乙》卷八第二作"腰股胻背",《太素》卷三十伏梁病作"胕股胫",《千金》卷十一第五作"腰髀股胻"。

② 其气溢于大肠而著于肓……故环脐而痛也:《甲乙》卷八第二、《太素》卷三十伏梁病均无此二十二字。

③ 帝曰:人有身体髀股胻皆肿……动之为水溺涩之病也:此节六十五字,与腹中论文同,重出于此。

[语译] 人有身体髀部、大腿、小腿都肿胀,并且环绕肚脐周围疼痛,这是什么疾病呢?岐伯说:病名叫伏梁,风寒为其发病的根本。邪气流溢于大肠而留著于肓膜,因为肓膜的起源在肚脐下部,所以环绕脐部作痛。这种病不可用攻下的方法治疗,若误用攻下,就会造成小便涩滞不利的疾病。

[按语] 本节所论伏梁病,与腹中论文同,可参看该篇校注。王冰云:"此一问答之义,与腹中论同,以为奇病,故重出于此。"

[原文] 帝曰:人有尺脉数甚[1],筋急而见[1],此为何病?岐伯曰:此所谓疹筋[2],是人腹必急[3],白色黑色见,则病甚[4]。

[校勘]
① 尺脉数甚:《甲乙》卷四第二上作"尺肤缓甚",《太素》

卷三十疹筋作"尺数甚",杨上善注:"有本为尺瘦也。"疑本文有误。

[注释]

[1] 尺脉数甚,筋急而见:《素问经注节解》注:"尺为肾,主水;肝为木,主筋。今尺脉数甚,是水虚不能养木,故令筋急。"

[2] 疹筋:即筋病。疹,病也。因筋急而见,其病在筋,故曰疹筋。

[3] 腹必急:足厥阴肝脉环阴器抵少腹,今肝病筋脉失养,故少腹拘急。

[4] 白色黑色见,则病甚:王冰注:"色见,谓见于面部也。夫相五色者,白为寒,黑为寒,故二色见,病弥甚也。"盖疹筋病多为阴虚筋脉失养,今白色黑色现于面部,是阳气亦亏,阴阳俱虚,故病尤甚。

[语译] 黄帝说:人有尺部脉搏跳动数疾,筋脉拘急外现的,这是什么病呢?岐伯说:这就是所谓疹筋病,此人腹部必然拘急,如果面部见到或白或黑的颜色,病情则更加严重。

[按语] 本节主要介绍了疹筋病的症状、诊断指征及预后,对其病机很少涉及,历代注家根据其脉象、面色、症状等作了一些探讨,但认识颇不一致。有以为热者,有以为寒者,有以为阴虚阳虚者,有以为脉证相反者等等。根据经文分析,病初似为肾虚水亏,水不涵木,筋脉失养所致。后期面部出现白色黑色,当是阴虚及阳,阴阳双亏的征象。但张志聪以为此论诸筋之为病,是奇恒之病。"诸筋之会聚于宗筋,冲脉者主渗灌溪谷,与阳明合于宗筋,是以筋病而腹必急。"亦别有一说。

[原文] 帝曰:人有病头痛以[1]数岁不已,此安得之?名为何病?岐伯曰:当有所犯大寒,内至骨髓,髓者以脑为主[2],脑逆故令头痛,齿亦痛[3],病名曰厥逆[4]。帝曰:善①。

[校勘]

① 帝曰:善:《素问直解》以为"三字衍文"。

[注释]

[1] 以:同已。

[2] 髓者以脑为主:脑为髓海,故云髓者以脑为主。

[3] 脑逆故令头痛,齿亦痛:脑逆,指寒邪上逆于脑。《太素》卷三十头齿痛注:"大寒入于骨髓,流入于脑中,以其脑有寒逆,故头痛数岁不已。齿为骨余,故亦齿痛。"

[4] 厥逆:寒受于下,邪逆于上,故名厥逆。张志聪注:"此下受之寒,上逆于巅顶,故名曰厥逆。"

[语译] 黄帝说:有人患头痛已经多年不愈,这是怎么得的?叫做什么病呢?岐伯说:此人当受过严重的寒邪侵犯,寒气向内侵入骨髓,脑为髓海,寒气由骨髓上逆于脑,所以使人头痛,齿为骨之余,故牙齿也痛,病由寒邪上逆所致,所以病名叫做厥逆。黄帝说:好。

[原文] 帝曰:有病口甘者,病名为何?何以得之?岐伯曰:此五气[1]之溢也,名曰脾瘅[2]。夫五味入口,藏于胃,脾为之行其精气,津液在脾,故令人口甘也,此肥美之所发①也,此人必数食甘美而多肥也,肥者令人内热,甘者令人中满[3],故其气上溢,转为消渴②[4]。治之以兰,除陈气也[5]。

[校勘]

① 发:《太素》卷三十脾瘅消渴作"致"。

② 渴:《甲乙》卷十一第六作"瘅"。

[注释]

[1] 五气:诸说不一。王冰、马莳以为五脏之气。王冰注:"脾热则四脏同禀,故五气上溢也。"马莳注:"五气者,五脏之气也。"吴昆以为"五气腥焦香腥腐也。"张志聪、高士宗以为脾土之气。张志聪注:"五气者,土气也,土位中央,在数为五……在脏为脾……脾气溢而证见于外窍也。"杨上善、张介宾以为五味、五谷之气。张介宾注:"五气,五味之所化也。"当以后说为是。盖五味入口,藏于胃,为脾所化,其气上溢,则为口甘。

　　[2] 脾瘅：瘅，热的意思。口甘之病，为脾热精气上溢所致，故名脾瘅。

　　[3] 肥者令人内热，甘者令人中满：肥者味厚助阳，阳气滞而不畅，故内热；甘者性缓不散，留滞于中，故中满。

　　[4] 转为消渴：《类经》十六卷第六十一注："热留不去，久必伤阴，其气上溢，故转变为消渴之病。"消渴，病名，以多饮、多食、小便多为其特征。

　　[5] 治之以兰，除陈气也：兰，兰草。除，去除。陈，陈故。兰草气味辛平芳香，能醒脾化湿，清暑辟浊，过食肥甘而致消渴者，可用此排除陈故郁热之气。兰草，《本草纲目》云："辛，平，无毒……其气清香，生津止渴，润肌肉，治消渴胆瘅。"

　　[语译]　黄帝说：有患口中发甜的，病名叫什么？是怎样得的呢？岐伯说：这是由于五味的精气向上泛溢所致，病名叫脾瘅。五味入于口，藏于胃，其精气上输于脾，脾为胃输送食物的精华，因病津液停留在脾，致使脾气向上泛溢，就会使人口中发甜，这是由于肥甘美味所引起的疾病，患这种病的人，必然经常吃气味甘美而肥腻的食物，肥腻能使人生内热，甘味能使人中满，所以脾运失常，脾热上溢，就会转成消渴病。本病可用兰草治疗，以排除陈故郁热之气。

　　[按语]　脾瘅消渴之病，是临床较为常见的疾病，其致病原因多为过食肥甘厚味而得，其病机则为内热熏蒸，脾失运化，精气上泛，故令口甘。久则热伤阴津，而致口渴多饮，善食而瘦，小便频多。本论治法，用芳香化湿、宣气醒脾之品，以除郁热，对于早期有湿热者，颇有指导意义。至其转为消渴，则又当以滋阴清热之品，补其阴虚。但不论何时，治疗此病都必须节制饮食，否则不会取得满意的疗效。

　　[原文]　帝曰：有病口苦，取阳陵泉①。口苦者病名为何？何以得之？岐伯曰：病名曰胆瘅[1]。夫肝者，中之将也②，取决于胆，咽为之使[2]。此人者，数谋虑不决，故胆虚③，气上溢而口

为之苦[3]。治之以胆募俞[4]，治④在《阴阳十二官相使》[5]中。

[校勘]

① 口苦，取阳陵泉：新校正云："按全元起本及《太素》无'口苦取阳陵泉'六字，详前后文势，疑此为误。"今本《太素》卷三十胆瘅同新校正。《素问释义》云："六字衍文。"

② 夫肝者，中之将也：新校正云："按《甲乙经》曰：'胆者，中精之府，五脏取决于胆，咽为之使。'疑此文误。"今本《甲乙》卷九第五作"夫胆者，中精之府，肝者，中之将也"，与新校正有异。

③ 胆虚：《甲乙》卷九第五无"虚"字，"胆"字连下句读。

④ 治：《甲乙》卷九第五、《太素》卷三十胆瘅均无。《吴注素问》改作"论"。

[注释]

[1] 胆瘅：此病因胆热上溢而得，故名胆瘅。

[2] 夫肝者，中之将也，咽为之使：王冰注："灵兰秘典论曰：肝者，将军之官，谋虑出焉。胆者，中正之官，决断出焉。肝与胆合，气性相通，故诸谋虑取决于胆。咽胆相应，故咽为之使。"使，役使。《易兑》云："悦以使民。"

[3] 数谋虑不决，故胆虚，气上溢而口为之苦：马莳注："数谋虑而不决断，故胆气以烦劳而致虚，胆气上溢，口为之苦。"

[4] 胆募俞：募俞，指脏腑在胸腹部的募穴与在背部的俞穴而言。胆募为日月穴，在乳下三肋处；胆俞穴在背部第十椎旁一寸五分处。

[5]《阻阳十二官相使》：古医书名。王冰注："言治法俱于彼篇，今经已亡。"

[语译] 黄帝说：有病口中发苦的，应取足少阳胆经的阳陵泉治疗。口中发苦是什么病？是怎样得的呢？岐伯说：病名叫胆瘅。肝为将军之官，主谋虑，胆为中正之官，主决断，诸谋虑取决于胆，咽部为之外使。患者因屡次谋虑而不能决断，遂使胆气烦劳致虚，胆气循经上泛，所以口中发苦。治疗时应取胆募日月

穴和背部的胆俞穴,这种治法,记载于《阴阳十二官相使》中。

[原文] 帝曰:有癃[1]者,一日数十溲,此不足也[2]。身热如炭,颈膺如格[3],人迎躁盛[4],喘息,气逆,此有余也。太阴脉微细①如发者,此不足也[5]。其病安在? 名为何病? 岐伯曰:病在太阴[6],其盛在胃[7],颇在肺[8],病名曰厥[9],死不治,此所谓得五有余二不足[10]也。帝曰:何谓五有余二不足? 岐伯曰:所谓五有余者,五②病之气有余也,二不足者,亦病气之不足也③。今外得五有余,内得二不足,此其身④不表不里,亦正死明矣⑤[11]。

[校勘]

① 微细:元刻本、道藏本、周对峰本均作"细微"。

② 五:《甲乙》卷九第十一无。

③ 亦病气之不足也:《太素》卷三十厥死作"亦二病之气不足也"。

④ 身:《甲乙》卷九第十一无。

⑤ 亦正死明矣:《甲乙》卷九第十一作"亦死证明矣",《太素》卷三十厥死作"亦明死矣"。以《甲乙》义顺。

[注释]

[1] 癃:指小便不利之症。

[2] 一日数十溲,此不足也:指因正气不足引起的小便频数。此为太阴脾病,不能将水液上输于肺,肺亦不能通调水道于膀胱,故小便不利,虽数欲小便而所出不多。

[3] 颈膺如格:咽喉胸膺格拒不通,如有物阻塞。《类经》十五卷第三十六注:"颈言咽喉,膺言胸臆,如格者,上下不通,若有所格也。"

[4] 人迎躁盛:人迎为足阳明胃脉所过,在结喉两旁,其脉躁动急数,主阳明热盛。

[5] 太阴脉微细如发者,此不足也:太阴脉指手太阴肺经,其脉在寸口有动脉搏动应手,今脉微细如发,是正气不足的

表现。

[6]病在太阴:《类经》十五卷第三十六注:"脾肺二脏,皆属太阴,观下文复云颇在肺,则此节专言脾阴可知。如上文云太阴之脉细微者,正以气口亦太阴也。脏气不足,则脉见于此。又口问篇曰:中气不足,溲便为之变。今其癃而数十溲者,亦由中气之不足耳,故病在脾阴。"

[7]其盛在胃:上文云:身热如炭,颈膺如格,人迎躁盛,均为阳明热证、实证,故曰其盛在胃。

[8]颇在肺:上文云:"喘息,气逆,"为胃热迫肺,肺气上逆所致,故曰颇在肺。即与肺有关的意思。颇,略也。《史记》:"周以来,乃颇可著。"

[9]病名曰厥:阳明胃热过盛,太阴脾肺虚衰,阴阳之气均逆于上而不相交通,故名曰厥。厥,逆也。

[10]五有余二不足:五有余指身热如炭,颈膺如格,人迎躁盛,喘息,气逆等五种症状。二不足指癃而一日数十溲,太阴脉微细如发等两种症状。

[11]此其身不表不里,亦正死明矣:王冰注:"谓其病在表,则内有二不足,谓其病在里,则外得五有余。表里即不可凭,补泻固难为法,故曰此其身不表不里,亦正死明矣。"亦正死明矣,即必死无疑的意思。

[语译] 黄帝说:有患癃病的,一天要解数十次小便,这是正气不足的现象。同时又有身热如炭火,咽喉与胸膺之间有格塞不通的感觉,人迎脉躁动急数,呼吸喘促,肺气上逆,这又是邪气有余的现象。寸口脉微细如头发,这也是正气不足的表现。这种病的原因究竟在哪里?叫做什么病呢?岐伯说:此病是太阴脾脏不足,热邪炽盛在胃,且与肺略有关系,病的名字叫做厥,属于不能治的死证,这就是所谓"五有余二不足"的证候。黄帝说:什么叫"五有余二不足"呢?岐伯说:所谓"五有余",就是身热如炭,喘息,气逆等五种病气有余的证候。所谓"二不足",就

是癥而一日数十溲,脉微细如发等两种正气不足证候。现在患者外见五有余,内见二不足,这种病即不属单纯的表证,又不属单纯的里证,不表不里,补泻难施,所以说是必死无疑了。

[按语] 本节讨论了癥病虚实挟杂的危重证候,提示人们在临床治疗时,必须慎重。关于"五有余,二不足"的论述,则不必拘泥,凡邪气亢盛而正气虚衰者,不论出现什么证候,均应周密思考,认真分析,采取紧急措施,以挽救危急。如本节所论癥病,若用攻补兼施,或可奏效。

[原文] 帝曰:人生而有病癫①疾[1]者,病名曰何? 安所得之? 岐伯曰:病名为胎病,此得之在母腹中时,其母有所②大惊,气上而不下,精气并居,故令子发为癫①疾也[2]。

[校勘]

① 癫:原作"颠",据《甲乙》卷十一第二、《太素》卷三十癫疾改。

② 有所:《甲乙》卷十一第二作"数有"。

[注释]

[1] 癫疾:即癫痫。《类经》十七卷第六十五注:"儿之初生,即有病癫痫者,今人呼为胎里疾者即此。"

[2] 气上而不下,精气并居,故令子发为癫疾也:《类经》十七卷第六十五注:"惊则气乱而逆,故气上而不下,气乱则精从之,故精气并及于胎,令子为癫痫也。"

[语译] 黄帝说:人出生以后就患有癫痫病的,病的名字叫什么? 是怎样得的呢? 岐伯说:病的名字叫胎病,这种病是胎儿在母腹中得的,由于其母曾受到很大的惊恐,气逆于上而不下,精也随而上逆,精气逆乱及与胎儿,故使其子生下来就患癫痫病。

[原文] 帝曰:有病庞然[1]如有水①状,切其脉大紧[2],身无痛者,形不瘦,不能食,食少[3],名为何病? 岐伯曰:病生在肾,名为肾风。肾风而不能食,善惊,惊已②心气③痿者死[4]。帝

曰：善。

[校勘]

① 水：《甲乙》卷八第五、《太素》卷二十九风水论均作"水气"。

② 善惊，惊已：《甲乙》卷八第五作"善惊不已"，《太素》卷二十九风水论作"喜惊，惊以"。以《甲乙》义长。

③ 气：《太素》卷二十九风水论无。

[注释]

[1] 瘾（máng 忙）然：病困不荣而面目浮肿貌。王冰注："谓面目浮起而色杂也。"

[2] 其脉大紧：张志聪注："大则为风，紧则为寒，故其脉大紧也。"

[3] 身无痛者，形不瘦，不能食，食少：张志聪注："此病在肾，非外受之风邪，故身无痛也。水气上乘，故形不瘦。风木水邪，乘侮土气，故不能食，即食而亦不能多也。"

[4] 肾风而不能食，善惊，惊已心气痿者死：《类经》十五卷第三十一注："风生于肾，则反克脾土，故不能食。肾邪犯心，则神气失守，故善惊，惊后而心气痿弱不能复者，心肾俱败，水火俱困也，故死。"吴昆注："若惊已而心气犹壮，是谓神旺，生之徒也；惊已而心气痿，是谓神亡，死之属也。"

[语译] 黄帝说：有患面色不荣而浮肿，好像有水气一样，切按脉搏大而且紧，身体没有痛处，形体也不消瘦，但不能吃饭，或者吃得很少，这种病叫什么呢？岐伯说：这种病发生在肾脏，名叫肾风。肾风病人不能吃饭，常常惊恐，若惊后心气痿弱不能恢复的，是心肾俱败，神气消亡，故属死证。黄帝说：好。

[按语] 本节主要指出了肾风病的脉象、主症及其预后。关于肾风病，本经其他篇中亦有论述，如风论云："以冬壬癸中于邪者，为肾风……肾风之状，多汗恶风，面瘾然浮肿，脊痛不能正立，其色炱，隐曲不利，诊在颐上，其色黑。"评热病论云："有病肾风者，面浮瘾然壅，害于言，虚不能刺。"据此可知，肾风病多系风

邪袭肾所致,其症则以面部浮肿为主,故有时又称风水。水热穴论云:"勇而劳甚则肾汗出,肾汗出逢于风,内不得入于脏腑,外不得越于皮肤,客于玄府,行于皮里,传为胕肿,本之于肾,名曰风水。"《金匮》水气病脉证并治篇中亦有论述,可以互参。

 大奇论篇第四十八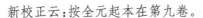

新校正云:按全元起本在第九卷。

本篇着重从脉象的变化论述某些疾病的机转及其预后,因所论都是比较少见的奇病,故篇名大奇论。

[提要]　本篇主要内容有:

一、疝、瘕、肠澼、偏枯、暴厥等病的机转及其预后。

二、心、肝、肾、胃、胆、胞、大肠、小肠、十二经等精气不足的情况及各自的死期。

[原文]　肝满肾满肺满皆实,即为肿[1]。

肺之雍①,喘而两胠②满[2]。肝雍,两胠③满,卧则惊,不得小便[3]。肾雍,胠④下至少腹满,胫有大小,髀胻大⑤跛,易偏枯[4]。

[校勘]

① 雍:《甲乙》卷十一第八、《太素》卷十五五脏脉诊均作"痈"。《内经评文》云:"雍作痈,非。"马莳亦认为"宜作雍"。

② 胠:《太素》卷十五五脏脉诊作"胁"。

③ 胠:《甲乙》卷十一第八作"胁下"。

④ 胠:原作"脚",《甲乙》卷十一第八、《太素》卷十五五脏脉诊均作"胠"。新校正云:"'脚'当作'胠',不得言脚下至少腹也。"据改。

⑤ 大:《甲乙》卷十一第八无。

[注释]

[1] 肝满肾满肺满皆实,即为肿:马莳注:"此言肝肾肺经之

满者,其脉必实,其证必肿也。满,胀满也。肿,浮肿也。"

[2] 肺之雍,喘而两胠满:肺司呼吸,主肃降,位居胸中,故肺气雍滞者,其病如是。雍,同壅,壅滞不畅的意思。

[3] 肝雍……不得小便:肝经布胁肋,环阴器,故经气雍滞则两胠满,不得小便。肝主惊骇,卧则气愈雍滞,故卧则惊。

[4] 肾雍……易偏枯:肾脉属肾络膀胱,其直者,从肾上贯肝膈,故肾脉雍滞,则胠下至少腹满;肾脉循内踝之后,别入足跟中,以上踹内,出腘内廉,上股内后廉,今肾脉雍滞不畅,累其一支,故致两下肢粗细大小不等,患侧髀胫活动受限,行走不便;若日久患肢失养,又易发生半身不遂的偏枯病。又,刘衡如云:"跛字连下句读。跛易偏枯,《札迻》卷十一谓'易当读为施。易、施、弛古通。盖痿跛之病,皆由筋骨解弛。'可作参考。"

[语译] 肝经、肾经、肺经胀满者,其脉搏必实,其症即为浮肿。

肺脉雍滞,则喘息而两胁胀满。肝脉雍滞,则两胁胀满,睡卧时惊惕不安,小便不利。肾脉雍滞,则胠下至少腹部胀满,两侧胫部粗细大小不同,患侧髀胫活动受限,且易发生偏枯病。

[按语] 本节经文杨上善、王冰均按内痈解释,马莳、吴昆、张介宾等均按雍滞解释,不知孰是,姑从后说。

[原文] 心脉满大,痫瘛筋挛[1]。肝脉小急,痫瘛筋挛[2]。肝脉骛①暴,有所惊骇,脉不至若瘖,不治自已[3]。肾脉小急,肝脉小急,心脉小急,不鼓皆为瘕[4]。

[校勘]

① 骛:《甲乙》卷四第一下作"瞀",《太素》卷十五五脏脉诊作"惊"。

[注释]

[1] 心脉满大,痫瘛筋挛:《类经》六卷第二十四注:"心脉满大,火有余也,心主血脉,火盛则血涸,故痫瘛而筋挛。"痫,癫痫。瘛,瘛疭,即抽搐。筋挛,筋脉拘挛。盖火热内盛,伤及心神则痫

瘛。阴血被耗,筋脉失养则筋挛。

[2] 肝脉小急,痫瘛筋挛:肝藏血主养筋。脉小为血虚,脉急为有寒。寒滞肝脉,筋脉不利则筋挛。血不养心则痫瘛。《类经》六卷第二十四注:"夫痫瘛筋挛病一也,而心肝二经皆有之,一以内热,一以风寒,寒热不同,血衰一也,故同有是病。"

[3] 肝脉骛(wù 务)暴……不治自已:肝脉骛暴,是肝脉搏动急疾而乱的意思。《类经》六卷第二十四注:"惊骇者,肝之病,故肝脉急乱者,因惊骇而然。甚有脉不至而声喑者,以猝惊则气逆,逆则脉不通,而肝经之脉循喉咙,故声喑而不出也。然此特一时之气逆耳,气通则愈矣,故不治自已。"骛,《玉篇》:"奔也,疾也。"《汉书音义》:"乱驰曰骛。"

[4] 肾脉小急……不鼓皆为瘕:王冰注:"小急为寒甚,不鼓则血不流,血不流则寒薄,故血内凝而为瘕也。"马莳注:"瘕者,假也,块似有形,而隐见不常,故曰瘕。"

[语译] 心脉满大,是心经热盛,耗劫肝阴,心神被伤,筋脉失养,故发生癫痫抽搐和筋脉拘挛。肝脉小急,是肝血虚而寒滞肝脉,血不养心,筋脉不利,也能出现癫痫抽搐和筋脉拘挛。肝脉的搏动急疾而乱,是由于受了惊吓,如果按不到脉搏或突然出现失音的,这是因惊吓一时气逆而致脉气不通,不需治疗,待其气通即可恢复。肾、肝、心三脉细小而急疾,指下浮取鼓击不明显,是寒邪内迫,气血积聚在腹中,皆当发为瘕病。

[原文] 肾肝并沉为石水,并浮为风水[1],并虚为死,并小弦欲惊①[2]。肾脉大急沉,肝脉大急沉,皆为疝[3]。心脉搏②滑急为心疝[4],肺脉沉搏为肺疝[5]。三阳急为瘕,三阴急为疝[6],二阴急为痫厥,二阳急为惊①[7]。

[校勘]

① 肾肝并沉为石水……并小弦欲惊:新校正云:"详肾肝并沉至下并小弦欲惊,全元起本在厥论中,王氏移于此。"

② 搏:《甲乙》卷四第一下、《太素》卷十五五脏脉诊均作

"揣"。下同。

③ 三阳急为瘕……二阳急为惊:新校正云:"详三阳急为瘕至此,全元起本在厥论,王氏移于此。"

[注释]

[1] 肾肝并沉为石水,并浮为风水:《类经》六卷第二十四注:"此言水病之有阴阳也。肾肝在下,肝主风,肾主水,肝肾俱沉者,阴中阴病也,当病石水。石水者,凝结少腹,沉坚在下也。肝肾俱浮者,阴中阳病也,当病风水。风水者,游行四体,浮泛于上也。"

[2] 并虚为死,并小弦欲惊:王冰注:"肾为五脏之根,肝为发生之主,二者不足,是生主俱微,故死。"《类经》六卷第二十四注:"肝肾并小,真阴虚也,小而兼弦,木邪胜也,气虚胆怯,故为欲惊。"

[3] 肾脉大急沉,肝脉大急沉,皆为疝:王冰注:"疝者,寒气结聚之所为也。夫脉沉为实,脉急为痛,气实寒薄聚,故为绞痛为疝。"《类经》六卷第二十四注:"疝病乃寒挟肝邪之症,或结于少腹,或结于睾丸,或结于睾丸之左右上下,而筋急绞痛,脉必急搏者,多以寒邪结聚阴分,而挟风木之气也。"

[4] 心脉搏滑急为心疝:《类经》六卷第二十四注:"病疝而心脉搏滑急者,寒挟肝邪乘心也。"

[5] 肺脉沉搏为肺疝:《类经》六卷第二十四注:"肺脉沉搏者,寒挟肝邪乘肺也。"

[6] 三阳急为瘕,三阴急为疝:三阳即太阳,三阴即太阴。王冰注:"太阳受寒,血凝为瘕。太阴受寒,气聚为疝。"

[7] 二阴急为痫厥,二阳急为惊:《类经》六卷第二十四注:"二阴,少阴也。二阳,阳明也。脉急者,为风寒。邪乘心肾,故为痫为厥。木邪乘胃,故发为惊。阳明脉解篇曰:胃者土也,故闻木音而惊者,土恶木也。是亦此义。"

[语译] 肾脉和肝脉均见沉脉,为石水病;均见浮脉,为风

水病；均见虚脉，为死证；均见小而兼弦之脉，将要发生惊病。肾脉沉大急疾，肝脉沉大急疾，均为疝病。心脉搏动急疾流利，为心疝；肺脉沉而搏击于指下，为肺疝。太阳之脉急疾，是受寒血凝为瘕；太阴之脉急疾，是受寒气聚为疝；少阴之脉急疾，是邪乘心肾，发为痫厥；阳明之脉急疾，是木邪乘胃，发为惊骇。

[原文] 脾脉外鼓沉，为肠澼，久自已[1]。肝脉小缓为肠澼，易治[2]。肾脉小搏沉，为肠澼下血，血温身热者死①[3]。心肝澼亦下血，二脏同病者可治[4]，其②脉小沉涩为肠澼③，其身热者死，热见④七日死[5]。

[校勘]

① 血温身热者死：《甲乙》卷四第一下"温"作"湿"，《太素》卷十五五脏脉诊无"血"字。《医学读书记》云："按'温'当作'溢'……血既流溢，复见身热，则阳过亢而阴受逼，有不尽不已之势，故死。"《素问释义》云："下血家，脉静身凉者愈，身热则阴阳离绝，故死。'温'字疑误。"《素问绍识》云："'血温'二字难解。"按：参下文"其脉小沉涩为肠澼，其身热者死"之义，疑"血温"二字为衍文。

② 澼亦下血，二脏同病者可治，其：《素问释义》云："十二字衍文。"

③ 其脉小沉涩为肠澼：《太素》卷十五五脏脉诊无此八字。

④ 见：《甲乙》卷四第一下作"甚"，义长。

[注释]

[1] 脾脉外鼓沉，为肠澼(pì 辟)，久自已：《类经》六卷第二十四注："沉为在里，而兼外鼓者，邪不甚深，虽为肠澼，久当自已。肠澼，下痢也。"

[2] 肝脉小缓为肠澼，易治：《类经》六卷第二十四注："肝脉急大，则邪盛难愈，今脉小缓，为邪轻易治也。"

[3] 肾脉小搏沉，为肠澼下血，血温身热者死：王冰注："小为阴气不足，搏为阳气乘之，热在下焦，故下血也。血温身热，是

阴气伤败，故死。"

[4] 心肝澼亦下血，二脏同病者可治：王冰注："肝藏血，心养血，故澼皆下血也。心火肝木，木火相生，故可治之。"

[5] 其脉小沉涩为肠澼，其身热者死，热见七日死：《类经》六卷第二十四注："心肝之脉小沉而涩，以阴不足而血伤也，故为肠澼。然脉沉细者不当热，今脉小身热是为逆，故当死。而死于热见七日者，六阴败尽也。"

[语译] 脾脉见沉而又有向外鼓动之象，是痢疾，日久必然自愈。肝脉小而缓慢的，为痢疾邪气较轻，容易治愈。肾脉沉小而搏动，是痢疾而下血，若血温身热，是邪热有余，真阴伤败，为预后不良的死证。心肝二脏所发生的痢疾，亦见下血，如果是两脏同病的可以治疗，若其脉都出现小沉而涩滞的痢疾，兼有身热的，预后多不良，如连续身热七天，多属死证。

[原文] 胃脉沉鼓涩，胃外鼓大，心脉小坚急，皆隔①偏枯。男子发左，女子发右，不瘖舌转，可治，三十日起。其从者瘖，三岁起。年不满二十者，三岁死[1]。脉至而搏，血衃身热者死，脉来悬钩浮为常脉②[2]。脉至如喘，名曰暴厥，暴厥者③不知与人言[3]。脉至如数，使人暴惊，三四日自已[4]。

[校勘]

① 皆隔：《素问直解》改"皆"作"背"。《内经评文》云："隔当作为。"

② 常脉：《甲乙》卷四第一下作"热"，《太素》卷十五五脏脉诊作"脉鼓"。

③ 名曰暴厥，暴厥者：《太素》卷十五五脏脉诊作"气厥者"。

[注释]

[1] 胃脉沉鼓涩……年不满二十者，三岁死：吴昆注："凡脉贵于中和，胃脉沉鼓涩，偏于阴也；外鼓大，偏于阳也。心脉小坚急，亦偏于阴也。隔，阴阳闭绝也。偏枯，半身不用也。以其阴阳偏盛，故为证亦偏绝也。"《类经》六卷第二十四注："胃为水谷

之海,心为血脉之主,胃气既伤,血脉又病,故致上下否隔,半身偏枯也。男子左为逆,右为从;女子右为逆,左为从。今以偏枯而男子发左,女子发右,是逆证也。若声不喑,舌可转,则虽逆于经,未甚于脏,乃为可治,而一月当起。若偏枯而喑者,肾气内竭而然,其病必甚,如脉解篇曰:内夺而厥,则为喑俳,此肾虚也。正以肾脉循喉咙,挟舌本故耳。若男发于右而不发于左,女发于左而不发于右,皆谓之从。从,顺也。然证虽从而声则喑,是外轻而内重也,故必三岁而后起。以气血方刚之年,辄见偏枯废疾,此禀赋不足,早凋之兆也,不出三年死矣。”

[2] 脉至而搏……脉来悬钩浮为常脉:《类经》六卷第二十四注:“搏脉弦强,阴虚者最忌之。凡诸失血鼻衄之疾,其脉搏而身热,真阴脱败也,故当死。然失血之症多阴虚,阴虚之脉多浮大,故弦钩而浮,乃其常脉,无足虑也。悬者,不高不下,不浮不沉,如物悬空之义,谓脉虽浮钩,而未失中和之气也。”钩脉,即洪脉。

[3] 脉至如喘,名曰暴厥,暴厥者不知与人言:吴昆注:“如喘者,如喘人之息,有出无入也,为气逆暴厥。气逆而上,则神明皆为雍蔽,故不知与人言。”暴厥,病名。其症突然昏厥,不省人事。

[4] 脉至如数,使人暴惊,三四日自已:《类经》六卷第二十四注:“数脉主热,而如数者实非真数之脉,盖以猝动肝心之火,故令人暴惊。然脉非真数,故俟三四日而气衰自愈矣。”

[语译] 胃脉沉而应指涩滞,或者浮而应指甚大,以及心脉细小坚硬急疾的,都属气血隔塞不通,当病偏枯半身不遂。若男子发病在左侧,女子发病在右侧,说话正常,舌体转动灵活的,可以治疗,经过三十天可以痊愈。如果男病在右,女病在左,说话发不出声音的,需要三年才能痊愈。如果患者年龄不满二十岁,此为禀赋不足,不出三年就要死亡。脉来搏指有力,病见衄血而身发热,为真阴脱败的死证。若是脉来浮钩如悬的,则是失血的

常见之脉。脉来喘急,突然昏厥不知与人言语的,名叫暴厥。脉来如热盛之数,得之暴受惊吓,经过三四天就会自行恢复。

[原文] 脉至浮合,浮合如数①,一息十至以上,是经气予不足也,微见九十日死[1]。脉至如火新②然,是心精之予夺也,草干而死[2]。脉至如散叶③,是肝气予虚也,木叶落而死[3]。脉至如省客,省客者脉塞而鼓④,是肾气予不足也,悬去枣华而死[4]。脉至如丸泥,是胃精予不足也,榆荚落而死[5]。脉至如横格,是胆气予不足也,禾熟而死[6]。脉至如弦缕,是胞精予不足也,病善言,下霜而死;不言,可治[7]。

[校勘]
① 浮合如数:《素问释义》云:"四字衍文。"
② 新:原作"薪",《太素》卷十五五脏脉诊、《脉经》卷五第五均作"新",《吴注素问》亦改作"新",为是,据改。
③ 散叶:《甲乙》卷四第一下作"丛棘",《太素》卷十五五脏脉诊作"散采"。
④ 脉塞而鼓:《甲乙》卷四第一下作"脉寒如故",《太素》卷十五五脏脉诊作"脉寒如鼓"。

[注释]
[1] 脉至浮合……微见九十日死:浮合,王冰注:"如浮波之合,后至者凌前,速疾而动,无常候也。"《类经》六卷第二十四注:"一息十至以上,其状如数,而实非数热之脉,是经气之衰极也。微见,始见也。言初见此脉,便可期九十日而死。若见之已久,则不必九十日矣。所以在九十者,以时更季易,天道变而人气从之也。"予,通与,授与、给与的意思。

[2] 脉至如火新然……草干而死:吴昆注:"新然,火之初然,或明或灭也。夺,失也。草干,冬也。草干而死者,寒水之令行,火受其克也。"如火新然,言脉来其形不定,为心脏精气有夺失之象。夏令火旺,尚可支持,若待草干阳尽之时,心气全衰,故必死也。然,通燃,烧也。

[3] 脉至如散叶,是肝气予虚也,木叶落而死:《类经》六卷第二十四注:"如散叶者,浮泛无根也。此以肝气大虚,全无收敛,木叶落者,金胜木败,肝死时也。"

[4] 脉至如省客……悬去枣华而死:《类经》六卷第二十四注:"省客,如省问之客,或去或来也。塞者或无而止,鼓者或有而搏,是肾原不固,而无所主持也。枣华之候,初夏时也,悬者华之开,去者华之落,言于枣华开落之时,火旺而水败,肾虚者死也。"华,与花通。

[5] 脉至如丸泥,是胃精予不足也,榆荚落而死:《类经》六卷第二十四注:"丸泥者,泥弹之状,坚强短涩之谓,此胃精中气之不足也。榆荚,榆钱也。春深而落,木旺之时,土败者死。"

[6] 脉至如横格,是胆气予不足也,禾熟而死:《类经》六卷第二十四注:"横格,如横木之格于指下,长而且坚,是谓木之真脏,而胆气之不足也。禾熟于秋,金令旺也,故木败而死。"按:横,又可训为"断";格,可训为"止";如,与"而"义通。脉至如横格,或为脉来而时有断绝之义。

[7] 脉至如弦缕……不言,可治:《类经》六卷第二十四注:"弦缕者,如弦之急,如缕之细,真元亏损之脉也。胞,子宫也,命门元阳之所聚也。胞之脉系于肾,肾之脉系舌本,胞气不足,当静而无言,今反善言,是阴气不藏而虚阳外见,时及下霜,虚阳消败而死矣。故与其善言者,不若无言者为肾气犹静,而尚可治也。"胞,诸注不一。杨上善指为心胞,黄元御指为膀胱,吴昆指为精室、子户,马莳、张介宾等均指为子宫。不知孰是,姑从张介宾注。

[语译] 脉来如浮波之合,像热盛时的数脉一样急疾,一息跳动十次以上,这是经脉之气授与不足的现象,从开始,见到这种脉象起,经过九十天就要死亡。脉来如新燃之火,其形不定,这是心脏的精气给与夺失,至秋末冬初野草干枯的时候就要死亡。脉来如散落的树叶,浮泛无根,这是肝脏授与脉的精气不

足,至深秋树木落叶时就要死亡。脉来如访问之客,或去或来,或停止不动,或搏动鼓指,这是肾脏授与脉的精气不足,在初夏枣花开落的时候,火旺水败,就会死亡。脉来如泥丸,坚强短涩,这是胃腑授与脉的精气不足,在春末夏初榆钱枯落的时候就要死亡。脉来如有横木在指下,长而坚硬,这是胆授与脉的精气不足,到秋后谷类成熟的时候,金旺木败,就要死亡。脉来紧急如弦,细小如缕,是胞授与脉的精气不足,若患者反多言语,是真阴亏损而虚阳外现,在下霜时,阳气虚败,就会死亡;若患者静而不言,则可以治疗。

[原文] 脉至如交漆①,交漆①者左右傍至也,微见三十日死[1]。脉至如涌泉,浮鼓肌中,太阳气予不足也,少气味②,韭英③而死[2]。脉至如颓土④之状,按之不得⑤,是肌气予不足也,五色先见黑,白垒⑥发死[3]。脉至如悬离⑦,悬离⑦者浮揣切之益大,是十二俞之⑧予不足也,水凝而死[4]。

[校勘]

① 交漆:《甲乙》卷四第一下作"交棘",《太素》卷十五五脏脉诊作"交荚"。

② 少气味:《素问释义》云:"少气味三字衍。"

③ 韭英:《甲乙》卷四第一下作"韭花生",《太素》卷十五五脏脉诊作"韭花"。

④ 颓土:新校正云:"按《甲乙经》'颓土'作'委土'。"今本《甲乙》卷四第一下仍作"颓土",《太素》卷十五五脏脉诊同新校正。

⑤ 得:《甲乙》卷四第一下作"足"。

⑥ 垒:《甲乙》卷四第一下、《太素》卷十五五脏脉诊均作"累"。《脉经》卷五第五校语云:"一作蔂。"义长。

⑦ 悬离:原作"悬雍",新校正云:"按全元起本'悬雍'作'悬离'。元起注云:悬离者,言脉与肉不相得也。"今本《太素》卷十五五脏脉诊同新校正,据改。

⑧ 之:此后《甲乙》卷四第一下有"气"字,于义为顺。

[注释]

[1] 脉至如交漆……微见三十日死:《类经》六卷第二十四注:"交漆者,如泻漆之交,左右傍至,缠绵不清也。微见,初见也。三十日为月建之易,而阴阳偏败者,不过一月之期也。"高士宗注:"交作绞……绞漆之脉,左右旁流,按之无根,故申言绞漆者,左右旁至也。微于皮肤之上,见此旁至之脉,经脉内虚,至一月而死。三十日者,经脉一周也。"今从张介宾注。

[2] 脉至如涌泉……韭英而死:脉来如泉水之涌,浮鼓于肌肉之中,谓出而不入。太阳膀胱为三阳主外,今脉搏出而不入,则是膀胱内气不足。气虚于内,故小便清长而少气味。英,花也。韭花生于长夏,长夏属土,膀胱壬水之所畏,故死。

[3] 脉至如颓土之状……白垒发死:《类经》六卷第二十四注:"颓土之状,虚大无力,而按之即不可得。肌气即脾气,脾主肌肉也。黑为水之色,土败极而水反乘之,故当死。垒,藟同,即蓬藟之属。藟有五种,而白者发于春,木旺之时,土当败也。"

[4] 脉至如悬离……水凝而死:《太素》卷十五五脏脉诊注:"浮实切之益大,此是悬离之状。悬离脉见,即五脏六腑十二经俞气皆不足,十二经俞皆属太阳,故至水冻冬时而死。"盖冬时阴气盛而阳气绝,故死。揣,《广雅》释诂:"动也。"浮揣,即脉搏浮动有力。以其浮揣,与筋骨相离,故又称悬离。

[语译] 脉来如交漆,缠绵不清,左右旁至,为阴阳偏败,从开始见到这种脉象起三十日就会死亡。脉来如泉水上涌,浮而有力,鼓动于肌肉中,这是足太阳膀胱授与脉的精气不足,小便清长少气味,到长夏六月韭花开的时候就要死亡。脉来如倾颓的腐土,虚大无力,重按则无,这是脾授与脉的精气不足,若面部先见到五色中的黑色,是土败水侮的现象,到春天白藟发生的时候,木旺土衰,就要死亡。脉来浮动有力,按之益大,与筋骨相离,这是十二俞授与脉的精气不足,十二俞均属太阳膀胱经,故

在冬季结冰的时候,阴盛阳绝,就要死亡。

[原文] 脉至如偃刀,偃刀者浮之小急,按之坚大急,五脏菀热^①,寒热独并于肾也,如此其人不得坐,立春而死[1]。脉至如丸滑不直^②手,不直手者^③,按之不可得也,是大肠气予不足也,枣叶生而死[2]。脉至如华^④者,令人善恐,不欲坐卧,行立常听,是小肠气予不足也,季秋而死[3]。

[校勘]

① 菀热:原作"菀熟",《素问注证发微》、《类经》、《素问集注》、《素问直解》均改作"菀热",疑"热"、"熟"形近而误,故据改。《甲乙》卷四第一下作"寒热"。

② 直:《甲乙》卷四第一下作"著",义长。

③ 不直手者:《甲乙》卷四第一下作"丸滑不著者",《太素》卷十五五脏脉诊无此四字。

④ 华:《甲乙》卷四第一下、《脉经》卷五第五均作"春",义长。

[注释]

[1] 脉至如偃刀……立春而死:《类经》、六卷第二十四注:"偃刀,卧刀也。浮之小急,如刀口也;按之坚大急,如刀背也。此以五脏菀热而发为寒热,阳旺则阴消,故独并于肾也。腰者肾之府,肾阴既亏,则不能起坐,立春阳盛,阴日以衰,所以当死。"菀,同郁,积也。

[2] 脉至如丸滑不直手……枣叶生而死:《类经》六卷第二十四注:"如丸,短而小也。直,当也。言滑小无根而不胜按也。大肠应庚金,枣叶生初夏,火旺则金衰,故死。"

[3] 脉至如华者……季秋而死:《类经》六卷第二十四注:"如华,如草木之华,而轻浮柔弱也。小肠属丙火,与心为表里,小肠不足则气通于心善恐。不欲坐卧者,心气怯而不宁也。行立常听者,恐惧多而生疑也。"马莳注:"小肠属火,火旺犹可生,至季秋则衰极而死矣。"

[语译]　脉来如仰卧的刀口,浮取小而急疾,重按坚大而急疾,这是五脏郁热形成的寒热独并于肾脏,这样的病人仅能睡卧,不能坐起,至立春阳盛阴衰时就要死亡。脉来如弹丸,短小而滑,按之无根,这是大肠授与脉的精气不足,在初夏枣树生叶的时候,火旺金衰,就要死亡。脉来如草木之花,轻浮柔弱,其人易发惊恐,坐卧不宁,内心多疑,所以不论行走或站立时,经常偷听别人的谈话,这是小肠授与脉的精气不足,到秋末阴盛阳衰的季节就要死亡。

[按语]　本篇以脉证结合的方法,分析了各种比较少见的疾病,以判断预后。这可能是古人在长期的医疗实践中的一些体会,其中有些内容,现在已难于了解,尚有待于今后进一步研讨。

又,本篇非问答体裁,按篇例似不应称论。

脉解篇第四十九

新校正云:按全元起本在第九卷。

本篇主要是以六经配合月份,并从四时阴阳的变化来解释不同经脉发生的病变,故篇名脉解。

[提要]　本篇主要内容有:

一、六经与月份的配合。

二、六经的病证及与四时月份阴阳盛衰的关系。

[原文]　太阳所谓肿①腰脽痛者[1],正月太阳寅,寅太阳也[2],正月阳气出在上而阴气盛,阳未得自次也[3],故肿①腰脽痛也。病偏虚为跛者,正月阳气冻解,地气而出也,所谓②偏虚者,冬寒颇有不足者,故偏虚为③跛也[4]。所谓强上引背④者,阳气大上而争,故强上也[5]。所谓耳鸣者,阳气万物⑤盛上而跃,故耳鸣也[6]。所谓甚则狂颠疾者,阳尽在上而阴气从下,下虚上实,故狂颠疾也[7]。所谓浮为聋者,皆在气也[8]。所谓入中⑥为

瘖者,阳盛已衰,故为瘖也[9]。内夺而厥,则为瘖俳⑦,此肾虚也,少阴不至者,厥也[10]。

[校勘]

① 肿:《素问悬解》:"'肿'字讹,按经脉当作'脊'、作'背'。"

② 所谓:《素问直解》将此二字移于上文"病偏虚为跛者"之前,于义为顺。

③ 为:《太素》卷八经脉病解作"故"。

④ 引背:《太素》卷八经脉病解无此二字。

⑤ 万物:《素问释义》云:"万物二字衍。""万物"在此难解,疑衍。

⑥ 入中:《太素》卷八经脉病解作"人中"。

⑦ 俳:《太素》卷八经脉病解作"痱",张介宾、张志聪均以为当作"痱"。按:俳、痱,古字通。

[注释]

[1] 太阳所谓肿腰脽(shuí 谁)痛者:所谓者,指引古经之语。脽,臀肉。足太阳经脉抵腰中,入贯臀,过髀枢,故其经脉有病,则腰部肿胀而臀部疼痛。

[2] 正月太阳寅,寅太阳也:王冰注:"正月三阳生,主建寅,三阳谓之太阳,故曰寅太阳也。"按:正月为一年之首,太阳为诸阳之首,故正月属太阳。古人以十二辰分配地平方位,观斗纲所指之方位以定时令。正月斗纲指寅,二月指卯,三月指辰,四月指巳,五月指午,六月指未,七月指申,八月指酉,九月指戌,十月指亥,十一月指子,十二月指丑,称为月建。北斗星由七星组成,第一名魁,第五名衡,第七名杓,此三星组成斗纲。在正月里,黄昏杓星指寅位,夜半衡星指寅位,平旦魁星指寅位,故云正月月建在寅。余仿此。

[3] 正月阳气出在上而阴气盛,阳未得自次也:王冰注:"正月虽三阳生,而天气尚寒,以其尚寒,故曰阴气盛,阳未得自次。"自次,言自己应据的位次。正月属太阳主时,理当阳旺,今未旺,

故言未得自次。

[4]病偏虚为跛者……故偏虚为跛也：足太阳经偏枯而跛足者，是因为正月里太阳主令，阳气促使冰冻解散，地气从下上出，由于寒冬的影响，体内阳气颇感不足，所以阳气偏虚在一侧，而发生跛足的症状，盖足太阳之脉，下行髀腘而出于外踝之后故也。跛，即瘸。偏虚，注家多解为阳气偏虚，高士宗以为"偏枯"，今从之。

[5]所谓强上引背者……故强上也：强上引背，谓颈项强硬而牵引背部。足太阳之脉，从脑还出别下项，挟脊下行，若阳气大上而争引，则出现是症矣。王冰注："强上，谓颈项痉强也，甚则引背矣。所以尔者，以其脉从脑出，别下项背故也。"

[6]所谓耳鸣者……故耳鸣也：足太阳之脉，其支者，从巅至耳上角。若阳气大过，犹如春季万物盛长而活跃一样，过盛之阳气循脉入耳，故出现耳鸣。

[7]所谓甚则狂颠疾者……故狂颠疾也：《类经》十四卷第十一注："所谓甚者，言阳邪盛也，阳邪实于阳经，则阳尽在上，阴气在下，上实下虚，故当为狂癫之病。"狂，狂病。颠，与癫通，在此似指后世之痫证。《太素》卷八经脉病解注："三阳俱胜，尽在于头为上实；三阴从下，即为下虚。于是发病脱衣登上，驰走妄言，即谓之狂；僵仆而倒，遂谓之颠也。"

[8]所谓浮为聋者，皆在气也：高士宗注："经脉论云：手太阳之脉入耳中，所生病者耳聋，故申明所谓浮为聋者，是逆气上浮而为聋，皆在气也。"《类经》十四卷第十一注："阳实于上，则气壅为聋。"

[9]所谓入中为瘖者，阳盛已衰，故为瘖也：《太素》卷八经脉病解注："太阳之气中伤人者，即阳大盛，盛已顿衰，故为瘖也。瘖，不能言也。"王玉川云："今临床所见患感冒寒邪而音哑者，大多先有内热蕴蓄而后寒邪外束所致。杨注'阳太盛，盛已顿衰，故为瘖'，与临床所见，若合符节。"

　　[10] 内夺而厥……少阴不至者,厥也:《类经》十四卷第十一注:"内夺者,夺其精也,精夺则气夺而厥,故声瘖于上,体废于下。元阳大亏,病本在肾,肾脉上挟舌本,下走足心,故为是病。"俳,通痱,废也。瘖俳,病名,《奇效良方》云:"瘖痱之状,舌瘖不能语,足废不为用。"

　　[语译]　太阳经有所谓腰肿和臀部疼痛的,是因为正月属于太阳,而月建在寅,正月是阳气升发的季节,但阴寒之气尚盛,阳气未能依正常规律,据其应有的位次,当旺不旺,病及于经,故发生腰肿和臀部疼痛。病有阳气不足而发为偏枯跛足的,是因为正月里阳气促使冰冻解散,地气从下上出,由于寒冬的影响,阳气颇感不足,若阳气偏虚于足太阳经一侧,则发生偏枯跛足的症状。所谓颈项强急而牵引背部的,是因为阳气剧烈地上升而争引,影响于足太阳经脉,所以发生颈项强急。所谓出现耳鸣症状的,是因为阳气过盛,好像万物向上盛长而活跃,盛阳循经上逆,故出现耳鸣。所谓阳邪亢盛发生狂病癫痫的,是因为阳气尽在上部,阴气却在下面,下虚而上实,所以发生狂病和癫痫病。所谓逆气上浮而致耳聋的,是因为气分失调,手太阳之脉入耳中,气逆上浮,故致耳聋。所谓阳气在内不能言语的,是因为阳气盛极而衰,故不能言语。若房事不节内夺肾精,精气耗散而厥逆,就会发生瘖痱病,这是因为肾虚,少阴经的精气不至而发生厥逆。

　　[原文]　少阳所谓心胁痛者,言少阳戌①也,戌①者心之所表也[1],九月阳气尽而阴气盛,故心胁痛也[2]。所谓不可反侧者,阴气藏物也,物藏则不动,故不可反侧也[3]。所谓甚则跃者,九月万物尽衰,草木毕落而堕,则气去阳而之阴,气盛而阳之下长,故谓跃②[4]。

　　[校勘]

　　① 戌:原作"盛",《太素》卷八经脉病解作"戌"。按本篇六经所配月份,当以《太素》为是。作"盛"者,或涉下"阴气盛"而

误,今据改。

② 气盛而阳之下长,故谓跃:《素问释义》云:"此有误衍,不可读。"

[注释]

[1] 少阳所谓心胁痛者,言少阳戌也,戌者心之所表也:《太素》卷八经脉病解注:"手少阳脉络心包,足少阳脉循胁里,故少阳病心胁痛也。戌为九月,九月阳少,故曰少阳也。戌少阳脉散络心包,故为心之所表。"

[2] 九月阳气尽而阴气盛,故心胁痛也:九月之时,阳气将尽,阴气方盛,人亦应之。手少阳络心包,足少阳循胁里,少阳为阴邪所乘,循经而病,故心胁痛。

[3] 所谓不可反侧者……故不可反侧也:反侧,侧身转动的意思。《灵枢》经脉篇云:足少阳之脉,循胸过季胁,是动则病不能转侧。九月阴气方盛,阴主静主藏,阴气盛则万物潜藏而不动,少阳经气应之,所以不能转侧。

[4] 所谓甚则跃者……故谓跃:《类经》十四卷第十一注:"九月万物尽衰,草木毕落,是天地之气,去阳而之阴也。人身之气亦然,故盛于阴分则所长在下,其有病为跳跃者,以足少阳脉下出足之外侧,阴复于上,阳鼓于下也,故应九月之气。"盖阳气入阴,而盛于阴分,阳气鼓动下之阴分,故为跳跃之势。

[语译] 少阳所以发生心胁痛的症状,是因少阳属九月,月建在戌,少阳脉散络心包,为心之表,九月阳气将尽,阴气方盛,邪气循经而病,所以心胁部发生疼痛。所谓不能侧身转动,是因为九月阴气盛,万物皆潜藏而不动,少阳经气应之,所以不能转侧。所谓甚则跳跃,是因为九月万物衰败,草木尽落而坠地,人身的阳气也由表入里,盛于下部而鼓动于阴分,少阳脉下出足之外踝,所以容易发生跳跃的状态。

[原文] 阳明所谓洒洒振寒者,阳明者午也,五月盛阳之阴也,阳盛而阴气加之,故洒洒振寒也[1]。所谓胫肿而股不收者,

是五月盛阳之阴也,阳者衰于五月,而一阴气上①,与阳始争,故胫肿而股不收也[2]。所谓上喘而为水者,阴气下而复上,上则邪客于脏腑间,故为水也[3]。所谓胸痛少气者,水气在脏腑也,水者阴气也,阴气在中,故胸痛少气也[4]。所谓甚则厥,恶[5]人与火,闻木音则惕然而惊者,阳气与阴气相薄,水火相恶,故惕然而惊也。所谓欲独闭户牖而处者,阴阳相薄也,阳尽而阴盛,故欲独闭户牖而居。所谓病至则欲乘[6]高而歌,弃衣而走者,阴阳复争,而外并于阳,故使之弃衣而走也②。所谓客孙脉则头痛鼻衄腹肿者,阳明并于上,上者则其孙络③太阴也,故头痛鼻衄腹肿也[7]。

[校勘]

① 一阴气上:《太素》卷八经脉病解作"阴气一下"。

② 也:此后新校正云:"详所谓甚则厥至此,与前阳明脉解篇相通。"

③ 络:《太素》卷八经脉病解作"脉"。

[注释]

[1] 阳明所谓洒洒振寒者……故洒洒振寒也:洒洒,寒栗貌。五月阳气明盛,故曰阳明。五月月建在午,故曰阳明者午也。夏至在五月,而夏至阳气已极,阴气初生,阴气加于盛阳之上,寒热相搏,故洒洒振寒。

[2] 所谓胫肿而股不收者……故胫肿而股不收也:足阳明脉,下髀关,抵伏兔,下入膝膑中,下循胫外廉,下足跗。五月阳气盛极而衰,阴气初生,人亦应之。阴气生于下,向上与阳气相争,故致经脉失调,出现胫部浮肿而两股弛缓不收。

[3] 所谓上喘而为水者……故为水也:上喘而为水,即因水肿而致喘息。《类经》十四卷第十一注:"阳明土病,则不能治水。故阴邪自下而上,客于脏腑之间,乃化为水。水之本在肾,末在肺,标本俱病,故为上喘也。"

[4] 所谓胸痛少气者……故胸痛少气也:水气停留于脾脏

与胃腑之间,水为阴邪之气,停留于中,则上逆心肺,心肺受邪,故胸痛少气。

[5] 恶(wù悟):讨厌、憎恨的意思。

[6] 乘:上也,登也。

[7] 所谓客孙脉则头痛鼻鼽腹肿者……故头痛鼻鼽腹肿也:足阳明之脉从头走足。五月阳极阴生,阴气与阳气相争,下而复上,使阳明经脉受邪,不得下行而逆于上,若逆于阳明之孙络,则头痛鼻塞;若逆于太阴脾经,则腹部肿胀。鼽,鼻塞不通,《说文》:"病寒鼻窒也。"

[语译] 阳明经有所谓洒洒振寒的症状,是因为阳明旺于五月,月建在午,五月是阳极而阴生的时候,人体也是一样,阴气加于盛阳之上,故令人洒洒然寒栗。所谓足胫浮肿而两股弛缓不收,是因为五月阳盛极而阴生,阳气始衰,在下初生之一阴,向上与阳气相争,致使阳明经脉不和,故发生足胫浮肿而两股弛缓不收的症状。所谓因水肿而致喘息的,是由于土不制水,阴气自下而上,居于脏腑之间,水气不化,故为水肿之病,水气上犯肺脏,所以出现喘息的症状。所谓胸部疼痛呼吸少气的,也是由于水气停留于脏腑之间,水液属于阴气,停留于脏腑,上逆于心肺,所以出现胸痛少气的症状。所谓病甚则厥逆,厌恶见人与火光,听到木击的声音则惊惕不已,这是由于阳气与阴气相争,水火不相协调,所以发生惊惕一类的症状。所谓想关闭门窗而独居的,是由于阴气与阳气相争,阳气衰而阴气盛,阴主静,所以病人喜欢关闭门窗而独居。所谓发病则登高处而歌唱,抛弃衣服而奔走的,是由于阴阳之气反复相争,而外并于阳经使阳气盛,阳主热主动,热盛于上,所以病人喜欢登高而歌,热盛于外,所以弃衣而走。所谓客于孙脉则头痛、鼻塞和腹部肿胀的,是由于阳明经的邪气上逆,若逆于本经的细小络脉,就出现头痛鼻塞的症状,若逆于太阴脾经,就出现腹部肿胀的症状。

[按语] 本节所解释的阳明经脉症状,与阳明脉解篇略同,

但所解释的方法则完全不同。例如:阳明脉解篇云:"闻木音而惊者,土恶木也。"本节则谓:"阳气与阴气相薄,水火相恶,故惕然而惊也。"阳明脉解篇云:"四肢者,诸阳之本也,阳盛则四肢实,实则能登高也。"又云:"热盛于身,故弃衣欲走也。"本节则谓:"所谓病至则欲乘高而歌,弃衣而走者,阴阳复争,而外并于阳,故使之弃衣而走也。"考两篇之所以不同,盖阳明脉解篇主要是从人体脏腑经络本身的病理进行解释,而本节则从四时阴阳的变化对于人体的影响进行解释,故有此不同。学习时可互参。

[原文] 太阴所谓病胀者,太阴子也,十一月万物气皆藏于中,故曰病胀[1]。所谓上走心为噫者,阴①盛而上走于阳明,阳明络属心,故曰上走心为噫也[2]。所谓食则呕者,物盛满而上溢,故呕也[3]。所谓得后与气则快然如衰者,十一月②阴气下衰,而阳气且出,故曰得后与气则快然如衰也[4]。

[校勘]
① 阴:此后《太素》卷八经脉病解有"气"字。
② 十一月:原作十二月,道藏本、周对峰本、朝鲜刻本、《太素》卷八经脉病解均作"十一月",与上文同,为是,据改。

[注释]
[1] 太阴子也……故曰病胀:十一月月建在子,为阴气最盛的时期,太阴又是阴中之至阴,故云太阴子也。十一月天寒地冻,万物闭藏于中,人亦应之。足太阴脾经入腹属脾络胃,今邪气循经入腹,影响运化,故致腹胀。

[2] 所谓上走心为噫者……故曰上走心为噫也:《灵枢》经脉篇云:脾足太阴之脉,是动则病善噫;本经宣明五气篇云:五气所病,心为噫;《灵枢》口问篇云:寒气客于胃,厥逆从下上散,复出于胃,故善噫。盖心脾胃三经俱能为噫,此则兼而言之。十一月阴气盛,阴邪循脾经上走于足阳明胃经,足阳明之正上通于心,三经俱病,故发生噫症。噫,即嗳气。

[3] 所谓食则呕者,物盛满而上溢,故呕也:《类经》十四卷第十一注:"脾胃相为表里,胃受水谷,脾不能运,则物盛满而溢,故为呕。"

[4] 十一月阴气下衰,而阳气且出,故曰得后与气则快然如衰也:《灵枢》经脉篇云,太阴之脉,是动则病腹胀善噫,得后与气则快然如衰。盖十一月阴气盛极而下衰,阳气初生,腹中阴邪得以下行,故得大便与矢气则腹胀噫气快然如衰。后,指大便。气,指矢气。

[语译]　太阴经脉有所谓病腹胀的,是因为太阴为阴中之至阴,应于十一月,月建在子,此时阴气最盛,万物皆闭藏于中,人气亦然,阴邪循经入腹,所以发生腹胀的症状。所谓上走于心而为噫气的,是因为阴邪盛,阴邪循脾经上走于阳明胃经,足阳明之正上通于心,心主噫气,所以说上走于心就会发生噫气。所谓食入则呕吐的,是因为脾病,食物不能运化,胃中盛满而上溢,所以发生呕吐的症状。所谓得到大便和矢气就觉得爽快而病减的,是因为十一月阴气盛极而下衰,阳气初生,人体也是一样,腹中阴邪得以下行,所以腹胀噫气的病人得到大便或矢气后,就觉得爽快,就像病减轻了似的。

[原文]　少阴所谓腰痛者,少阴者申也①,七②月万物阳气皆③伤,故腰痛也[1]。所谓呕咳上气喘者,阴气在下,阳气在上,诸阳气浮,无所依从,故呕咳上气喘也[2]。所谓邑邑④不能久立,久⑤坐起则目䀮䀮无所见者,万物阴阳不定未有主也,秋气始至,微⑥霜始下,而方杀万物,阴阳内夺,故目䀮䀮无所见也[3]。所谓少气善怒者,阳气不治,阳气不治则阳气不得出,肝气当治而未得,故善怒,善怒者名曰煎厥[4]。所谓恐如人将捕之者,秋气万物未有毕去,阴气少,阳气入,阴阳相薄,故恐也[5]。所谓恶闻食臭者,胃无气,故恶闻食臭也⑦[6]。所谓面黑如地色者,秋气内夺,故变于色也[7]。所谓咳则有血者,阳脉伤也,阳气未⑧盛于上而脉满,满则咳⑨,故血见于鼻也[8]。

［校勘］

① 申也：原作"肾也"，上文云"太阳寅"、"少阳戌"、"阳明午"、"太阴子"，下文云"厥阴辰"，据此文例，则"肾"字当为"申"字之误，据改。

② 七：原作"十"，《太素》卷八经脉病解作"七"，与下文合，据改。

③ 皆：《太素》卷八经脉病解作"背"。

④ 邑邑：原作"色色"，《太素》卷八经脉病解作"邑邑"，新校正云："详'色色'字疑误。"《吴注素问》、《素问注证发微》、《类经》均从改。疑形近而误，故据改。

⑤ 久：《太素》卷八经脉病解无。

⑥ 微霜：《太素》卷八经脉病解注："有本作露，但白露即霜之微也。"按少阴即在七月，而言微霜，似不甚合，据杨注别本作露之义，较妥。因七月末至八月初，正当白露之际，或因误七月为十月，遂改白露为微霜。待考。

⑦ 所谓恶闻食臭者，胃无气，故恶闻食臭也：《素问释义》云："此疑阳明节脱文，误次也。"

⑧ 未：《素问释义》云："未字衍。"

⑨ 而脉满，满则咳：《太素》卷八经脉病解作"腹满则咳"。

［注释］

［1］七月万物阳气皆伤，故腰痛也：七月秋气始至，阴气始生，故应于少阴。少阴属肾，腰为肾之府，七月万物肃杀，阳气皆伤，人体应之，肾阳虚不能温养本府，所以腰痛。

［2］所谓呕咳上气喘者……故呕咳上气喘也：《类经》十四卷第十一注："阳根于阴，阴根于阳，互相倚也。若阴中无阳，沉而不升，则孤阳在上，浮而不降，无所依从，故为呕、咳、上气喘也。"盖足少阴脉，从肾上贯肝膈，入肺中，故为是病。

［3］所谓邑邑（yì yì 意意）不能久立……故目䀮䀮无所见也：七月之交，秋气始至，微霜开始下降，肃杀之气初伤万物，此

时阴气初上，阳气初下，阴阳交替未有定局，在人体则阴阳交争而俱伤，肾为阴阳之宅，主骨，其精阳之气上注于目而为瞳子，今阴阳俱伤，故衰弱不能久立，久坐起则两目昏乱，视物不清。邑邑，微弱貌。《楚辞》九叹："风邑邑而蔽之。"目䀮䀮，视物不清的样子。

[4] 所谓少气善怒者……善怒者名曰煎厥：阳气，杨上善以为少阴之气，张介宾以为阳和之气，高士宗以为君火之气，马莳、张志聪以为少阳之气。考下文"肝气当治而未得"之义，当以马、张之说是。按：七月阴气初生，阳气始衰，阴阳交争枢转不利，故少阳之气不治，少阳不治则阳气不得外出，故少气。肝主疏泄，阳气郁滞于内，肝当疏泄之，今肝气当治而未得治，气郁不舒，故善怒。怒则气逆，故又名为煎厥。煎厥，详见生气通天论。

[5] 所谓恐如人将捕之者……阴阳相薄，故恐也：《灵枢》经脉篇云：肾足少阴之脉，气不足则善恐，心惕惕如人将捕之。盖秋天阴气始生，万物尚未尽衰，阳气开始潜藏，人亦应之，阴阳相争，循少阴经入肾，肾志恐，肾伤故恐惧，犹如犯了罪害怕将要被捕一样。

[6] 所谓恶闻食臭者，胃无气，故恶闻食臭也：《类经》十四卷第十一注："胃无气，胃气败也。胃气所以败者，肾为胃关，肾中真火不足，不得温养化原，故胃气虚而恶闻食臭也。"食臭，指食物的气味。臭，气也。《礼记》月令："其臭膻。"疏："通于鼻者谓之臭，臭则气也。"

[7] 所谓面黑如地色者，秋气内夺，故变于色也：肾主黑色，秋天阴气始生，阳气始衰，阴阳交争而内夺，人则少阴之气应之，肾中精气亏虚，故面色变黑如地色。《灵枢》经脉篇云：肾足少阴之脉，是动则病面如漆柴。即属此义。

[8] 所谓咳则有血者……故血见于鼻也：《类经》十四卷第十一注："阳脉伤者，上焦之脉伤也。阳气未盛于上而脉满，则所

满者,皆寒邪也。盖肾脉上贯肝膈,入肺中,故咳则血见于口,衄则血见于鼻也。"

[语译] 少阴有所谓腰痛的,是因为足少阴经应在七月,月建在申,七月阴气初生,万物肃杀,阳气皆伤,腰为肾之府,故出现腰痛的症状。所谓呕吐、咳嗽、上气喘息的,是因为阴气盛于下,阳气浮越于上而无所依附,少阴脉从肾上贯肝膈入肺中,故出现呕吐、咳嗽、上气喘息的症状。所谓身体衰弱不能久立,久坐起则眼花缭乱视物不清的,是因为七月秋气始至,微霜始降,阴阳交争尚无定局,肃杀之气损伤阳气,人体应之,则阴阳交争而内夺,肾主骨,肾虚故不能久立,肾虚不能上荣瞳子,故久坐乍起则两目视物不清。所谓少气善怒的,是因为少阳之气不治,少阳不治则阳气不得外出,故少气。阳气郁滞在内,肝当疏泄之,今肝气当治而未得治,故容易发怒,怒则气逆而厥,叫做煎厥。所谓恐惧不安好像被人捉捕一样,是因为秋天阴气始生,万物尚未尽衰,人体应之,阴气少,阳气入,阴阳交争,循经入肾,故恐惧如人将捕之。所谓厌恶食物气味的,是因为肾火不足,不能温养化源,致使胃气虚弱,故不欲进食而厌恶食物的气味。所谓面色发黑如地色的,是因为秋天阴生阳衰,阴阳交争,精气内夺而肾虚,故面色变黑。所谓咳嗽则出血的,是上焦阳脉损伤,阳气未盛于上,寒邪充斥而脉满,满则肺气不利,故咳嗽,络脉伤则血见于鼻。

[原文] 厥阴所谓癫疝[1],妇人少腹肿者,厥阴者辰也,三月阳中之阴[2],邪在中,故曰癫疝少腹肿也[3]。所谓腰脊痛不可以俯仰者,三月一振,荣华万物,一俯而不仰也[4]。所谓癫癃疝肤胀者,曰①阴亦②盛而脉胀不通,故曰癫癃疝也[5]。所谓甚则嗌干热中者,阴阳相薄而热,故嗌干也[6]。

[校勘]
① 曰:《吴注素问》改作"由"。
② 亦:《太素》卷八经脉病解作"一"。

［注释］

[1] 癫疝(tuí shàn 退善)：属于疝气的一种，主要症状是：阴囊肿大，或有疼痛，或兼少腹痛。

[2] 厥阴者辰也，三月阳中之阴：厥阴属木，三月草木萌发，阳气初生而阳中有阴，故厥阴应于三月。三月月建在辰，故云厥阴者辰也。

[3] 邪在中，故曰癫疝少腹肿也：肝足厥阴之脉，循股阴，入毛中，环阴器，抵少腹，今三月阳中有阴，阴气循肝经而病，故出现男子癫疝或妇人少腹肿的症状。

[4] 所谓腰脊痛不可以俯仰者……一俯而不仰也：《类经》十四卷第十一注："三月一振，阳气振也，故荣华万物。然余寒尚在，若阴气或盛则阳屈，俯而不仰，故病为腰脊痛，亦应三月之气。"按：此句诸说纷纭，义甚难明，《素问经注节解》云："义不可解。"今姑从张介宾注。

[5] 所谓癃癀疝肤胀者……故曰癃癀疝也：癃癀疝，病名。其症前阴肿痛，小便不利而皮肤肿胀。张志聪注："阴器肿而不得小便也。"三月阳气虽生，阴邪尚旺，厥阴之脉应之，则脉胀而不通，因其脉环阴器抵少腹，故为是病。

[6] 所谓甚则嗌干热中者……故嗌干也：三月阳长阴消，阴阳相争，阳胜而热，故为热中。厥阴之脉，循喉咙之后上入颃颡，热循经脉入喉，故嗌干也。嗌，咽喉。

［语译］ 厥阴经脉为病有所谓癫疝，及妇女少腹肿的，是因为厥阴应于三月，月建在辰，三月阳气方长，阴气尚存，阴邪积聚于中，循厥阴肝经发病，故发生阴囊肿大疼痛及妇女少腹肿的症状。所谓腰脊痛不能俯仰的，是因为三月阳气振发，万物荣华繁茂，然尚有余寒，人体应之，故出现腰脊疼痛而不能俯仰的症状。所谓有癃癀疝肤皮肿胀的，也是因为阴邪旺盛，以致厥阴经脉胀闭不通，故发生前阴肿痛、小便不利而致皮肤胀的癃癀疝。所谓病甚则咽干热中的，是因为三月阴阳相争而阳气胜，阳胜故为热

中,热邪循厥阴肝经上逆入喉,故出现咽喉干燥的症状。

[按语]　本篇主要以四时阴阳的变化,专门解释六经证候的发生和发展情况,并将六经分属于六个月份,其配合是:太阳为三阳之首,配合正月(寅);阳明为阳之极,配合五月(午);少阳为阳之终,配合九月(戌);太阴为阴中至阴,配合十一月(子);少阴为阴之初,配合七月(申);厥阴为阴尽阳生,配合三月(辰)。从其配合的顺序中,可以体会到六经与四时阴阳的关系。

关于篇中所解释的内容,历代注家均以为是《灵枢》经脉篇中"是动"、"所生病"的证候,故应属于《灵枢》经脉篇以后的著作。但是,其中所引原文与《灵枢》经脉篇并不完全一致。所以王冰说:"此一篇殊与前后经文不相连接,别释经脉发病之源,与《灵枢经》流注略同,所指殊异。"由此可以证明,本篇所本,并非今日所见之《灵枢》经脉篇。根据《黄帝内经》一书并非成于一时一人之手,则《内经》正式成编以前,当有许多散在的医学专著和论述,这从《内经》引用的书名或篇名中可以证实。另外,从长沙马王堆汉墓出土的帛书《足臂十一脉灸经》与《阴阳十一脉灸经》等经脉针灸专书中,亦可得到明证。因此,似可认为,本篇所解之六经证候,当是本于《灵枢》经脉篇外的有关经脉方面的论著。

此外,篇中所解之证候,仅见足阴阳六经,而手阴阳六经则缺而未论,亦或原文有所佚失。待考。